Adaptive Transformation des Gesundheitswesens

Thomas Petzold · Benjamin Böhland
(Hrsg.)

Adaptive Transformation des Gesundheitswesens

Impulse für eine zukunftsfähige Gesundheitsversorgung

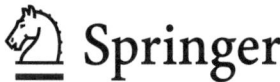 Springer

Hrsg.
Thomas Petzold (iD)
Dresden, Deutschland

Benjamin Böhland
Blommorlund Rechtsanwaltskanzlei
Leipzig, Deutschland

ISBN 978-3-662-71627-4   ISBN 978-3-662-71628-1   (eBook)
https://doi.org/10.1007/978-3-662-71628-1

Die Deutsche Nationalbibliothek verzeichnet diese Publikation in der Deutschen Nationalbibliografie; detaillierte bibliografische Daten sind im Internet über https://portal.dnb.de abrufbar.

Vorwort

Veränderungen sind stetig. Veränderungen sind notwendig. Immer dann, wenn Systeme an ihre Grenzen stoßen, sind sie unvermeidlich. Auch in Gesundheitssystemen fordern die sich immer ändernden Rahmenbedingungen eine fortwährende Anpassung. Was heute ein guter Ansatz zur Lösung eines Problems scheint, kann morgen sich aufgrund extrinsischer Faktoren von selbst erledigt haben. Folgen Sie der Einladung dieses Buches, Veränderungen im Gesundheitswesen als Aufgabe aller Beteiligter, Akteure und Organisationen zu verstehen. Wir stehen vor denselben Aufgaben und Herausforderungen, suchen – jeder für sich, aber dann doch wieder allgemeingültige – Lösungen und entwickeln Strategien, um ressourcenschonend eine bestmögliche Umsetzung von Anforderungen erfolgreich gestalten zu können. Dabei (re)agieren und konkurrieren wir um dieselben Ressourcen: um Fachpersonal, Sachmittel und Fähigkeiten in oder für die eigene Organisation und letztlich auch um finanzielle Mittel. Mindestens seit „To err is human" aus dem Jahr 2000 sowie Gerd Gigerenzers und Sir J.A. Muir Grays „Better Doctors, Better Patients, Better Decisions: Envisioning Health Care 2020" aus dem Jahr 2011 ist bekannt, dass alle Ressourcen limitiert sind oder sich – ganz im Sinne der Energieerhaltung – stetig ineinander wandeln, um auf Angebot und Bedarf zu reagieren. Bis auf Wissen und dessen Austausch. Beides sollte unlimitiert genutzt werden.

Ein zentraler Aspekt ist der Wandel klassischer Organisationsstrukturen hin zu agilen Institutionen. Diese ganzheitliche Transformation umfasst Arbeits- und Denkweisen, die über Jahrzehnte etabliert und gelehrt wurden. Aufgrund der Vielzahl von Veränderungen sind anders ausgerichtete Verhaltens- und Vorgehensweisen erforderlich. Diese veränderten Vorgehensweisen werden aktuell in unterschiedlichen Formen entwickelt, erprobt und angewandt. Und auch Wissen ist kein statisches Gut – es entfaltet seine volle Wirkung erst, wenn es hinterfragt, angepasst und kontinuierlich fortgeschrieben wird. Gerade deshalb kommt der kontinuierlichen Qualifikation und aktiven Einbindung der Mitarbeitenden eine zentrale Rolle bei der Gestaltung und Umsetzung von Veränderungsprozessen zu. Und das Entscheidende zuletzt: Dem Wissen muss man zuhören.

im Mai 2025

Thomas Petzold
Benjamin Böhland

Geleitwort

Ein Blitzlicht auf das Thema „Adaptive Transformation": Die Chatprotokolle vom 11.10.2024 bis 07.01.2025
Prof. Dr. Maria Eberlein-Gonska (MEG) und Dr. Thomas Petzold (TP)

TP   Liebe Maria, wir planen aktuell ein Buch zu den unterschiedlichen Transformationsbemühungen im Gesundheitswesen und zur zentralen Rolle des Qualitätsmanagements. Ich würde mich sehr freuen, wenn Du das Vorhaben mit einem Beitrag unterstützen könntest.

MEG   Lieber Thomas, diese Idee von Dir erinnert mich an einen Artikel eines Kollegen von mir, der 2014 im Deutschen Ärzteblatt veröffentlicht wurde. Der Titel lautete: „Qualitätsmanagement ist für die Medizin ähnlich nützlich wie die Ornithologie für die Vögel"! Das hat mich damals natürlich herausgefordert, und wir führten daraufhin ein kollegiales und konstruktives Gespräch miteinander. [1] Wollen wir das auch miteinander versuchen? Also, was treibt Herrn Böhland und Dich an, ein solches Buch zu veröffentlichen, bei dem viele Leser schon über den Titel stolpern und sich fragen werden, ob der Begriff Transformation nicht nur ein neues Schlagwort in der „Szene" ist?

TP   Ja, sehr gern! Ich erinnere mich noch gut an euer „Streitgespräch", u.a. auch, weil die Resonanz und das Interesse an diesem Austausch groß waren. Wenn ich mich richtig erinnere, seid ihr seinerzeit aufeinander zugegangen, Herr Costa betonte die Bedeutung des Qualitätsmanagements vor allem bei organisatorischen und strukturellen Themen, Du hingegen hast die Führungsverantwortung als eine ganz notwendige Voraussetzung für ein wirksames, dem Patienten nutzendes Qualitätsmanagement herausgestellt.

Das möchte ich gerne aufgreifen! Da seit den letzten fünf bis zehn Jahren Organisationen und darin Strukturen – zusätzlich zu den Prozessen – aufgebrochen wurden und zukünftig auch werden, braucht es eine ganzheitliche Betrachtung, was aktuell von allen Beteiligten, insbesondere vom Management, abverlangt wird.

MEG   Wieso soll es dann eine neue Begrifflichkeit geben, die m. E. wenig attraktiv und
      schon gar nicht verständlich ist? Was bietet Transformation, was Qualitäts- und
      Risikomanagement nicht schon längst haben? Mein Anliegen war und ist es schon
      immer, Qualitäts- und Risikomanagement nicht als Potpourri von Methoden und
      Techniken zu verstehen, sondern als Haltung! Damit bin ich ganz bei Dir, was den
      ganzheitlichen Ansatz betrifft. Möglicherweise habe ich den Begriff Transformation
      noch nicht verstanden und brauche deshalb eine Erklärung von Dir. Was macht den
      Begriff „Transformation" besonders? Was sind die konkreten Inhalte, und wo siehst
      Du die Brücke zum Qualitäts- und Risikomanagement? Letztlich: Was kann dieses
      Buch den Lesern vermitteln, was sie nicht schon wissen oder gar befürchten?

TP   Wie immer, legst Du den Finger in die Wunde und forderst mich zu einer Erklä-
      rung heraus. Qualitätsmanagement bietet die Chance, für Mitarbeitende, Versicherte
      und Patienten Veränderungen strukturiert, nachvollziehbar und nutzenbewertend
      zu begleiten. Transformation beschreibt den Wandel hin zu weitreichenden Zielen
      [2], wie neuen Tätigkeitsfeldern von Gesundheitseinrichtungen oder einem anderen
      Verständnis und Umgang mit Personen/Mitarbeitenden oder die strukturelle Aus-
      gestaltung von Versorgung (Regionalisierung) etc. Dieser Wandel muss aus unserer
      Sicht zwingend von Qualitäts- und Risikomanagement begleitet werden. Sicherlich
      gibt es auch Schnittmengen. Aber allein mit dem Label Qualitäts- und Risikoma-
      nagement würde dieser Wandel nicht vollzogen werden können, Transformation
      reicht weiter! All diese Facetten sollen im Buch vorgestellt und die Leser für die
      Möglichkeiten und den Umgang mit Veränderungen sensibilisiert werden.
      Im Kern bedarf es eines Wechsels hin zu einer neuen Wertevorstellung, um aktuelle
      und künftige Herausforderungen anzugehen. Diese neue Wertevorstellung wird auf
      regulatorischer, organisatorischer und auch personeller Ebene greifen. Die Auto-
      rinnen und Autoren stellen in ihren Beiträgen vor, wie sich bspw. Kompetenzen
      in der Gesetzgebung verschieben und welcher Einfluss daraus für Gesundheits-
      einrichtungen resultiert, welche Veränderungen in der Finanzierung bestehen
      und wie Gesundheitseinrichtungen dies bewältigen können. Zusätzlich zu diesen
      Anforderungen, die sich aus der Gesetzgebung ergeben, findet in den Gesund-
      heitseinrichtungen selbst ein umfassender Kulturwandel statt. Dieser Kulturwandel
      hat Auswirkungen auf Personen, Methoden und Techniken, die Ausstattung sowie
      die damit verbundene Aus- und Weiterbildung. Das alles in Einklang zu bringen,
      erfordert eine auf allen Ebenen etablierte professionelle Kommunikation und eine
      kontinuierliche Verbesserung in allen Prozessen. Dabei dürfen wir nicht verges-
      sen, dass Mitarbeitende in Gesundheitseinrichtungen primär für Patienten arbeiten
      und die unzähligen Veränderungen nicht zusätzlich selbst initiieren, gestalten
      und evaluieren können. Ein Beitrag beschäftigt sich deshalb genau mit diesem
      Aspekt und beschreibt die Auswirkungen von Veränderungen auf Mitarbeitende.
      Eine Nutzenbewertung ist weiterhin zwingend erforderlich, und zwar auf indivi-
      dueller, organisatorischer oder gesellschaftlicher Ebene. Diese unterschiedlichen

Betrachtungsweisen werden ebenfalls vorgestellt und beschreiben u. a. auch, welche Informationen aus Transformationsbemühungen und Veränderungen relevant sind und wie eine konstruktive Kommunikation mit der Politik stattfinden kann.

MEG   Lieber Thomas, das ist eine Diskussion, die wir schon Ende der 90iger-Jahre in der Gesellschaft für Qualitätsmanagement in der Gesundheitsversorgung (GQMG) geführt haben. Es ging um die klare Forderung, Qualitätsmanagement als Teil eines integrierten Managementsystems zu verstehen und in den Gesundheitseinrichtungen entsprechend zu platzieren. Wir waren und ich selbst bin auch immer noch überzeugt, dass erst dann die verschiedenen Aspekte von Qualitätsmanagement, u. a. der Wandel, die zielgerichtete Veränderung, wirksam werden können. Diese Vision konnte tatsächlich nur unzureichend verwirklicht werden, und somit drohte bzw. droht Qualitätsmanagement als Werkzeug, z. B. zu verschiedenen Zertifizierungsverfahren, zu verkümmern. Insofern kann ich den Ansatz der Transformation verstehen, aber wo siehst Du die Schnittmenge zu Qualitäts- und Risikomanagement? Ich habe Sorge, dass eine erneute Entwicklung wie bei der Patientensicherheit entstehen könnte, in der viele nicht den integrativen und sich ergänzenden Ansatz sehen, sondern neue Säulen bis hin zu ganzen Abteilungen aufbauen. Gibt es dann bald „Transformationsbeauftragte" in den Einrichtungen?

TP   Hoffentlich nicht. Die Methoden und Instrumente des Qualitätsmanagements sollen weiterhin genutzt werden, um Strukturen und Prozesse zu evaluieren und deren Ergebnisse kritisch zu hinterfragen. Damit bleiben Qualitäts- und Risikomanager weiterhin die wesentlichen Impulsgeber und Katalysatoren, die es für die Veränderungen im Gesundheitswesen braucht. Transformation hingegen beschreibt die Ausgangssituation und entwickelt aus dieser heraus die Zielvorstellung. Hinter der Ausgangssituation verstecken sich analytische Methoden, um diese umfassend zu beschreiben. Und hinter der Zielvorstellung verbirgt sich ein konzeptuell entwickeltes, neues Vorgehen. Wie die Ausgangssituation ermittelt und die Zielvorstellung erreicht werden sollen, erfolgt durch die Methoden und Instrumente des Qualitätsmanagements, das ist die Brücke. Daher ist es von zentraler Bedeutung, die Verantwortlichkeiten zu bündeln, ggf. neu zu strukturieren und die handelnden Personen mit ausreichenden Kompetenzen auszustatten. Vor allem außerhalb des Gesundheitswesens wird meist von „Unternehmensentwicklung" gesprochen. Dieser Personenkreis evaluiert den Produktionsalltag, setzt Akzente für neue Entwicklungen und kann aus der Forschung heraus neue Tätigkeits- oder Geschäftsfelder für Unternehmen erschließen.

MEG   Lieber Thomas, das Ganze erinnert mich sehr an das gute alte Europäische Qualitätsmodell (EFQM). Die Triebfeder zur Entwicklung des Modells löste eine einzige Frage aus: „Mit welchen Themen muss sich ein Unternehmen beschäftigen, das im 21. Jahrhundert erfolgreich sein will?" Das Modell wurde innerhalb von 3 Jahren (1989–1992) entwickelt und ist für mich der Inbegriff eines Transformationsprozesses. Am Anfang steht die Führung, die die Politik und Strategie festlegen mit den entsprechenden Auswirkungen auf die Mitarbeitenden, die Partnerschaften und die Prozesse. Hieraus leiten sich die unterschiedlichsten Ergebnisse ab, die es im Hinblick auf die Politik und Strategie zu evaluieren gilt. Inzwischen ist das Modell vielfach überarbeitet und verfeinert worden, für mich hat sich die Grundidee hingegen als Fundament für ein gelebtes Qualitäts- und Risikomanagement nicht verändert. Begriffe wie Transformation oder auch Agilität verankern in sich die Bewegung, die Flexibilität, die Veränderung. Hingegen Qualitäts- und Risikomanagement geben die Richtung vor – in dem Sinne, nicht einfach das Richtige zu tun, sondern das Richtige richtig zu tun! Im Ergebnis, lieber Thomas, sind wir nicht auseinander! Die Zukunft wird zeigen, wie die verschiedenen Ansätze im Gesundheitswesen das wichtigste Ziel erreichen: eine gute Patientenversorgung, zufriedene Mitarbeitende und ein bezahlbares Gesundheitssystem!

TP   Liebe Maria, vielen herzlichen Dank für Deinen tiefgehenden Blick auf das Thema Transformation und die Konvergenz zum Qualitäts- und Risikomanagement. Das trifft genau das Ziel des Buches, und ich hoffe, dass mit diesem Geleitwort die Neugier der Lesenden geweckt wurde.

Literatur

[1] Gerst T, Flintrop J. Interview mit PD Dr. med. Maria Eberlein-Gonska und Prof. Dr. med. Serban-Dan Costa: Qualitätsmanagement – integraler Bestandteil der täglichen Arbeit? Dtsch Arztebl 2015; 112(8): A-316/B-272/C-268
[2] Christensen, C. M., & Overdorf, M. (2000). Meeting the challenge of disruptive change. Harvard Business Review, 78(2), 66–77.

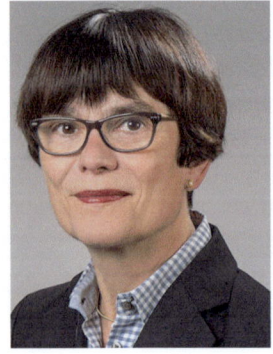

Prof. Dr. Maria Eberlein-Gonska ist Fachärztin für Pathologie mit einem berufsbegleitenden Abschluss des European Master in Quality Management und leitete von 2000 bis Juni 2024 den Zentralbereich Qualitäts- und medizinisches Risikomanagement am Universitätsklinikum Carl Gustav Carus Dresden. Sie war von 2001 bis 2004 Geschäftsführerin und von 2007 bis 2011 Vorsitzende der Gesellschaft für Qualitätsmanagement in der Gesundheitsversorgung e. V. (GQMG). Sie ist akkreditierte KTQ-Visitorin, leitende Systemauditorin im Gesundheitswesen sowie EFQM-Assessorin. Sie leitete den Fachausschuss Peer Review der Initiative Qualitätsmedizin und übte berufspolitische Tätigkeiten in der Sächsischen Landesärztekammer sowie der Bundesärztekammer aus.

Inhaltsverzeichnis

Systemische Transformation

Der Nutzennachweis von Transformationsprozessen

Konvergenz der Transformationsbemühungen

Über die Herausgeber

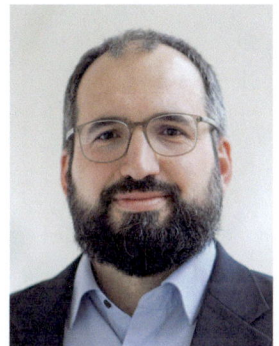

Dr. Thomas Petzold ist Gastwissenschaftler an der Brandenburgisch Technischen Universität Cottbus – Senftenberg am Institut für Gesundheit am Fachgebiet Physiotherapie. Er studierte Gesundheitsmanagement sowie Gesundheitswissenschaften und promovierte im Fach Sozialmedizin und Versorgungsforschung an der Medizinischen Fakultät der Technischen Universität Dresden. Er engagiert sich in der Gesellschaft für Qualitätsmanagement in der Gesundheitsversorgung (GQMG) und ist dort Co-Leitung der Arbeitsgruppe Digitalisierung und Qualitätsmanagement sowie des Podcasts „Puls der Transformation".

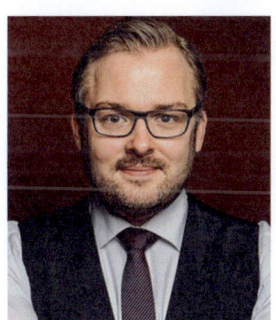

Benjamin Böhland studierte Rechtswissenschaft mit dem Schwerpunkt Gesellschaftsrecht an der Universität Leipzig. Neben dem Studium war er in einem Zentrum für klinische Studien und in einer Kanzlei mit Schwerpunkt Arzthaftung tätig. Nach dem zweiten Staatsexamen (Freistaat Sachsen) nahm er bei der Krankenhausgesellschaft Sachsen e. V. als Rechtsanwalt (Syndikusrechtsanwalt) seine Tätigkeit auf und ist seit 2023 stellvertretender Geschäftsführer. 2020 gründete er eine eigene Kanzlei mit Sitz in Leipzig.

Adaptive Transformation. Eine Annäherung und Abgrenzung

Thomas Petzold und Benjamin Böhland

Das Gesundheitswesen befindet sich in einem kontinuierlichen Wandel. Die daraus resultierenden Veränderungen betreffen alle Akteure der Solidargemeinschaft und sind unterschiedlichen Ursprungs. Die häufigsten, direkt greifbaren Veränderungen stammen aus gesetzlichen Novellierungen. Zusätzlich kommen z.B. noch Änderungen aus Richtlinien, Anpassungen aufgrund von aktualisierten Leitlinien bei Leistungserbringern oder Veränderungen auf Basis freiwilliger Initiativen vor. Prognostizierte Entwicklungen, wie die Auswirkungen des demographischen Wandels auf den Zugang, die Inanspruchnahme und die Wahrnehmung des tatsächlichen Bedarfs an Ressourcen des Gesundheitswesens, wurden bislang nicht oder nur unzureichend kompensiert und zeigen heute ihre Auswirkungen. Alle diese Veränderungen knüpfen kurz-, mittel- oder langfristig zwingend an bestehende Strukturen und Prozesse an oder veranlassen eine Anpassung. Häufig wird vom „Zurechtbiegen" vorhandener Möglichkeiten gesprochen, um nutzbringende Änderungen zu implementieren oder den sich wandelnden Rahmenbedingungen entsprechen zu können. Es zeigt sich stetig, dass zusätzlich ein aktiver Wandel im Gesundheitswesen erfolgen muss, um auch in Zukunft die vielen übergeordneten Ziele der Versorgung – solidarisch finanziert, bezahlbar, bedarfsgerechter Zugang sowie wirtschaftliche und qualitativ hochwertige Versorgung – zu erreichen. Dieser Wandel kann nur durch eine adaptive Transformation erfolgen.

T. Petzold (✉)
Fakultät für Humanwissenschaften, Institut für Gesundheit, Brandenburgische Technische Universität Cottbus – Senftenberg, Senftenberg, Deutschland
E-Mail: thomas.petzold@b-tu.de

B. Böhland
Blommorlund Rechtsanwaltskanzlei, Leipzig, Deutschland
E-Mail: info@blommorlund.de

T. Petzold und B. Böhland (Hrsg.), *Adaptive Transformation des Gesundheitswesens*, https://doi.org/10.1007/978-3-662-71628-1_1

Unter Transformation wird im Allgemeinen das Umformen verstanden. Es ist damit ein grundlegender Wandel, der aus gesellschaftlicher Perspektive auch eine sprunghafte Veränderung bzw. Entwicklung umfasst. Im Zuge der digitalen Transformation wird diese sprunghafte Entwicklung in Deutschland besonders spürbar. Dies folgt dem häufig genutzten Glaubensgrundsatz, dass Fortschritt nur durch Technik möglich sei. Transformation umfasst jedoch alle Aspekte von Interaktion, wie an den Beiträgen dieses Buches deutlich wird. Transformation ist Diskontinuität; sie ist und bleibt der Wandel an sich selbst. Es ist ein Bruch mit den bestehenden Strukturen und Prozessen. Mithilfe eines iterativen Vorgehens werden Veränderungen durchgeführt. Die Iterationen sind erforderlich, da im Zuge von Transformation kein konkretes Zielbild vorgegeben ist. Bestehende Strukturen und Prozesse müssen dabei umfassend disruptiv betrachtet werden. Die Akteure des Gesundheitswesens sind aufgefordert, den eigenen strukturellen Aufbau, seine Prozesse und die Möglichkeiten der Kommunikation mit anderen Beteiligten in Frage zu stellen. Es wird versucht, bestehende Vorgehensweisen der sogenannten analogen Zeit komplett und dauerhaft zu ersetzen. Damit werden neue Strukturen geschaffen, Prozesse implementiert, und es ist ein Umgewöhnen aller Beteiligter notwendig. Umgewöhnen bedeutet, sich von vorhandenen Vorgehensweisen zu lösen, offen für Konzepte und Denkmodelle zu sein, dies aktiv zu fördern und damit Transformation zuzulassen. Konsentierte, gesamtgesellschaftliche Ziele des Gesundheitswesens können dazu beitragen, implizite und explizite Versorgungsprozesse neu auszurichten. Umgewöhnen ist nicht nur im digitalen Kontext erforderlich. Alle Bereiche des Gesundheitswesens benötigen eine unterschiedlich starke Transformation, da die Entwicklungsmöglichkeiten der letzten Jahrzehnte nicht ausgeschöpft wurden und sich grundlegende gesellschaftliche Veränderungen ergeben haben.

Das Oxford Dictionary beschreibt Transformation als eine Veränderung „in form, nature or appearance". Damit werden wahrnehmbare Eigenschaften des Gesundheitswesens und aller Akteure adressiert. Bezugnehmend auf diese Definition sind damit auch die Bedingungen für Transformation deutlich: In diesem Buch werden Ausgangspunkte, der Umgang mit ihnen und der daraus resultierende Nutzen vorgestellt. Die Beiträge zeigen rechtliche, finanzielle und ganz lebensnahe Bedingungen auf, die Transformation ermöglichen und ihren Erfolg sichern können. Aus unterschiedlichen Perspektiven werden kulturelle Veränderungen von Organisationen des Gesundheitswesens und darin agierenden Personen beleuchtet. Anschließend werden aktuelle Entwicklungs- und Transformationsmöglichkeiten gegenübergestellt, Möglichkeiten der digitalen Transformation vorgestellt und der Nutzen ausgewählter Beispiele auf individueller, regionaler und gesamtgesellschaftlicher Ebene betrachtet. Diese Beispiele verdeutlichen den Lesenden, dass Nutzen unterschiedliche Facetten und Farben haben kann. Darüber hinaus wird vorgestellt, welchen Einfluss die Wahrnehmung der eigenen Rolle als Versicherte oder Versicherter sowie das Prinzip der Health Equity auf die systemseitigen und gesellschaftlichen Bedürfnisse hat und wie eine gute Kommunikation gegenüber unterschiedlichen Interessensvertretern ermöglicht werden kann.

Für Veränderungen – unabhängig davon, ob es sich um kontinuierliche Entwicklung oder adaptive Transformation handelt – braucht es ein kompetentes und konsequentes Entscheiden, wann welche Form zielführend ist. Beides zielt darauf ab, Qualität sicherzustellen und weiterzuentwickeln. An dieser Stelle kann Qualitätsmanagement unterstützen. Mit dessen Grundgedanken und Instrumenten existieren Mittel, um Veränderungen strukturiert zu begegnen und zusätzlich aus einer intrinsischen Motivation heraus aktiv zu handeln. Dieses strukturierte Vorgehen ist für Transformation ebenso relevant, wie es auch bei kontinuierlichen Entwicklungen der Fall ist.

Wir wünschen den Lesenden viele hilfreiche Erkenntnisse und Impulse, ihren Beitrag an der adaptiven Transformation zu erkennen und zu gestalten.

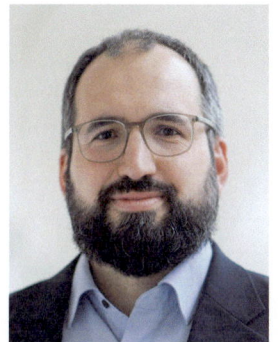

Dr. Thomas Petzold ist seit Oktober 2025 Gastwissenschaftler an der Brandenburgische Technische Universität Cottbus – Senftenberg am Institut für Gesundheit am Fachgebiet Physiotherapie. Er studierte Gesundheitsmanagement sowie Gesundheitswissenschaften und promovierte im Fach Sozialmedizin und Versorgungsforschung an der Medizinischen Fakultät der Technischen Universität Dresden. Er engagiert sich in der Gesellschaft für Qualitätsmanagement in der Gesundheitsversorgung (GQMG) und ist dort Co-Leitung der Arbeitsgruppe Digitalisierung und Qualitätsmanagement sowie des Podcasts „Puls der Transformation".

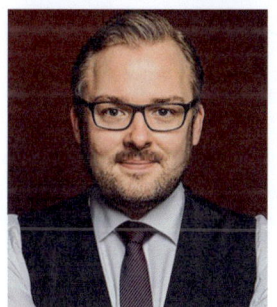

Benjamin Böhland studierte Rechtswissenschaft mit dem Schwerpunkt Gesellschaftsrecht an der Universität Leipzig. Neben dem Studium war er in einem Zentrum für klinische Studien und in einer Kanzlei mit Schwerpunkt Arzthaftung tätig. Nach dem zweiten Staatsexamen (Freistaat Sachsen) nahm er bei der Krankenhausgesellschaft Sachsen e. V. als Rechtsanwalt (Syndikusrechtsanwalt) seine Tätigkeit auf und ist seit 2023 stellvertretender Geschäftsführer. 2020 gründete er eine eigene Kanzlei mit Sitz in Leipzig.

Rechtliche Transformation

Die Segmentierung der Gesetzgebungskompetenz zwischen Bund und Ländern im Bereich des Krankenhausrechts als Steuerungshindernis

Winfried Kluth

1   Die Ausgangslage: Kompetenzsegmentierung im Gesundheitsrecht

Das Grundgesetz sieht seit 75 Jahren im Bereich des Gesundheitsrechts eine starke Segmentierung der Gesetzgebungskompetenzen vor. So ist der Bundesgesetzgeber nach Art. 74 Abs. 1 Nr. 19 GG im Bereich des Berufsrechts der Heilberufe, zu denen auch die Pflegeberufe gehören,[1] nur für die Berufszulassung zuständig, während der Bereich der Berufsausübung in die Zuständigkeit der Länder fällt,[2] die zu diesem Zweck Heilberufsgesetze erlassen und Heilberufekammern errichtet[3] haben, welche weitere Einzelheiten des Berufsrechts im Rahmen ihres Selbstverwaltungsrechts normieren.[4] Für den Bereich des Krankenhauswesens ist die Kompetenzlage ähnlich, da in Art. 74 Abs. 1 Nr. 19a GG dem Bund nur die Zuständigkeit für die wirtschaftliche Sicherung der Krankenhäuser und die Regelung der Krankenhauspflegesätze zugewiesen wird.[5]

---

[1] BVerfGE 106, 62 ff. – Altenpflege; *Wollenschläger*, Pflegeberufe in der grundgesetzlichen Kompetenzordnung, 2024.

[2] *Seiler,* in: BeckOK GG, Ed. 60, 2025, Art. 74, Rn. 71.

[3] *Kluth,* in: ders. (Hrsg.), Handbuch des Kammerrechts, 3. Aufl. 2020, § 6, Rn. 4 ff.

[4] Dazu gehören u-a. die Berufsordnungen und die Weiterbildungsordnungen; *Stephan,* in. Kluth (Hrsg.), Handbuch des Kammerrechts, 3. Aufl. 2020, § 9, Rn. 6 ff.

[5] *Seiler*, in: BeckOK GG, Ed. 60, 2025, Art. 74, Rn. 73 f.

W. Kluth (✉)
Martin-Luther-Universität, Halle-WittenbergHalle, Deutschland
E-Mail: Winfried.Kluth@jura.uni-halle.de

© Der/die Autor(en), exklusiv lizenziert an Springer-Verlag GmbH, DE, ein Teil von
Springer Nature 2026
T. Petzold und B. Böhland (Hrsg.), *Adaptive Transformation des Gesundheitswesens,*
https://doi.org/10.1007/978-3-662-71628-1_2

Überlagert werden diese berufs- und einrichtungsbezogenen Gesetzgebungszuständigkeiten allerdings durch die thematisch alle Bereiche des Gesundheitswesens erfassende Gesetzgebungskompetenzen für das Krankenversicherungsrecht aus Art. 74 Abs. 1 Nr. 12 GG, die jedenfalls für die gesetzlich Versicherten hinsichtlich der Leistungserbringung einen umfassenden Steuerungsanspruch begründen.[6] Auch hier wird einer Selbstverwaltungseinrichtung, dem Gemeinsamen Bundesausschuss nach § 91 SGB V, eine weitreichende Normierungsbefugnis zugewiesen, deren praktische Bedeutung sehr hoch ist.[7]

Die Segmentierung der Gesetzgebungskompetenzen hat nicht nur zur Folge, dass im Bereich des Gesundheitswesens der Normenbestand besonders umfangreich, uneinheitlich und unübersichtlich ist. Hinzu kommt, dass auch die Steuerung der verschiedenen Märkte schwieriger ist, weil regionale und übergreifende bundesweite Interessen sich oft nicht koordinieren lassen. Das soll im Folgenden am Beispiel der Krankenhausplanung erörtert werden, die in den letzten Jahren im Vordergrund der politischen Reformbemühungen stand.

2   Handlungsbedarfe und ihre Auswirkungen auf den Steuerungsrahmen

Eine zentrale Herausforderung des Gesundheitswesens besteht darin, die bestehende Nachfrage mit dem zur Verfügung stehenden „knapp bemessenen" Fachpersonal und den ebenfalls aufgrund des demografischen Wandels knappen finanziellen Ressourcen auf einem hohen Qualitätsniveau zu befriedigen. Im Bereich der stationären Gesundheitsversorgung kommt dabei der Krankenhausplanung eine zentrale Steuerungsfunktion zu.

Die Krankenhausplanung ist nach geltendem Recht den Ländern zugewiesen und in die Krankenhausfinanzierung eingebunden, die bundesgesetzlich ihre Grundlage im Krankenhausfinanzierungsgesetz des Bundes findet, das auf der Gesetzgebungskompetenz des Bundes aus Art. 74 Abs. 1 Nr. 19a GG beruht. Die damit verfolgte allgemeine Zielsetzung wird in § 1 Abs. 1 KHG (Bund) folgendermaßen umschrieben:

> „Zweck dieses Gesetzes ist die wirtschaftliche Sicherung der Krankenhäuser, um eine qualitativ hochwertige, patienten- und bedarfsgerechte Versorgung der Bevölkerung mit leistungsfähigen, digital ausgestatteten, qualitativ hochwertig und eigenverantwortlich wirtschaftenden Krankenhäusern zu gewährleisten und zu sozial tragbaren Pflegesätzen beizutragen."

---

[6] *Uhle,* in: Dürig/Herzog/Scholz, Grundgesetz Kommentar, 105. EL August 2024, GG Art. 74 Rn. 298 ff.

[7] Dazu näher *Kluth,* Der Gemeinsame Bundesausschuss (G-BA) nach § 91 SGB V aus der Perspektive des Verfassungsrechts: Aufgaben, Funktionen und Legitimation, 2015, S. 39 ff.

Bereits daraus lässt sich ableiten, dass wirtschaftliche, kapazitätsbezogene und qualitative Gesichtspunkte gleichermaßen zu berücksichtigen sind und dadurch im Rahmen der Krankenhausplanung ein erhebliches Spannungsverhältnis von Zielen und Interessen zu bewältigen ist.

Gemäß § 6 Abs. 1 KHG (Bund) stellen die Länder zur Verwirklichung der in § 1 genannten Ziele Krankenhauspläne und Investitionsprogramme auf. Mit der Bestimmung der Zuständigkeit für die Krankenhausplanung geht dabei eine Vorprägung des Interessenausgleichs einher.

Ganz allgemein wird konstatiert, dass die Krankenhausplanung der Länder allenfalls eine marginale Steuerungswirkung erzeugt und ganz überwiegend lediglich den Status quo der Marktverhältnisse abbildet.[8]

Als Grund für die Zurückhaltung der für die Krankenhausplanung zuständigen Stellen wird einmal eine erhebliche Rechtsunsicherheit angeführt. In den meisten Krankenhausgesetzen der Länder fehle es an hinreichend präzisen Ermächtigungsgrundlagen für den Widerruf von Aufnahmen in den Krankenhausplan. Weitergehend wird aber auch bemängelt, dass die Kriterien und Instrumente der Krankenhausplanung nicht geeignet seien, um eine ausreichende Qualität sicherzustellen und ein Überangebot zu verhindern.

Als Grund für die Behinderung von Marktbereinigungen wird die regionale Zuständigkeit für die Entscheidungen angeführt. Jeder Eingriff in die bestehenden Versorgungsstrukturen stößt auf einen starken politischen Widerstand, dem die regionalen Behörden stärker ausgesetzt sind als höhere Entscheidungsebenen. Dadurch würden im Ergebnis Anpassungen der Marktstrukturen vor allem in Fällen eines Überangebots verhindert.

Es wird auch darauf hingewiesen, dass es durch die unzureichende Planung und Steuerung zu einer Fehlallokation im Bereich des Gesundheitspersonals komme.

Insgesamt bedürfe es einer Schärfung und Verbesserung sowohl der Kriterien als auch der Instrumente der Krankenhausplanung.

Im Anschluss an die Defizitanalyse ist in einem nächsten Schritt herauszuarbeiten, wie die Wirksamkeit der Umsetzung der gesetzlichen Zielvorgaben durch die Krankenhausplanung verbessert werden kann.

Dabei ist zunächst zu klären, welche Kriterien aufgrund ihrer Indikatorfunktion geeignet sind, um als Anknüpfungspunkt für die Umsetzung der gesetzlichen Zielvorgaben zu dienen. Dabei ist zu prüfen, ob es einen hinreichend deutlichen Zusammenhang zwischen dem Kriterium und dem verfolgten Steuerungsziel gibt.

Zweitens muss sichergestellt werden, dass auch alle erforderlichen Kriterien berücksichtigt werden bzw. zum Einsatz kommen. So muss etwa zur Umsetzung des Kriteriums „bedarfsgerecht" nicht nur eine Mindestversorgung gesichert, sondern auch eine Überversorgung verhindert werden.

---

[8] Exemplarisch *Monopolkommission,* Sondergutachten 83: Krankenhausversorgung nach Corona: Wettbewerb, Planung und Finanzierung neu organisieren, 2022, Rn. 115.

Die Kriterien müssen weiter für die zuständigen Stellen anwendungstauglich sein, d. h. diese müssen aufgrund ihrer Expertise und Leistungsfähigkeit in der Lage sein, die Kriterien sachgerecht anzuwenden.

Die Kriterien müssen schließlich im Hinblick auf die zur Verfügung stehenden knappen finanziellen (Defizite der GKV) und personellen Ressourcen (Fachkräftemangel jedenfalls in einigen Bereichen) nachhaltig ausgestaltet sein.[9]

Bei der Suche nach alternativen und wirksameren Steuerungsinstrumenten erweist sich der Blick auf neue Modelle, die in anderen Ländern entwickelt und erprobt wurden, als sinnvoll und hilfreich. So wurde in der Schweiz ein neues Steuerungsmodell entwickelt, das nicht mehr an Versorgungsstufen, sondern an Leistungsgruppen anknüpft und eine bessere Differenzierung ermöglicht.[10] Das Land Nordrhein-Westfalen hat dieses Modell der eigenen Krankenhausplanung zugrunde gelegt[11] und es wurde erstmalig für den Krankenhausplan 2022 angewendet. Ein solches Modell müsste jedoch bundesweit angewendet werden, damit es eine hohe praktische Wirkung entfalten kann. Deshalb ist die zentrale Frage, ob der Bundesgesetzgeber die Länder dazu verpflichten kann.

3   Verortung der Krankenhausplanung in der Kompetenzordnung des Grundgesetzes

3.1   Gesetzgebungszuständigkeit des Bundes nach Art. 74 Abs. 1 Nr. 19a GG

Der Bund ist gem. Art. 74 Abs. 1 Nr. 19a GG für gesetzliche Regelungen zuständig, die die wirtschaftliche Sicherung der Krankenhäuser und die Regelung der Krankenhauspflegesätze betreffen.

3.1.1   Aussagen in der Rechtsprechung des Bundesverfassungsgerichts

Zur Genese dieser Gesetzgebungskompetenz hat das Bundesverfassungsgericht in einer Entscheidung vom 7. Februar 1991 ausgeführt: „Bei der Einfügung des Art. 74 Nr. 19a

---

[9] Die Wirtschaftlichkeit der Leistungserbringung ist zwar schon seit vielen Jahren ein zentrales Ziel der Steuerung im Gesundheitswesen und eine wichtige Aufgabe der vom Gemeinsamen Bundesausschuss zu erlassenden Richtlinien. Unter anderem das DRG-Finanzierungssystem hat die Erwartungen aber nicht erfüllt. Dazu näher *Monopolkommission, Monopolkommission,* Sondergutachten 83: Krankenhausversorgung nach Corona: Wettbewerb, Planung und Finanzierung neu organisieren, 2022, S. 55 ff.

[10] Komprimierte Darstellung bei *Monopolkommission, Monopolkommission,* Sondergutachten 83: Krankenhausversorgung nach Corona: Wettbewerb, Planung und Finanzierung neu organisieren, 2022, S. 167 ff.

[11] Als Grundlage diente das Gutachten *Partnerschaft Deutschland/Lohfert & Lohfert AG/TU Berlin,* Gutachten Krankenhauslandschaft Nordrhein-Westfalen, 2019.

GG war klar, daß dem Bund nur die Kompetenz zur Regelung der Finanzierung der Krankenhäuser eingeräumt wurde und daß diese Regelungen einen Ausschnitt aus der Sachaufgabe der Krankenhausversorgung betreffen. Bereits zuvor hatte der Bericht der sog. Troeger-Kommission für die Finanzreform Überlegungen der Bundesregierung ausgelöst, die öffentliche Aufgabe der Krankenhausversorgung im Sinne einer auch die Krankenhausplanung umfassenden Gesamtaufgabe zur Gemeinschaftsaufgabe von Bund und Ländern zu erheben (vgl. Troeger-Gutachten, 1966, Rdnrn. 129 ff.); dies war jedoch am Widerstand der Länder gescheitert (BT-Dr V/2861, Rdnrn. 81, 82; BR-Ausschuß für Arbeit und Sozialpolitik, 270. Sitzung am 26. 6. 1968, Ndschr. S. 12; BR-Finanzausschuß, 311. Sitzung am 27. Juni 1968, Ndschr. S. 15). Im Gesetzgebungsverfahren zur Einfügung des Art. 74 Nr. 19a GG schlug die Bundesregierung zunächst vor, dem Bund die Befugnis zur konkurrierenden Gesetzgebung über "die wirtschaftliche Sicherung der Krankenhausversorgung" einzuräumen. Dies lehnte der Bundesrat ab. In ihrer Gegenäußerung schlug die Bundesregierung daraufhin die engere Fassung "die wirtschaftliche Sicherung der Krankenhäuser" vor, die später Gesetz wurde (BT-Dr V/3515, S. 6, 11, 16). Sie machte sich damit einen Vorschlag der Länder Hessen und Niedersachsen zu eigen, der jedoch im Bundesrat zunächst keine Mehrheit gefunden hatte. Die neue Formulierung sollte dem Bund lediglich Spielraum zur Regelung finanzieller Fragen eröffnen, ihm jedoch den Bereich der Krankenhausorganisation und der Krankenhausplanung versperren (vgl. BR-Ausschuß für Arbeit und Sozialpolitik, 270. Sitzung am 26. 6. 1968, S. 4 ff.; BR-Gesundheitsausschuß, Sitzung des Unterausschusses am 18. 6. 1968, Ndschr. S. 11 ff., und 34. Sitzung am 27. 6. 1968, Ndschr. S. 16 ff.; BR-Dr 332/1/68, S. 9 f.)."[12]

Weitere Details zur inhaltlichen Reichweite hat das Bundesverfassungsgericht in seiner Rechtsprechung dahingehend konkretisiert, dass die von dieser Kompetenznorm gedeckte „wirtschaftliche Sicherung" der Krankenhäuser vor allem Finanzhilfen meint,[13] nicht aber Umstrukturierungen in Organisation oder Planung der Krankenhäuser.[14] Ebenso wenig genügen gesundheitspolitische Fernziele, um eine Kompetenz nach Art. 74 Abs. 1 Nr. 19a Var. 1 GG zu begründen.[15]

Dieser konkurrierenden Gesetzgebung unterfällt somit vor allem die finanzielle Seite des Krankenhauswesens. Aus ihr alleine ergibt sich keine Zuständigkeit für strukturelle Eingriffe in das Krankenhauswesen oder eine umfassende Bedarfsplanung.

Damit wäre etwa die bundesgesetzliche Übertragung der Planungshoheit im Krankenhausbereich auf die Kostenträger (Sozialversicherungsträger) kompetenzwidrig.

Krankenhausplanung – so wird es oft zusammengefasst dargestellt – ist somit Ländersache im Sinne der Ausübung einer Gesetzgebungs- und Gesetzesvollzugskompetenz nach Art. 70, 83 GG.

---

[12] BVerfGE 83, 363 (380).
[13] BVerfGE 114, 196 (222).
[14] BVerfGE 83, 363 (380).
[15] BVerfGE 82, 209 (232).

3.1.2 „Krankenhausplanung" als unbestimmter Residualbegriff

Die Tragweite dieser Aussagen darf indes nicht überschätzt werden. Das Grundgesetz weist den Ländern entsprechend seiner Systematik nur ganz ausnahmsweise Kompetenzen ausdrücklich zu, etwa im Rahmen von Ausnahmen von Bundeskompetenzen wie in Art. 74 Abs. 1 Nr. 14 GG, meist durch eine Aufzählung von ausgenommenen Sachmaterien. Eine solche ausdrückliche Zuweisung, die eine ausschließliche Länderkompetenz begründen würde, gibt es im Fall der Krankenhausplanung nicht.

Die Aussage wird zudem vor allem dadurch relativiert, dass es sich beim Begriff der Planung um einen sehr offenen und unbestimmten Rechtsbegriff handelt, bei dem zwischen dem formalen Vorgang der Planung einerseits und den inhaltlichen, steuernden Vorgaben andererseits unterschieden werden muss.

Die formale Planungskompetenz bezieht sich darauf, welche staatliche Ebene für die nähere gesetzliche Ausgestaltung und Umsetzung der Planung zuständig ist.

Die materielle Planungskompetenz betrifft die materiellen bzw. inhaltlichen Kriterien, die durch die Ziele der Planung und die zu beachtenden Interessen und Belange konkretisiert werden.

Wie das prominente Beispiel der kommunalen Planungshoheit im Bereich der örtlichen Bauleitplanung[16] zeigt, kann der Bundesgesetzgeber zur Sicherung von grundrechtlich und umweltrechtlich geschützten Belangen weitreichende Vorgaben für Verfahren und zu beachtende materielle Belange normieren, ohne dass die Zuständigkeit der Länder und Kommunen verletzt würde. Zugleich zeigt das Beispiel, wie weitreichend trotz der sehr umfangreichen Vorgaben die Gestaltungsmöglichkeiten im Einzelfall sind.[17]

Das Grundgesetz weist zugunsten der Länder keine ausschließliche Landeskompetenz zur Krankenhausplanung aus. Es handelt sich vielmehr um eine typische Residual- oder Restkompetenz, also eine Kompetenz, die nur so weit reicht, wie es an einer Gesetzgebungskompetenz des Bundes fehlt. Das bedeutet methodisch, dass es keinen fest umrissenen intangiblen Zuständigkeitsbereich gibt, sondern der Kompetenzgehalt durch die thematische Reichweite inhaltlich korrespondierender Gesetzgebungskompetenzen des Bundes beschränkt und konkretisiert wird.

Angewendet auf die Krankenhausplanung bedeutet dies, dass die Zuständigkeit der Länder für diesen Bereich nicht jegliche bundesgesetzliche Ingerenz, insbesondere in Gestalt harmonisierender Vorgaben, ausschließt, soweit eine ausreichende Konkretisierungskompetenz der Länder gewahrt ist und die bundesgesetzlichen Vorgaben aus unbestrittenen Gesetzgebungskompetenzen des Bundes abgeleitet werden können und es darum geht, diese als maßgebliche Zielvorgaben und entscheidungsleitende Kriterien (auch) im Prozess der Krankenhausplanung wirksam umzusetzen.

---

[16] Die örtliche Bauleitplanung gehört zum Kernbereich der gemeindlichen Selbstverwaltung, die durch Art. 28 Abs. 2 S. 1 GG verfassungsrechtlich gewährleistet ist. Dazu *Kluth,* in: Wolff/Bachof/Stober/Kluth, Verwaltungsrecht II, 8. Aufl. 2023, § 85, Rn. 72.

[17] Das ergibt sich aus den umfangreichen bundesgesetzlichen Zielvorgaben für die örtliche Bauleitplanung in § 1 BauGB.

3.2 Steuerung durch das Sozialversicherungsrecht nach Art. 74 Abs. 1 Nr. 12 GG

Damit wird der Blick auf die Gesetzgebungskompetenz des Bundes für das Sozialversicherungsrecht nach Art. 74 Abs. 1 Nr. 12 GG gelenkt, die sich umfassend auf die Leistungen bezieht, die durch die Krankenhäuser zu erbringen sind. Zudem ist die Finanzierung dieser Leistungen von dieser Gesetzgebungskompetenz umfasst.

Im Bereich der Finanzierung ist zu differenzieren zwischen Investitionen in die Krankenhausinfrastruktur (Investitionsprogramme), für die die Länder zuständig sind (§ 6 Abs. 1 KHG Bund), der wirtschaftlichen Sicherung des Krankenhauswesens, für die nach Art. 74 Abs. 1 Nr. 19a GG der Bund(esgesetzgeber) zuständig ist, und der Bestimmung und Finanzierung der einzelnen Gesundheitsleistungen, für die ebenfalls der Bundesgesetzgeber in Zusammenarbeit mit den Selbstverwaltungsträgern nach Art. 74 Abs. 1 Nr. 12 GG zuständig ist. Daran wird deutlich, dass wesentliche Aspekte der Leistungserbringung durch Krankenhäuser, an die die Krankenhausplanung anknüpft, enge thematische Bezüge zu unbestrittenen Gesetzgebungskompetenzen des Bundes aufweist.

3.3 Erweiterung der Kompetenzen aus Art. 74 Abs. 1 Nr. 19a GG und Art. 74 Abs. 1 Nr. 12 GG durch Kompetenzen kraft Sachzusammenhangs oder Annexkompetenzen

An diese Erkenntnisse anschließend ist weiter zu bedenken, dass die Gesetzgebungszuständigkeiten des Bundes, wenn es zur effektiven Ausgestaltung der ihm zweifelsfrei zugewiesenen Regelungsmaterie notwendig ist, Regelungen kraft des Sachzusammenhangs oder Annexregelungen treffen dürfen.[18]

3.3.1 Zu Anforderungen und Unterscheidung beider Kategorien

In der Rechtsprechung[19] und Literatur[20] sind beide die Gesetzgebungskompetenz des Bundes erweiternden Argumentationsfiguren anerkannt. Umstritten ist lediglich, wie sie voneinander abzugrenzen sind und insbesondere, ob die Annexkompetenz nur einen Unterfall der Gesetzgebungskompetenz kraft Sachzusammenhangs darstellt.[21]

In Bezug auf die Gesetzgebungskompetenz kraft Sachzusammenhangs wird argumentiert, dass eine (Bundes-)Kompetenz nach dem Grundgesetz immer eine limitierte

---

[18] Dazu näher *Stephan*, Die Interpretation von Gesetzgebungskompetenzen, 2022, S. 218 ff. und S. 250 ff. jeweils mit zahlreichen Nachweisen aus Rechtsprechung und Literatur.

[19] Zum Sachzusammenhang: BVerfGE 106, 62 (115) mit Nachweisen zur ständigen Rechtsprechung. Zur Annexkompetenz: BVerfGE 132, 1 (6) mit Nachweisen zur ständigen Rechtsprechung.

[20] *Stephan*, Die Interpretation von Gesetzgebungskompetenzen, 2022, S. 218 ff. und S. 250 ff.; *Degenhart*, in: Sachs (Hrsg.), Grundgesetz Kommentar, 9. Aufl. 2021, Art. 70, Rn. 37 ff.

[21] *Stephan*, Die Interpretation von Gesetzgebungskompetenzen, 2022, S. 250 f.

Handlungsermächtigung darstellt, die den Kompetenzträger ermächtigen soll, die ihm zugewiesenen Staatsaufgaben eigenverantwortlich wahrzunehmen. Das schließt die sinnvolle und effektive Aufgabenwahrnehmung ein. Sei eine Zielerreichung in diesem Sinne nur möglich, wenn – begrenzt – auf eine fremde Kompetenzmaterie zugegriffen werde, so sei dies zur Vermeidung einer legislativen Handlungsunfähigkeit gerechtfertigt.[22] Um die Erweiterung der Gesetzgebungskompetenz zugleich zu begrenzen, müsse die Erweiterung aber unerlässlich[23] und punktueller bzw. akzessorischer Natur[24] sein. Bloße Zweckmäßigkeitserwägungen reichen demnach nicht aus.[25]

Bei der Annexkompetenz geht es um die „Tiefenkompetenz", und es wird darauf abgestellt, ob für die effektive Aufgabenwahrnehmung (auf der Ebene der Gesetzgebung) auch die Regelung des Vollzugs erforderlich ist.[26] Auf diesem Weg werden die zahlreichen bundesgesetzlichen Regelungen zur Gefahrenabwehr legitimiert.

Hier soll – sowohl aus sachlichen als auch aus pragmatischen Gründen – der in der Rechtsprechung des Bundesverfassungsgerichts dominierenden Interpretation gefolgt werden, wonach die Kompetenz kraft Sachzusammenhangs eine Erweiterung in der thematischen Breite der Gesetzgebung ermöglicht, während die Annexkompetenz eine Erweiterung in der Tiefe, insbesondere hinsichtlich der Vollzugsinstrumente, eröffnet.

3.3.2 Voraussetzungen einer Gesetzgebungskompetenz kraft Sachzusammenhangs im Bereich der Krankenhausplanung

Aus der Perspektive des Bundesgesetzgebers kann die Begründung einer Gesetzgebungskompetenz kraft Sachzusammenhangs sowohl an Art. 74 Abs. 1 Nr. 19a GG als auch an Art. 74 Abs. 1 Nr. 12 GG anknüpfen, wobei bei letzterer die Aspekte der Qualitätssicherung im Vordergrund stehen dürften.

Es muss dargelegt werden, dass eine effektive Wahrnehmung einer auf der Gesetzgebungskompetenz beruhenden Zielsetzung, die genau zu benennen ist, nur möglich ist, wenn diese durch Regelungen zur Krankenhausplanung ergänzt wird.

3.3.3 Voraussetzungen einer Annexkompetenz im Bereich der Krankenhausplanung

Denkbar ist auch eine Erweiterung der Gesetzgebungsbefugnis des Bundes unter Rückgriff auf eine Annexkompetenz, wenn es darum geht, die effektive Durchsetzung von bestehenden bundesgesetzlichen Vorgaben für die Krankenhausplanung sicherzustellen.

---

[22] *Stephan,* Die Interpretation von Gesetzgebungskompetenzen, 2022, S. 218 f.

[23] BVerfGE 125, 260 (314); *Stephan,* Die Interpretation von Gesetzgebungskompetenzen, 2022, S. 227 ff. mit weiteren Nachweisen zur Rechtsprechung des Bundesverfassungsgerichts.

[24] *Stephan,* Die Interpretation von Gesetzgebungskompetenzen, 2022, S. 230 ff. mit Nachweisen zur Rechtsprechung des Bundesverfassungsgerichts.

[25] So schon BVerfGE 3, 407 (421).

[26] BVerfGE 110, 33 (48).

Dazu muss zunächst dargelegt werden, in Bezug auf welche bestehenden bundesgesetzlichen Vorgaben es Umsetzungsdefizite gibt und in einem zweiten Schritt aufgezeigt
werden, mithilfe welcher Instrumente eine effektive Umsetzung erreicht werden soll und
kann.

3.3.4   Beispiele für bestehende Erweiterungen

In den bestehenden bundesgesetzlichen Vorgaben für die Krankenhausplanung beruhen
einige Regelungen bereits jetzt auf einer Kompetenz kraft Sachzusammenhangs. Das
betrifft etwa bundesgesetzliche Vorgaben zur Krankenhausplanung, die auf die wirtschaftliche Sicherung des Krankenhauswesens abzielen und hierbei einen allgemeinen Standard
der Krankenhausversorgung sichern wollen. Dementsprechend hat der Bundesgesetzgeber genauere Zielsetzungen für die in § 6 Abs. 1 KHG vorgegebene Aufstellung von
Krankenhausplänen vorgeben dürfen: Er hat in § 1 Abs. 1 KHG formuliert, dass die wirtschaftliche Sicherung darauf ausgerichtet sein muss, „eine bedarfsgerechte Versorgung
der Bevölkerung mit leistungsfähigen, eigenverantwortlich wirtschaftenden Krankenhäusern zu gewährleisten und zu sozial tragbaren Pflegesätzen beizutragen"; auf den Punkt
gebracht bedeutet Letzteres, dass die Krankenhäuser kostengünstig betrieben werden
sollen.

Zugleich hat der Bundesgesetzgeber den Ländern Gestaltungsfreiräume belassen. So
ist in § 6 Abs. 4 KHG ausdrücklich bestimmt, dass „das Nähere … durch Landesrecht bestimmt" wird. Der Bundesgesetzgeber hat dem auch bei der Ausgestaltung der
KHG-Novelle 2015 Rechnung getragen, indem – ungeachtet punktuell wirkender Spezi-
alregelungen betreffend die Qualitätsanforderungen – § 6 Abs. 1a S. 2 KHG umfassende
Abweichungs- und Normsetzungsbefugnisse für die Länder beinhaltet.

Bislang hatte der Bundesgesetzgeber an der Schnittstelle zur Krankenhausplanung der
Länder einen eher „vorsichtigen Kurs" bevorzugt und kaum zwingende Vorgaben formu-
liert. Das zeigt sich insbesondere am Beispiel der Qualitätsvorgaben nach § 6 Abs. 1a
KHG (Bund), bei denen die Länder die Geltung ausschließen und alternativ auch eigene
Qualitätsvorgaben erlassen und vorgeben können.

3.3.5   Das Krankenhausversorgungsverbesserungsgesetz als Schritt
in die richtige Richtung

Mit dem Krankenhausversorgungsverbesserungsgesetz[27] ist der Bundesgesetzgeber nun
einen Schritt weiter gegangen und hat durch mehrere Ergänzungen im SGB V und im
KHG die Vorgaben für die Krankenhausplanung der Länder an Leistungsgruppen ausgerichtet (§ 6a KHG neu) sowie die Systematik der Finanzierung verändert und damit einen
Systemwechsel angeregt. Allerdings handelt es sich auch bei diesen neuen Regelungen
nicht um verbindliche Vorgaben. Vielmehr können die Länder davon Gebrauch machen,
sind aber nicht dazu verpflichtet.[28] Das Gesetz erzeugt aber insoweit einen finanziellen

---

[27] G. v. 05.12.2024, BGBl. 2024 Teil I Nr. 400.
[28] BT-Drs. 20/11.854, S. 121.

Anreiz zur Umsetzung der Orientierung an Leistungsgruppen, als diese zur Voraussetzung für die Zuweisung der Vorhaltevergütung erklärt wird. Damit wird einerseits der Gestaltungsspielraum der Länder gewahrt, gleichzeitig aber ein deutlicher Anreiz zur Übernahme des neuen Steuerungsansatzes geschaffen.[29] Eine verbindliche bundesweit einheitliche Umsetzung und Steuerung ist gleichwohl weiterhin nicht gewährleistet.

3.3.6 Grundgesetzänderung als Voraussetzung einer wirksamen Steuerung

Wie diese Überlegungen zeigen, ist eine zentrale Steuerung der Krankenhausplanung durch den Bundesgesetzgeber mit zahlreichen Unsicherheiten in Bezug auf die Interpretation der Gesetzgebungskompetenzen verbunden.[30] Dies hat im Rahmen der letzten Reformgesetzgebung zu erheblichen Verzögerungen und Verwässerungen des ursprünglichen Steuerungskonzepts geführt. Deshalb sollte auch eine Grundgesetzänderung erwogen werden, die eine sichere Grundlage für die Etablierung bundeseinheitlicher Vorgaben für die Krankenhausplanung schafft. Dafür spricht auch der im nächsten Schritt zu verdeutlichende weiter gehende Handlungsbedarf aus dem Blickwinkel der Generationengerechtigkeit.

4 Relevanz einer intertemporalen Freiheitssicherung im Bereich der Krankenhausplanung

4.1 Handlungsbedarf aus Gründen der Generationengerechtigkeit

Das deutsche Gesundheitswesen steht unter Reformdruck, weil als Folge des demografischen Übergangs die Finanzierungslasten begrenzt werden müssen, obwohl die Nachfrage jedenfalls nicht zurückgeht und auch ein Fachkräftemangel zu verzeichnen ist. Vor diesem Hintergrund bedarf es einer Effizienzsteigerung, unter anderem durch eine Optimierung der Ressourcenallokation. Um den berechtigten Interessen der jungen Generation gerecht zu werden, muss der Gesetzgeber auch zeitnah handeln.

---

[29] BT-Drs. 20/11.854, S. 122.

[30] Die kritische Position der Länder wird dargestellt bei *Wollenschläger*, Krankenhausreform und Grundgesetz. Kompetentielle und grundrechtliche Determinanten einer Reform von Krankenhausplanung und Krankenhausfinanzierung, 2023.

4.2 Pflicht zur intertemporalen Freiheitssicherung

Die Argumentationsfigur der „intertemporalen Freiheitssicherung" wurde durch den ersten Klimabeschluss des Bundesverfassungsgerichts vom 24.03.2021 in die grundrechtsdogmatische Debatte eingeführt.[31]

Der allgemeine Rechtsgedanke, der daraus als Postulat einer „intertemporalen Freiheitssicherung" abgeleitet wurde, kann so formuliert werden, dass aus den Grundrechten und dem Grundsatz der Verhältnismäßigkeit eine Verpflichtung zu einer transparenten Regelung folgt, auch für einen in der Zukunft liegenden Zeitraum die Reduktionspflichten voraussehbar derart zu gestalten, dass es nicht zu einer einseitigen Lastenverteilung kommt. Oder anders gewendet: „Die temporale Allgemeinheit des Gesetzes erwartet, dieses so anzulegen, dass es gleichförmig in die Zukunft wirkt".[32]

Voraussetzung für die Aktivierung dieses Gedankens ist allerdings, dass es eine zwingende Wechselwirkung zwischen den Wirkungen der gesetzlichen Regelungen in der Zeit gibt. Das ist in Bezug auf den Klimaschutz – so jedenfalls die vom Bundesverfassungsgericht zugrunde gelegte Annahme – deshalb der Fall, weil es eine unumkehrbare Entwicklung und einen sog. Kipppunkt und ein auf diesen bezogenes Emissionsbudget gibt, das nicht überschritten werden darf, um schwerwiegendere Folgen eines Klimawandels zu vermeiden.[33]

Die Rezeption dieser Rechtsfigur durch die Verfassungsrechtswissenschaft erfolgte einerseits zustimmend, andererseits ganz überwiegend mit der Maßgabe, dass die Rechtsfigur an einen strikten normativen Rahmen gebunden sein müsse, wie er durch das Pariser Übereinkommen für den Bereich des Klimaschutzes entwickelt worden sei. Ohne einen solchen Rahmen lasse sich die Rechtsfigur nicht anwenden, da es an hinreichend konkreten Bezugspunkten fehle, auf die der Grundsatz der Verhältnismäßigkeit angewendet werden könne.[34]

Die rechtsdogmatische Konstruktion im Sinne von Tatbestand und Rechtsfolge der intertemporalen Freiheitssicherung setzt somit immer einen außernormativen Rahmen voraus, aus dem zwingende Vorgaben für den rechtlichen Gestaltungsspielraum hinsichtlich einer Lastenverteilung in der Zeit abgeleitet werden können.

Für die Systeme sozialer Sicherung wird ein solcher Rahmen im sogenannten Generationsvertrag[35] erblickt, der die finanzwirtschaftliche Grundlage für die Finanzierung der Systeme sozialer Sicherung bildet.[36]

---

[31] BVerfGE 157, 30 ff.

[32] *G. Kirchhof*, Intertemporale Freiheitssicherung, 2022, S. 30.

[33] BVerfGE 157, 30, Rn. 119; *G. Kirchhof*, Intertemporale Freiheitssicherung, 2022, S. 18 f.

[34] Exemplarisch *Janda*, ZRP 2021, 355 ff.

[35] Zu seiner Konstruktion und gesetzlichen Umsetzung *Kluth*, Generationengerechtigkeit und demografischer Wandel, in: VVDStRL 68 (2009), S. 246 (253 ff. m.w.N.).

[36] Dazu *Hagist*, Konsequenzen des Klima-Urteils für die Nachhaltigkeit der sozialen Sicherungssysteme in Deutschland, 2021.

Die „schicksalhafte" Verbindung besteht insbesondere in der Gesetzlichen Rentenversicherung zwischen den verschiedenen „Generationen" der Einzahler und Leistungsempfänger, deren Relation über viele Jahrzehnte durch einen Überhang der jüngeren Einzahler und ein stetiges wirtschaftliches Wachstum geprägt war, mit der Folge, dass die Rentner als Leistungsempfänger am wirtschaftlichen Erfolg der arbeitenden Generation teilhaben konnten. Mit dem Geburtenrückgang bei gleichzeitiger deutlicher Steigerung der Lebenserwartung ist dieses Verhältnis jedoch umgekehrt worden, mit der Folge, dass die Finanzierungslasten stiegen und die Auszahlungen gesenkt werden mussten.

Die Annahme eines Kipppunktes wird allerdings von vielen Autoren mit dem Hinweis verneint, dass dem Gesetzgeber jederzeit die Möglichkeit eines Systemwechsels (hin zu kapitalgedeckten oder steuerfinanzierten Modellen) sowie einer Bezuschussung aus Steuermitteln offensteht, mit der Folge, dass es an einer unumkehrbaren Entwicklung fehle.[37]

Dagegen wird wiederum argumentiert, dass eine Steuerfinanzierung sehr wohl engen Grenzen unterliegt und zudem ein Systemwechsel mit einem sehr hohen finanziellen Aufwand verbunden und nur langfristig realisierbar ist.[38] Es bestehe deshalb bei realistischer Betrachtungsweise sehr wohl ein verbindlicher Rahmen, und vor dem Hintergrund der guten Vorhersehbarkeit der demografischen Entwicklung lasse sich auch ein Kipppunkt berechnen, an dem die Finanzierbarkeit des Systems ohne unverhältnismäßige Beitragsbelastungen der arbeitenden Generation nicht mehr gewährleistet sei.[39] Dieser Zeitpunkt wird ungefähr für das Jahr 2040 angenommen.[40] Zu diesem Zeitpunkt wird sich das Verhältnis von Einzahlern zu Zahlungsempfängern von 2,2 zu 1 auf 1,1 zu 1 halbieren und damit die angenommene Belastungsgrenze endgültig überschreiten.

4.3 Übertragbarkeit auf die Gesetzliche Krankenversicherung

4.3.1 Überblick zum Meinungsstand

Ob die für die Gesetzliche Rentenversicherung angestellten Überlegungen auch auf die Gesetzliche Krankenversicherung übertragbar sind, ist ebenfalls seit Beginn der Debatte zu den Folgen des demografischen Übergangs umstritten. Dabei wird einerseits von einer allgemeinen Kostensteigerung als Folge des höheren Durchschnittsalters ausgegangen,

---

[37] So *Steinmeyer,* NZS 2021, 617 ff. sowie ausführlicher *ders.,* Altersvorsorge und Demographie – Herausforderungen und Regelungsbedarf, Verhandlungen des 73. Deutschen Juristentags Hamburg 2020/Bonn 2022, Band I Gutachten, unter B.

[38] *G. Kirchhof,* Intertemporale Freiheitssicherung, 2022, S. 43 ff.

[39] *G. Kirchhof,* Intertemporale Freiheitssicherung, 2022, S. 44 ff.

[40] *G. Kirchhof,* Intertemporale Freiheitssicherung, 2022, S. 52 f. m.w.N.

andererseits lediglich eine Verschiebung der hohen Kostenlasten am Ende des Lebens prognostiziert.[41]

Aus heutiger Sicht dürfte davon auszugehen sein, dass nach Leistungsbereichen zu differenzieren ist und durch die höhere Lebenserwartung viele chronische und „Abnutzungskrankheiten" vermehrt auftreten, sodass insgesamt die Fallzahlen steigen. Hinsichtlich der Finanzierung ist zu beachten, dass auch Rentenbezieher Beiträge zahlen, sodass die dichotome Betrachtungsweise zum Rentensystem nur beschränkt übertragbar ist.[42] Zutreffend ist aber, dass auch in der Gesetzlichen Krankenversicherung die Belastung für alle Beitragszahler ansteigen wird.[43]

4.3.2 Detailanalyse zur Gesetzlichen Krankenversicherung

Die auf die einzelnen Teilsysteme der sozialen Sicherung bezogenen Analysen und Feststellungen müssen jedoch um zwei Gesichtspunkte erweitert werden, die für die Gesamtbewertung von großer Bedeutung sind.

Erstens ist zu beachten, dass die Kostenlasten für die Finanzierung der Systeme sozialer Sicherung insgesamt berücksichtigt werden müssen, sodass die Beiträge zur Gesetzlichen Krankenversicherung, zur Gesetzlichen Rentenversicherung und zur Gesetzlichen Pflegeversicherung zu addieren sind. Die voraussichtlich im Vergleich geringeren Kostensteigerungen im Bereich der Gesetzlichen Krankenversicherung sind deshalb nur von untergeordneter Bedeutung, wenn es um Belastungsobergrenzen durch Beitragspflichten geht.

Zweitens muss als weiterer Faktor der Fachkräftemangel bzw. die Fachkräfteallokation im Gesundheitsbereich in die Überlegungen einbezogen werden. Beide Themenfelder stellen ebenfalls eine direkte Folge des demografischen Übergangs dar und können sogar noch stärker als die Finanzierungsfragen einen sog. Kipppunkt auslösen.

Nach dem aktuellen Jahresgutachten des Sachverständigenrates zur Begutachtung der Entwicklung im Gesundheitswesen „Resilienz im Gesundheitswesen"[44] verfügt Deutschland zwar derzeit rein numerisch über eine ausreichende Zahl von Ärzten, doch sind diese regional und fachspezifisch ungleich verteilt mit der Folge, dass es an vielen Stellen zu wenige Fachkräfte gibt. Das gilt in noch größerem Umfang für die sonstigen Fachkräfte im Gesundheitswesen.[45] Es wird deshalb die Forderung formuliert, die vorhandenen Humanressourcen bedarfsgerecht einzusetzen.[46]

---

[41] *Kluth,* Generationengerechtigkeit und demografischer Wandel, in: VVDStRL 68 (2009), 246 (270 ff. m.w.N.).

[42] In diesem Sinne auch *Janda,* ZRP 2021, 149 ff. mit Hinweis auf die vielfältigen Gestaltungs- und Steuerungsmöglichkeiten des Gesetzgebers.

[43] So dezidiert *G. Kirchhof,* Intertemporale Freiheitssicherung, 2022, S. 48 ff.

[44] Abrufbar unter https://www.svr-gesundheit.de/fileadmin/Gutachten/Gutachten_2023/Gesamtgut achten_ePDF_Final.pdf (zuletzt abgerufen am 2.3.2023).

[45] *SVR Gesundheitswesen,* Jahresgutachten 2023, S. 239 ff.

[46] *SVR Gesundheitswesen,* Jahresgutachten 2023, S. 273 ff.

Es werden unter anderem für die hier interessierenden Aspekte die folgenden Empfehlungen formuliert[47]:

> „**508.** Nicht bedarfsnotwendige Krankenhäuser sollten nach Möglichkeit in andere **bedarfsgerechtere Versorgungsformen** wie regionale Gesundheitszentren umgewandelt werden, um die Strukturen an die veränderten lokalen Bedarfe anzupassen. Zudem sollte zur Steigerung der Versorgungsqualität und für eine intelligente und nachhaltige Nutzung von personellen Ressourcen eine stärkere **Leistungsspezialisierung** von Krankenhäusern incentiviert und eine Zusammenarbeit von Krankenhäusern in **regionalen Netzwerken** gefördert werden
>
> **513.** Mit Blick auf eine resiliente Organisation der Akutversorgung sollte eine **sektorenübergreifende, leistungs- und qualitätsorientierte Bedarfsplanung eingeführt werden.** Die Bedarfsplanung sollte zukünftig auf Prognosen der Bevölkerungsstruktur und -morbidität sowie dem zu erwartenden medizinischen Leistungsbedarf basieren und in kürzeren Planungsintervallen erfolgen. Es sollten spezifische Leistungskomplexe definiert werden, welche unterschiedliche Versorgungsstufen berücksichtigen und qualitätsorientierte Zielgrößen wie Personal- und Geräteausstattung sowohl im Hinblick auf Krisenzeiten als auch auf Nicht-Krisenzeiten beschreiben. Die Erreichung dieser Ziele muss überprüft werden. Für die wirtschaftliche Erbringung der verschiedenen Leistungskomplexe in der gewünschten Qualität sind zudem das Minimum und Maximum der bedarfsnotwendigen Leistungserbringer festzulegen.
>
> Eine sektorenübergreifende Bedarfsplanung würde den Abbau von Überkapazitäten im stationären Bereich sowie eine **Verlagerung sektorengleich erbringbarer Leistungen in den ambulanten Bereich** ermöglichen. Dies hätte zur Folge, dass im Gesundheitswesen dieselben Leistungen mit weniger Personaleinsatz erbracht werden könnten. In der Folge könnten sich Krankenhäuser im stationären Bereich auf die Erbringung komplexer Leistungen konzentrieren. Für sektorengleich erbringbare Leistungen empfiehlt der Rat, zukünftig konkrete Leistungsaufträge regional und zeitlich begrenzt zu vergeben, um deren Erbringung die klassischen ambulanten und stationären Leistungserbringer sowie neue hybride Organisationsformen konkurrieren würden.“

Vor dem Hintergrund der gleichbleibenden Zahl der Studienplätze im Bereich der Humanmedizin ist davon auszugehen, dass im Bereich der Ärzteversorgung der räumlichen und institutionellen[48] Allokation die größte Bedeutung zukommt, während in den übrigen Gesundheitsberufen die Gewinnung einer ausreichenden Zahl von Fachkräften zusammen mit der räumlichen und fachlichen Allokation eine immer größere Herausforderung darstellen wird.

Nach den Erfahrungen im Bereich der Fachkräfteanwerbung, die zeigen, dass die Potenziale innerhalb der Europäischen Union ausgeschöpft sind und die Anwerbung aus

---

[47] *SVR Gesundheitswesen*, Jahresgutachten 2023, S. 276 f.

[48] Damit ist die Berufstätigkeit im ambulanten oder stationären Bereich gemeint.

Drittstaaten nur deutlich unterhalb der Bedarfsgrößen erfolgreich ist[49] und auch künftig bleiben wird, ist hier von einer zwingenden Entwicklung auszugehen, die einen weitreichenden und zeitnahen Handlungsbedarf erkennen lässt.

Es kann somit jenseits der Frage der Finanzierung und Finanzierbarkeit von einer dringenden Handlungs- bzw. Reformpflicht[50] ausgegangen werden, die zwar nicht in gleicher Weise die Belastungsgleichheit in der Zeit betrifft, wohl aber die Versorgungssicherheit im Gesundheitswesen. Soweit die Gesundheitsleistungen als Bedingung und Voraussetzung der Freiheit anerkannt werden, geht es auch dabei um Freiheitssicherung.

4.4 Auswirkungen auf die Krankenhausplanung

Aus der vorliegenden Bestandsaufnahme kann abgeleitet werden, dass es Aufgabe der zukünftigen Krankenhausplanung sein muss, sehr viel stärker als bislang die Nachhaltigkeit und Sparsamkeit sowohl mit den finanziellen Ressourcen als auch mit den noch knapperen Personalressourcen als Steuerungsziele aufzunehmen und zu einem vorrangig zu beachtenden Kriterium der Planungsentscheidungen aufzuwerten.

Während die Beitragsstabilität schon heute im Steuerungsmechanismus des SGB V eine prägende Rolle einnimmt, die mit zahlreichen Instrumenten untersetzt ist, die allerdings vor allem auf die Einzelmaßnahmen abzielen, fehlt es auf der makroskopischen Ebene (Zahl und Größe der Träger bzw. Leistungsangebote) an entsprechenden Instrumenten. Dasselbe gilt hinsichtlich der optimalen Nutzung und Allokation knapper Personalressourcen. Diese Lücke muss durch einheitliche bereichsübergreifende Steuerungsvorgaben geschlossen werden.

5 Schlussfolgerungen

Das Gesundheitswesen ist auf eine komplexe Steuerung angewiesen, damit Wirtschaftlichkeit und Qualität vor dem Hintergrund knapper personeller und finanzieller Ressourcen gesichert werden können. Damit dies gelingt, muss dem Bundesgesetzgeber eine sichere Kompetenzgrundlage zur Verfügung gestellt werden, damit nicht der teure Umweg über finanzielle Anreize als Ausweg beschritten werden muss. Auch in einem solchen Modell bleibt für die Länder noch genügend Gestaltungsspielraum für eine Krankenhausplanung, die den regionalen Gegebenheiten Rechnung trägt.

---

[49] Zu den Perspektiven siehe *Sachverständigenrat für Integration und Migration*, Systemrelevant: Migration als Stütze und Herausforderung für die Gesundheitsversorgung in Deutschland, Jahresgutachten 2022. Dort wird auch betont, dass Migration „kein Allheilmittel" für die Schließung der Personallücken im Gesundheitswesen sein kann (a.a.O. S. 55 ff.).

[50] In diesem Sinn auch *G. Kirchhof,* Intertemporale Freiheitssicherung, 2022, S. 53 ff.

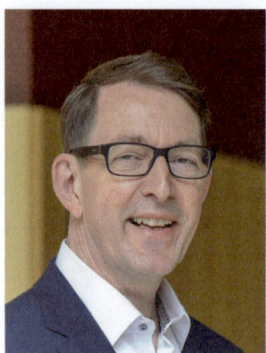

Prof. Dr. Winfried Kluth ist seit 1999 Inhaber eines Lehrstuhls für Öffentliches Recht an der Martin-Luther-Universität Halle-Wittenberg und Direktor des dortigen Interdisziplinären Wissenschaftlichen Zentrums Medizin – Ethik – Recht. Neben dem Gesundheitsrecht gehören das Migrationsrecht, das Öffentliche Wirtschaftsrecht und die Gesetzgebungslehre zu seinen Forschungsschwerpunkten. Er war von 2000 bis 2014 Richter des Landesverfassungsgerichts Sachsen-Anhalt. Seit Januar 2023 ist er Mitglied und seit 2025 Vorsitzender des Sachverständigenrats für Integration und Migration.

Selbstverwaltung im Recht der gesetzlichen Krankenversicherung: Verhältnis zur unmittelbaren Staatsverwaltung und aktuelle Bewegungen

Bernhard Hadank

1 Einführung

Das Recht der gesetzlichen Krankenversicherung (GKV) muss vielfältigen Veränderungen Rechnung tragen. So müssen die Leistungen der GKV dem Stand der medizinischen Erkenntnisse entsprechen und den medizinischen Fortschritt berücksichtigen (vgl. § 2 Abs. 1 Satz 2 SGB V). Hinzu kommt die Digitalisierung *sämtlicher* Lebensbereiche. Zusätzlich verändern Demografie sowie wirtschaftliche und politische Entwicklungen die tatsächlichen Grundlagen des Gesundheitswesens. Transformationen gibt es also in vielfältiger Weise. Ihnen muss das Recht hinreichend Rechnung tragen. Veränderte Lebenssachverhalte können deshalb zu Veränderungen der Rechtsordnung zwingen. Die Rechtsordnung ist insoweit nicht statisch. Die Veränderungsoffenheit und -bedürftigkeit des Rechts, die mit dem Begriff der „adaptiven Transformation" greifbar zu machen versucht wird, erfordert zunächst Tatsachenforschung. Dort, wo sich Sachverhalte verändert haben, sodass bestehende Regelungen nicht mehr passend sind, nicht mehr ausreichen oder überflüssig werden, besteht Reformbedarf.

Im Recht der GKV ist die *funktionale* Selbstverwaltung als Organisationsprinzip prägend. Zugleich ist ihr Verhältnis zur unmittelbaren Staatsverwaltung und insbesondere zu

Der Autor war zum Zeitpunkt der Bearbeitung in der Abteilung Recht des GemeinsamenBundesausschusses (G-BA), Berlin, beschäftigt. Seit August 2025 ist er im StabsbereichJustiziariat des GKV-Spitzenverbandes tätig. Vorliegender Beitrag gibt ausschließlich diepersönliche Rechtsauffassung des Autors wieder.

B. Hadank (✉)
Blankenfelde-Mahlow, Deutschland
E-Mail: bernhard.hadank2@fu-berlin.de

T. Petzold und B. Böhland (Hrsg.), *Adaptive Transformation des Gesundheitswesens*, https://doi.org/10.1007/978-3-662-71628-1_3

der über sie geführten staatlichen Aufsicht vielschichtig.[1] Im jüngeren Schrifttum ist die Frage aufgeworfen worden, ob die funktionale Selbstverwaltung als Organisationsprinzip verfassungsrechtlichem Schutz unterliegt.[2] Sofern eine Schutzwirkung zugunsten der funktionalen Selbstverwaltung nachzuweisen ist, stellt sich die Frage, wie und in welchem Umfang Anpassungen an den organisatorischen Grundlagen der GKV denkbar sind. Mit dem nachfolgenden Beitrag soll also skizziert werden, wo der „adaptiven Transformation" im Recht der GKV von Verfassungs wegen Grenzen gesetzt sind.

2   Verfassungsrechtlicher Handlungsrahmen für Transformationen

Die Möglichkeiten zur „adaptiven Transformation" des Gesundheitswesens werden durch das Verfassungsrecht begrenzt.

2.1   Formelles Verfassungsrecht

Die Möglichkeiten „adaptiver Transformation" müssen sich im Rahmen der Gesetzgebungs- und Verwaltungskompetenzen sowie in der Zuständigkeit für die Finanzierung bewegen.

2.1.1   Gesetzgebungskompetenzen

Veränderungen im Recht der GKV sind grundsätzlich nur im Rahmen der verfassungsrechtlichen Kompetenzaufteilung möglich. Für das bundesgesetzlich geregelte Recht der GKV bedarf es deshalb einer Gesetzgebungskompetenz des Bundes. Auf dem Gebiet der konkurrierenden Gesetzgebungskompetenz verfügt der Bund gemäß Art. 74 Abs. 1 Nr. 12 GG über die Gesetzgebungskompetenz für die „Sozialversicherung". „Sozialversicherung" in diesem Sinne ist in den Worten des BVerfG als

> „,verfassungsrechtlicher Gattungsbegriff' zu verstehen. Er umfaßt alles, was sich der Sache nach als Sozialversicherung darstellt. […] Zur Sozialversicherung gehört jedenfalls die gemeinsame Deckung eines möglichen, in seiner Gesamtheit schätzbaren Bedarfs durch Verteilung auf eine organisierte Vielheit […]."[3]

---

[1] Siehe hierzu *Hadank,* Funktionale Selbstverwaltung und Staatsaufsicht im Recht der gesetzlichen Krankenversicherung. Zu Grund und Grenzen der Aufsichtsgesetzgebung in der gesetzlichen Krankenversicherung, zugleich eine Analyse und Einordnung des GKV-Selbstverwaltungsstärkungsgesetzes, 2022, passim.

[2] Siehe etwa *Axer,* SGb 2022, 453 ff., NZS 2017, 601 (605 f.); *Rixen,* SGb 2022, 581 ff.

[3] BVerfGE 75, 108 (146).

Darüber hinaus verfügt der Bund über die Gesetzgebungskompetenz aus Art. 74 Abs. 1 Nr. 19a GG, die die Krankenhauspflegesätze und die wirtschaftliche Sicherung der Krankenhäuser abdeckt, während insbesondere die Krankenhausplanung der Gesetzgebungskompetenz der Länder unterliegt.[4]

Die Gesetzgebungskompetenzen des Bundes sind weit gefasst und ermöglichen deshalb weitreichende Veränderungen der *Sozialversicherung*. Der Kompetenztitel für das „Recht der Wirtschaft" nach Art. 74 Abs. 1 Nr. 11 GG ermöglicht dem Bund die Regelung des *„privatrechtlichen Versicherungswesens"*, mithin der privaten Krankenversicherung (PKV).

2.1.2 Verwaltungskompetenzen

Im Rahmen der Verwaltungskompetenzen ist Art. 87 Abs. 2 GG zu beachten, der anordnet, dass die *sozialen Versicherungsträger* als Körperschaften des öffentlichen Rechts geführt werden. Aus dieser Anordnung geht zwar noch nicht expressis verbis die Organisation als Selbstverwaltungsträger hervor. Die Führung der Sozialversicherungsträger in Selbstverwaltung regelt erst § 29 SGB IV. Erst recht folgt aus Art. 87 Abs. 2 GG keine verfassungsrechtliche Garantie, wie sie der kommunalen Selbstverwaltung zukommt.[5] Gleichwohl geht die jüngere Rechtsprechung des BSG davon aus, dass die Kompetenzvorgabe in Art. 87 Abs. 2 GG in Zusammenschau mit der Gesetzgebungskompetenz des Bundes aus Art. 74 Abs. 1 Nr. 12 GG und der Anordnung in Art. 120 Abs. 1 Satz 4 GG, dass der Bund zur Sozialversicherung Zuschüsse leistet, der funktionalen Selbstverwaltung eine abgesicherte Position verschafft.

2.1.2.1 Urteil des BSG vom 18. Mai 2021

So hat das BSG in seinem Urteil vom 18. Mai 2021 weitreichend zum Status der funktionalen Selbstverwaltung im Recht der GKV entschieden. Grundlage dieser Entscheidung war der Versuch des Gesetzgebers, beitragsfinanzierte Aufgaben auf die Bundeszentrale für gesundheitliche Aufklärung (BZgA) zu verlagern. Dieses Vorhaben hat das BSG unterbunden und wie folgt mit dem verfassungsrechtlichen Status der Sozialversicherungsträger argumentiert:

> „Als Kompetenznorm enthält Art 87 Abs 2 GG zwar *keine der kommunalen Selbstverwaltungsgarantie* des Art 28 Abs 2 Satz 1 GG *vergleichbare Garantie der sozialen Selbstverwaltung* […] und auch keine Bestandsgarantie für einzelne Sozialversicherungsträger und für das bestehende gegliederte System der GKV […]. Allerdings bildet Art 87 Abs 2 GG gemeinsam mit Art 74 Abs 1 Nr 12 und Art 120 Abs 1 Satz 4 GG *ein in sich geschlossenes verfassungsrechtliches Regelungssystem für die Sozialversicherung und deren Finanzierung* […]. Diesem liegt eine *Systementscheidung für die Sozialversicherung* mittels verselbstständigter Verwaltungseinheiten zugrunde […]."[6]

---

[4] Ausführlicher dazu *Kuhla*, NZS 2014, 361 (362).

[5] Vgl. hierzu aus der jüngeren Rechtsprechung BSGE 132, 114 (126 f. Rn. 51).

[6] BSGE 132, 114 (126 f. Rn. 51) – ohne die Hervorhebungen.

Das BSG knüpft mit dem Begriff der „Systementscheidung" an einen von *Peter Axer* geprägten Begriff[7] an, der die These beinhaltet, dass sich der Gesetzgeber dann, wenn er sich grundsätzlich für eine dezentralisierte Organisation der Selbstverwaltung entscheidet, diese Entscheidung nicht durch Folgegesetzgebung unterlaufen kann. Das verdeutlichen die Ausführungen des BSG im Folgenden:

> „Art. 87 Abs. 2 GG schreibt für den Bereich der Sozialversicherung eine mittelbare Verwaltung vor; eine unmittelbare Verwaltung durch Bundesbehörden ist nicht zulässig […]. Dies folgt aus der inhaltlichen Bestimmung des „Trägers" der Sozialversicherung und der Beschränkung auf „Körperschaften" […]. Der Bund darf sich nicht selbst zum sozialen Versicherungsträger machen und er darf seinen eigenen (bundesunmittelbaren) Behörden auch über Art. 87 Abs. 3 GG keine Aufgaben der Sozialversicherung übertragen […]. Erforderlich ist zudem eine organisatorische und finanzielle Selbstständigkeit der Träger der Sozialversicherung im Sinne einer Verwaltungs- und Ertragskompetenz […]."[8]

2.1.2.2 Schutz der organisatorischen Selbstständigkeit als Schutz der funktionalen Selbstverwaltung?

Fraglich ist allerdings, ob mit einer „Systementscheidung" für die dezentralisierte Organisation ein verfassungsrechtlicher Schutz verbunden ist, der jedenfalls die körperschaftliche Organisation und ggf. auch die Organisation in funktionaler Selbstverwaltung umfasst. Hierbei ist zu beachten, dass mittelbare Staatsverwaltung und Selbstverwaltung keine deckungsgleichen Begriffe sind.

Das BSG verlangt jedenfalls eine „organisatorische und finanzielle Selbstständigkeit". Damit ist zumindest dem Aushöhlen der dezentralisierten Struktur der Sozialversicherungsträger der Riegel vorgeschoben. Im Rahmen „adaptiver Transformation" wird es, auch wenn es für die Organisation der Selbstverwaltung „weder ein Änderungsverbot noch ein Gestaltungsgebot"[9] gibt, in Ansehung der Rechtsprechung auch weiterhin unzulässig sein, sämtliche Krankenkassen in einem „Bundesamt für Krankenversicherung" zusammenzufassen.[10] Grenzen sind aber nicht nur dem vollständigen Umbau der Krankenkassen gesetzt. Nach der soeben zitierten BZgA-Entscheidung des BSG wird es auch nicht möglich sein, einzelne Aufgaben der Sozialversicherungsträger herauszulösen und diese Bundesbehörden zuzuweisen.[11] Wenn also die dezentralisierte, körperschaftliche Struktur der Sozialversicherungsträger kompetenziell abgesichert ist, wird dies auch für

---

[7] Siehe hierzu die in der Entscheidung BSGE 132, 114 (127 Rn. 51) zitierte Fundstelle *Axer,* NZS 2017, 601 (606).

[8] BSGE 132, 114 (127 Rn. 52).

[9] BVerfGE 113, 167 (201). Siehe zu dieser Entscheidung auch *Pitschas,* in: Sodan (Hrsg.), Krankenkassenreform und Wettbewerb, 2005, S. 55.

[10] Siehe hierzu BVerfGE 39, 302 (315).

[11] *Axer,* MedR 2022, 269 (271).

die funktionale Selbstverwaltung gelten, die mit der Organisation der Sozialversicherungsträger als Körperschaften des öffentlichen Rechts mitassoziiert ist (vgl. nur § 29 SGB IV).[12]

Klärungsbedürftig ist allerdings, ob der verfassungsrechtliche Kompetenzrahmen neben den Sozialversicherungträgern im Sinne von Krankenkassen, Rentenversicherungsträgern, Trägern der gesetzlichen Unfallversicherung usw. auch Schutzwirkungen zugunsten des umfassenden Verbandswesens entfaltet. Ferner ist klärungsbedürftig, ob – jedenfalls in der GKV – mit der kollektivvertraglichen Ausgestaltung der Versorgung auch Organisationen der Leistungserbringer und ihre Dachverbände von der verfassungsrechtlichen Schutzwirkung der Kompetenzen erfasst werden.[13] Beide Fragen dürften die Rechtswissenschaft noch länger beschäftigen.

2.1.3 Schutz der finanziellen Selbstständigkeit durch Art. 120 Abs. 1 Satz 4 GG?

Ein weiterer wichtiger Aspekt, der aus der Entscheidung des BSG vom 18. Mai 2021 hervorgeht, ist der Schutz der finanziellen Selbstständigkeit der Sozialversicherungträger. So führt das BSG mit Blick auf die Mittelverwendung der Sozialversicherungträger aus:

„Die verfassungsrechtlich vorgegebene organisatorische Selbstständigkeit der Sozialversicherung setzt auch der Verwendung und dem Transfer von Mitteln der Sozialversicherung Grenzen. Die Legitimation der Beitragsbelastung beschränkt sich auf *die Finanzierung im Binnensystem der Sozialversicherung*. Sie erstreckt sich grundsätzlich nicht auf die Finanzierung von Leistungen an Dritte außerhalb der Sozialversicherung [...]. Auch ein Transfer von Mitteln der Sozialversicherung setzt voraus, dass sie für Zwecke im Binnensystem der Sozialversicherung verwendet werden [...]. Die erhobenen Geldmittel dürfen allein zur Finanzierung der Aufgaben der Sozialversicherung eingesetzt werden; zur Befriedigung des allgemeinen Finanzbedarfs des Staats und seiner sonstigen Glieder stehen sie nicht zur Verfügung [...]. Die Finanzmasse der Sozialversicherung ist tatsächlich und rechtlich von den allgemeinen Staatsfinanzen getrennt [...]. Die Sozialversicherungsbeiträge sollen wegen ihrer strengen Zweckbindung weder den Bund oder die Länder noch sonstige staatliche Aufgabenträger zu eigenverantwortlichen finanziellen Entscheidungen befähigen. Sie eröffnen keine haushaltspolitischen Entscheidungsspielräume. Es handelt sich für Bund und Länder vielmehr um Fremdgelder, die der eigenen Haushaltsgewalt entzogen sind. Ein Transfer von Sozialversicherungsbeiträgen zwischen einer KK und der unmittelbaren Staatsverwaltung kommt nicht in Betracht [...].“[14]

Die Finanzhoheit gehört zu den wesentlichen Elementen von Selbstverwaltung.[15] Mit der strengen Zweckbindung der Sozialversicherungsbeiträge wird ihr, ohne die Selbstverwaltung konkret zu nennen, Rechnung getragen.

---

[12] *Hadank*, VSSAR 4/2023, 339 (359 f.).

[13] *Hadank*, VSSAR 4/2023, 339 (362 f.).

[14] BSGE 132, 114 (127 Rn. 53) – ohne die Hervorhebungen.

[15] Vgl. hierzu nur BSGE 31, 247 (257); *Steinmeyer*, NZS 2013, 361 (367).

Für Transformationsprozesse im Gesundheitswesen gilt also: Der Staat kann sich die Sozialversicherungsbeiträge nicht zu eigen machen und für andere Aufgaben einsetzen. Umgekehrt ist es aber in der Kompetenz des Bundes nach Art. 120 Abs. 1 Satz 4 GG, zur Sozialversicherung Zuschüsse zu leisten, was beispielsweise in der Rentenversicherung gemäß §§ 213, 215 SGB VI in nicht geringem Umfang erfolgt. Im Rahmen der GKV regelt etwa § 221 Abs. 1 SGB V, dass der Bund zur pauschalen Abgeltung der Aufwendungen der gesetzlichen Krankenkassen für versicherungsfremde Leistungen ab dem Jahr 2017 jährlich 14,5 Mrd. € an den Gesundheitsfonds[16] zahlt.[17] Nach Auffassung des BVerfG folgen aber aus Art. 120 Abs. 1 Satz 4 GG

„als Kompetenznorm weder Ansprüche bestimmter Rechtsträger auf Zuschusszahlungen noch Pflichten des Bundes zur Zuschussgewährung an einzelne Sozialversicherungsträger. Das Grundgesetz will mit der Zuweisung der alleinigen Finanzierungsverantwortung an den Bund lediglich sicherstellen, dass die Länder von Sozialversicherungslasten verschont werden. Dem Bund ist es daher verboten, die Länder unter Inanspruchnahme seiner Gesetzgebungskompetenz für die Sozialversicherung (Art. 74 Abs. 1 Nr. 12 GG) zu verpflichten, Zuschüsse zu den Lasten der Sozialversicherung aus den jeweiligen Landeshaushalten zu leisten."[18]

Sofern finanzielle Zuschüsse zur Finanzierung der Sozialversicherung in Betracht gezogen werden, müssen diese also aus Bundesmitteln geleistet werden. Angesichts eklatanter Finanzierungsprobleme ist zu erwarten, dass Bundeszuschüsse auch über den bislang geleisteten Rahmen hinaus erforderlich werden.[19] Denn der Ausgleich von Finanzierungslücken durch – ggf. erheblich – steigende Beiträge wird aller Voraussicht nach an Grenzen der gesellschaftlichen Akzeptanz stoßen.[20]

---

[16] Siehe zu dessen Funktionsweise *Sodan*, NJW 2007, 1313 (1316 f.).

[17] Vgl. hierzu *Sodan,* Krankenkassenreform und Wettbewerb; eine Einführung, in: ders. (Hrsg.), Krankenkassenreform und Wettbewerb, 2005, S. 10 (13 ff.).

[18] BVerfGE 113, 167 (207).

[19] *Sodan/Hadank*, Das duale System der Krankenversicherung im Wahlkampf zur Bundestagswahl 2025. Eine verfassungsrechtliche Studie zu Vorschlägen politischer Parteien, 2025, veröffentlicht unter: http://www.digr.de/files/das_duale_system_der_krankenversicherung_im_wahlkampf_zur_bundestagswahl_2025.pdf, S. 39 f. (zuletzt aufgerufen am 27.11.2025).

[20] *Sodan/Hadank*, Das duale System der Krankenversicherung im Wahlkampf zur Bundestagswahl 2025. Eine verfassungsrechtliche Studie zu Vorschlägen politischer Parteien, 2025, veröffentlicht unter: http://www.digr.de/files/das_duale_system_der_krankenversicherung_im_wahlkampf_zur_bundestagswahl_2025.pdf, S. 39 (zuletzt aufgerufen am 27.11.2025).

2.2 Materielles Verfassungsrecht

Transformationen des Gesundheitswesens sind nur dann mit materiellem Verfassungsrecht vereinbar, wenn sie den Grundrechten aller an der Versorgung Beteiligten Rechnung tragen. Dass die Grundrechte der Leistungserbringer, der Versicherten, der Patientinnen und Patienten sowie ggf. der Versicherungsträger, die ebenfalls Grundrechtsschutz genießen, gewahrt bleiben, ist bei Reformen stets zu gewährleisten.

3 Die funktionale Selbstverwaltung als Organisationsform mit organisatorischer und finanzieller Selbstständigkeit

Die vom BSG geforderte organisatorische und finanzielle Selbstständigkeit der Sozialversicherungsträger ist auch künftig gewährleistet, wenn an der körperschaftlichen Organisation mit funktionaler Selbstverwaltung festgehalten wird. Das hängt mit den Wesensmerkmalen der Selbstverwaltung zusammen, die nachfolgend skizziert werden.

3.1 Eigenverantwortliche Aufgabenerfüllung durch die Betroffenen

Die Selbstverwaltung als Organisationsprinzip im Recht der gesetzlichen Krankenversicherung ist von einer beeindruckenden Kontinuität geprägt. Sie ist im Grunde seit dem 19. Jahrhundert, mit Modifikationen und Erweiterungen, erhalten geblieben.[21] Die eigenverantwortliche Erfüllung von Aufgaben im Rahmen der gesetzlichen Befugnisse gehört zu den wesentlichen Elementen von Selbstverwaltung. Schon der Bezeichnung ist der Gedanke des „Selbst-Verwaltens" immanent.[22]

3.2 Verhältnis zu der über sie geführten Staatsaufsicht

In jüngerer Vergangenheit lag der Fokus des wissenschaftlichen Diskurses hauptsächlich auf dem Verhältnis von funktionaler Selbstverwaltung und der über sie geführten staatlichen Aufsicht. Gesundheitspolitische Bestrebungen zielten zuletzt darauf ab, externe Kontrollbefugnisse gegenüber den Selbstverwaltungträgern auszubauen. Hierdurch entsteht ein Spannungsverhältnis zu der mit Selbstverwaltung stets verbundenen Freiheit. Dieses Spannungsverhältnis ist zwar nicht aufzulösen, jedoch kann ein „Ausbalancieren"

---

[21] *Hadank,* Funktionale Selbstverwaltung und Staatsaufsicht im Recht der gesetzlichen Krankenversicherung, 2022, S. 19 ff.
[22] *Hadank,* Funktionale Selbstverwaltung und Staatsaufsicht im Recht der gesetzlichen Krankenversicherung, 2022, S. 34 f.

stattfinden, indem die Ermächtigungsgrundlagen der Staatsaufsicht dort, wo erforderlich, geschaffen werden und die Aufsichtsführung maßvoll erfolgt, sodass die Wesensmerkmale und Eigenschaften der Selbstverwaltung nicht völlig ausgehöhlt werden.[23] Das Spannungsverhältnis wird deshalb als ein „Konkordanzverhältnis"[24] mit dem Ziel einer „Gleichgewichtslage zwischen Staat und Selbstverwaltungskörperschaft" beschrieben,[25] die schonend „ausbalanciert"[26] werden müsse. Das „Ausbalancieren" des Spannungsverhältnisses von funktionaler Selbstverwaltung und Staatsaufsicht muss sowohl an der Aufsichtsführung als auch an der normativen Architektur der Ermächtigungsgrundlagen der Aufsicht ansetzen.

3.2.1   Rahmenbedingungen der Aufsichtsführung

Zunächst unterliegt die Aufsichtsführung einigen Rahmenbedingungen, die den Erhalt des Selbstverwaltungsprinzips gewährleisten.

3.2.1.1 Begrenzung der Staatsaufsicht auf die reine Rechtsaufsicht

Eine zentrale Voraussetzung, um das Prinzip der Selbstverwaltung am Leben zu erhalten, ist die Begrenzung der staatlichen Aufsicht auf die bloße Rechtsaufsicht. Die Limitierung der Aufsichtsführung auf die Rechtsaufsicht ist in den §§ 87 ff. SGB IV für die Sozialversicherung normativ angelegt.[27] Im Gegensatz zur Fachaufsicht, die auch die Kontrolle der Zweckmäßigkeit getroffener Entscheidungen umfasst,[28] erstreckt sich die Rechtsaufsicht nur darauf, ob die kontrollierte Entscheidung Recht und Gesetz einhält.[29] Rechts- und Fachaufsicht unterscheiden sich also in der Prüfungsdichte, wobei sich, je enger die gesetzliche Anleitung ist, die Rechtsaufsicht verdichten und sich der Fachaufsicht stark annähern kann.[30]

---

[23] *Hadank*, Funktionale Selbstverwaltung und Staatsaufsicht im Recht der gesetzlichen Krankenversicherung, 2022, S. 89 ff.

[24] *Hadank*, Funktionale Selbstverwaltung und Staatsaufsicht im Recht der gesetzlichen Krankenversicherung, 2022, S. 91. Zur Anwendbarkeit der praktischen Konkordanz auch im einfachen Recht siehe *Sodan*, JZ 1999, 864 (871).

[25] Siehe hierzu nur BSGE 98, 129 (130 Rn. 13); 113, 114 (118 f. Rn. 20).

[26] Zum Gedanken des Ausbalancierens von Freiheit und Bindung mit Bezug zur Preußischen Städteordnung siehe *Kahl*, Die Staatsaufsicht, 2000, S. 78 f. Vgl. dazu auch *Hadank*, Funktionale Selbstverwaltung und Staatsaufsicht im Recht der gesetzlichen Krankenversicherung, 2022, S. 90 f.

[27] BVerfGE 22, 180 (210); Vgl. auch BVerfGE 78, 331 (341); BSGE 94, 221 (229); LSG Nordrhein-Westfalen, Beschluss vom 14.6.2010 – L 11 KR 199/10 KL, juris Rn. 37.

[28] *F. Kirchhof*, in: Isensee/Kirchhof (Hrsg.), Handbuch des Staatsrechts der Bundesrepublik Deutschland, Band V, 3. Aufl. 2007, § 99 Rn. 229.

[29] *Pitschas*, DÖV 1998, 907 (909); *Ossenbühl*, in: Isensee/Kirchhof (Hrsg.), Handbuch des Staatsrechts der Bundesrepublik Deutschland, Band V, 3. Aufl. 2007, § 105 Rn. 55; *Plagemann*, VSSR 2007, 121 (126).

[30] Vgl. BVerfGE 78, 331 (341); *Kaltenborn*, VSSR 2000, 249 (250 f.).

3.2.1.2 Anwendbarkeit des Verhältnismäßigkeitsgrundsatzes im Staatsorganisationsrecht

Zu den Rahmenbedingungen der Aufsichtsführung gehört auch der Grundsatz der Verhältnismäßigkeit, der ursprünglich als materielle Schranke staatlichen Handelns[31] auf das Bürger-Staat-Verhältnis in gefahrenabwehrrechtlichen Situationen zugeschnitten war,[32] aber nunmehr als universelles Verfassungsprinzip[33] anerkannt ist und deshalb immer dann zum Einsatz kommen kann, wenn Eingriffe in autonome, abgrenzbare Rechts- bzw. Kompetenzsphären[34] sowie gesicherte Rechtspositionen[35] erfolgen. Damit ist der Grundsatz der Verhältnismäßigkeit auch in der Beziehung zwischen funktionaler Selbstverwaltung und Staatsaufsicht anwendbar.[36] Der Verhältnismäßigkeitsgrundsatz kann in Zweifelsfällen dazu verpflichten, Zurückhaltung in der Aufsichtsführung zu üben.[37]

3.2.1.3 Grundsatz der maßvollen Ausübung der Staatsaufsicht

Im Verhältnis zwischen funktionaler Selbstverwaltung und Staatsaufsicht gilt nach Auffassung der Rechtsprechung des BSG[38] und der Landessozialgerichte[39] ferner der Grundsatz der maßvollen Ausübung der Staatsaufsicht. Dieses durch das BSG ausgeformte Postulat ist eine Besonderheit des Sozialrechts.[40] In einem Urteil vom 26. August 1983 führte das BSG aus, von den Aufsichtsbehörden sei bei der Ausübung der Rechtsaufsicht zu berücksichtigen, dass den Selbstverwaltungsträgern bei der Konkretisierung der unbestimmten

---

[31] *Schulze-Fielitz,* in: Dreier (Hrsg.), Grundgesetz, Band 2, 3. Aufl. 2015, Art. 20 (Rechtsstaat) Rn. 187.

[32] Zur Entstehung des Verhältnismäßigkeitsgrundsatzes *Sodan,* in: Stern/Sodan/Möstl (Hrsg.), Das Staatsrecht der Bundesrepublik Deutschland im europäischen Staatenverbund, Band III, 2. Aufl. 2022, § 87 Rn. 2 f. Siehe ferner zum individuell schützenden Charakter des Verhältnismäßigkeitsgrundsatzes auch BVerfGE 79, 311 (341); 81, 310 (338).

[33] Vgl. *Lepsius,* Chancen und Grenzen des Grundsatzes der Verhältnismäßigkeit, in: Jestaedt/Lepsius (Hrsg.), Verhältnismäßigkeit, 2015, S. 2; *Klatt/Meister,* Der Staat 51 (2012), 159 (174).

[34] *Sodan,* in: Stern/Sodan/Möstl (Hrsg.), Das Staatsrecht der Bundesrepublik Deutschland im europäischen Staatenverbund, Band III, 2. Aufl. 2022, § 87 Rn. 52 m. w. N.

[35] Vgl. hierzu *Rux,* in: Epping/Hillgruber (Hrsg.), Grundgesetz, Art. 20 Rn. 191.1 (Stand der Kommentierung: Dezember 2024).

[36] BSGE 121, 179 (182 Rn. 17); LSG Hamburg, Urteil vom 29.11.2012 – L 1 KR 47/11 KL, juris Rn. 47; Urteil vom 29.11.2012 – L 1 KR 51/11 KL, juris Rn. 50.

[37] So etwa LSG Hamburg, Urteil vom 29.11.2012 – L 1 KR 51/11 KL, juris Rn. 50.

[38] BSGE 71, 108 (110); 94, 221 (229 Rn. 19); 102, 281 (283 f.); 103, 106 (124); 121, 179 (182 Rn. 17); BSG, SGb 2007, 103 (105); BSG, Urt. v. 20.3.2018 – B 1 A 1/17 R, juris Rn. 16; Urteil vom 21.3.2018 – B 6 KA 59/17 R, juris Rn. 37; Vgl. auch BSGE 61, 235 (242).

[39] Hessisches LSG, Urteil vom 23.4.2015 – L 1 KR 17/14 KL, juris Rn. 25; SG Kassel, Urteil vom 22.3.2007 – S. 11 LW 1/06, juris Rn. 28; LSG Nordrhein-Westfalen, Beschluss vom 29.5.2012 – L 11 KR 77/12 KL, juris Rn. 14; Bayerisches LSG, Urteil vom 4.4.2017 – L 5 KR 244/15 KL, juris Rn. 30.

[40] BSGE 55, 277 (280); Vgl. hierzu *Axer,* NZS 2017, 601 (604).

Rechtsbegriffe „Wirtschaftlichkeit" und „Sparsamkeit" ein „gehöriger Bewertungsspiel-
raum" verbleibt.[41] Faktisch bedeutet das eine Beschränkung der Prüfungsdichte auf eine
Vertretbarkeitskontrolle.[42]

3.2.1.4 Abgestufte Intervention und Selbstverwaltungsfreundlichkeit der Aufsichtsführung

Über das Respektieren von Gestaltungsspielräumen auf der Tatbestands- und Rechtsfol-
genseite sowie die Wahrung des Grundsatzes der Verhältnismäßigkeit in der Aufsichtsführung hinaus wird in der Literatur auf das Erfordernis einer abgestuften Intervention
der Aufsichtsbehörden hingewiesen. So schlägt *Wolfgang Kahl* ein Prinzip abgestufter
Intervention vor, das dogmatisch an den Ermessenserwägungen der Aufsichtsbehörden
anknüpft[43]; ferner fordert er, abgeleitet von der kommunalen Selbstverwaltung, eine
„Selbstverwaltungsfreundlichkeit" bei der Kontrolle von Ermessensspielräumen.[44] Beide
Vorschläge dürften enge Schnittmengen mit den zuvor genannten Dogmen haben, die
ebenfalls auf eine Mäßigung und ggf. graduelle Abstufung von Aufsichtsmitteln abzielen.

3.2.2 Rahmenbedingungen für die normative Konstruktion von Aufsichtsermächtigungen

Neben den Rahmenbedingungen sollten auch an die normative Konzeption der Staatsaufsicht qualitative Anforderungen gestellt werden. Denn die soeben dargestellten
(verfassungs-)rechtlichen Anforderungen an die Aufsichtsführung lassen sich bereits über
die Konstruktion der staatlichen Aufsicht normativ anlegen. Das zeigt unter anderem
§ 89 SGB IV, dem ein graduell abgestuftes aufsichtsbehördliches Vorgehen zugrunde
liegt, welches die Anforderungen des Verhältnismäßigkeitsgrundsatzes spiegelt. Insbesondere das vorgeschaltete kooperative Element der Staatsaufsicht, nämlich die Beratung der
beaufsichtigten Organisationen, ist nach Auffassung der Rechtsprechung Ausdruck einer
partnerschaftlichen Kooperation zwischen Aufsichtsbehörde und Selbstverwaltung[45] und

---

[41] Siehe hierzu BSGE 55, 277 (280) m. w. N.

[42] BSGE 103, 106 (124); Bayerisches LSG, Urteil vom 4.4.2017 – L 5 KR 244/15 KL, juris Rn. 30.
Vgl. auch LSG Nordrhein-Westfalen, NZS 2014, 503 (504); LSG Nordrhein-Westfalen, Beschluss
vom 22.6.2012 – L 11 KR 124/12 KL, juris Rn. 18; Hessisches LSG, Urteil vom 23.4.2015 – L 1
KR 17/14 KL, juris Rn. 25 f.; LSG Baden-Württemberg, UVR 2010, 695 (698); SG Stuttgart, Urteil
vom 10.11.2015 – S. 6 A 7717/04, juris Rn. 15 ff.

[43] *Kah l*, Die Staatsaufsicht, 2000, S. 552 f.

[44] *Kah l*, Die Staatsaufsicht, 2000, S. 512 ff. m. w. N.

[45] BSGE 67, 85 (87). Siehe auch BSGE 61, 254 (257 f.); 64, 124 (129); 67, 78 (83 f.); BSG, Urteil
vom 19.12.1995–4 RLw 2/95, juris Rn. 37; BSG, Urteil vom 11.12.2003 – B 10 A 1/02 R, juris Rn.
25.

zielt auf einen kooperativen Dialog im Sinne einer „partnerschaftlichen Kooperation"[46] zur frühen Konfliktbewältigung.[47]

4 Auswirkungen für die Transformation des Gesundheitswesens

Sofern keine Verfassungsänderung angestrebt wird, hat die eingangs skizzierte verfassungsrechtliche Schutzwirkung zugunsten der Selbstverwaltung Auswirkungen auf die Transformation des Gesundheitswesens. Sie hat unter der Maßgabe zu erfolgen, dass die *Sozialversicherungsträger*, ggf. auch ihre Verbandsstrukturen, als Körperschaften des öffentlichen Rechts geführt werden. Da die körperschaftliche Struktur der Sozialversicherung regelmäßig mit der Verleihung von Selbstverwaltung einhergeht, ist hiermit verbunden, auch die Selbstverwaltung nicht in Frage zu stellen.

Für die „adaptive Transformation" des Gesundheitswesens verbleiben trotzdem hinreichende Spielräume für Reformen auf fachlicher Ebene. Und auch auf organisatorischer Ebene sind im Recht der GKV lediglich die Rahmenbedingungen verfassungsrechtlich vorgezeichnet, sodass auch hier Gestaltungsmöglichkeiten bestehen. Für die PKV bestehen hier – allerdings unter der Berücksichtigung der Berufsfreiheit der privaten Versicherungsträger – größere Spielräume.[48]

4.1 Rechtspolitischer Appell zu Systemakzeptanz und zum Mut zur Deregulierung

Rechtspolitisch sollte die Transformation des Gesundheitswesens aber generell den Anspruch haben, auf das Bestehende folgerichtig und widerspruchsfrei aufzubauen; dies gilt zumindest als rechtspolitischer Appell, auch wenn sich ein verfassungsrechtliches Postulat für eine „gute" Gesetzgebung, wie es von einigen Autoren – zu Recht – gefordert wird, in der verfassungsgerichtlichen Rechtsprechung nicht nachweisen lässt.[49]

---

[46] BSGE 61, 254 (257 f.); 64, 124 (129); 67, 78 (83), 85 (87); siehe auch BSG, Urteil vom 11.12.2003 – B 10 A 1/02 R, juris Rn. 25.

[47] Insbesondere sollen gerichtliche Streitigkeiten durch eine effiziente Beratung vermieden werden können. Dazu BSGE 61, 254 (257 f.); 67, 85 (87).

[48] Zu den Rechtspositionen der PKV ausführlicher *Sodan/Hadank*, Das duale System der Krankenversicherung im Wahlkampf zur Bundestagswahl 2025. Eine verfassungsrechtliche Studie zu Vorschlägen politischer Parteien, 2025, veröffentlicht unter: http://www.digr.de/files/das_duale_system_der_krankenversicherung_im_wahlkampf_zur_bundestagswahl_2025.pdf, S. 37 ff. (zuletzt aufgerufen am 27.11.2025).

[49] *Hadank*, Funktionale Selbstverwaltung und Staatsaufsicht im Recht der gesetzlichen Krankenversicherung, 2022, S. 133 ff.

Zugleich darf nicht vergessen werden, dass die Konstruktion einer gelungenen Rechtsordnung umso schwieriger wird, je stärker bereits auf der gesetzlichen Ebene Detailfragen geregelt werden. Hieran sind optimalerweise auch Bemühungen einer Transformation des Gesundheitswesens auszurichten. Nicht selten füllen einzelne Vorschriften mehrere Seiten in gedruckten Gesetzessammlungen. Auch darf nicht übersehen werden, dass Probleme häufig nicht deshalb entstehen, weil die *rechtlichen* Vorgaben den Gegebenheiten der Versorgungspraxis entgegenstehen, sondern weil auf *tatsächlicher* Ebene Hürden bestehen.

Deshalb lohnt es sich, anstelle einer ständigen Verdichtung des ohnehin schon umfangreichen Sozialrechts Mut zur Deregulierung aufzubringen. Damit ist keine „Streichung" bestehender Rechtsnormen gemeint, sondern vielmehr die wohlwollende Prüfung, ob Probleme auf tatsächlicher Ebene bereits dort gelöst werden können und explizite Regelungen entbehrlich werden. Darüber hinaus verfügt die Sozialversicherung über vielfältige Möglichkeiten untergesetzlicher Normgebung, um Detailfragen dort zu verorten, sodass auf gesetzlicher Ebene nur die wesentlichen Aspekte geregelt werden müssen. Die Detailebene kann den Rechtsverordnungen, Richtlinien oder – außerhalb der Normsetzung – den Vertragspartnern überlassen bleiben. Allerdings ist das nur dann möglich, wenn Ermächtigungen hinreichend bestimmt sind.

4.2   Einordnung der jüngeren Reformgesetzgebung

Leider vermitteln jüngere Reformen oder Reformvorhaben den Eindruck, stärker von politischer Motivation als von dem Bestreben der Adaption bestehender Strukturen beeinflusst zu sein.

4.2.1   Reformen im Recht der GKV

Deutlich wird dies in erster Linie im Recht der GKV. So veränderte sich das Verhältnis von funktionaler Selbstverwaltung und Staatsaufsicht besonders intensiv durch das Gesetz zur Verbesserung der Handlungsfähigkeit der Selbstverwaltung der Spitzenorganisationen in der gesetzlichen Krankenversicherung sowie zur Stärkung der über sie geführten Aufsicht (GKV-Selbstverwaltungsstärkungsgesetz) vom 21.02.2017,[50] das in der rechtspolitischen Debatte teils als „*Aufsichts*stärkungsgesetz",[51] teils als „Selbstverwaltungs*schwächungs*gesetz"[52] betitelt wurde und dessen mutmaßlicher Anlass „Unregelmäßigkeiten" bei der KBV waren.[53] Die ursprünglich angedachten

---

[50] BGBl. I, S. 265.

[51] *Axer,* NZS 2017, 601 (604).

[52] vgl. dazu die Stellungnahme der KZBV zum Gesetzesentwurf des GKV-SVSG, Drucksache des Ausschusses für Gesundheit im Deutschen Bundestag 18(14)0230(1), S. 2.

[53] Vgl. hierzu die Kleine Anfrage der Fraktion BÜNDNIS 90/DIE GRÜNEN vom 4. 2. 2016, BT-Drucksache 18/7464.

Reformen hätten die Befugnisse der Staatsaufsicht über die Selbstverwaltungsträger erheblich ausgebaut; nahezu alle kritischen Maßnahmen wurden jedoch nicht umgesetzt.[54] So sah beispielsweise der (unveröffentlichte) Referentenentwurf des GKV-Selbstverwaltungsstärkungsgesetzes in den §§ 78 Abs. 4, 91a Abs. 2, 217d Abs. 3 SGB V (Entwurf) vor, das BMG zu ermächtigen, zur „Gewährleistung einer mit den Gesetzeszwecken […] in Einklang stehenden Mittelverwendung […] bei unbestimmten Rechtsbegriffen Inhaltsbestimmungen zur Rechtsanwendung und Rechtsauslegung" zu erlassen und die dann faktische Fachaufsicht „in diesen Fällen" *nicht* auf eine Vertretbarkeitskontrolle zu beschränken.[55] Eingeführt wurde jedoch das Aufsichtsmittel gemäß §§ 78a, 217h SGB V, das es dem BMG ermöglicht, unterhalb der Anforderungen an die Bestellung eines Beauftragten eine Person, einen „Staatskommissar light",[56] in die Selbstverwaltungskörperschaften zu entsenden.[57] Gerade dieses repressive Aufsichtsmittel ist kaum nachzuvollziehen, zumal das Sozialrecht schon in vorkonstitutionellen Fassungen der Reichsversicherungsordnung die Bestellung eines Beauftragten, allerdings unter höheren materiellen Voraussetzungen, erlaubt.[58]

Erheblich intensivere Eingriffe auch über die bloße Staatsaufsicht drohten bei Umsetzung des verworfenen 28. Änderungsantrags zum TSVG.[59] § 94a Abs. 1 Satz 1 SGB V (Entwurf) hätte es dem BMG ermöglicht, durch nicht zustimmungspflichtige Rechtsverordnung neue Untersuchungs- und Behandlungsmethoden als Leistung der GKV bei „Erforderlichkeit" unter Abwägung der Behandlungschancen und -risiken sowie zumutbarer Alternativen zur „Gewährleistung einer ausreichenden und angemessenen Versorgung" festzusetzen, und zwar unabhängig von der Entscheidung des G-BA. Die Reformidee begegnet in zweierlei Hinsicht Bedenken. Sie hätte einerseits die Methodenbewertung des G-BA ausgehöhlt; andererseits hätte das BMG eine Untersuchungs- und Behandlungsmethode unabhängig von den grundlegenden leistungsrechtlichen Direktiven nach § 2 Abs. 1 Satz 3 SGB V und § 12 Abs. 1 SGB V festsetzen dürfen.[60] Prozedurale Vorgaben an die Methodenbewertung sind aber mit dem Gesetz zur Errichtung des

---

[54] Siehe zu den Reformvorhaben des GKV-SVSG, die nicht zur Umsetzung gelangt sind, ausführlich *Hadank*, Funktionale Selbstverwaltung und Staatsaufsicht im Recht der gesetzlichen Krankenversicherung, 2022, S. 264 ff.

[55] Vgl. hierzu die Stellungnahme des Einzelsachverständigen *Sodan*, Drucksache des Ausschusses für Gesundheit im Deutschen Bundestag 18(4)0230(14), S. 1 f.

[56] Zu dieser Bezeichnung *Rixen*, KrV 2017, 138 (140); *Axer*, KrV 2017, 89.

[57] *Hadank*, Funktionale Selbstverwaltung und Staatsaufsicht im Recht der gesetzlichen Krankenversicherung, 2022, S. 200 ff.

[58] *Hadank*, Funktionale Selbstverwaltung und Staatsaufsicht im Recht der gesetzlichen Krankenversicherung, 2022, S. 203 ff.

[59] Der Änderungsantrag in der Entwurfsfassung vom 9.1.2019 ist abrufbar unter: https://www.bundesgesundheitsministerium.de/fileadmin/Dateien/3_Downloads/Gesetze_und_Verordnungen/GuV/T/AEnderungsantrag_TSVG_mit_Verordnungsentwurf.pdf, zuletzt aufgerufen am 27.11.2025.

[60] Zu dieser Kritik auch *Hadank*, VSSAR 4/2023, 339 (352 f.).

Implantateregisters Deutschland und zu weiteren Änderungen des Fünften Buches Sozialgesetzbuch (Implantateregister-Errichtungsgesetz – EIRD) vom 12. Dezember 2019[61] geschaffen worden. Seither stellt § 91b SGB V dem BMG eine Verordnungsermächtigung bereit, um Anforderungen an das Verfahren der Methodenbewertung festzulegen. Diese Ermächtigung ist mit der Verordnung über die Verfahrensgrundsätze der Bewertung von Untersuchungs- und Behandlungsmethoden in der vertragsärztlichen Versorgung und im Krankenhaus (Methodenbewertungsverfahrensverordnung – MBVerfV) vom 23.06.2020[62] umgesetzt, die grundlegenden prozeduralen Anforderungen der Methodenbewertung regelt.[63] Bei vergleichender Betrachtung fällt auf, dass die Methodenbewertungsverfahrensverordnung längst nicht so detaillierte Vorgaben macht, wie dies im zweiten Kapitel der Verfahrensordnung des G-BA erfolgt.

Besonders umfassende Veränderungen im Recht der GKV hat die Krankenhausreform der Ampel-Koalition hervorgebracht, die als eine der wenigen gesundheitspolitischen Reformbestrebungen nach dem Koalitionsbruch noch verabschiedet wurde. Die mit dem Gesetz zur Verbesserung der Versorgungsqualität im Krankenhaus und zur Reform der Vergütungsstrukturen (Krankenhausversorgungsverbesserungsgesetz – KHVVG) vom 5. Dezember 2024 umgesetzten Reformen sind insgesamt zu umfassend, um sie in diesem Beitrag darzustellen. Wesentlicher Inhalt der Krankenhausreform ist die Veränderung des Vergütungssystems mit einem stärkeren Fokus auf die Vergütung getroffener Vorhaltungen.[64]

---

[61] BGBl. I, S. 2494.

[62] BGBl. I S. 1379.

[63] Zur Tragweite der Ermächtigung mit Blick auf den weiten Methodenbewertungsvorbehalt siehe *Roters*, in: Deinert/Körner/Knickrehm/Krasney/Mutschler/Rolfs (Hrsg.), beck-online. GROSSKOMMENTAR SGB V (Kasseler Kommentar), § 91b Rn. 4 (Stand der Kommentierung: August 2023).

[64] Siehe hierzu nur BT- Drucksache 20/11.854, S. 118 f.

4.2.2 Reformen im Recht der PKV

Die organisatorische Struktur des privaten Versicherungswesens unterfällt der in Art. 12 Abs. 1 GG geschützten Berufsfreiheit der privaten Versicherungsunternehmen,[65] sodass sich Reformen der PKV auf das Grundlegende beschränken, beispielsweise die verpflichtende Einführung eines Basistarifs in der PKV.[66]

5 Zusammenfassung

Zusammenfassend ist festzuhalten, dass aus rechtlicher Sicht erhebliche Freiheiten für die „adaptive Transformation" des Gesundheitswesens bestehen. Zu berücksichtigen ist jedoch der verfassungsrechtliche Status der körperschaftlichen Struktur der Sozialversicherungsträger, der die grundlegende Organisation der GKV bestimmt und Transformationsprozessen Grenzen setzen kann. Mit dem Schutz der Führung der Sozialversicherungsträger als Körperschaften des öffentlichen Rechts ist auch ein Schutz der funktionalen Selbstverwaltung im Recht der GKV verbunden. Dieser Schutz der organisatorischen Grundlagen der GKV ist bei Reformen des Gesundheitswesens zu berücksichtigen.

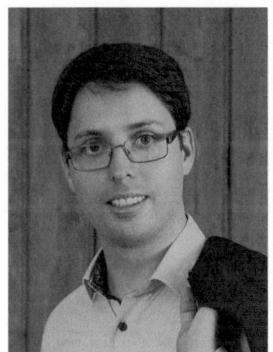

Bernhard Hadank Studium in Berlin, Erste Juristische Staatsprüfung 2016, anschließend von 2016 bis 2022 wissenschaftlicher Mitarbeiter an der Freien Universität Berlin, Gastlehraufenthalte in Breslau und Thessaloniki, Promotion 2021, Zweite Juristische Staatsprüfung 2022, Tätigkeit in der Abteilung Recht des Gemeinsamen Bundesausschusses seit 2022, seit 2025 im Stabsbereich Justiziariat des GKV-Spitzenverbandes, seit 2023 Lehrbeauftragter an der Freien Universität Berlin.

---

[65] *Sodan/Hadank*, Das duale System der Krankenversicherung im Wahlkampf zur Bundestagswahl 2025. Eine verfassungsrechtliche Studie zu Vorschlägen politischer Parteien, 2025, veröffentlicht unter: http://www.digr.de/files/das_duale_system_der_krankenversicherung_im_wahlkampf_zur_bundestagswahl_2025.pdf, S. 23 f. (zuletzt aufgerufen am 21.03.2025).

[66] Dazu *Schüffner/Franck*, in: Sodan (Hrsg.), Handbuch des Krankenversicherungsrechts, 3. Aufl. 2018, § 43 Rn. 151 ff.

Die Rolle der Normsetzung auf Landes- und kommunaler Ebene im Transformationsprozess

Benjamin Böhland

Auf mehreren Ebenen verändert sich das deutsche Gesundheitswesen, während die föderale Struktur dabei gleichsam Herausforderungen und Chancen aufwirft. Die bundesweite Gesetzgebung schafft Rahmenbedingungen, aber es ist die normative Tätigkeit auf Landes- und kommunaler Ebene, die über den Erfolg einer Transformation entscheidet. Aufgrund dieses Multi-Level-Regelungsansatzes wird die adaptive Transformation des deutschen Gesundheitswesens nur durch die reibungslose normative Interaktion auf allen Ebenen erreicht. In der tatsächlichen Realität haben Landesgesetze und kommunale Rechtsvorschriften die Umsetzungsrealität stets gestaltet, und auch aktuell werden harmonische Regelung auch durch neuartige Arten der Regelsetzung im Bereich des Gesundheitswesens benötigt. Die Widersprüchlichkeit und die Trennung zwischen den einheitlichen Standards auf Bundesniveau und den regionalen Charakterzügen erfordern differenzierte Lösungen. Die regionale Normsetzung ist entscheidend, um abstrakte bundesgesetzliche Zielsetzungen an die konkreten Versorgungsrealitäten vor Ort anzupassen. Nur durch eine Ausgestaltung auf Landes- und kommunaler Ebene können regionale Versorgungsbedarfe, demografische Unterschiede und vorhandene Strukturen berücksichtigt werden. Eine Transformation des Gesundheitswesens, die zugleich die Versorgungsqualität sichert und regionale Besonderheiten berücksichtigt, wäre ohne diese Adaptionsmöglichkeiten nicht möglich. In Zeiten multipler Herausforderungen, wie demografischen Veränderungen, Fachkräftemangel und Digitalisierung, sind entscheidungsfreudige und gestaltende rechtliche Maßnahmen auf regionaler Ebene unerlässlich.

B. Böhland (✉)
Blommorlund Rechtsanwaltskanzlei, Leipzig, Deutschland
E-Mail: info@blommorlund.de

© Der/die Autor(en), exklusiv lizenziert an Springer-Verlag GmbH, DE, ein Teil von Springer Nature 2026
T. Petzold und B. Böhland (Hrsg.), *Adaptive Transformation des Gesundheitswesens*,
https://doi.org/10.1007/978-3-662-71628-1_4

1   Parallele Rechtsetzungsprozesse auf Landes- und kommunaler Ebene

Die föderale Struktur Deutschlands, die in der Verfassung verankert ist, hat schon immer zu parallelen Rechtsetzungsprozessen geführt, die sich ergänzen und teilweise überlappen. Ein komplexes Regelungsgeflecht entsteht aus bundeseinheitlicher Rahmengesetzgebung einschließlich der Finanzierungsregelungen, länderspezifischen Gesetzen, kommunalen Gesundheitsverordnungen und regionalen Planungsinstrumenten. Die bei jeder Transformation zu berücksichtigende gewachsene Struktur wird durch aktuelle Reformvorhaben deutlich.[1]

1.1   Landesrechtliche Kompetenzen im Gesundheitswesen

Die Länder haben umfassende Befugnisse in den Bereichen Gesundheitsplanung, öffentlicher Gesundheitsdienst und Krankenhausplanung,[2] was sich in verschiedenen Landesgesetzen und -verordnungen widerspiegelt. Ein typisches Beispiel für landesrechtliche Gestaltungsmacht ist die Planung von Krankenhäusern. Ein Beispiel dafür ist § 12 des Krankenhausgestaltungsgesetzes Nordrhein-Westfalen (KHGG NRW), der die Grundlagen der Krankenhausplanung festlegt und das Konzept der Leistungsgruppen als Planungsinstrument bereits vor dem KHVVG eingeführt hat. Diese normative Neuerung auf Landesebene wurde später in bundesweite Vorschriften übernommen.[3] Bei der Transformation müssen die landesrechtlichen Kompetenzen, die sich historisch entwickelt haben, mit neuen bundesweiten Qualitäts- und Strukturvorgaben in Einklang gebracht werden. Insbesondere spielen sie bei der Förderung digitaler Investitionen, der Förderung digitaler Pilotprojekte, der Koordination und Vernetzung sowie der Aus- und Weiterbildung eine wesentliche Rolle. Die Vorgabe einer digitalen Ausstattung findet sich markant beispielsweise in § 1 Abs. 1 Nr. 1 SächsKHG. Gleichsam werden die sächsischen Krankenhausträger durch § 3 Abs. 2 SächsKHG zur Schnittstellen- und Kommunikationspflege sowie durch § 3 Abs. 3 S. 3 Nr. 13 SächsKHG zur Nutzung telemedizinischer und insbesondere teleradiologischer Möglichkeiten bei entsprechendem Bedarf verpflichtet. Diese drei Beispielsnormen verdeutlichen den Stellenwert, den der Landesgesetzgeber zutreffend erkannt und als notwendiges Kriterium für eine zukunftssichere Versorgung identifiziert und kodifiziert hat.

---

[1] BR-PlPr. 1049 vom 22. November 2024, 424–437 zum Krankenhausversorgungsverbesserungsgesetz (KHVVG).

[2] Siehe dazu Beitrag Kluth,…

[3] BT-Drs. 20/13.407, 294.

1.2   Kommunale Normsetzung und Verordnungen

Die kommunale Selbstverwaltung gibt Städten und Gemeinden die Möglichkeit, durch eigene Bestimmungen Einfluss auf die lokale Gesundheitsversorgung zu nehmen. Als Betreiber von Gesundheitseinrichtungen und Verantwortliche für die öffentliche Daseinsvorsorge sind Kommunen stark an der normativen Gestaltung von Transformationsprozessen interessiert. Konkrete Beispiele für die Setzung kommunaler Normen sind kommunale Satzungen zur Trägerschaft von Gesundheitseinrichtungen, Zweckverbandsordnungen für gemeinsame Krankenhausträgerschaft sowie Gebührenordnungen für kommunale Gesundheitsleistungen.

Besonders hervorzuheben sind die kommunalen Gesundheits- oder Regionalkonferenzen, die vereinzelt Einzug in die Landeskrankenhausgesetze finden (beispielsweise § 8 SächsKHG, § 14 KHGG NRW). Obwohl diese Konferenzen vor allem eine beratende Funktion haben, können sie durch ihre Empfehlungen einen erheblichen Einfluss auf die lokale Gesundheitsversorgung ausüben und transformative Prozesse initiieren. Auch die Zielsetzung ist in Abweichung zu den derzeit etablierten Gremien um die Krankenhausplanung eine andere: Die Idee einer Versorgung soll – was insofern auch außerordentlich zu begrüßen ist – aus den Versorgungsgebieten heraus selbst entwickelt werden. Dieser Vorgang sollte allerdings moderiert werden. Auch sollten die notwendigen Kapazitäten für Entwicklung, Abstimmung und Beschluss nicht verkannt werden, da es sich um einen außerordentlich komplexen Prozess handelt, der mit einer positiven Compliance aller Beteiligten enden sollte. Auch bei der Realisierung von bundesweiten Transformationsimpulsen ist die kommunale Ebene unverzichtbar. Die im KHVVG vorgesehenen Mittel des Transformationsfonds gemäß § 12b KHG werden über die Länder an die Krankenhausträger weitergeleitet, wobei insbesondere kommunale Krankenhausträger entscheidend an der konkreten Ausgestaltung der Transformation beteiligt sind. Die normative Gestaltungsmacht der Kommunen zeigt sich in ihrer kommunalen Mitwirkung bei der Feststellung von Förderwürdigkeit sowie in der Ko-Finanzierung von Transformationsprojekten.

1.3   Wechselwirkungen mit bundesrechtlichen Vorgaben

Das deutsche Mehrebenensystem weist eine Vielzahl von Wechselwirkungen zwischen der Normsetzung auf Bundes-, Landes- und Kommunalebene auf, die sich in Rahmengesetzen, Ausführungsbestimmungen und lokalen Umsetzungsregelungen niederschlagen. Ein typisches Beispiel stellt die Finanzierung von Krankenhäusern dar: Das KHG legt die Prinzipien der dualen Finanzierung fest, die Landeskrankenhausgesetze konkretisieren die Investitionsförderung, und kommunale Haushaltsbeschlüsse bestimmen schließlich die tatsächliche finanzielle Ausstattung, zumindest der kommunalen Krankenhäuser.

Die Bundesländer kommen ihrer gesetzlichen Verpflichtung zur ausreichenden Investitionsfinanzierung der Krankenhäuser seit Jahrzehnten nicht nach.[4] Diese chronische Unterfinanzierung gefährdet nicht nur die bauliche und technische Infrastruktur der Kliniken, sondern auch die flächendeckende Versorgungssicherheit im deutschen Gesundheitssystem. Trotz wiederholter Mahnungen durch Krankenhausverbände und der Anerkennung des Problems durch die Bundesregierung hat sich diese Situation über drei Jahrzehnte hinweg nicht grundlegend verbessert.

Das deutsche Krankenhausfinanzierungssystem basiert seit 1972 auf einem dualistischen Ansatz. Während die Betriebskosten von den gesetzlichen Krankenkassen getragen werden, liegt die Verantwortung für die Investitionskosten ausschließlich bei den Bundesländern. Diese gesetzliche Regelung verpflichtet die Länder zur Finanzierung von Investitionen wie Neubauten, medizinischer Ausstattung und technischer Infrastruktur. Auch für die Sicherstellung einer flächendeckenden stationären Versorgung sind die Länder zuständig – inklusive der Entscheidung darüber, wo Krankenhäuser gebaut, erweitert oder geschlossen werden.

Die Deutsche Krankenhausgesellschaft (DKG) dokumentiert in ihren jährlichen Bestandsaufnahmen eine signifikante Finanzierungslücke von rund 3,7 Mrd. € jährlich.[5] Im Jahr 2020 zeigte sich ein ähnliches Verhältnis: Bei einem Bedarf von mehr als sechs Milliarden Euro wurden lediglich etwa drei Milliarden Euro bereitgestellt.

Besonders alarmierend ist die langfristige Entwicklung: Inflationsbereinigt hat sich die Fördersumme seit 1991 beinahe halbiert.[6] Die Bundesregierung selbst bestätigt diese Problematik. In einer Antwort auf eine parlamentarische Anfrage räumt sie ein, dass die von den Ländern für die Investitionsfinanzierung der Krankenhäuser zur Verfügung gestellten Mittel seit längerer Zeit unzureichend sind. Allerdings weist sie darauf hin, dass der Bund keine Möglichkeit habe, die Länder zur Bereitstellung höherer Investitionsfördermittel zu verpflichten oder den Ländern vorzugeben, für welche Zwecke sie Investitionsfördermittel in welcher Höhe bereitzustellen hätten.

Diese anhaltende Investitionslücke hat weitreichende Konsequenzen. Zudem erschwert die Unterfinanzierung notwendige Modernisierungen in Bereichen wie Digitalisierung, Medizintechnik und Klimaschutz.

---

[4] BT-Kurzmeldung, hib 920/2023 vom 06.12.2023; Bericht an den Haushaltsausschuss des Deutschen Bundestages nach § 88 Abs. 2 BHO des Bundesrechnungshofs über die Prüfung der Krankenhausfinanzierung durch die gesetzliche Krankenversicherung vom 10.09.2020, 22 ff.; Gemeinsame Pressemitteilung vdek, AOK Rheinland-Pfalz/Saarland, IKK Südwest, BKK Landesverband Mitte, KNAPPSCHAFT, SVLFG vom 27.02.2024; Pressemitteilung DKG vom 15.02.2023.

[5] https://www.dkgev.de/themen/finanzierung-leistungskataloge/investitionsfinanzierung/, aufgerufen am 18.01.2025.

[6] DKG, Bestandsaufnahme zur Krankenhausplanung und Investitionsfinanzierung in den Bundesländern, Stand: Dezember 2022, https://www.dkgev.de/fileadmin/default/Mediapool/1_DKG/1.7_Presse/1.7.1_Pressemitteilungen/2023/Anlage_PM_DKG_Bestandsaufnahme_KH-Planung_Investitionsfinanzierung.pdf, aufgerufen am 18.01.2025.

Der Transformationsprozess würde wesentlich schneller vorangehen, wenn die Länder durch entsprechende Entscheidungen im Bereich des Haushalts- und Planungsrechts ihrer Verantwortung in Bezug auf Investitionen vollständig gerecht würden. Bundesgesetzliche Vorgaben wie das KHVVG schaffen neue Instrumente, deren konkrete Ausgestaltung jedoch maßgeblich auf Landes- und kommunaler Ebene erfolgt. Die normativen Verzahnungen werden zum Beispiel bei der Einführung neuer Versorgungsformen deutlich: Der Bund stellt mit § 115 g SGB V die rechtlichen Grundlagen für sektorenübergreifende Versorgungseinrichtungen bereit. Die konkrete Bestimmung solcher Einrichtungen liegt jedoch nach § 6c KHG in der Verantwortung der Landesbehörden, die sich dabei mit regionalen Akteuren abstimmen.

2 Vom Verwalter zum Gestalter: Paradigmenwechsel in der regionalen Gesundheitssteuerung

Historisch gesehen waren Länder und Kommunen vornehmlich für die administrative Umsetzung der bundesweiten Gesundheitspolitik, für die Standort- und Bedarfsplanung zuständig.[7] Nun entwickeln sie sich zunehmend zu eigenständigen Gestaltern der regionalen Versorgungslandschaften. Allerdings erfolgt dieser Paradigmenwechsel nicht gleichförmig und variiert in seinem Fortschritt je nach Bundesland.

2.1 Traditionelle Rolle der Länder und Kommunen vs. neue Gestaltungsaufgaben

Die traditionelle Funktion der Länder beschränkte sich über lange Zeit im stationären Sektor auf die Erstellung von Krankenhausplänen, die hauptsächlich Standorte und Bettenzahlen festlegten, ohne tiefgreifende Eingriffe in die Leistungsstrukturen vorzunehmen. Eine diesen Verwaltungsentscheidungen zugrunde liegende Bedarfsplanung sollte dabei ermessensleitende Grundlage gewesen sein. Angesichts der komplexen Herausforderungen, die die moderne Gesundheitsversorgung mit sich bringt, erwies sich dieses Paradigma der Planung ausschließlich quantitativer Natur zunehmend als unzureichend.

Um von der reinen Verwaltung vorgegebener Strukturen (bspw. in der Eigenschaft als Aufsicht) zur aktiven Gestaltung regionaler Versorgungslandschaften überzugehen, werden neue normative Instrumente benötigt. Gesundheitskonferenzen, regionale Versorgungsbudgets und kommunale Präventionskonzepte sind Beispiele für landesrechtliche Innovationen, die Optionen für diesen Wandel aufzeigen. Die Beurteilung der bisherigen Gestaltungsleistung der Länder ist jedoch durchwachsen. Bundesrechtliche Vorgaben, z.

---

[7] Zur Rolle der Länder und Bedarfsplanung: Degen/Ausgangslage der Krankenhausplanung in den Bundesländern in Krankenhaus-Report 2024, 3

B. des KHVVG mit dem Ansatz der Leistungsgruppen erhöhen den Transformations-druck, was alle Länder dazu zwingt, eine kleinteiligere und aktivere Gestaltungsrolle einzunehmen. Die nötige Bereitschaft, Entscheidungen zu treffen, und der Mut für grund-legende strukturelle Veränderungen variieren in ihrer Ausprägung. Der Nachholbedarf in der konsequenten Struktursteuerung wird besonders deutlich: Obwohl die normati-ven Möglichkeiten zur Kapazitätssteuerung vorhanden waren, wurden sie nur zögerlich genutzt. Es wird damit klar, dass es für eine transformative Gestaltung nicht nur des rechtlichen Rahmens, sondern auch des politischen Willens bedarf.

2.2   Agile Strukturen in der regionalen Gesundheitsplanung

Die steigende Komplexität und Dynamik im Gesundheitswesen machen es notwen-dig, dass auf regionaler Ebene agilere Planungs- und Steuerungsinstrumente eingesetzt werden. Länder und Kommunen entwickeln zunehmend Regelungsrahmen, die flexibel und anpassungsfähig sind, anstelle von starren langfristigen Planvorgaben. Durch diese Entkopplung der detaillierten Planung vom eigentlichen Krankenhausplan wird ein agile-res Vorgehen ermöglicht. Regionale Steuerungsansätze wie dynamische Bedarfsplanung, Sicherstellungszuschläge oder Ausnahmeregelungen für besondere Versorgungssituatio-nen stellen normative Ausprägungen dieser Agilität dar. Im Verfahren der Zuweisung von Leistungsgruppen besteht für die Planungsbehörde (im Einvernehmen mit der gesetzlichen Krankenversicherung) die Möglichkeit, entsprechend § 6a Abs. 4. S. 5 KHG Ausnah-men von der Erfüllung der Qualitätskriterien zuzulassen. Es gibt daher bereits jetzt eine Gelegenheit für die Planungsbehörden, aktiv durch Bestandserhaltung in die Struktur ein-zugreifen, wo das Finanzierungssystem an sich eine Marktbereinigung hätte durchführen sollen.

Die Umwandlung hin zu agileren Strukturen wird allerdings durch bürokratische Hindernisse erheblich erschwert.[8] Die Notwendigkeit von Anpassungen wird durch die Vielzahl paralleler Planungs- und Genehmigungsverfahren, Dokumentationspflichten sowie Abstimmungsprozesse zwischen unterschiedlichen Behörden und Selbstverwal-tungsgremien verzögert. Eine adaptive Transformation erfordert schnelle Entscheidungen und eine flexible Normgestaltung. Deshalb ist die Bereitschaft, bestehende Prozesse zu entbürokratisieren, ein entscheidender Erfolgsfaktor für die regionale Gesundheitssteue-rung. Dieser Aspekt wird in der bisherigen Normsetzung jedoch noch nicht ausreichend berücksichtigt.

Auch der strenge Datenschutz, der in Deutschland gilt, stellt sich als ein Hindernis für die Transformation bei der Entwicklung agiler regionaler Steuerungsinstrumente heraus. Restriktive Datenschutzregelungen erschweren die erforderliche datenbasierte Planung

---

[8] Blum/Löffert/Aktuelle Bürokratiebelastung in den Krankenhäusern, Blitzumfrage 2024, 30.07.2024.

und sektorenübergreifende Patientensteuerung. Gerade bei umfangreichen Planungsvorhaben bedarf es einer Datenbasis, die unter anderem auf Demografie und Morbidität basiert. Derartige Quellen sind bei verschiedenen Trägern vorhanden und müssen gesetzlich zur Verwendung freigegeben oder durch hinreichende Anonymisierung einer Verarbeitbarkeit zugeführt werden. Das Medizindatenforschungsgesetz ist hierfür ein guter Anfang. Dies ist ein Beispiel dafür, wie einerseits durch normative Vorgaben bedeutende Rechtsgüter bewahrt werden, andererseits aber Transformationsprozesse ins Stocken geraten können. Deshalb sollten die kommunalen Datenschutzverordnungen und Landesdatenschutzgesetze so gestaltet werden, dass sie transformationsfreundlicher sind, ohne den wesentlichen Inhalt des Datenschutzes zu gefährden. Im Rahmen der europäisch geprägten Vorgaben in diesem Bereich hat dies zwar Begrenzungen; es ist jedoch möglich, durch eine zielstrebige Gesetzgebung auf Bundes- und Landesebene ausreichende normative Ermächtigungen zu schaffen.

2.3   Beispiele für innovative regionale Steuerungsansätze

Oft dienen regionale Modellvorhaben und länderspezifische Steuerungskonzepte als Pilotprojekte für spätere bundesweite Regelungen. Die Einführung von Leistungsgruppen in der Krankenhausplanung Nordrhein-Westfalens stellt ein Beispiel für eine landesrechtliche Neuerung dar, die später auf Bundesebene aufgegriffen wurde. Der qualitätsorientierte Planungsansatz wurde im KHVVG angepasst und weiterentwickelt, sodass die Länder zunehmend verpflichtet sind, eine detaillierte Planung vorzunehmen, auf deren Grundlage die entsprechende Festlegung der Leistungsgruppen erfolgt.

Auch kommunale Gesundheitszentren und regionale Versorgungsnetzwerke demonstrieren, wie lokale normative Innovationen entstehen. So hat die Stadt Hamburg mit dem Hamburger Gesundheitskiosk[9] ein leicht zugängliches Beratungs- und Koordinationsangebot ins Leben gerufen, das durch selektive Finanzierung der gesetzlichen Krankenkassen getragen wird. Die Transformation bringt neue Versorgungsformen hervor, wie sektorenübergreifende Einrichtungen, die regional unterschiedlich gestaltet werden können. Mit § 6c KHG erhalten die Landesbehörden die Befugnis, Krankenhausstandorte als sektorenübergreifende Versorgungseinrichtungen zu bestimmen. Dieses Instrument eröffnet den Ländern neue Gestaltungsmöglichkeiten, erfordert jedoch auch die Bereitschaft zur Entscheidung.

Ein weiteres Beispiel für eine innovative regionale Steuerung sind die Gesundheitsregionen, die in verschiedenen Bundesländern auf der Grundlage unterschiedlicher Normen eingerichtet wurden. Ein Beispiel hierfür ist Niedersachsen, wo die „Richtlinie über die Gewährung von Zuwendungen zur Förderung von Gesundheitsregionen in

---

[9] https://gesundheit-bh.de/gesundheitskiosk/, aufgerufen am 02.02.2025.

Niedersachsen"[10] regionale Versorgungsnetzwerke unterstützt hat, die innovative Versorgungskonzepte entwickeln und testen. Insbesondere sollen hierbei die regionalen Gesundheitskonferenzen gefördert werden.

Die bisherige Gestaltungsleistung der Länder ist jedoch heterogen. Während einige Länder als Treiber für Innovationen fungieren, haben andere die transformativen Möglichkeiten der landesrechtlichen Normsetzung noch nicht vollständig genutzt. In vielen Ländern ist eine mutige normative Gestaltung besonders für die koordinierte Steuerung sektorenübergreifender Versorgung, die Integration digitaler Lösungen und die konsequente qualitätsorientierte Strukturbereinigung notwendig. Der Wechsel vom Verwalter zum Gestalter ist ein kontinuierlicher Prozess, der entschlossenes normatives Handeln auf Landes- und kommunaler Ebene erfordert.

3   Zukunftsorientierte regionale Gesundheitsversorgung

Die demografische Entwicklung, Urbanisierung und der Mangel an Fachkräften wirken sich in Deutschland regional unterschiedlich aus und benötigen daher differenzierte normative Antworten. Um eine zukunftsorientierte regionale Gesundheitsversorgung zu gewährleisten, müssen diese Herausforderungen vorausschauend erkannt und durch geeignete gesetzliche Maßnahmen angegangen werden.

3.1   Demografische und strukturelle Herausforderungen auf regionaler Ebene

Die demografischen Herausforderungen unterscheiden sich erheblich zwischen urbanen und ländlichen Gebieten sowie zwischen den alten und neuen Bundesländern. Während in einigen Ballungsräumen die Bevölkerung zunimmt, haben viele ländliche Gebiete mit Abwanderung und Alterung zu kämpfen. Daher sind landesrechtliche Anpassungen notwendig, um die Versorgung in strukturschwachen Gebieten sicherzustellen und die Attraktivität des Lebens zu erhöhen, um Abwanderung zu verhindern. Das Angebot medizinischer, wohnortnaher Versorgung spielt aus verschiedenen Gründen eine erhebliche Rolle, die es landespolitisch und kommunal zu fördern gilt. Auch als Standortfaktor für die Wirtschaft sowie zur Gewinnung (oder Bindung) von Fachkräften kann eine gute Versorgung beitragen.[11] Ein Beispiel ist die bayerische „Richtlinie über die Förderung

---

[10] Richtlinie Gesundheitsregionen in der Fassung vom 12.12.2020.

[11] Cirkel/Cramer/Enste/Bedarfsgerechte gesundheitliche Versorgung im ländlichen Raum – Neue Chancen und Herausforderungen, IAT Forschung aktuell, 11/2023, https://doi.org/10.53190/fa/202311, aufgerufen am 02.02.2025

kommunalen Engagements für die ärztliche Versorgung vor Ort" (KoFöR),[12] die Anreize für die Ansiedlung von Ärzten in Gebieten mit unzureichender medizinischer Versorgung schafft. Solche zielgerichteten Förderinstrumente können durch landesrechtliche Normen eingerichtet werden und leisten einen Beitrag zur Gewährleistung der Grundversorgung. In zahlreichen Bundesländern existieren vergleichbare Konzepte, beispielsweise in Form von Niederlassungsprämien, Investitionsförderungen oder Stipendien für Studierende der Medizin.

Die strukturellen Herausforderungen betreffen sowohl die ambulante als auch die stationäre Versorgung. Das KHVVG sieht mit dem Transformationsfonds nach § 12b KHG finanzielle Hilfen für regionale Anpassungsprozesse vor – die konkrete normative Gestaltung und Schwerpunktsetzung liegt jedoch in der Verantwortung der Länder. Hier wird die Wichtigkeit von Landesbehörden deutlich, die entschlossen handeln: Nur mit einem zielgenauen und beherzten Einsatz der verfügbaren Ressourcen kann die Transformation gelingen. Eine Bedarfserhebung, die auf der zu erwartenden Demografie basiert und nicht nur auf Planfallzahlen, ist entscheidend für eine zielgerichtete Verwendung von Ressourcen und eine präzise Planung. Diese ist kurzfristig nicht und höchstens mittelfristig zu betrachten. Kurzfristige Änderungen und Anpassungen adressieren nur die akuten Probleme, ohne deren Ursachen zu beheben oder langwierige Fehlentwicklungen zu korrigieren.

Daher ist es notwendig, auch die Investitionsfinanzierung neu auszurichten, um die Versorgungsstrukturen anzupassen. Weil die Länder chronisch zu wenig finanzieren, müssen Krankenhäuser Investitionen aus ihren Betriebsmitteln tätigen. Dies verschlechtert ihre wirtschaftliche Lage und behindert den Transformationsprozess. Damit die Transformation gelingt, ist es entscheidend, dass die investitionsrechtlichen Verpflichtungen aus dem Landesrecht gemäß § 4 KHG verlässlich umgesetzt werden. In dieser Hinsicht sollte auf der Landesebene Transparenz herrschen: Eine Beseitigung der chronischen Unterfinanzierung kann nur gelingen, wenn alle Beteiligten dies einsehen, ausdrücklich benennen und gemeinsam angehen. Es ist nur eine Verlagerung auf die zukünftigen Entscheidungsträger, wenn man aus politischen Gründen bewusst die strukturellen Probleme hinauszögert; auch wird die konkrete Betroffenheit nicht erkannt: Wer das Gesundheitssystem in der aktiven Lebensphase zukunftssicher gestaltet, ist aufgrund des lebenslangen Alterns immer ein Begünstigter dieser Entscheidungen, wenn er zu einem späteren Zeitpunkt Leistungen in Anspruch nimmt.

---

[12] Richtlinie über die Förderung kommunalen Engagements für die ärztliche Versorgung vor Ort (Kommunalförderrichtlinie – KoFöR) in der Fassung vom 04.12.2023.

3.2   Potenziale der regionalen Normsetzung und Gestaltung der Transformation des Gesundheitswesens

Als Innovationsmotor für die Transformation des gesamten Gesundheitswesens kann die regionale Normsetzung fungieren. Regionale Regelungen sind besser geeignet, um bestehende Versorgungsstrukturen umzuwandeln, neue Formen der Zusammenarbeit zu fördern und bedarfsorientierte Planungen vorzunehmen, als zentralisierte Vorgaben. Die Kombination von Elementen aus der Planwirtschaft und der (sozialen) Freien Marktwirtschaft führt zu Mischproblemen, wie sie das System in seiner gegenwärtigen Ausgestaltung aufweist. Ein Beispiel ist die Zusammenführung unterschiedlicher Versorgungssektoren. Bundesrechtliche Vorgaben schaffen die grundsätzlichen Voraussetzungen dafür, während landesrechtliche und kommunale Regelungen konkrete Kooperationen ermöglichen und fördern müssen. Durch geeignete Konzessionsverträge oder Beteiligungsmodelle können Kommunen sektorenübergreifende Versorgungskonzepte fördern, wie beispielsweise die Integration von Medizinischen Versorgungszentren (MVZ) und Krankenhäusern in kommunaler Trägerschaft.

Im Rahmen der Weiterentwicklung des Gesundheitssystems wird das Potenzial, das der Festlegung von Normen auf kassenärztlicher Ebene innewohnt, nicht ausreichend gewürdigt. Die Kassenärztlichen Vereinigungen können durch ihre Bedarfsplanung im ambulanten Bereich und die Festlegung von Vergütungen erheblich dazu beitragen, Sektorengrenzen zu überwinden. Es wäre möglich, gemeinsame Versorgungskonzepte von Krankenhäusern und niedergelassenen Ärzten zu fördern, indem die Richtlinien der Bedarfsplanung entsprechend angepasst werden. Auch die Verträge der Kassenärztlichen Vereinigungen mit den Krankenkassen könnten spezifische Anreize für kooperative Versorgungsmodelle schaffen. Selbst Krankenhäuser können, innerhalb ihrer Gestaltungsspielräume, aktiv zur Transformation beitragen. Sie können Transformationsprozesse voranbringen, indem sie ihr Leistungsangebot strategisch ausrichten, innovative Verträge mit Kostenträgern entwickeln oder neue Formen der Zusammenarbeit mit ambulanten Dienstleistern etablieren. Normative Unterstützung durch Länder und Kommunen ist dabei von entscheidender Bedeutung – beispielsweise durch zielgerichtete Förderprogramme, vereinfachte Genehmigungsprozesse oder die Schaffung rechtlicher Experimentierräume.

Regionale Planungsinstrumente können dazu beitragen, ein ausgewogenes Verhältnis zwischen spezialisierten und grundversorgenden Einrichtungen mit klaren Aufgabenprofilen zu erreichen. Mit ihren Krankenhausplänen haben die Länder die Möglichkeit, eine differenzierte Versorgungslandschaft zu gestalten, die sowohl hochspezialisierte Maximalversorger als auch wohnortnahe Grundversorger umfasst. Die Kommunen haben die Möglichkeit, als Träger gezielt Lücken in der Versorgung zu schließen und strategische Prioritäten zu setzen.

3.3   Rolle der gesetzlichen Krankenversicherungen bei der adaptiven Transformation im Gesundheitswesen

Die Beteiligung gesetzlicher Krankenversicherungen ist entscheidend für die adaptive Transformation im deutschen Gesundheitssystem. Mit über 75 Mio. Versicherten[13] und einem jährlichen Finanzvolumen von rund 300 Mrd. €[14] haben sie erheblichen Einfluss, den sie durch gesetzliche Vorgaben und eigene Normen in der Selbstverwaltung ausüben. Sie spielen eine wichtige Rolle, die auf verschiedenen Ebenen und in verschiedenen Bereichen sichtbar wird. Maßgeblich beteiligt sind die Landesverbände der gesetzlichen Krankenkassen bei der Gestaltung regionaler Versorgung als Beteiligte der Krankenhausplanung sowie als Vertragspartner dreiseitiger Verträge nach § 115g SGB V. Obgleich viele Regelungstatbestände bereits von Bundesebene abgegriffen wurden, verbleiben optimierbare Detailfragen auch von ganz grundsätzlichem Charakter auf der vertraglichen Landesebene. Die Gestaltung von Selektivverträgen gemäß § 140a SGB V ist ebenso wichtig. Sie ermöglicht eine flexible und regional differenzierte Gestaltung der Versorgung, die über die kollektivvertraglichen Strukturen hinausgeht. Krankenkassen können durch den Abschluss spezieller Versorgungsverträge innovative Versorgungsformen unterstützen, Sektorengrenzen überwinden und digitale Ansätze umsetzen. Die Option, Verträge frei zu gestalten, ermöglicht neue Ansätze, die bei Erfolg in die Regelversorgung übernommen werden können. Hierunter fällt auch die Möglichkeit, durch gezielte Versorgungsverträge abseits der Landesplanung in eigener Verantwortung bestehende Lücken zur Versorgung der Versicherten zu schließen. Krankenkassen können eine wichtige Rolle bei der Förderung von sektorübergreifenden Versorgungsformen spielen. Die sektorenübergreifenden Versorgungseinrichtungen gemäß § 115b SGB V im KHVVG benötigen spezielle Vergütungsvereinbarungen mit den Krankenkassen. Durch die Gestaltung von Vergütungsmodellen können Krankenkassen maßgeblich beeinflussen, wie neue Versorgungsformen ausgerichtet sind und ob sie erfolgreich sind.

Im Bereich der Entwicklung (und Förderung) digitaler Innovationen haben Krankenkassen Einflussmöglichkeiten. Gemäß § 69 SGB V können sie digitale Innovationen unterstützen und ihren Versicherten helfen, digitale Anwendungen zu nutzen. Hierin liegt eine Chance, Pilotprojekten einen Anschub und eine Förderung zur Übernahme in die Regelversorgung zu geben. Die elektronische Patientenakte gemäß § 342 SGB V spielt eine wichtige Rolle bei der Umsetzung eines wesentlichen Teils der digitalen Gesundheitsinfrastruktur.

---

[13] https://www.gkv-spitzenverband.de/krankenversicherung/kv_grundprinzipien/alle_gesetzlichen_krankenkassen/alle_gesetzlichen_krankenkassen.jsp, aufgerufen am 02.02.2025.
[14] https://de.statista.com/statistik/daten/studie/73331/umfrage/einschaetzung-der-einnahmen-und-ausgaben-der-gkv/, aufgerufen am 02.02.2025.

3.4   Rolle der Kassenärztlichen Vereinigungen bei der adaptiven Transformation im Gesundheitswesen

Die Kassenärztlichen Vereinigungen sind als Körperschaften des öffentlichen Rechts zentrale Akteure in der ambulanten Versorgung. Aufgrund ihres gesetzlichen Sicherstellungsauftrags und ihrer Kompetenz zur Normsetzung innerhalb der Selbstverwaltung haben sie bedeutende Gestaltungsmöglichkeiten, die für Veränderungsprozesse genutzt werden können. Eine fortschrittliche Interpretation des Sicherstellungsauftrags durch die Kassenärztlichen Vereinigungen könnte den Transformationsprozess signifikant beschleunigen. Statt die Grenzen zwischen den Sektoren zu bewahren, könnten sie ihre Ressourcen und Expertise einsetzen, um aktiv an der Entwicklung innovativer, sektorübergreifender Versorgungsmodelle mitzuwirken. Es wäre möglich, die ambulante Tätigkeit von Ärzten in Krankenhäusern zu fördern und zu koordinieren, um Engpässe in der Versorgung zu beheben und die kontinuierliche Betreuung der Patienten zu optimieren. Ohne die Kassenärztlichen Vereinigungen ist eine digitale Umgestaltung des Gesundheitswesens undenkbar. Sie spielen eine bedeutende Rolle bei der Implementierung digitaler Anwendungen wie dem elektronischen Arztbrief, dem E-Rezept und der elektronischen Patientenakte, da sie für den Betrieb der Telematikinfrastruktur im ambulanten Sektor verantwortlich sind.

3.5   Ausblick: Regionale Lösungen für überregionale Probleme

Regelungsansätze auf lokaler und regionaler Ebene können als Modelle für die Bewältigung bundesweiter Herausforderungen dienen. Regionale Versorgungskonzepte, die erfolgreich sind – wie solche zur Überwindung der Sektorengrenzen oder zur Digitalisierung –, können bundesweit übernommen werden. Hierzu bedarf es der Zusammenarbeit zwischen allen Beteiligten der Selbstverwaltung, einschließlich der oben dargestellten. Auch kleinste gemeinsame Projekte, wie die Vereinfachung der Datenübermittlung zwischen stationären Leistungserbringern und dem Medizinischen Dienst,[15] sind geeignet, einen Wandel und ein Umdenken anzustoßen. Gemeinsame Ziele, gegenfinanzierte Strategien und ein Festhalten an ihnen können aus kleinen Projekten Beispiele für die Regelversorgung entstehen lassen. Zweifelsohne ging aus den Modellprojekten des Medizinischen Dienstes zur digitalen Übermittlung von Prüfungsunterlagen auch der Impuls zur Umsetzung des bundeseinheitlichen MD-Portals hervor.

Auch könnten regionale Konzepte Einfluss auf den Fachkräftemangel bei einer gemeinsamen Analyse und Einschätzung der Versorgungslage haben. Mit welchem Angebot kann Ärztinnen und Ärzten eine gute Perspektive unter entsprechenden Arbeitsbedingungen ermöglicht werden? Wie können attraktive Angebote einer Tätigkeit in der stationären

---

[15] Böhland/Petzold/MD-Sicht: Digitale Informationsübermittlung zwischen Krankenhäusern und Medizinischen Diensten/ Digitalstrategie im Krankenhaus, 2022.

und ambulanten Versorgung aussehen? Wie lässt sich Pflegepersonal zwischen Leistungserbringern und über deren sektorale Grenzen hinweg einsetzen? Obgleich dies bundesweit
als Problem zu betrachten ist, können regionale Lösungsansätze von besonders großer
Wirkung sein. Die Fachkräftesituation vor Ort kann durch kommunale Stipendienpro-
gramme für Medizinstudierende oder regionale Ausbildungsverbünde verbessert werden.
Diese regionalen Neuerungen können als Muster für andere Gebiete fungieren.

Ein weiteres Gebiet, in dem regionale Ansätze eine Vorreiterrolle übernehmen können, ist die Digitalisierung des Gesundheitswesens. Ein Beispiel hierfür ist das Vorhaben
der Universität Siegen mit der „Digitalen Modellregion Gesundheit Dreiländereck".[16] Es
will eine Datenmedizin etablieren, um die interprofessionelle und sektorenübergreifende
Gesundheitsversorgung im ländlichen Raum zu entlasten. Das Neurovaskuläre Netzwerk
Ostsachsen und Südbrandenburg (SOS-NET)[17] sowie das TESAURUS Telemedizin-
Netzwerk[18] sind herausragende Beispiele für telemedizinische Zusammenarbeit, insbesondere in der telemedizinischen Schlaganfallversorgung. Es demonstriert die grundlegend
vorhandenen Möglichkeiten. Der Erfolg solcher Projekte beruht jedoch auf den Anreizen
und dem Durchhaltevermögen von wenigen bis hin zu einer Person. Er ist nicht das Resultat von Planungen oder bundesgesetzgeberischen Rahmenbedingungen. Daher ist es umso
wichtiger, dass man erfolgreichen Leuchtturmprojekten den Übergang zur Regelversorgung erleichtert. In der Realität kämpfen jedoch Projekte oft mit der (meist ausschließlich
eigenaktiven) Suche nach einer Finanzierung. Es ist bedauerlich, dass politisch und hinsichtlich der Entwicklung des Gesundheitswesens nicht mehr solcher Möglichkeiten bei
der Übernahme in die Regelversorgungskonzepte im Mittelpunkt stehen.

Bei den regionalen Förderprogrammen zur Digitalisierung kommt der Landesebene
eine besondere Bedeutung zu. Der Bund hat mit dem Krankenhauszukunftsfonds grundlegende Finanzierungsmöglichkeiten geschaffen. Es liegt jedoch an den Ländern, diese
Mittel gestalterisch weiterzugeben und eigene Schwerpunkte zu setzen. Einige Bundesländer entwickeln spezielle Programme, wie zum Beispiel das „Digitalprogramm 2025"[19]
in Brandenburg oder „eHealthSax"[20] in Sachsen. Die Transformation des Gesundheitswesens wird ein fortlaufender Prozess sein, in dem regionale Erfahrungen und normative
Anpassungen auf Landes- und kommunaler Ebene von entscheidender Bedeutung sind.
Auf regionaler Ebene bedeutet adaptive Transformation, dass man flexibel auf sich

---

[16] https://www.dmgd.de, aufgerufen am 02.02.2025.

[17] https://www.sos-net.de und https://www.carusconsilium.de/de/projekte/telemedizin/sos-net, aufgerufen am 02.02.2025.

[18] https://www.uk-augsburg.de/einrichtungen/kliniken/klinik-fuer-neurologie-und-klinische-
neurophysiologie/schwerpunkte-und-leistungen/tesaurus-telemedizin-netzwerk,   aufgerufen   am
02.02.2025.

[19] https://digitalesbb.de/detailseite/digitalprogramm-2025/, aufgerufen am 02.02.2025.

[20] https://www.foerderdatenbank.de/FDB/Content/DE/Foerderprogramm/Land/Sachsen/digitalisier
ung-gesundheitswesen-ehealthsax.html,   https://www.sab.sachsen.de/ehealthsax-teil-a-digitalisier
ung-im-gesundheitswesen-und-telemedizinische-anwendungen, aufgerufen am 02.02.2025.

ändernde Rahmenbedingungen reagiert und innovative Lösungen entwickelt, die den spezifischen Bedürfnissen der Region gerecht werden. Um dies zu erreichen, müssen die normativen Grundlagen auf Landes- und kommunaler Ebene kontinuierlich weiterentwickelt werden. Zudem ist es notwendig, dass alle Beteiligten bereit sind, bestehende Strukturen und Abläufe kritisch zu hinterfragen und neu zu gestalten.

4   Multiperspektivische Betrachtung regionaler Normsetzung

Bei der regionalen Normsetzung müssen die unterschiedlichen Interessen und Sichtweisen von Leistungserbringern, Kostenträgern, Patienten, Kommunen und Landesbehörden berücksichtigt werden. Eine multiperspektivische Herangehensweise ist die einzige Möglichkeit, um tragfähige und nachhaltige Transformationsprozesse zu gestalten.

4.1   Interessensausgleich auf Landes- und kommunaler Ebene

Die Transformationsprozesse im Gesundheitswesen betreffen zahlreiche Akteure mit unterschiedlichen Interessen und Sichtweisen. Auf der Ebene des Bundeslandes sind neben den Gesundheitsministerien auch Finanzressorts, Planungsbehörden und die parlamentarischen Gremien beteiligt. Kreistage, Stadtparlamente, Gesundheitsämter und kommunale Krankenhausträger sind auf kommunaler Ebene von zentraler Bedeutung. Die regionale Normsetzung ist ein Spiegel dieser Vielfalt. Während Landesgesetze verschiedene Akteure einbeziehen, wie die Regional- oder Gesundheitskonferenzen in einigen Fällen oder § 7 SächsKHG zur Definition der Rolle des Sächsischen Krankenhausplanungsausschusses, schaffen kommunale Gesundheitskonferenzen Dialogplattformen auf lokaler Ebene. Wenn alle wichtigen Beteiligten frühzeitig in die Ausarbeitung neuer Bestimmungen einbezogen werden, steigt die Akzeptanz und es entstehen kreative Lösungen.

Die Koordination zwischen unterschiedlichen Planungsebenen ist besonders herausfordernd. Um kohärente Versorgungsstrukturen zu schaffen, müssen die Krankenhausplanung der Länder, die Bedarfsplanung der Kassenärztlichen Vereinigungen und die kommunalen Daseinsvorsorgekonzepte aufeinander abgestimmt werden. Durch innovative Ansätze wie den „Masterplan Gesundheitsregion Berlin-Brandenburg"[21] wird deutlich, wie integrierte Versorgungskonzepte durch koordinierte Planung über administrative Grenzen hinweg entwickelt werden können. Das Ziel des Berlin-Brandenburger Gesundheitsclusters besteht darin, führende Unternehmen und Start-ups im Bereich der Lebenswissenschaften sowie Organisationen, die sich auf Prävention, Gesundheitsversorgung, Rehabilitation

---

[21] https://www.healthcapital.de/files/user_upload/Masterplan_A4-Broschuere_DE_CD_neu_web. pdf, aufgerufen am 02.02.2025.

und Pflege konzentrieren, zusammenzubringen. Das Cluster strebt danach, neue Maßstäbe und Richtlinien für die Lebenswissenschaften und medizinische Versorgung in der Region zu etablieren. Die Partner leiten das Cluster-Management und bieten Unterstützung für Vernetzung, Projektentwicklung und Innovationsförderung. Seit 2007 arbeitet das Cluster an einem umfassenden Masterplan, der als Grundlage für alle Aktivitäten dient. Der zuletzt 2020 überarbeitete Masterplan wird nun als „Berlin-Brandenburg – Zukunft der Gesundheit" bezeichnet. Es dient als entscheidende Grundlage für die Aktivitäten des Clusters und ist essenziell für die Umsetzung der gemeinsamen Innovationsstrategie InnoBB 2025.[22] Das Ziel des Clusters besteht darin, gemeinsame Produkte, Lösungen und digitale Angebote zu analysieren und zu entwickeln, um höhere Maßstäbe in Bezug auf Gesundheit, Qualität und Wert für Einzelpersonen zu erreichen. Dadurch wird die Region in der Lage sein, Fachkräfte und Investitionen anzuziehen, langfristige Entwicklung zu unterstützen und das Wachstum zu fördern. Die gemeinsamen Ziele werden als Grundlage für zukünftige Zusammenarbeit dienen und die Unterstützung für künftigen Erfolg gewährleisten.

4.2 Einbindung verschiedener Gruppen

Die erfolgreiche Transformation gründet auf einer systematischen Einbindung aller Beteiligten in die normative Gestaltung. Obwohl es noch lange nicht im Gesetzgebungsprozess verankert ist, etabliert das KHVVG eine Ausschussstruktur zur Weiterentwicklung der Leistungsgruppen. Dieses Gremium ist das erste seiner Art, in dem das Bundesgesundheitsministerium, die obersten Landesgesundheitsbehörden (einschließlich der Planungsbehörden), die Deutsche Krankenhausgesellschaft, der Spitzenverband Bund der Krankenkassen, die Bundesärztekammer, die Hochschulmedizin und die Berufsorganisation der Pflege an wesentlichen und entscheidenden Faktoren – den Leistungsgruppen – arbeiten, die eine flächendeckende Veränderung der Versorgung in Deutschland bewirken können. Dieser Ausschuss wird zwar nur eine beratende Funktion haben, dennoch sollte das Bundesministerium für Gesundheit aufgrund der Praxisnähe und der allgemeinen Akzeptanz eine gründliche Untersuchung der Ergebnisse des Ausschusses in Erwägung ziehen. Bei einer Transformation müssen die Beteiligten immer mitgenommen werden, denn zielführende und nachhaltige Führung erfolgt auch hier durch Gespräche.

Die Patientenorientierung, das Berücksichtigen der Sichtweise der Gesundheitsberufe und die Einbeziehung wissenschaftlicher Expertise sind weitere entscheidende Faktoren für nachhaltige regionale Regelungskonzepte. Die gesetzlich vorgeschriebene Einbeziehung unterschiedlicher Gruppen in Planungsverfahren und bei der Erstellung von Rechtsverordnungen garantiert Lösungen aus mehreren Perspektiven. Es darf allerdings nicht dazu kommen, dass durch die Einbeziehung unterschiedlicher Interessengruppen

---

[22] https://innobb.de/sites/default/files/2020–01/inno_bb_2025_a4-broschuere_final_download_0. pdf, aufgerufen am 02.02.2025.

Entscheidungen blockiert werden. Insbesondere bei transformativen Prozessen braucht es eine eindeutige Führung und die Bereitschaft, Entscheidungen zu treffen. Um den Transformationsprozess zu fördern, müssen die normativen Rahmenbedingungen neben Beteiligungsrechten auch eindeutige Entscheidungswege und Fristen festlegen.

5 Vernetzte Gesundheitsregionen: Systemische Integration

Um das Gesundheitswesen erfolgreich zu transformieren, ist es notwendig, dass alle normgebenden Ebenen harmonisch zusammenarbeiten und verschiedene Versorgungsbereiche integriert werden. Ein zentrales Ziel der adaptiven Transformation ist es, vernetzte Gesundheitsregionen zu schaffen, die digitale Innovationen nutzen und eine sektorenübergreifende Versorgung ermöglichen.

5.1 Verzahnung von Bundes-, Landes- und kommunaler Ebene

Um eine kohärente Transformation zu ermöglichen, müssen Bundesprogramme mit regionaler Umsetzungsverantwortung, landesrechtliche Ausgestaltungen bundesweiter Rahmenvorgaben und kommunale Detailregelungen aufeinander abgestimmt werden. Der Transformationsfonds gemäß § 12b KHG stellt ein Beispiel für eine bundesweite Finanzierung dar, die mit einer landesspezifischen Umsetzung und einer kommunalen Beteiligung verknüpft ist. Hier eröffnet sich eine neue Chance, planvolle Veränderungen durch gemeinsame Handlungen umzusetzen. Derartige Bundesverordnungen legen die Förderkriterien fest, während die Länder die Entscheidung über die konkrete Mittelvergabe treffen und Kommunen als Träger von Krankenhäusern Projekte kofinanzieren. Auch in der Planung von Krankenhäusern wird diese mehrstufige normative Verzahnung deutlich. Während der Bund im Rahmen des KHVVG qualitätsorientierte Leistungsgruppen und Mindestvorhaltezahlen einführt, liegt die konkrete Umsetzung und Anpassung an regionale Gegebenheiten in der Verantwortung der Länder. Die Kommunen, als Träger der Krankenhäuser, gestalten die konkreten Versorgungsangebote und legen Schwerpunkte fest.

Allerdings wird die normative Verzahnung durch divergierende politische Prioritäten und Interessenlagen erschwert. Während der Bund vor allem Qualität und Wirtschaftlichkeit im Blick hat, stehen für die Länder oft Flächendeckung und Erreichbarkeit an erster Stelle, während die Kommunen die lokale Daseinsvorsorge betonen. Entscheidungsfreudige Gestaltung und eine klare normative Prioritätensetzung auf allen Ebenen sind notwendig, um diese Zielkonflikte zu lösen.

5.2 Regionale Gesundheitsnetzwerke und sektorenübergreifende Versorgung

Um die Sektorengrenzen zu überwinden, werden regionale Gesundheitsnetzwerke gebildet,[23] die spezielle normative Grundlagen erfordern. Bundesrechtliche Regelungen wie § 116a SGB V ermöglichen die Öffnung stationärer Einrichtungen für die ambulante Versorgung, jedoch ist eine landesrechtliche und kommunale Unterstützung erforderlich. Auch das ambulante Operieren nach § 115b SGB V sowie die grundsätzlich ambulant mögliche Tätigkeit von stationären Leistungserbringern fördern eine flächendeckende Versorgung. Diese kann im aktuellen Normgefüge jedoch nur als Unterstützung der ambulant tätigen Vertragsärztinnen und -ärzte zu verstehen sein, sind sie es doch, die die niedergelassene Versorgung flächendeckend (jedenfalls zur Mehrheit) absichern. Von bundesweit zum Stichtag 31.12.2023 zugelassenen 4897 Medizinischen Versorgungszentren befinden sich 2336 (44 %) in Trägerschaft eines Krankenhauses und 2294 (43 %) in „vertragsärztlicher/psychotherapeutischer Trägerschaft".[24] Lediglich 712 (13 %) weisen eine „sonstige Trägerschaft" auf, obgleich dies für Körperschaften eine Möglichkeit zur Schließung bestehender Versorgungslücken bieten kann. Obwohl hohe bürokratische Hürden und zahlreiche Reglementierungen die Bereitstellung von Leistungen erschweren, sind auch viele Anfänge gemacht worden.

Mit § 115g SGB V und § 116a SGB V fördert das KHVVG die ambulante Tätigkeit von Krankenhäusern, vor allem in unterversorgten Regionen. Zulassungsausschüsse sind verpflichtet, auf Antrag sektorenübergreifender Versorgungseinrichtungen in Planungsbereichen ohne hausärztliche Zulassungsbeschränkungen diese zur hausärztlichen Versorgung zu ermächtigen. Um diese bundesrechtlichen Öffnungen zu operationalisieren, sind entsprechende bundesweit geltende Verträge der Selbstverwaltung sowie landesrechtliche Entscheidungen zur Bestimmung der Standorte erforderlich. Auch die Kassenärztlichen Vereinigungen können durch ihre Fähigkeit zur Normsetzung einen wesentlichen Beitrag zum Abbau von Sektorengrenzen leisten. Integrierte Versorgungsmodelle können durch angemessene Anpassungen der Richtlinien zur Bedarfsplanung und durch spezifische Kooperationsverträge mit Krankenhäusern gefördert werden. Ein Beispiel ist das „Terminservice- und Versorgungsgesetz" (TSVG), das in § 105 SGB V den Kassenärztlichen Vereinigungen neue Optionen bietet, eigenständig Versorgungseinrichtungen zu betreiben oder zu unterstützen. Indem die telemedizinischen Kooperationsmöglichkeiten über Leistungsgruppen im stationären Bereich ausgebaut werden, entsteht Raum für innovative Versorgungsmodelle, die Sektorengrenzen überschreiten. Diese Entwicklung wird durch landesrechtliche Förderrichtlinien für Telemedizin, wie sie etwa in Bayern bestehen,

---

[23] Bspw. die Gesundheitsregion Südwestsachsen, https://medienservice.sachsen.de/medien/news/1077636, aufgerufen am 02.02.2025.

[24] https://www.kbv.de/media/sp/mvz-aktuell.pdf, aufgerufen am 02.02.2025.

unterstützt. Weitere Beispiele für normativ unterstützte sektorenübergreifende Versorgung sind kommunale Beteiligungen an Medizinischen Versorgungszentren sowie die Integration von ambulanten und stationären Angeboten unter kommunaler Trägerschaft.

Auch andere Einrichtungen im Gesundheitswesen müssen sich neben den Krankenhäusern wandeln. Rehabilitationseinrichtungen, Pflegeheime, ambulante Dienste sowie der öffentliche Gesundheitsdienst bilden zentrale Bestandteile einer integrierten Versorgungslandschaft. Allerdings ist die normative und faktische Einbindung in regionale Gesundheitsnetzwerke bisher oft unzureichend. Notwendig sind hier innovative landes- und kommunalrechtliche Regelungen, die eine sektorenübergreifende Kooperation fördern und verbindlich vorschreiben.

5.3   Digitale Vernetzung und regionale Versorgungssteuerung

Die Digitalisierung eröffnet neue Chancen für die regionale Versorgungssteuerung, erfordert jedoch angepasste rechtliche Rahmenbedingungen. Die im KHVVG vorgesehenen Zuschläge für Koordinierungs- und Vernetzungsaufgaben (§ 6b KHG) tragen zur digitalen Integration der Versorgung bei. Außerdem müssen landesrechtliche Regelungen zur Telemedizin, kommunale Digitalisierungsstrategien und regionale E-Health-Plattformen die Grundlage für vernetzte Gesundheitsregionen bilden. Wie am Beispiel Sachsens dargestellt, fördern und fordern auch Landesgesetze digitale Aspekte – jedoch ohne (mit Ausnahme der Telemedizin) konkret zu werden. Allerdings stellt auch der strenge Datenschutz in Deutschland häufig ein Hindernis für die digitale Vernetzung dar. Obwohl der Schutz sensibler Gesundheitsdaten von großer Bedeutung ist, stellen übermäßig strenge Datenschutzvorgaben eine Erschwernis für die sektorenübergreifende Zusammenarbeit und die datenbasierte Versorgungssteuerung dar. Es werden innovative landesrechtliche Lösungen benötigt, die Datenschutz und Digitalisierung miteinander vereinbaren. Projekte wie das „Virtuelle Krankenhaus NRW"[25] demonstrieren, wie digitale Vernetzung unter Berücksichtigung des Datenschutzes erfolgreich umgesetzt werden kann.

Im Zuge der digitalen Transformation müssen bürokratische Hürden unbedingt abgebaut werden. Die Vielzahl an parallelen Dokumentations- und Nachweispflichten beansprucht erhebliche Ressourcen, die für die tatsächliche Patientenversorgung fehlen. Ein Beispiel stellt die Doppeldokumentation in Krankenhäusern dar, die aufgrund überlappender Anforderungen verschiedener Prüfinstanzen erforderlich ist. Um die digitale Transformation erfolgreich zu gestalten, ist es daher entscheidend, landesrechtliche und kommunale Vorgaben entsprechend anzupassen und damit die Entbürokratisierung voranzutreiben.

Die digitale Vernetzung eröffnet insbesondere strukturschwachen Regionen große Möglichkeiten zur Verbesserung der Versorgungsqualität. Telemedizinische Dienstleistungen, digitale Sprechstunden oder KI-gestützte Diagnosehilfen können dazu beitragen,

---

[25] https://virtuelles-krankenhaus.nrw, aufgerufen am 02.02.2025.

Versorgungslücken zu schließen und sicherzustellen, dass medizinische Expertise erreichbar ist. Ein entscheidender Faktor für die regionale Transformation sind landesrechtliche Förderrichtlinien, kommunale Infrastrukturmaßnahmen oder gezielte Anreizprogramme, mit denen diese Innovationen normativ unterstützt werden.

6   Fazit und Ausblick

Bei der Umgestaltung des Gesundheitssektors ist es entscheidend, dass auf Landes- und kommunaler Ebene Veränderungen aktiv herbeigeführt werden. Sie sind im Einklang und Hand in Hand mit den Leistungserbringern zu erzielen und versprechen nur Erfolg, sofern konsensuale und gegenfinanzierte Maßnahmen ergriffen werden. Diese verknüpfen landesweite Reformanreize mit regionalen Gegebenheiten der Versorgung und schaffen maßgeschneiderte Lösungen für verschiedene Probleme. Die Vielzahl an parallelen Veränderungen, wie sie exemplarisch im KHVVG sichtbar werden, macht differenzierte Umsetzungskonzepte auf regionaler Ebene notwendig und erfordert eine aktive Gestaltungsrolle seitens der Länder und Kommunen. Die föderale Struktur des deutschen Gesundheitswesens bietet dabei Chancen für eine adaptive Transformation, bringt jedoch spezielle Anforderungen an die Kohärenz der Normsetzung auf unterschiedlichen Ebenen mit sich. Die Landesgesetzgebung im Gesundheitssektor erlaubt die Entwicklung regional zugeschnittener Versorgungskonzepte und bietet die Möglichkeit, auf spezifische demografische oder strukturelle Herausforderungen zu reagieren. Diese Ansätze werden durch kommunale Regelungen weiter präzisiert, und es entstehen durch lokale Gestaltungsmacht maßgeschneiderte Versorgungsstrukturen.

Ein wesentlicher Aspekt der Transformation ist der Wechsel von der bloßen Verwaltung vorgegebener Strukturen zur aktiven Gestaltung regionaler Versorgungslandschaften. Die Umsetzung dieses Paradigmenwechsels erfolgt in den einzelnen Bundesländern mit unterschiedlicher Geschwindigkeit und Intensität. Mitnichten ist die Regionalität dabei so zu verstehen, dass für jede Region speziell nach einzigartigen Lösungen gesucht werden müsste. Vielmehr ist denkbar, dass über verschiedene regionale Szenarien eine bestimmte Blaupause zur Lösung der bestehenden großen Probleme angefertigt werden kann, die auf ähnlich gelagerte Fälle übertragbar ist. Während einige Länder innovative Planungskonzepte ausgearbeitet haben, verharren andere in herkömmlichen Ansätzen – jedenfalls bis zum Inkrafttreten aller Maßgaben des KHVVG. Schlüsselfaktoren für eine erfolgreiche Transformation sind Entscheidungsbereitschaft und der Mut zu tiefgreifenden strukturellen Veränderungen, die in normativen Vorgaben verankert werden sollten. Für eine zukunftsorientierte regionale Gesundheitsversorgung ist es notwendig, unterschiedliche Versorgungssektoren integrativ zu betrachten und sich konsequent an Qualitätskriterien auszurichten. Normen auf Landes- und Gemeindeebene können sektorenübergreifende Kooperationen vorantreiben, innovative Versorgungsformen schaffen und die Strukturbereinigung fördern. Durch eine zielgenaue regionale Förderung und die

Reduzierung bürokratischer Hindernisse kann das Potenzial der Digitalisierung besser ausgeschöpft werden. Durch die Einbeziehung unterschiedlicher Akteure aus verschiedenen Perspektiven in normative Prozesse steigt die Akzeptanz und Nachhaltigkeit der Transformation. Es ist jedoch wichtig, dass durch die Beteiligung keine Blockaden bei Entscheidungen entstehen – klare Führung und die Bereitschaft, Entscheidungen zu treffen, sind unverzichtbar. Erfolgreiche regionale Kooperationsmodelle demonstrieren, wie durch gemeinsame normative Gestaltungen innovative Versorgungskonzepte entwickelt werden können: im Konsens aller Beteiligter.

Die Einbindung von Bund, Ländern und Kommunen ist ein entscheidender Faktor für den Erfolg der Transformation. Es ist notwendig, dass Bundesprogramme mit regionaler Umsetzung, landesrechtliche Ausgestaltungen bundesweiter Rahmenvorgaben und kommunale Detailregelungen harmonisch zusammenarbeiten. Zur Überwindung der Sektorengrenzen und für die digitale Vernetzung ist es notwendig, dass alle Ebenen koordiniert normative Unterstützung bieten. Hierfür sind alle Leistungserbringer zu hören, mögliche Ideen abzuwägen und im Prozess zu begleiten. Anders als zumeist in der Verwaltung betreffen Transformationsprozesse nicht nur Strukturen, sondern Menschen inmitten der Lebensrealität. Hierauf muss sensibel geachtet werden.

Die Transformation sollte normativ schrittweise gestaltet werden, wobei regionale Besonderheiten zu berücksichtigen und ausreichende Übergangsfristen vorzusehen sind. Es braucht jedoch gleichzeitig eine konsequente Transformation, die durch klare normative Vorgaben gefördert wird. Um einen kalten Strukturwandel infolge wirtschaftlicher Notlagen zu verhindern, ist es dringend ratsam, einen schrittweisen Prozess mit ausreichender Übergangsfinanzierung anzustoßen.

Die Länder sollten ihre Verpflichtung zur Investition strikter einhalten, um die erforderliche bauliche und technische Modernisierung zu ermöglichen. Fehlen ausreichende Investitionsmittel, so wird der Transformationsprozess erheblich erschwert. Krankenhäuser sind auf Betriebsmittel angewiesen, um Investitionen zu tätigen, was ihre wirtschaftliche Situation belastet. Eine grundlegende Empfehlung besteht darin, die duale Finanzierung konsequent umzusetzen, indem landesrechtliche Bestimmungen getroffen werden.

Es wäre für Länder und Kommunen sinnvoll, Planungs- und Steuerungsinstrumente zu verwenden, die eine ständige Anpassung an geänderte Rahmenbedingungen ermöglichen. Wichtige Werkzeuge bietet die Digitalisierung hierfür. Ihre Nutzung sollte durch geeignete normative Rahmenbedingungen gefördert werden. Ein bedeutender Faktor ist der Abbau bürokratischer Hindernisse sowie eine transformationsoffene Ausgestaltung des Datenschutzes.

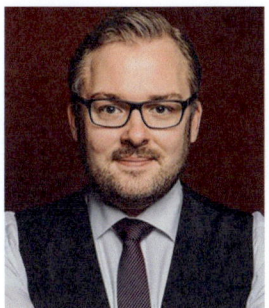

Benjamin Böhland studierte Rechtswissenschaft mit dem Schwerpunkt Gesellschaftsrecht an der Universität Leipzig. Neben dem Studium war er in einem Zentrum für klinische Studien und in einer Kanzlei mit Schwerpunkt im Arzthaftungsrecht tätig. Nach dem zweiten Staatsexamen (Freistaat Sachsen) nahm er bei der Krankenhausgesellschaft Sachsen e. V. als Rechtsanwalt (Syndikusrechtsanwalt) seine Tätigkeit auf und ist seit 2023 stellvertretender Geschäftsführer. 2020 gründete er seine eigene Kanzlei mit Sitz in Leipzig.

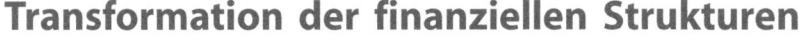

Transformation der finanziellen Strukturen

Transformation der Finanzierung der gesetzlichen Krankenversicherung in Deutschland

Christian Keutel und Florian Renker

1   Einleitung

Das originäre Problem in der Finanzierung der gesetzlichen Krankenversicherung (GKV) ist ein strukturelles Defizit zwischen den Einnahmen und Ausgaben. In den letzten Jahren erfolgte eine Entkopplung der beiden Faktoren, ohne dass dieser Trend durch politische Maßnahmen dauerhaft gestoppt wurde (Keutel 2025).

Zusätzlich stellt der demografische Wandel die umlagefinanzierte Sozialversicherung in Deutschland zukünftig vor weitere Herausforderungen. Wichtige Indikatoren hierfür sind die niedrige Entwicklung der Geburtenrate und die steigende Lebenserwartung. Mit dem Renteneintritt der sogenannten Babyboomer könnte der Kostendruck in den nächsten Jahren somit noch deutlich zunehmen und das bisherige Sozialsystem in eine verschärfte finanzielle Schieflage geraten.

Laut Statistischem Bundesamt könnte es im Jahr 2035 rund 20 Mio. über 67-Jährige geben (+4 Mio.). Gleichzeitig geht die Anzahl der Personen im erwerbsfähigen Alter um bis zu 4,8 Mio. zurück (Statistisches Bundesamt 2022). Somit verteilt sich die Beitragslast auf deutlich weniger Beitragszahlende, und die Beitragssumme reduziert sich entsprechend. Das Rentenniveau (durchschnittlicher monatlicher Rentenzahlbetrag bei Altersrente betrug 2023 1099 €; Bundesministerium für Arbeit und Soziales 2024) ist

C. Keutel (✉)
Siemens-Betriebskrankenkasse, München, Deutschland
E-Mail: Christian.Keutel@sbk.org

F. Renker
Siemens-Betriebskrankenkasse, München, Deutschland
E-Mail: florian.renker@sbk.org

© Der/die Autor(en), exklusiv lizenziert an Springer-Verlag GmbH, DE, ein Teil von Springer Nature 2026
T. Petzold und B. Böhland (Hrsg.), *Adaptive Transformation des Gesundheitswesens*,
https://doi.org/10.1007/978-3-662-71628-1_5

deutlich geringer ist als der durchschnittliche Bruttomonatsverdienst vollzeitbeschäftigter Arbeitnehmenden (4479 €; Statistisches Bundesamt 2025).

Laut derzeit geltenden Regelungen dürfen die Rücklagen in der GKV nur in einem Umfang von 20 bis 50 % einer Monatsausgabe vorgehalten werden (Bestimmung durch die jeweiligen Krankenkassen-Satzungen gem. § 261 SGB V). Diese reichen lediglich zur Deckung der Ausgaben von 6–15 Tagen. Zusätzlich hat der Gesundheitsfonds als zentrale Geldsammelstelle im Jahr 2025 nur eine (geplante) Rücklage, die sogenannte Liquiditätsreserve, von ca. 4,9 Mrd. Euro (Bundesamt für Soziale Sicherung, BAS 2024). Dieser Wert liegt nur geringfügig über der Mindestreserve, deren Höhe 20 % der durchschnittlich auf den Monat entfallenen Ausgaben des Gesundheitsfonds betragen muss (§ 271 SGB V).

Unter der Annahme, dass es kurzfristig keine Systemevolutionen und politische Mehrheiten für größere Reformen, wie z. B. die Einführung einer Bürgerversicherung, geben wird, und weil die GKV derzeit primär umlagebedingt finanziert wird, stehen der GKV zwei Hebel zur Verfügung, um die Einnahmen zu erhöhen. Dies sind zum einen das Finanzierungsverfahren und zum anderen die Beitragsbemessung. Das Finanzierungsverfahren befasst sich mit der Entscheidung der Mittelbildungsmethode, wie etwa dem idealtypischen Kapitaldeckungs- sowie dem Umlageverfahren. Die Beitragsbemessung gestaltet den Grundsatz und die Art der Bemessung hinsichtlich Höhe, Tragung und Zahlung von Beiträgen, also konkret, ob diese risikoäquivalent, pauschal, einkommensabhängig (auch neue Einkommensarten) sind und anderen Gestaltungsparametern unterliegen (Pfaff et al. 2006).

Es stellt sich die Leitfrage, wie die Politik in der Zukunft ein Finanzierungsmodell in der GKV ausgestalten wird. Um die Ursachen und Wirkungen der Finanzproblematik in der GKV auf der Einnahmenseite besser einordnen zu können, wird im nächsten Abschnitt die Finanzierungssystematik in der GKV beschrieben. Anschließend werden Optionen zur Optimierung der bestehenden Umlagefinanzierung sowie einer nachhaltigen Transformation der GKV-Finanzierung skizziert, bevor ein Fazit gezogen wird. Der Artikel verwendet überwiegend eine deskriptive Literaturrecherche sowie eigene Berechnungen zur Darstellung ausgewählter Weiterentwicklungsoptionen.

2   Hintergrund – aktuelle Finanzierungsmethodik der gesetzlichen Krankenversicherung (Umlagefinanzierung und Steuerzuschuss)

Mit der Neuregelung der GKV-Finanzierung durch das GKV-Wettbewerbsstärkungsgesetz (GKV-WSG) im Jahr 2009 sammelt der Gesundheitsfonds alle Beitragseinnahmen sowie den steuerfinanzierten Bundeszuschuss (§ 271 Abs. 1 SGB V). Seither verfügen die Krankenkassen über keine vollständige Beitragsautonomie – vielmehr setzte die Bundesregierung den allgemeinen Beitragssatz (ABS) fest, der bis 2014 15,5 % betrug (§ 241

SGB V a.F.). Durch das GKV-Finanzstruktur- und Qualitäts-Weiterentwicklungsgesetz (GKV-FQWG) erfolgten ab 2015 weitere, bis heute geltende Anpassungen. So wurde der ABS um 0,9 Prozentpunkte auf 14,6 % (§ 241 SGB V) gesenkt. Dieser bleibt seitdem stabil auf diesem Wert. Decken die kassenindividuellen Zuweisungen aus dem Gesundheitsfonds nicht den Finanzbedarf einer Krankenkasse, muss diese in ihrer Satzung einen einkommensabhängigen Zusatzbeitragssatz festlegen, der als Prozentsatz der beitragspflichtigen Einnahmen jedes Mitglieds zu erheben ist (§ 242 Abs. 1 SGB V).

Die Beitragseinnahmen des Gesundheitsfonds resultieren grundsätzlich aus einkommensproportionalen Beiträgen in Höhe des ABS bis zu einer maximalen Beitragsbemessungsgrenze (BBG) (siehe hierzu die Ausführungen in Abschn. 3.1). Mit der Absenkung des ABS zum Jahr 2015 wurde die systematische Unterdeckung des Gesundheitsfonds erhöht, da die dynamische GKV-Ausgabenentwicklung im Umlagesystem nicht mehr durch die reduzierten Beitragseinnahmen aus dem ABS finanziert werden konnte. Dies ist in Abb. 1 im Rückgang der Einnahmen zwischen den Jahren 2014 und 2015 ersichtlich. Ferner ist erkennbar, dass die Beitragseinnahmen aus dem ABS je Versichertenjahr kontinuierlich steigen, die Wachstumsraten bei den Ausgaben jedoch höher sind, sodass sich die Finanzierungslücke stetig vergrößert. Der Steuerzuschuss deckt damit einen Teil dieser überproportionalen Ausgabendynamik. Ist der Zuschuss zu niedrig, ist eine Finanzierung durch andere Einnahmenquellen in der GKV notwendig, bspw. indem die Krankenkassen höhere Zusatzbeitragssatz von den Mitgliedern erheben müssen (Keutel und Renker 2021). Aus diesem Grund kommt dem Bundeszuschuss ein immer bedeutenderer Anteil an der Sicherung des Systems zu.

Der Bundeszuschuss hat die Aufgabe, die sogenannten versicherungsfremden Leistungen zu finanzieren. Er beträgt 14,5 Mrd. € pro Jahr (§ 221 SGB V). Höpfner et al. (2024) definieren versicherungsfremde Leistungen als „medizinische und nicht medizinische Sach- und Geldleistungen, die (auch) außerhalb der Gruppe der Mitglieder wirken (sollen) und keinen direkten oder indirekten Bezug zu einem (potenziellen) Krankheitsfall innerhalb dieser Gruppe aufweisen." (Höpfner et al. 2020). Das Bundesministerium für Gesundheit (BMG) listet einzelne Leistungen als versicherungsfremd auf, darunter die beitragsfreie Familienversicherung, Betriebs- und Haushaltshilfen oder auch Leistungen für Schwangerschaft und Mutterschaft zählen (Bundesministerium für Gesundheit 2025). Eine Legaldefinition der als versicherungsfremd einzustufenden Leistungen existiert aus diversen Gründen jedoch nicht (Bundesrechnungshof 2021), weshalb eine Berechnung der notwendigen Höhe des Steuerzuschusses nicht eindeutig möglich ist und wissenschaftlich sowie politisch kontrovers diskutiert wird. So ergibt sich bei der Berechnung der Höhe der versicherungsfremden Leistungen je nach Studie eine Spanne von 3,6 bis 56,5 Mrd. € (Bundesrechnungshof 2021). Aufgrund des zukünftig zu erwartenden Wachstums der versicherungsfremden Leistungen wird eine klare Definition des Leistungskatalogs und damit eine mögliche Dynamisierung des Bundeszuschusses diskutiert (Bundesrechnungshof 2021). Abb. 1 zeigt ebenfalls die in der Vergangenheit bereits stattgefundenen Anpassungen des Bundeszuschusses. So wurde bspw. während der Corona-Pandemie der

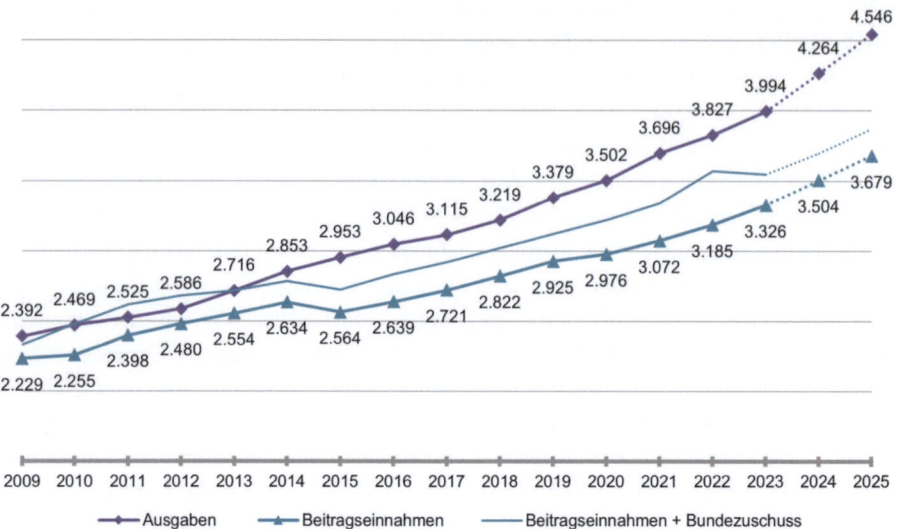

Abb. 1 Entwicklung der GKV-Ausgaben sowie der Beitragseinnahmen aus dem ABS mit und ohne Bundeszuschuss von 2009 bis 2025; die Werte verstehen sich in Euro je Versichertenjahr; für 2024 und 2025 sind Schätzwerte angegeben. (Quelle: Eigene Darstellung)

Steuerzuschuss deutlich angehoben (§ 221a SGB V), um stabilisierend auf die Zusatzbeitragssätze zu wirken. Diese kurzfristigen Kompensationsmaßnahmen wurden jedoch beendet, sodass die erwartete Finanzierungslücke in den Jahren 2024 und 2025 erheblich anwächst. Die jeweiligen Schätzwerte nach Bundeszuschuss liegen bei 42,5 (2024) bzw. 50,7 Mrd. € (2025).

3   Anpassungsoptionen der bestehenden Umlagefinanzierungssystematik

Als kurzfristige Lösungsmöglichkeiten zur Schließung der Finanzierungslücke können verschiedene Maßnahmen in das aktuelle Solidarsystem integriert werden. Die im Folgenden ausgewählten und diskutierten Optionen berücksichtigen eine Anpassung der Beitragsgrundlagen sowie eine Anpassung bzw. die Dynamisierung des Steuerzuschusses.

3.1   Anpassung der Beitragsgrundlagen durch Ausweitung der Einkommensarten

Eine Alternative in der Beitragsbemessung ist die Ausweitung der Einkommensarten. So ist es möglich, dass auch Kapitaleinkünfte oder Miet- und Pachteinnahmen zur Beitragsberechnung herangezogen werden, z. B. analog zu den beitragspflichtigen Einkommen für freiwillig Versicherte in der GKV (§ 240 SGB V). Auf Kapitalerträge werden aktuell keine Sozialabgaben gezahlt, jedoch eine Abgeltungssteuer (§ 43 EStG) in Höhe von 25 % auf Einkünfte, die einen Freibetrag von 1000 € (Verheiratete 2000 €) übersteigen. Eine Änderung wäre verwaltungstechnisch jedoch nicht aufwandsneutral möglich. Vielmehr bedarf es hier einer Verknüpfung mit den Daten aus der Steuerfinanzverwaltung. Eine Umsetzungswahrscheinlichkeit ist dabei stark abhängig von der politischen Gemengelage. Diese Maßnahme setzt die Einführung einer weiteren BBG für zusätzliche bzw. neue Einkommensarten außerhalb von Arbeitsentgelt, Rente und Versorgungsbezügen voraus, d. h. eine Haupt-BBG (für die genannten Einkommensarten) und eine weitere BBG für sonstige Einnahmen (Zinserträge, Einkünfte aus Vermietung und Verpachtung usw.). Hierdurch könnte mehr Beitragsgerechtigkeit durch die stärkere Einbeziehung besonderer Einkünfte erzielt werden. Im Umkehrschluss entstünde keine Zusatzbelastung der Arbeitgeber sowie der Arbeitnehmer, die ausschließlich Einkünfte aus abhängiger Beschäftigung beziehen. Nachteilig wären die zu erwartenden Steuerausfälle für den Staat, da die Beiträge aus dem zweiten Strang als Versorgungsaufwendungen steuerlich geltend gemacht werden müssten.

3.2   Anpassung der Beitragsgrundlage durch Erhöhung der Beitragsbemessungsgrenze

Ein weiterer Reformschritt ist eine Anpassung der Beitragsbemessungsgrenze (§ 223 Abs. 3 SGB V). Die BBG ist eine wichtige Rechengröße in der gesetzlichen Sozialversicherung und gilt in unterschiedlicher Höhe in allen deutschen Sozialversicherungszweigen. Sie gibt an, bis zu welcher Höhe das Einkommen bei der Beitragsberechnung herangezogen wird. Bei einem höheren Einkommen ist der übersteigende Teil beitragsfrei. Auf diese Weise ergeben sich sogenannte „Höchstbeiträge". Die Grenzen werden jährlich anhand der Einkommensentwicklung des vergangenen Jahres neu berechnet und durch eine entsprechende Rechtsverordnung vom Bundesministerium für Arbeit und Soziales angepasst. Für das Jahr 2025 beträgt die jährliche BBG für die Krankenversicherung 66.150 € (§ 2 Abs. 2 Sozialversicherungsrechengrößen-Verordnung [SVBezGrV] 2025). Das Sozialgesetzbuch regelt darüber hinaus in Einzelkonstellationen entsprechende Abweichungen wie z. B. für Beziehende von Arbeitslosengeld oder Bürgergeld (§ 232a SGB V).

Zur Ermittlung der finanziellen Auswirkungen wurde für diesen Beitrag eine Erhöhung der BBG auf das Niveau der gesetzlichen Rentenversicherung (GRV) mithilfe eines Zellenmodells berechnet. Hierzu wurde die Verteilung der GKV-Versicherten nach Einkommensclustern auf Basis der sogenannten KM1-Versichertenstatistik im Schätzmodell herangezogen und somit die Auswirkung auf das Jahr 2025 simuliert. In der Simulation wurde die Versicherungspflichtgrenze entsprechend auf die Höhe der neuen BBG angehoben. Diese Anhebung hätte nicht nur einen Preiseffekt, sondern könnte auch zu einer größeren Umverteilung von bisher freiwillig Versicherten in nun sozialversicherungspflichtige Beschäftigte führen, was sich mit einer Durchschnittsbetrachtung nicht ohne weitere Analysen simulieren lässt. Begründen ließe sich die Erforderlichkeit einer BBG-Erhöhung auch aufgrund des medizinischen Fortschritts (= Kosten), da das Äquivalenzprinzip hier nicht mehr vollständig trägt. Auch wäre die Erhöhung auf das Rentenversicherungsniveau eine Entbürokratisierungsmaßnahme der Entgeltabrechnungssysteme und würde sich positiv als Entlastung für die Arbeitgebenden auswirken. Allerdings ist die finanzielle Mehrbelastung für Mitglieder und Arbeitgebende, insbesondere in Anbetracht der aktuell angespannten konjunkturellen Situation, nicht zu unterschätzen.

Bei der hier durchgeführten Berechnung wurden unterschiedliche Abwanderungsquoten (zwischen 25 und 50 %) von GKV-Versicherten in die private Krankenversicherung (PKV) unterstellt. Eine Erhöhung der aktuellen BBG auf das Niveau der GRV, das im Jahr 2025 bei 96.600 € in der allgemeinen Rentenversicherung liegt (§ 4 Abs. 1 SVBez-GrV 2025), ist in Tab. 1 dargestellt. Die Anpassung entspricht einer BBG-Erhöhung um 46 % und würde für die GKV zusätzliche Beitragseinnahmen zwischen 8,5 und 13,7 Mrd. Euro im Jahr 2025 bedeuten. Dieses zusätzliche Beitragsaufkommen würde die oben beschriebene Finanzlücke des Jahres 2025 um 6 bis 19 % reduzieren.

Weitere aktuelle Studien kommen zum Ergebnis, dass eine BBG-Anpassung auf das Niveau der GRV negative Auswirkungen auf den Wirtschaftsstandort Deutschland

Tab. 1 Berechnung der Beitragseinnahmen und der Mehreinnahmen infolge einer BBG-Anhebung auf Rentenversicherungsniveau für das Jahr 2025

Szenario	Summe Beitragseinnahmen (in Mio. Euro)	Mehreinnahmen (in Mio. Euro)
Alle freiwillig Versicherten oberhalb der neuen BBG bleiben in der GKV	210.470	13.690
10 % der Versicherten oberhalb der neuen BBG wandern in die PKV ab	208.386	11.605
25 % der Versicherten oberhalb der neuen BBG wandern in die PKV ab	205.260	8.479

hätte. Insgesamt wären 6,3 Mio. Personen mit einem Einkommen zwischen 66.150 und 96.600 € von der Maßnahme betroffen. Diese Studien gehen sogar von zusätzlichen Beitragseinnahmen für die GKV in Höhe von 18,8 Mrd. € aus, jedoch steigen auch die Lohnnebenkosten um jährlich 3152 € je Arbeitnehmer. Weiterhin würden sich wegen der steuerlichen Abzugsfähigkeit der Beiträge Steuerausfälle von 4,74 Mrd. € für Bund, Länder und Kommunen ergeben (Vereinigung der Bayerischen und Wirtschaft e. V. [vbw], 2025; Beznoska et al. 2024).

3.3 Dynamisierung oder Anpassung des Steuerzuschusses für versicherungsfremde Leistungen

Eine Dynamisierung bzw. Erhöhung des Bundeszuschusses könnte dazu beitragen, die Finanzierungslücke zu schließen, die Zusatzbeitragssätze zu stabilisieren und die Abgabenlast für Arbeitnehmende und Arbeitgebende zu reduzieren. Als Nachteil einer Erhöhung kann u. a. die Belastung zukünftiger Generationen durch den steigenden Demografie- und Kostendruck genannt werden. So werden Mittel gebunden, die für andere Investitionen ebenfalls benötigt werden (sog. Verteilungskonflikt). Es erfolgt eine Umverteilung zwischen den Generationen durch eine Verschiebung der Steuerlast (Ulrich und Wille 2021). Weiterhin ist auch nicht auszuschließen, dass mit einer erhöhten Beteiligung des Bundes an der GKV-Finanzierung die Selbstverwaltung an Bedeutung verlieren könnte (Höpfner et al. 2020).

Ein prominentes Beispiel für die Forderung nach einem höheren Steuerzuschuss für versicherungsfremde Leistungen ist die Diskussion, ob die durch den Bund finanzierte Beitragspauschale für Bürgergeldbeziehende auf einen kostendeckenden Betrag dieser Versichertengruppe erhöht werden sollte. Im Koalitionsvertrag von 2021 findet sich ein solcher Passus (Bundesregierung 2021). Das IGES-Institut hat 2017 im Auftrag des BMG eine entsprechende Finanzierungslücke von 9,59 Mrd. € ermittelt (Albrecht et al. 2017). Zusätzlich müsste in dieser Betrachtung die aktuelle Entwicklung der Leistungsbeziehenden durch Flüchtlinge berücksichtigt werden. Diese haben seit dem 1.6.2022 einen Anspruch auf Leistungen nach dem SGB II. Das IGES-Institut hat hierzu in einer Berechnung das Finanzvolumen für einen ausgabendeckenden Beitrag mit einer Spanne von 0,1 bis 0,9 Mrd. € beziffert. Die tatsächliche Höhe differiert je nach Annahmen zur Anzahl der Geflüchteten und dem durchschnittlichen Betrag ihrer Leistungsausgaben (Albrecht und Ochmann 2021). Der oben genannte Wert der Deckungslücke für Bürgergeldbeziehende wird durch eine Aktualisierung der IGES-Studie im Mai 2024 mit einer Unterdeckung von 9,22 Mrd. € nahezu bestätigt (Ochmann et al. 2024). Eine Anhebung der Bundesmittel in Höhe dieses Volumens würde die oben beschriebene Finanzierungslücke um knapp 22 % (2024) bzw. 18 % (2025) schließen.

Eine weitere Option für eine Dynamisierung des Bundeszuschusses ist eine jährliche, automatisierte Anpassung analog der Entwicklung der Veränderungsrate der Leistungsausgaben in der GKV. Eine ähnliche Funktion existiert bereits für den sogenannten Risikopool im morbiditätsorientierten Risikostrukturausgleich (Morbi-RSA), die eine jährliche Anpassung des sogenannten Schwellenwertes (§ 268 Abs. 1 Satz 2 SGB V) vorsieht. Somit könnte die Ausgabendynamik direkt an den Bundeszuschuss gekoppelt werden. Es müsste daher kein zusätzliches Verfahren implementiert werden – eine Berechnung wäre außerhalb des parlamentarischen Verfahrens und unabhängig von der Haushaltslage möglich. Nachteilig wäre jedoch, dass diese Leistungsausgabensteigerung nicht zwingend mit der Dynamik der versicherungsfremden Leistungen übereinstimmen muss.

Wie in der GKV auch, leistet der Bund mit Steuermitteln Zahlungen an die GRV und trägt damit zur Finanzierung dieses Sozialversicherungszweiges bei. Die gesamten Bundesmittel an die Rentenversicherung betrugen im Jahr 2023 rund 108,9 Mrd. € (Bundesamt für Soziale Sicherung 2025). In der aktuellen Finanzschätzung vom Oktober 2024 geht die Deutsche Rentenversicherung von einem Anteil der gesamten Bundeszuschüsse an den Rentenausgaben von 25,4 % aus (Rentenversicherung et al. 2025). Der entsprechende Anteil in der GKV liegt dagegen nur bei 4,2 % (Bundesamt für Soziale Sicherung 2024). Wird die finanzielle Ausgabenbeteiligung des Bundes in der GRV auf die GKV übertragen, ergeben sich Mehreinnahmen von 72,3 Mrd. € jährlich. Dies würde die oben beschriebenen geschätzten GKV-Finanzierungslücken der Jahre 2024 und 2025 mehr als schließen.

3.4   Sonstige Finanzierungsoptionen

Die Bundesvereinigung der Deutschen Arbeitgeberverbände schlägt vor, GKV-Tarife mit Versorgungsmanagement als Wahltarife zu etablieren, geringe einkommensunabhängige Zusatzbeiträge und Boni für Versicherte einzuführen und den Arbeitgeberanteil an den GKV-Beiträgen wieder prozentual zu begrenzen (BDA-Kommission 2020). Die interessengeleitete Begrenzung des Arbeitgeberbeitrags ist hierbei separat zu bewerten.

Zusätzlich schlägt die Konrad-Adenauer-Stiftung die Einführung eines Freibetrages in der Sozialversicherung in Höhe von 750 € für Einkommen unter 3000 € im Monat vor. Dieser soll nicht für den kassenindividuellen Zusatzbeitragssatz gelten. Die Entlastung der betroffenen Versicherten beträgt in diesem Modell durchschnittlich 53 € im Monat. Jedoch entgehen hierdurch der GKV jährlich Beitragseinnahmen von rund 7,2 Mrd. € (Schikora 2024).

Diese Finanzierungsvorschläge sind insgesamt nicht geeignet, um das Defizit in der GKV auszugleichen und werden daher in dieser Arbeit nicht bewertet.

4   Transformation der GKV-Finanzierung

Nachfolgend werden ausgewählte Optionen für eine nachhaltige Transformation der GKV-Finanzierung dargestellt, die auch außerhalb eines Umlageverfahrens möglich wären.

4.1   Mehr-Säulen-Finanzierung aus Kapitaldeckungsverfahren

Im Gegensatz zum Umlageverfahren wird beim Kapitaldeckungsverfahren ein Kapitalstock aufgebaut, aus dem später die Ausgaben der Versicherten bedient werden. Es ist das grundlegende Finanzierungsverfahren in der Privatversicherung und somit in Deutschland bereits etabliert. Es würde analog ein verzinster Kapitalstock eingeführt, auf dessen Basis die Leistungsinanspruchnahmen finanziert werden.

In diesem Kapitaldeckungssystem sorgen Versicherte für die höheren Kosten im Alter vor. Aus den sich daraus ergebenden zusätzlichen Beitragsbestandteilen bildet die PKV die sogenannten Alterungsrückstellungen. Diese Finanzmittel werden am Kapitalmarkt verzinslich angelegt. Außerdem wird der sogenannte Überzins in der Beitragsgestaltung berücksichtigt – es erfolgt also eine Beteiligung an einer erfolgreichen Kapitalmarktstrategie der PKV. Überzinsen entstehen, wenn am Kapitalmarkt eine Verzinsung oberhalb des garantierten Rechnungszinses erzielt wird.

Auch in der deutschen Sozialversicherung sind Kapitaldeckungsverfahren bereits seit dem Jahr 2002 etabliert. Durch ein anhaltendes sinkendes Rentenniveau in der GRV wurde mit der Riester-Rente eine staatliche Förderung zum Aufbau einer kapitalgedeckten privaten Altersvorsorge eingeführt (Geyer 2011).

Ebenfalls im Jahr 2002 zeigen Cassel und Oberdieck (2002) in einer Studie die Wirkungsweise eines Demografiefonds als Option für ein Kapitaldeckungsverfahren in der GKV auf. Dieser würde sich analog des Pflege-Vorsorgefonds in der Pflegeversicherung (§ 131 SGB XI) aus einkommensabhängigen Aufschlägen auf den GKV-Beitragssatz finanzieren. Diese würden in Geschäftsjahren mit Überschüssen angelegt und verzinst. Ebenfalls könnten Zuschüsse aus diesem Fonds den GKV-Beitragssatz stabil halten. Auf Basis dieser Modellierung untersuchten Gensorowsky et al. (2024) im Jahr 2024, welchen Beitrag Kapitaldeckungselemente zur Stabilisierung des durchschnittlichen GKV-Beitragssatzes bis zum Jahr 2060 leisten können und kommen zu dem Ergebnis, dass dieses Modell eine methodisch wirkungsvolle Neuerung in der GKV-Finanzierung sein kann. Die Berechnungen zeigen, dass je nach Zinsszenario der Beitragssatz um bis zu 2,2 Beitragssatzpunkte reduziert werden könnte. Eine Mehrbelastung entsteht jedoch in der kurzen Frist, die für einen notwendigen Aufbau eines Kapitalstocks benötigt wird und zusätzliche Belastungen für die aktuellen Beitragszahlenden bedeuten würde (Gensorowsky et al. 2024).

4.2 Gesundheitssteuer zur Finanzierung von Gesundheitsleistungen

Die Idee einer zweckgebundenen Gesundheitssteuer etwa auf Tabak, Alkohol oder Zucker zur Finanzierung von Gesundheitsleistungen wird bereits in einigen Ländern umgesetzt, so z. B. in England. In Deutschland sind Steuern hinsichtlich des Zusammenhangs zwischen Erhebung und Verwendung definitionsgemäß nicht zweckgebunden. Auf die steuerrechtliche Bewertung sowie mögliche Lenkungswirkungen wird an dieser Stelle nicht eingegangen, sondern es wird unterstellt, dass die gesetzgeberischen Maßnahmen die entsprechenden Rahmenbedingungen schaffen werden.

Müller et al. haben berechnet, dass durch eine Anhebung der Spirituosen- und Tabaksteuer Mehreinnahmen von mindestens 3,0 (2024) bzw. 3,6 Mrd. € (2025) generiert würden (Müller et al. 2023). Würde dieses zusätzliche Steueraufkommen den Einnahmen des Gesundheitsfonds zugeführt, könnte die Finanzierungslücke 2024 und 2025 um jeweils 7 % geschlossen werden.

4.3 Einbindung der PKV in den Gesundheitsfonds

In einem Reformvorschlag von 2014 schlagen Kifmann und Nell (2014) vor, die PKV in den Gesundheitsfonds einzubeziehen. In diesem Modell zahlen alle Bürgerinnen und Bürger einen einkommensabhängigen Beitrag in den Gesundheitsfonds ein. Aus diesem werden dann risikoadjustierte Zuweisungen für jeden Versicherten – unabhängig davon, ob GKV- oder PKV-versichert – berechnet und an die jeweilige Krankenkasse bzw. Versicherung zugewiesen. Die PKV wird somit in den bestehenden Finanzausgleich zwischen den Krankenkassen (den Morbi-RSA) integriert. Die Nachhaltigkeit des Modells soll durch den Aufbau eines Kapitalstocks für alle Bürgerinnen und Bürger erreicht werden.

Weiterhin soll die Versicherungspflichtgrenze abgeschafft werden, womit grundsätzlich alle Versicherten die Möglichkeit eines Wechsels in die PKV erhalten. Im Vordergrund dieses Vorschlags steht damit weniger die nachhaltige Finanzierung der GKV, sondern vielmehr die Schaffung eines fairen Systemwettbewerbs zwischen GKV und PKV und damit die Stärkung bzw. Ausweitung des Solidaritätsprinzips auf das duale Krankenversicherungssystem (Kifmann und Nell 2014). Es liegen keine Berechnungen darüber vor, welche Effekte dieser Reformvorschlag auf die Einnahmen- und Ausgabenentwicklung der GKV hätte.

4.4 Erweiterung des Personenkreises (Bürgerversicherungsmodell)

Ein Systemwechsel anhand von Beispielen anderer Länder könnte hierbei eine ordnungspolitische Lösung sein. Ebenso besteht die Möglichkeit, die Versichertenbasis zu verbreitern, z. B. durch eine Bürgerversicherung. Erstmals in die öffentliche Diskussion gebracht, wurde die Bürgerversicherung 2002 von der damaligen Bundesregierung. In der sogenannten „Kommission für Nachhaltigkeit in der Finanzierung der sozialen Sicherungssysteme", später bekannt als Rürup-Kommission, wurden erste Ideen zur Bürgerversicherung konkretisiert. Die Bürgerversicherung soll drei Probleme in der GKV-Finanzierung lösen bzw. begrenzen: die strukturelle Einnahmeschwäche sowie die horizontalen und vertikalen Ungerechtigkeiten (Rothgang et al. 2010). Über eine Umsetzung besteht Uneinigkeit zwischen den Parteien. Zudem gibt es unterschiedliche fachliche Einschätzungen wie etwa vom Wissenschaftlichen Dienst des Bundestags oder der Hans-Böckler-Stiftung, die das Konzept positiv bewerten (Albrecht et al. 2016; Wissenschaftlicher Dienst Deutscher Bundestag 2018). Kritische Stimmen, wie etwa die des Instituts der deutschen Wirtschaft, sehen insbesondere bei der erweiterten Beitragspflicht große Anreizprobleme (Pimpertz 2013).

5 Fazit

Zur dauerhaften Stabilisierung der GKV-Finanzen bedarf es weiterer struktureller Anpassungen. Andernfalls ist die anhaltende jährliche Dynamik der Ausgabenerhöhungen nicht zu finanzieren. Umso wichtiger erscheint die Notwendigkeit der Umsetzung weitreichender Reformen innerhalb der Versorgungslandschaft in der GKV. Effizienzsteigerungen, die Hebung von Digitalisierungspotenzialen sowie weitere Maßnahmen werden an Bedeutung zunehmen, sind jedoch nicht Bestandteil dieses Beitrags.

Während die Gesundheitspolitik in Deutschland jahrzehntelang vor allem aus Kostendämpfungsgesetzen bestand, zeigte die Entwicklung seit 2009 eine andere Maxime. Zuletzt wurde mit dem Arzneimittelmarkt-Neuordnungsgesetz (AMNOG) im Jahr 2011 ein Kostendämpfungsgesetz eingeführt. Danach erfolgten keine Maßnahmen zur Kostenreduzierung. Bis zum Beginn des Jahres 2019 war zudem der Druck auf den Gesetzgeber gering, weil Ausgabensteigerungen zulasten des ausschließlich von den Versicherten zu tragenden Zusatzbeitragssatzes finanziert wurden (Gerlinger und Greß 2018). Dies änderte sich durch die Wiederherstellung der vollständigen Parität im Rahmen des GKV-VEG. Seitdem haben auch die Arbeitgebenden wieder ein verstärktes Interesse an Ausgabenbeschränkungen.

Da die Politik in der aktuellen Finanzlage lediglich mit ergänzenden Steuerzuschüssen dauerhaft einen stabilen durchschnittlichen Zusatzbeitragssatz garantieren könnte, entstünde erstmalig die Situation, dass der Bund die finanziellen Auswirkungen seiner gesundheitspolitischen Reformvorhaben in Form von steigenden Zuschüssen selbst tragen müsste (Greß und Jesberger 2021).

Der Artikel zeigt, dass sowohl im bestehenden Umlagefinanzierungssystem als auch bei den dargestellten Transformationsoptionen Weiterentwicklungsalternativen bestehen. Eine Umsetzung oder Weiterentwicklung einzelner Komponenten sollte hierbei nach der Wirksamkeit und weiteren neutralen Kriterien ausgewählt werden. Dazu sollten zwingend wissenschaftliche Begleitungen bzw. vorher durchzuführende Berechnungen und Prognosen erfolgen.

Festzuhalten bleibt, dass die GKV in Deutschland vor einer zunehmenden finanziellen Belastung steht, die primär durch strukturelle Defizite zwischen Einnahmen und Ausgaben sowie durch den demografischen Wandel bedingt ist. Die steigende Lebenserwartung und der Eintritt der Babyboomer-Generation in den Ruhestand führen zu einer wachsenden Diskrepanz zwischen der Anzahl der Beitragszahlenden und der Anzahl der Leistungsempfänger. Zudem konnten vergangene Reformen, insbesondere die Absenkung des allgemeinen Beitragssatzes in Verbindung mit der Einführung des Zusatzbeitragssatzes und der stärkeren Steuerfinanzierung versicherungsfremder Leistungen, die langfristigen Finanzierungsprobleme nicht nachhaltig lösen.

Kurzfristige Maßnahmen zur Stabilisierung der Finanzlage, wie die Erhöhung des Steuerzuschusses oder die Anpassung der Beitragsbemessungsgrenze, bieten zwar temporäre Entlastung, greifen aber nicht tief genug, um das strukturelle Defizit dauerhaft zu beseitigen. Eine erweiterte Beitragsgrundlage, die neben Arbeitseinkommen auch Kapitaleinkünfte und andere Einkommensarten einbezieht, könnte eine gerechtere Lastenverteilung bewirken, ist jedoch mit administrativen und politischen Herausforderungen verbunden.

Langfristig muss die Transformation der GKV-Finanzierung über eine reine Umlagefinanzierung hinaus diskutiert werden. Modelle einer kapitalgedeckten Zusatzsäule, wie sie in der privaten Krankenversicherung oder in der Rentenversicherung bereits existieren, könnten zur langfristigen Stabilisierung beitragen, erfordern jedoch einen hohen initialen Kapitalaufbau und eine mehrjährige Übergangsphase. Eine weitere Reformoption stellt die Einführung einer Gesundheitssteuer dar, die durch eine zweckgebundene Besteuerung bestimmter Konsumgüter (z. B. Tabak, Alkohol oder Zucker) zusätzliche Finanzierungsquellen erschließen könnte.

Auch systemische Reformen, wie die Einbeziehung weiterer Personengruppen in die GKV (etwa im Rahmen einer Bürgerversicherung) oder die Integration der PKV in den Gesundheitsfonds, werden diskutiert. Diese Optionen bergen sowohl finanzielle als auch gesellschaftspolitische Implikationen und erfordern eine sorgfältige Abwägung zwischen Beitragsgerechtigkeit, Effizienz und politischer Umsetzbarkeit.

Zusammenfassend zeigt sich, dass eine Kombination verschiedener Reformansätze notwendig sein wird, um die langfristige Finanzstabilität der GKV zu sichern. Neben kurzfristigen Anpassungen im bestehenden System sind tiefgreifende strukturelle Veränderungen erforderlich, um den zukünftigen Herausforderungen einer alternden Gesellschaft und steigenden Gesundheitskosten angemessen zu begegnen. Die politische Entscheidung über die zukünftige Ausgestaltung der GKV-Finanzierung wird maßgeblich darüber bestimmen, ob das Solidarprinzip langfristig aufrechterhalten werden kann, ohne die wirtschaftliche Wettbewerbsfähigkeit Deutschlands zu gefährden.

Literatur

Keutel C (2025) Ursachen und Wirkung des strukturellen Finanzierungsdefizits in der gesetzlichen Krankenversicherung. Gesundheitsökonomie & Qualitätsmanagement 30:26–34. https://doi.org/10.1055/a-2292-2436

Statistisches Bundesamt. Pressemitteilung Nr. 511 vom 2. Dezember 2022. Statistisches Bundesamt 2022; Im Internet: https://www.destatis.de/DE/Presse/Pressemitteilungen/2022/12/PD22_511_124.html. Zugegriffen: 19. Feb 2025

Bundesministerium für Arbeit und Soziales. Rentenversicherungsbericht 2024

Statistisches Bundesamt. Durchschnittliche Bruttomonatsverdienste, Zeitreihe. Statistisches Bundesamt 2025; Im Internet: https://www.destatis.de/DE/Themen/Arbeit/Verdienste/Verdienste-Branche-Berufe/Tabellen/liste-bruttomonatsverdienste.html; Zugegriffen: 19. Feb 2025

Bundesamt für Soziale Sicherung. Schätztableau für 2024 und 2025 aus der Schätzung vom 15.10.2024. 2024

Pfaff AB, Pfaff M, Langer B, et al. (2006) Finanzierungsalternativen der Gesetzlichen Krankenversicherung: Einflussfaktoren und Optionen zur Weiterentwicklung. Finanzierungsalternativen der Gesetzlichen Krankenversicherung

Keutel C, Renker F (2021) Finanzierungssystematik der gesetzlichen Krankenversicherung. In: Hartweg H-R, Knieps F, Agor K (Hrsg) Krankenkassen- und Pflegekassenmanagement. Springer Gabler, Wiesbaden, S 1–33. https://doi.org/10.1007/978-3-658-31244-2_14-1

Höpfner T, Berndt B, Schäffer T, et al. (2020) Versicherungsfremde Leistungen der gesetzlichen Krankenversicherung in Deutschland: Verteilungswirkungen und Verteilungsgerechtigkeit. Forschungsberichte des Wissenschaftlichen Instituts für Gesundheitsökonomie und Gesundheitssystemforschung 2020(Heft 5):5–46. https://doi.org/10.60019/TNTK5535

Bundesministerium für Gesundheit. Glossar - Versicherungsfremde Leistungen. BMG 2025; Im Internet: https://www.bundesgesundheitsministerium.de/service/begriffe-von-a-z/v/versicherungsfremde-leistungen.html. Zugegriffen: 16. Jan 2025

Bundesrechnungshof (2021). Bericht an den Haushaltsausschuss des Deutschen Bundestages nach § 88 Absatz 2 BHO über die finanzielle Lage der gesetzlichen Krankenversicherung. Teil 2: Gegenstand und Auskömmlichkeit des Bundeszuschusses an die gesetzliche Krankenversicherung. Potsdam: Bundesrechnungshof

Vereinigung der Bayerischen Wirtschaft e. V. (2025). Sozialversicherung und Lohnzusatzkosten. Studie, Stand: Januar 2025. München; 2025

Beznoska M, Pimpertz J, Stockhausen M. (2024) Erhöhung der Beitragsbemessungsgrenze in der Sozialversicherung. Regionale Arbeitgeber-, Arbeitnehmerbelastungen und staatliche Steuerausfälle in Zahlen und Grafiken

Ulrich V, Wille E. (2021) Haushalts- und wirtschaftspolitische Illusionen und Gefahren der Steuerfinanzierung von Sozialversicherungssystemen. Gesellschaftspolitische Kommentare 2021;61

Bundesregierung. Mehr Fortschritt wagen. Bündnis für Freiheit, Gerechtigkeit und Nachhaltigkeit. Koalitionsvertrag 2021 – 2025 zwischen der Sozialdemokratischen Partei Deutschlands (SPD), BÜNDNIS 90/DIE GRÜNEN und den Freien Demokraten (FDP). 2021; Im Internet: https://www.bundesregierung.de/resource/blob/974430/1989762/4fe5f73596ec3ca1f41ff5a190ef1337/2021-12-08-koalitionsvertrag-data.pdf?download=1; Zugegriffen: 16. Mai 2023

Albrecht M, Dietzel J, Ochmann R, et al. (2017) GKV-Beiträge der Bezieher von ALG II - Forschungsgutachten zur Berechnung kostendeckender Beiträge für gesetzlich krankenversicherte Bezieher von Arbeitslosengeld II bzw. Sozialgeld im SGB II. Berlin: IGES Institut

Albrecht M, Ochmann R (2021) Abschätzung des Finanzbedarfs in der GKV bis 2025 unter besonderer Berücksichtigung einer stärkeren Steuerfinanzierung versicherungsfremder Leistungen. Szenarien-Analyse, Berlin

Ochmann R, Albrecht M, Schiffhorst G (2024) GKV-Beiträge der Bezieher von ALG II – Aktualisierung - Forschungsgutachten zur Berechnung kostendeckender Beiträge für gesetzlich krankenversicherte Bezieher von Arbeitslosengeld II und Sozialgeld im SGB I. IGES Institut, Berlin

Bundesamt für Soziale Sicherung. Finanzierung der Rentenversicherung (2023). Rentenversicherung - Finanzierung 2024; Im Internet: https://www.bundesamtsozialesicherung.de/de/themen/rentenversicherung/finanzierung/; Zugegriffen: 06. Feb 2025

Deutsche Rentenversicherung. Kennzahlen der Finanzentwicklung (2024). Deutsche Rentenversicherung 2024; Im Internet: https://www.deutsche-rentenversicherung.de/DRV/DE/Experten/Zahlen-und-Fakten/Kennzahlen-zur-Finanzentwicklung/kennzahlen-zur-finanzentwicklung_node.html. Zugegriffen: 6. Feb 2025

BDA-Kommission (2020). Zukunft der Sozialversicherungen: Beitragsbelastung dauerhaft begrenzen. Berlin

Schikora F (2024) Entlastungen durch einen Freibetrag in der gesetzlichen Krankenversicherung. Konrad-Adenauer-Stiftung Analysen & Argumente 2024(522)

Geyer J (2011) Riester-Rente: Rezept gegen Altersarmut? DIW Wochenbericht 78:16–21

Cassel D, Oberdieck V (2002) Kapitaldeckung in der gesetzlichen Krankenversicherung. Wirtschaftsdienst 82:15–22

Gensorowsky D, Naumann L, Lampe D, et al. (2024)Impact-Bewertung ausgewählter Reformvorschläge zur Finanzierung der Gesetzlichen Krankenversicherung. Langreport. Eine Studie im Auftrag des LAWG Deutschland e.V. und des Verbandes Forschender Arzneimittelhersteller e.V. Bielefeld: Vandage

Müller R, Wedekind L, Elsner A, et al (2023) Expertise zu kurzfristig wirksamen Finanzierungsansätzen für die GKV. In Auftrag gegeben von: BKV – Interessengemeinschaft Betriebliche Krankenversicherung e.V. Leipzig: WIG2 GmbH - Wissenschaftliches Institut für Gesundheitsökonomie und Gesundheitssystemforschung

Kifmann M, Nell M (2014) Fairer Systemwettbewerb zwischen gesetzlicher und privater Krankenversicherung. Perspekt Wirtsch 15:75–87. https://doi.org/10.1515/pwp-2014-0004

Rothgang H, Arnold R, Unger R (2010) Finanzreform der gesetzlichen Krankenversicherung: Bürgerversicherung als Alternative zu den aktuellen Regierungsplänen. GGW 10:27–35

Albrecht M, Müllenkamp M, Nolting H-D et al (2016) Transformations-Modelle einer Bürgerversicherung. Gestaltungsoptionen aus Sicht von Versicherten und Beschäftigten der Krankenversicherungen, Düsseldorf

Wissenschaftlicher Dienst Deutscher Bundestag. Argumente für und gegen eine „Bürgerversicherung". Aktenzeichen: WD 9 - 3000 - 058/17

Pimpertz J. (2013) Bürgerversicherung: Kein Heilmittel gegen grundlegende Fehlsteuerungen. Argumente zur Orientierung in einer komplexen Reformdiskussion. IW Policy Paper

Gerlinger T, Greß S. (2018) Umsetzung der paritätischen Finanzierung in der GKV. Gutachterliche Stellungnahme für den Funktionsbereich Sozialpolitik beim Vorstand der IG Metall. Soziale

Sicherheit extra (Sonderausgabe – Januar 2018): Gesetzliche Krankenversicherung: Wege zur Parität 2018; 67

Greß S, Jesberger C (2021) Perspektiven für die GKV-Finanzierung. GGW 21:23–30

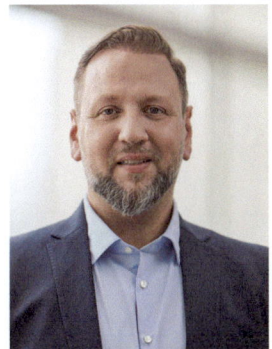

Christian Keutel SBK Siemens-Betriebskrankenkasse

- Arbeitete seit seiner Ausbildung zum Sozialversicherungsfachangestellten 1997 bis 2017 bei zwei Krankenkassen und dem BKK-Dachverband.
- Fortbildungsstudium zum Krankenkassenbetriebswirt sowie ein Bachelorstudium im Bereich Gesundheitsmanagement an der Hochschule Heidelberg.
- Masterstudium mit Schwerpunkt Organisation und Personal an der Universität Koblenz.
- Nach mehreren Stationen in verschiedenen Fachbereichen ist seit 16 Jahren Führungskraft und im Bereich Finanzen/ Risikostrukturausgleich tätig.
- Seit 2018 Fachbereichsleiter bei der SBK für den Bereich Finanzplanung und RSA.
- Doktorand an der Universität Leipzig im Bereich Gesundheitsökonomie mit Schwerpunkt Finanzierung von Sozialversicherungen.

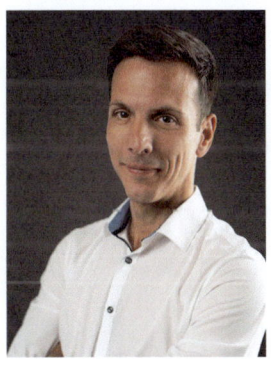

Florian Renker SBK Siemens-Betriebskrankenkasse

- Studium der Volkswirtschaftslehre an der Universität Dortmund und der Universität Siegen, 2012 mit dem Master abgeschlossen.
- Nach dem Studium bis 2015 im Krankenhausmanagement tätig.
- Seit 2015 zuerst bei der IKK Südwest und danach bei der SBK im Bereich Risikostrukturausgleich beschäftigt.
- Seit 2023 Doktorand an der Universität Leipzig mit einem Dissertationsthema zum Risikostrukturausgleich.

Kultur für Veränderung schaffen

Zukunftsfähige Führung durch Mindfulness

Axel Meeßen und Barbara Roth

Zusammenfassung

Mindfulness, auch bekannt als Achtsamkeit, ist eine unverzichtbare Fähigkeit für Führungskräfte, um in komplexen und stressigen Situationen fundierte Entscheidungen zu treffen und die Organisationskultur positiv zu beeinflussen.

Definition von Mindfulness: Mindfulness bedeutet, die Aufmerksamkeit bewusst und ohne Wertung auf den gegenwärtigen Moment zu lenken, was im beruflichen Umfeld zu einer verbesserten Präsenz und Stressbewältigung führt.

Herausforderungen im Führungsalltag: Führungskräfte sehen sich häufig komplexen Situationen gegenüber, in denen sie mit unvollständigen Informationen arbeiten und unter Unsicherheit Entscheidungen treffen müssen.

Spannungsfelder und Konflikte: Organisationen haben oft konkurrierende Ziele, die zu Spannungsfeldern führen, in denen Führungskräfte navigieren müssen, anstatt sie vollständig aufzulösen.

Mindfulness und Entscheidungsfindung: Mindfulness unterstützt Führungskräfte dabei, bewusste und kluge Entscheidungen zu treffen, indem sie sowohl rationale als auch intuitive Prozesse integrieren.

A. Meeßen · B. Roth (✉)
Medizinischer Dienst Berlin-Brandenburg, Berlin, Deutschland
E-Mail: barbara.roth@md-bb.org

A. Meeßen
E-Mail: axel.meessen@md-bb.org

Erlernbarkeit von Mindfulness: Mindfulness kann erlernt werden und durch Training in den Bereichen Selbststeuerung, Konfliktnavigation, Teamentscheidungen und kulturelle Beeinflussung entwickelt werden.

Implementierung in Organisationen: Die erfolgreiche Integration von Mindfulness in Organisationen erfordert die Beteiligung der leitenden Führungskräfte und kann durch maßgeschneiderte Trainingsprogramme erreicht werden.

1   Was bedeutet Mindfulness?

Mindfulness, oder Achtsamkeit, bedeutet, seine Aufmerksamkeit absichtlich und ohne Wertung auf den gegenwärtigen Moment zu lenken (Jon Kabat-Zinn). Im beruflichen Kontext bedeutet dies zum Beispiel, in Meetings präsent zu sein und nicht mit Gedanken über kommende Termine oder private Sorgen abgelenkt zu sein. Durch Achtsamkeit können Stressfaktoren bewusst wahrgenommen werden, ohne sich davon überwältigen zu lassen. Dies ermöglicht es, ungünstige Verhaltensmuster und Kommunikationsweisen bewusst zu erkennen, zu unterbrechen und aus innerer Stärke heraus zu handeln. Als Führungskraft erhalte ich dadurch einen klareren Blick auf mein Team und die Organisation, was mir hilft, bessere Entscheidungen zu treffen und Beziehungen zu stärken.

2   Warum ist Mindfulness nicht selbstverständlich?

Im Führungsalltag gibt es viele Situationen, die Führungskräfte dazu verleiten, unaufmerksam zu sein. Die Anforderungen, unter denen sie Entscheidungen treffen müssen, werden immer komplexer. Oftmals fehlt es an ausreichenden Informationen, um eine Situation vollständig zu erfassen. Daher müssen Führungskräfte häufig Entscheidungen unter Unsicherheit treffen. Um diese Unsicherheit nicht aushalten zu müssen, neigen viele Führungskräfte dazu, schnelle – und oft vorschnelle – Entscheidungen zu treffen.

Im Gegensatz zu technischen Geräten sind Organisationen nicht vollständig vorhersehbar, sondern ähneln komplexen Systemen. Als Führungskraft kann ich daher nie mit absoluter Sicherheit vorhersagen, welche Auswirkungen meine Handlungen haben werden. Zudem gibt es in Organisationen selten schnelle Lösungen für komplexe Probleme, da oft konkurrierende Ziele verfolgt werden, wie beispielsweise Schnelligkeit vs. Genauigkeit in der Produktion bzw. Dienstleistung. Diese Konflikte führen zu Spannungsfeldern, die Führungskräfte nicht auflösen, sondern nur in ihnen navigieren können.

Spannungsfelder entstehen auch, wenn individuelle Bedürfnisse mit den Zielen der Organisation kollidieren. Mitarbeiter streben nach Zugehörigkeit zu ihren Teams und gleichzeitig nach hoher Autonomie in ihrem Handeln. Hinzu kommt der Wunsch, einzigartig und unersetzlich zu sein. Die Organisation hingegen braucht Flexibilität und gleichzeitig stabile Abläufe. Diese Konflikte, die aus unterschiedlichen Zielen und Bedürfnissen resultieren, sind oft unlösbar. Als Führungskraft kann ich sie nicht beseitigen, sondern nur mit ihnen umgehen. Dies erfordert spezielle Fähigkeiten, insbesondere die Fähigkeit, kontinuierlich gute Entscheidungen zu treffen.

3 Mindfulness als Voraussetzung für gute Entscheidungen

Die genannten Spannungsfelder führen dazu, dass immer wieder Konflikte zutage treten, die ein Handeln der Führungskräfte erfordern. Einige dieser Konflikte können als strukturelle Konflikte innerhalb der Organisation betrachtet werden.

Im Fall des Spannungsfeldes zwischen Menge und Qualität ist es – je nach innerer und äußerer Situation der Organisation – angemessen, mal das eine und mal das andere Ziel stärker zu betonen.

Wenn wir von „entscheiden" reden, dann meinen wir also immer Situationen, in denen auch anders entschieden werden könnte – Situationen, in denen es keine „eine Wahrheit" gibt oder Algorithmen, bei denen eine Entscheidung quasi unten herauspurzelt. Eine wirkliche Entscheidung ist also eine solche, die aufgrund von denkbaren und nicht völlig abwegigen Handlungsalternativen auch anders ausfallen könnte.

Um nicht bewegungslos vor dem Konflikt zu verharren, braucht es Führungskräfte, die die Befugnis haben, zu entscheiden und dies dann auch tun. (Nebenbei: Manchmal übernehmen auch Gremien die Entscheidungen.) Entscheiden ist also eine wesentliche Kernaufgabe von Führungskräften.

Nun stellen sich eine Reihe von Fragen: Was ist eine intelligente Entscheidung, gar eine weise Entscheidung? Weiß ich von mir selber, was genau ich eigentlich tue, wenn ich entscheide? Könnte ich auf Nachfrage präzise sagen, wie meine äußeren (von außen beobachtbaren) Prozesse bei einer Entscheidung aussehen und wie genau ich mich im Inneren zu einer Entscheidung steuere? Ist mir als Führungskraft und allen, die mit dem Problem befasst sind, klar, wer entscheidet und wer berät? Beteilige ich als entscheidende Führungskraft beratend diejenigen, die sich damit auskennen, und die Betroffenen? Weiß ich, wie die vorhandene Kultur meine Entscheidungen beeinflusst und wie meine Entscheidungen die Kultur beeinflussen?

Solche Fragen machen deutlich: Neben der Klarheit über die Verteilung von Aufgaben und Befugnissen braucht es bewusst gestaltete Entscheidungsprozesse. Alles andere bedeutet, die Entscheidungen und ihre Folgen mehr oder weniger dem Zufall zu überlassen.

4 Mindfulness ist erlernbar

Nur Führungskräfte, die einen hohen Grad an Bewusstheit und innerer (!) Steuerungs-kompetenz besitzen, können Entscheidungsprozesse bewusst gestalten. Diese zu besitzen setzt jedoch weder ein angeborenes Talent noch Raketenwissenschaft oder Voodoo voraus. Bewusstheit und Steuerungsfunktion sind erlern- und trainierbar.

Wesentliche Grundlagen von Mindfulness spielen sich in *vier Bereichen* ab, die im Rahmen von Trainings erlernbar sind: *Selbststeuerung, Navigieren in interpersonellen Konflikten, Herbeiführen von bewussten Entscheidungen in Teams und bewusste Beeinflussung der Kultur.*

Das Gegenteil von Selbststeuerung ist, die nächstliegende Alternative zu wählen und reflexartig danach zu handeln. *Selbststeuerung* bedeutet, dass ich als Führungskraft in komplexen Situationen mit einem hohen Entscheidungsdruck erst einmal mich selbst in einem ruhigen und bewussten Zustand halten kann, in dem ich a) die Situation wertungsfrei beschreibe, b) Erklärungen finde und Muster betrachte, die zu der Situation geführt haben, c) meine Ziele (mein Wollen) exakt benenne und d) erst dann (!) Handlungsoptionen erarbeite und deren Auswirkungen beleuchte. Und erst dann handele.

Wirkliche Mindfulness beginnt dort, wo ich als Führungskraft sowohl das schnelle als auch das langsame Denken nach Daniel Kahneman in meine Entscheidungsprozesse integriere (Wirtschaftsnobelpreis für Arbeiten zu „Beurteilungen und Entscheidungen bei Unsicherheit"). Das bedeutet, zusätzlich zur Ratio die Intuition bewusst und abgewogen einzubeziehen.

Interpersonelle Konflikte sind immanente Bestandteile unseres Lebens und damit nicht vermeidbar. (Nebenbei: Es sollte auch gar nicht das Ziel sein, Konflikte immer zu vermeiden.) Nur: Wie komme ich mit dieser Mixtur aus Sprache (Hort von Missver-ständnissen), Bedürfnissen, Emotionen und sich viel zu oft aufschaukelnden Konflikten zurecht? Aufbauend auf einer guten Selbststeuerung lerne ich, Gespräche und Konflikte so zu beeinflussen, dass diese möglichst fruchtbar verlaufen.

Will ich als Führungskraft *bewusste Entscheidungen in Teams* herbeiführen, setzt dies voraus, dass ich mich im oben genannten Sinne selbst steuern kann und Konflikte beziehungsweise deren Aushandlungsprozesse fruchtbar gestalten kann. Wenn ich als Führungskraft zusätzlich verstanden habe, wie ich meine eigenen Bewusstseinsprozesse steuern kann, dann wird es mir mit speziellen Methoden auch gelingen, ein Team in die Lage zu versetzen, sich bewusste Entscheidungen zu erarbeiten.

Wenn wir „*Kultur*" systemisch betrachten, besteht sie nicht nur aus Identität, Werten, Strategie und Konzepten. Sie beinhaltet auch das, was wir tun, wie wir es tun und welche Mittel wir einsetzen, ebenso alle Funktionen in der Organisation und deren Zusammen-arbeitsregeln. Und Kultur umfasst nicht nur die offiziellen, sondern auch die inoffiziellen und heimlichen Regeln. Je mehr ich als Führungskraft verstehe, wie die verschiedenen Subsysteme und Beziehungen innerhalb der Organisation ineinandergreifen, desto mehr kann ich die Kultur und damit die Organisation beeinflussen.

5 Verankerung von Mindfulness in der Führung einer Organisation

Leitende Führungskräfte haben maßgeblichen Einfluss auf die gelebten Werte und die Strategie einer Organisation, ebenso auf formelle und informelle Regeln der Zusammenarbeit, die Bereitstellung von Ressourcen und die Besetzung von Funktionen. Soll Mindfulness in einer Organisation oder in Teilen davon eingeführt werden, ist daher ein entscheidender Erfolgsfaktor, dass die leitende Führungskraft eines Bereiches beziehungsweise der gesamten Organisation hinter dieser Einführung steht.

Die Einführung von Mindfulness lässt sich am Vorwissen der Teilnehmer ausrichten und skalierbar gestalten, von kurzen Einführungsworkshops bis zu intensiven Trainings, die die vorgenannten vier Bereiche abdecken.

Im Medizinischen Dienst Berlin-Brandenburg wurde der Weg gewählt, Inhouse-Seminare für alle Führungskräfte auf freiwilliger Basis anzubieten. Hierzu haben zwei Führungskräfte zuvor an einer intensiven Mindful-Leadership-Trainerausbildung teilgenommen. Sie unterrichten jeweils zwölf Führungskräfte in einem einjährigen Seminarzyklus. In vier einwöchigen Modulen im Abstand von jeweils drei Monaten werden in einem Klausurformat die Bereiche *Selbststeuerung, Navigieren in interpersonellen Konflikten, Herbeiführen von bewussten Entscheidungen in Teams und bewusste Beeinflussung der Kultur* intensiv behandelt. Zwischen den Modulen bearbeiten die Teilnehmer eigenständig verschiedene Aufgaben.

Die Entscheidung, diese intensive Form der Einführung zu wählen, wurde bewusst als Investition in die Zukunft des Unternehmens getroffen. Die Erfahrungen zeigen, dass sich diese Investition in vielerlei Hinsicht lohnt. Die Führungskräfte sind sich ihrer Handlungen bewusster und treffen bessere Entscheidungen, was auch ihr Umfeld wahrnimmt. Dies zeigt sich in den Mitarbeiterbefragungen und 360°-Feedbacks sowie an der großen Nachfrage von Führungskräften an der Seminarteilnahme; der sechste Zyklus startet 2026. Ein Vorteil dieser Inhouse-Seminare liegt darin, dass die Führungskräfte miteinander relevante und sensible Themen der Organisation bereits während des Seminars bearbeiten können, ohne externe Unterstützung in Anspruch nehmen zu müssen.

Dieses Vorgehen hat im Medizinischen Dienst Berlin-Brandenburg dazu geführt, dass Mindfulness auf allen Führungsebenen der Organisation immer mehr Fuß fasst und die Zusammenarbeit aufgrund einer gemeinsamen Sprache und vertrauter Methoden unkomplizierter geworden ist.

Literatur

Adams J (2016) Mindful Leadership For Dummies. Wiley, Chichester
Beck DE, Cowan CC (2007) Spiral Dynamics - Leadership, Werte und Wandel: Eine Landkarte für Business und Gesellschaft im 21. Jahrhundert. Kamphausen, Bielefeld

Bleicher R, Bleicher-Rapp U (2013) Der türkise Unternehmer: Genialität anstatt Komplexität - Bewusstsein | Führung | Strategie. Stuber Publishing, New York

Breidenbach J, Rollow B (2019) New Work needs Inner Work: Ein Handbuch für Unternehmen auf dem Weg zur Selbstorganisation. Independently published

Eidenschink K (2024) Das Verunsicherungsbuch: Warum das Gute auch schlecht ist. Für Coaches und andere Mutige. Carl-Auer, Heidelberg

Eidenschink K (2024b) Die Kunst des Konflikts: Konflikte schüren und beruhigen lernen. Carl-Auer, Heidelberg

Fatzer G, Fanenbruck A (2024) Organisationsentwicklung als Kunst: Veränderung durch Dialog und vorurteilslose Führung. Psychosozial-Verlag, Gießen

Gloger B, Rösner D (2014) Selbstorganisation braucht Führung: Die einfachen Geheimnisse agilen Managements. Hanser, München

Goleman D, Boyatzis R, McKee A (2003) Emotionale Führung: Durch emotionale Intelligenz erfolgreich in Führungspositionen sein. Ullstein, Berlin

Gunaratana BH (2014) Die vier Säulen der Achtsamkeit: Philosophie & Praxis für das tägliche Leben. Scorpio, München

Janssen B (2016) Die stille Revolution: Führen mit Sinn und Menschlichkeit. Ariston, München

Johns C (2018) Achtsames Führen in der Pflege: Mit Mindful Leadership überzeugen und verändern. Hogrefe, Bern

Kahnemann D (2012) Schnelles Denken, langsames Denken. Siedler, München

Kothes PJ, Rosmann N (2014) Mit Achtsamkeit in Führung: Was Meditation für Unternehmen bringt. Grundlagen, wissenschaftliche Erkenntnisse, Best Practices. Klett-Cotta, Stuttgart

Kotter JP, Akhtar V, Gupta G (2022) Change: Wie Unternehmen in unbeständigen Zeiten herausragende Ergebnisse erzielen. Wiley, Weinheim

Maturano J (2015) Mindful Leadership: Ein Weg zu achtsamer Führungskompetenz. Arbor, Freiburg im Breisgau

Muster J (2024) Lehren von Luhmann: Angewandte Systemtheorie: Pragmatische Lösungsansätze für Organisationen. managerSeminare, Bonn

Laloux F (2015) Reinventing Organizations: Ein Leitfaden zur Gestaltung sinnstiftender Formen der Zusammenarbeit. Vahlen, München

Langer EJ (2015) Mindfulness: Das Prinzip Achtsamkeit: Die Anti-Burn-out Strategie. Vahlen, München

Lesser M (2020) Mindful Leadership – die 7 Prinzipien achtsamer Führung: Was ich bei Google und in der Küche eines Zen-Klosters lernte. Arbor, Freiburg im Breisgau

Malik F (2004) Führen. Leisten. Leben: Wirksames Management für eine neue Zeit. Campus, Frankfurt a. M

Marturano J (2015) Mindful Leadership: Ein Weg zu achtsamer Führungskompetenz. Arbor, Freiburg im Breisgau

Narbeshuber E, Narbeshuber J (2019) Mindful Leader: Wie wir die Führung für unser Leben in die Hand nehmen und uns Gelassenheit zum Erfolg führt. OW Barth, München

Noura (2019) Purpose: Mindful Leadership – An Exploration Of The Leadership Mindset. Noura-Books

Permantier M (2019) Haltung entscheidet: Führung & Unternehmenskultur zukunftsfähig gestalten. Vahlen, München

Permantier M (2023) Haltung erweitern: Transformationsimpulse: ICH, WIR, ALLE gestalten Transformation. Vahlen, München

Philipp AF (2010) Die Kunst ganzheitlichen Führens: Ein Praxishandbuch für den Leader-Alltag. Literatur-vsm, Wolkersdorf

Raitner M (2019) Organisationsentwicklung als Kunst: Veränderung durch Dialog und vorurteilslose Führung. Eigenverlag

Rosmann N, Kothes PJ (2014) Mit Achtsamkeit in Führung: Was Meditation für Unternehmen bringt. Grundlagen, wissenschaftliche Erkenntnisse, Best Practices. Klett-Cotta, Stuttgart

Scharmer CO (2020) Theorie U - Von der Zukunft her führen: Presencing als soziale Technik. Carl-Auer, Heidelberg

Schein EH, Schein P (2018) Organisationskultur und Leadership. Vahlen, München

Siegel DJ (2014) Das achtsame Gehirn. Arbor, Freiburg im Breisgau

Sprenger RK (2015) Das anständige Unternehmen: Was richtige Führung ausmacht - und was sie weglässt. Deutsche Verlags-Anstalt, München

Weick KE, Sutcliffe KM (2016) Das Unerwartete managen: Wie Unternehmen aus Extremsituationen lernen. Schäffer-Poeschel, Stuttgart

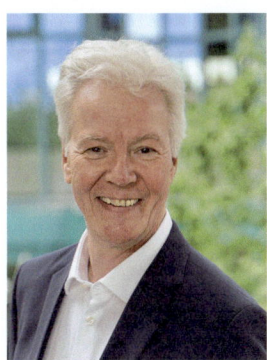

Dr. Axel Meeßen Nach mehrjähriger klinischer Tätigkeit Weiterbildung in Medizinischer Informatik und Qualitätsmanagement. Anschließend Übernahme von Führungspositionen in der GKV. Seit 2009 Vorstandsvorsitzender des Medizinischen Dienstes Berlin-Brandenburg. Auf Basis jahrzehntelanger persönlicher Achtsamkeitspraxis Trainerausbildung in „Mindful Leadership". Seit 2021 Trainer von Führungskräften in „Mindful Leadership".

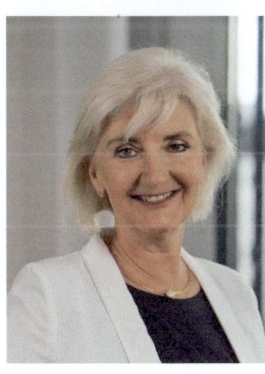

Barbara Roth Fachärztin für Gynäkologie und Geburtshilfe. Nach jahrelanger klinischer Tätigkeit Wechsel zum Medizinischen Dienst Berlin-Brandenburg. Dort Weiterbildungen in Sozialmedizin und Ärztlichem Qualitätsmanagement. Seit 2007 Leiterin des Stabes Organisationsentwicklung. Trainerausbildungen in „Gewaltfreier Kommunikation" und „Mindful Leadership". Seit 2021 Durchführung von Seminaren zur Führungskräfteentwicklung in „Mindful Leadership".

Führen auf Augenhöhe: Grundlage nachhaltiger Transformation

Peggy Kopkow

„Veränderung geschieht durch Zuhören und Dialog mit Menschen, die etwas tun, von dem Sie glauben, dass es nicht richtig ist." – Jane Goodall

1 Was ist eigentlich Augenhöhe?

Augenhöhe ist eine gelebte Haltung, die durch Vertrauen, konstruktive Kommunikation und die Delegation von Verantwortung geprägt ist. Sie bedeutet nicht die Abschaffung von Hierarchien, sondern setzt auf Gleichwertigkeit in der Zusammenarbeit und einen wertschätzenden Führungsstil (Karriereakademie, o. D.).

Transformation geht weit über bloße Veränderung hinaus. Während eine Veränderung meist punktuelle Anpassungen beschreibt, erfordert Transformation ein grundlegendes Neudenken von Strukturen, Denkweisen und Prozessen. Sie bedeutet nicht nur, bestehende Abläufe zu optimieren, sondern sie in Frage zu stellen und bewusst neu zu gestalten.

Gerade im Gesundheitswesen ist Transformation unausweichlich. Die Digitalisierung schreitet voran, der Fachkräftemangel spitzt sich zu, die Erwartungen der Patient:innen steigen, und wirtschaftliche Zwänge erhöhen den Druck auf Organisationen. Diese Herausforderungen erfordern nicht nur neue Technologien, sondern vor allem neue Formen der Zusammenarbeit. Empirische Studien zeigen, dass Organisationen mit adaptiven, partizipativen Führungsmodellen erfolgreicher auf diese Veränderungen reagieren als hierarchisch geprägte Strukturen. Sie sind anpassungsfähiger und können schneller tragfähige Lösungen entwickeln (Kotter 1996).

P. Kopkow (✉)
Führungskräftecoaching, Weinböhla, Deutschland
E-Mail: kopkow@peggykopkow.de

T. Petzold und B. Böhland (Hrsg.), *Adaptive Transformation des Gesundheitswesens*, https://doi.org/10.1007/978-3-662-71628-1_7

Augenhöhe wird hier zur Schlüsselstrategie: Sie schafft die Basis für nachhaltige Transformation, indem sie bei echt gemeinter Haltung ein Umfeld als Konsequenz kreiert, das Mitarbeitende einbindet, Eigenverantwortung fördert und damit Entscheidungen wieder stärker von der Spitze in die Belegschaft verlagert. Etwas, was eine agile Organisation ausmacht.

1.1 Und das hat etwas mit Vertrauen zu tun

Patrick Lencioni beschreibt Vertrauen als fundamentale Grundlage für effektive Teamarbeit. In seinem Modell der „Fünf Dysfunktionen eines Teams" stellt er Vertrauen (Trust) an die Basis der Pyramide, da es die Voraussetzung für ehrliche Kommunikation, konstruktive Konflikte und letztlich für hohe Leistungsfähigkeit ist (Lencioni 2002).

Definition von Vertrauen nach Lencioni

- Vertrauen bedeutet Verwundbarkeit. Es geht nicht um vorhersehbare Zuverlässigkeit („Ich vertraue, dass du deine Aufgaben erledigst"), sondern um das Vertrauen darauf, dass man sich im Team verletzlich zeigen kann, ohne negative Konsequenzen befürchten zu müssen (Lencioni 2002).
- Verletzlichkeit bedeutet Offenheit. Teammitglieder sollten sich ohne Angst vor Verurteilung oder Bestrafung eingestehen können, wenn sie Fehler machen, etwas nicht wissen oder Unterstützung brauchen.
- Keine politischen Spiele: Vertrauen im Sinne von Lencioni bedeutet, dass Menschen keine Masken tragen oder sich hinter Status und Macht verstecken müssen.

Wie zeigt sich Vertrauen in einem Team?

- Teammitglieder geben Fehler zu und fragen nach Hilfe.
- Sie teilen Unsicherheiten, ohne Angst vor Konsequenzen.
- Sie vermeiden Schuldzuweisungen und suchen gemeinsam nach Lösungen.
- Sie nehmen konstruktives Feedback an und sind bereit, sich weiterzuentwickeln.
- Sie kennen sich auf persönlicher Ebene und verstehen sich als Menschen, nicht nur als Kolleg:innen.

1.2 Warum ist Vertrauen so entscheidend?

Ohne Vertrauen vermeiden Teammitglieder ehrliche Diskussionen, sie verstecken Fehler und arbeiten eher ineffizient oder defensiv, um sich selbst zu schützen. Vertrauen schafft eine Umgebung, in der alle an einem Strang ziehen und mutige, konstruktive Konflikte geführt werden können (Lencioni 2002).

Empirische Untersuchungen zeigen, dass Vertrauen eine zentrale Grundlage für erfolgreiche Zusammenarbeit und Veränderungsprozesse ist. Eine Metaanalyse von Breuer et al. (2016) belegt, dass Teams mit hohem Vertrauensniveau effektiver arbeiten und weniger Konflikte haben.

Führung auf Augenhöhe stärkt dieses Vertrauen, indem sie Kontrolle nicht als Machtinstrument nutzt, sondern als Mittel zur Orientierung und Unterstützung. In Transformationsprozessen, die immer auch Unsicherheit mit sich bringen, wird Vertrauen zum entscheidenden Faktor für Akzeptanz und Engagement (Edmondson 2019).

Hierarchische Systeme, die stark auf Kontrolle setzen, reduzieren Eigenverantwortung Studien zeigen, dass Unternehmen mit einer Vertrauenskultur eine höhere intrinsische Motivation und mehr Innovationskraft bei ihren Mitarbeitenden verzeichnen (Eckert 2021). Nachhaltige Transformation gelingt nur, wenn auf mehreren Ebenen Vertrauen besteht:

- Vertrauen in sich selbst („Ich bin wirksam.")
- Vertrauen in die Führungskraft („Ich werde ernst genommen.")
- Vertrauen in das System („Die meinen es gut mit mir.")

Fehlt eine dieser Komponenten, entsteht Unsicherheit, die Veränderungen erschwert. Führung auf Augenhöhe ist ein Weg, diese Unsicherheit zu reduzieren und Eigenverantwortung zu fördern.

In ihrem Buch *„Eigenverantwortung: Das Beste, was dir passieren kann"* definieren Susan Omondi und Alexandra Lang den Begriff Eigenverantwortung als die Fähigkeit und Bereitschaft, das eigene Leben bewusst und selbstbestimmt zu gestalten. Dies beinhaltet, sich der eigenen Bedürfnisse und Wünsche klar zu werden und diese aktiv zu verfolgen. Die Autorinnen betonen, dass Eigenverantwortung bedeutet, sich eigene Freiräume zu schaffen und Verantwortung für die eigenen Entscheidungen und Handlungen zu übernehmen – essenzielle Schritte, um von Fremdsteuerung zu selbstbestimmtem Handeln zu gelangen (Omondi und Lang 2023).

1.3   Aber was bedeutet das in der Praxis?

Augenhöhe ist keine Floskel, sondern ein aktiver, sich immer wieder selbst überprüfender Gestaltungsprozess. Sie zeigt sich in jeglicher Tat. Sie ist ein Tu-Wort! Führung auf Augenhöhe bedeutet jedoch nicht, dass jede Entscheidung basisdemokratisch getroffen wird. Vielmehr erfordert sie ein bewusstes Abwägen: Ist eine Entscheidung zieldienlich? Und wenn ja, wie kann sie möglichst nah an Augenhöhe umgesetzt werden?

1.4   Augenhöhe und Hierarchie

Forschungsergebnisse zeigen, dass starre Hierarchien häufig Eigenverantwortung behindern, da Entscheidungsprozesse zentralisiert sind und Mitarbeitende weniger Handlungsspielraum haben. Eine Studie von Gagné und Deci (2005) bestätigt, dass ein hoher Grad an Autonomie und partizipativer Führung die intrinsische Motivation von Mitarbeitenden erhöht und zu besseren Arbeitsergebnissen führt. Gleichzeitig führt völlige Hierarchielosigkeit nicht zwangsläufig zu besseren Ergebnissen. Die Herausforderung besteht darin, Hierarchie so zu gestalten, dass sie Augenhöhe nicht behindert, sondern unterstützt.

1.5   Wie kann Hierarchie ohne Verlust von Augenhöhe gelingen?

Fehlende Augenhöhe entsteht dort, wo Transparenz fehlt und Kontrolle über Partizipation gestellt wird. Führung auf Augenhöhe dient hier als Korrektiv, indem sie:

- klare Entscheidungsprozesse etabliert:, zum Beispiel durch das KonsenT-Verfahren,[1]
- psychologische Sicherheit schafft – ein psychologisches Grundbedürfnis,
- Werte konsequent lebt: Augenhöhe als tägliche Praxis, nicht nur als Leitbild.

Augenhöhe hat somit nicht zwingend etwas mit der Organisationsform zu tun, sondern vielmehr mit der Haltung derjenigen, die Macht- und Entscheidungspositionen innehaben. Die Transformation einer Organisation steht und fällt mit der Bewusstheit ihrer Führungskräfte. Damit sie gelingt, braucht es Führungskräfte, die wach, reflektiert und handlungsfähig sind.

2   Wache, bewusste Führung: Transformation beginnt mit der Führungskraft

„Führung bedeutet, sich selbst zu führen, bevor man andere führt." – frei nach Peter Drucker

Transformation beginnt mit der Art und Weise, wie Führungskräfte sich selbst führen. In den folgenden Abschnitten wird daher beleuchtet, warum Augenhöhe nicht nur eine Haltung, sondern aktives Handeln bedeutet. Außerdem wird angerissen, wie sie in bestehenden Strukturen praktisch umgesetzt werden kann.

---

[1] Das **Konsent-Verfahren** ist eine Methode der Entscheidungsfindung, bei der ein Vorschlag als angenommen gilt, solange kein Teammitglied einen schwerwiegenden und begründeten Einwand dagegen erhebt. Im Gegensatz zum Konsens, der die Zustimmung aller erfordert, fokussiert der Konsent darauf, Entscheidungen zu treffen, die für alle akzeptabel sind, indem er Einwände integriert und somit effizientere und tragfähigere Lösungen ermöglicht (Soziokratie Zentrum, o. D.).

Was bedeutet wache und bewusste Führung?

Bewusste Führung beschreibt die Fähigkeit einer Führungskraft, sich selbst, ihre Emotionen, Denkmuster und Reaktionsweisen zu reflektieren und gezielt zu steuern. Es bedeutet, mit Klarheit, Intention und einer stabilen inneren Haltung zu führen. Eine bewusste Führungskraft ist sich ihrer Wirkung auf andere bewusst und kann ihr Verhalten entsprechend beeinflussen.

1. Ein kleiner Ausflug in die Selbstführung, Teil 1: Die Rolle der Identität – der Identity-Loop

Das Selbstbild einer Führungskraft beeinflusst ihr Verhalten und damit die Wahrnehmung durch ihr Umfeld. Laut Ackermann (2020) beschreibt der Identity-Loop einen dynamischen Prozess, in dem das eigene Selbstbild das Verhalten prägt, das wiederum durch Rückmeldungen aus der Umwelt verstärkt oder verändert wird. Führungskräfte, die diesen Mechanismus verstehen, können bewusster agieren, sich an veränderte Kontexte anpassen und ihre Wirkung gezielt steuern. Diese Wechselwirkung spielt eine entscheidende Rolle in Veränderungsprozessen und beeinflusst maßgeblich das Führungshandeln.

Ein Beispiel aus dem Gesundheitswesen: Eine Führungskraft, die tief verinnerlicht hat, dass sie als Entscheidungsträger:in stets alle Antworten parat haben muss, wird dazu neigen, Anweisungen zu geben, anstatt im Dialog Lösungen zu entwickeln. Diese Haltung blockiert Augenhöhe und verringert die Eigenverantwortung des Teams. Untersuchungen zeigen, dass Führungskräfte, die ihr Selbstbild reflektieren und bewusst eine offene, wertschätzende Kommunikation etablieren, Transformationen erfolgreicher gestalten.

2. Ein kleiner Ausflug in die Selbstführung, Teil 2: Der Pygmalion-Effekt – die Macht der Erwartung

Der Pygmalion-Effekt (Rosenthal und Jacobson 1968) beschreibt, wie sich unsere Erwartungen an andere auf deren Verhalten auswirken. Im Führungskontext bedeutet das: Wer seinen Mitarbeitenden wenig zutraut, wird erleben, dass sie sich unter ihren Möglichkeiten entfalten. Wer hingegen hohe, aber realistische Erwartungen mit Vertrauen kombiniert, ermöglicht Wachstum und Eigenverantwortung.

3. Ein kleiner Ausflug in die Selbstführung Teil, 3: Die Bedeutung von Spiegelneuronen

Spiegelneuronen sind Nervenzellen im Gehirn, die Emotionen und Handlungen anderer unbewusst spiegeln (Rizzolatti und Sinigaglia 2008). Das bedeutet: Wie eine Führungskraft sich fühlt und verhält, überträgt sich auf das Team. Authentizität und Integrität sind daher essenziell für eine vertrauensvolle, transformationsfördernde Unternehmenskultur.

Ohne Selbstführung also keine erfolgreiche Transformation. Aber was bedeutet Selbstführung konkret?

Selbstführung beschreibt die bewusste Steuerung der eigenen Gedanken, Emotionen und Handlungen mit dem Ziel, langfristig effektive Entscheidungen zu treffen (Neck und Houghton 2006). Studien deuten darauf hin, dass Führungskräfte, die eine hohe Selbstregulation aufweisen, resiliente und agile Teams führen (Deci und Ryan 2008).

2.1   Aber wo als Erstes als Führungskraft ansetzen?

1. Zum Beispiel bei den Anteilen:

Die Ego-State-Therapie beschreibt, dass Menschen verschiedene innere Anteile besitzen, die in bestimmten Situationen aktiviert werden (Watkins & Watkins 1997). In Stresssituationen übernehmen oft alte, automatisierte Reaktionsmuster die Kontrolle – nicht immer zum Vorteil einer bewussten Führung. Das Antreiber-Modell der Transaktionsanalyse (Kahler 1975) beschreibt fünf typische Antreiber:

- Sei perfekt!
- Mach es allen recht!
- Streng dich an!
- Sei stark!
- Beeil dich!

Das Wissen über die eigenen Muster kann hilfreich sein, um immer wiederkehrende zielundienliche Führungssituationen im Alltag besser zu verstehen und von sich auch zu verändern.

2. Oder bei den eigenen Emotionen:

Emotionen sind gespeicherte Reaktionsmuster auf frühere Erfahrungen und beeinflussen unsere Wahrnehmung und Entscheidungsfindung. Eine unbewusst getroffene Entscheidung aus Angst oder Unsicherheit kann die Transformation blockieren. Untersuchungen im Bereich der Neurobiologie zeigen, dass emotionale Selbstregulation die Aktivierung des Frontalkortex fördert und impulsives Verhalten reduziert (Porges 2011).

2.2   Erstes Fazit

Augenhöhe in der Führung ist kein bloßes Ideal, sondern eine grundlegende Haltung, die den Rahmen für nachhaltige Transformation schafft. Sie ermöglicht es, dass Mitarbeitende aktiv an Veränderungsprozessen teilhaben, Verantwortung übernehmen und durch Vertrauen sowie psychologische Sicherheit leistungsfähiger werden. Gerade in Zeiten rasanter Veränderungen, wie sie das Gesundheitswesen erlebt, ist eine Kultur der Augenhöhe essenziell.

Drei spannende Reflexionsfragen

1. Wie zeigt sich Augenhöhe konkret in meiner täglichen Führung? Welche Signale sende ich bewusst oder unbewusst an mein Team?
2. Wie gehe ich mit Unsicherheiten und Herausforderungen in Veränderungsprozessen um – vertraue ich meinem Team genug, um Verantwortung abzugeben?
3. In welchen Situationen neige ich dazu, Kontrolle auszuüben, anstatt Eigenverantwortung zu fördern – und welche Auswirkungen hat das auf die Zusammenarbeit?

3 Führung als Tu-Wort – Augenhöhe in der Praxis leben

„Behandle die Menschen, als wären sie, was sie sein sollten, und du hilfst ihnen zu werden, was sie sein können." — Johann Wolfgang von Goethe

Führung ist kein Status, sondern ein aktives Handeln. Sie zeigt sich in der Art, wie wir sprechen, zuhören, Entscheidungen treffen und Verantwortung verteilen. Führung auf Augenhöhe ist somit kein starres Ideal, sondern eine gelebte Haltung, die sich in jeder Interaktion zeigt. Doch Augenhöhe bedeutet nicht, Führung *abzugeben*, sondern sie bewusst zu gestalten.

3.1 Das Prinzip des Machtvakuums

Ein zentrales Missverständnis in der Debatte um Führung auf Augenhöhe ist die Annahme, dass Führungskräfte lediglich Verantwortung abgeben müssten, um eine Kultur der Eigenverantwortung zu fördern. Doch ein nicht aktiv ausgefüllter Führungsraum führt nicht zu mehr Augenhöhe, sondern schafft ein Machtvakuum, das oft von inoffiziellen Akteur:innen gefüllt wird – und nicht selten auf eine Art und Weise, die kontraproduktiv für die Organisation ist.

Lisa Jaspers und Naomi Ryland beschreiben in ihrem Buch *Starting a Revolution* (Jaspers und Ryland 2019), dass unklare Führungsrollen oder das bewusste Zurücktreten von Führungskräften dazu führen können, dass Machtverhältnisse im Hintergrund entstehen. Informelle Hierarchien entwickeln sich dann, oft ohne Transparenz und auf Kosten von Klarheit und Verantwortung. Führung auf Augenhöhe bedeutet deshalb nicht, Führung abzuschaffen, sondern sie bewusst zu gestalten – mit klarer Haltung, nachvollziehbaren Entscheidungswegen und Prozessen sowie einer wertschätzenden Kommunikation.

3.2 Wie kann Führung auf Augenhöhe in der Praxis gelingen? 5 kleine Praxisimpulse zu mehr Augenhöhe

Entscheidungen bewusster gestalten

Führung auf Augenhöhe bedeutet nicht, dass jede Entscheidung basisdemokratisch getroffen wird, sondern dass Entscheidungsprozesse nachvollziehbar und partizipativ gestaltet werden. Wichtig ist, klar zu unterscheiden, welche Entscheidungen alleine getroffen werden müssen – und wo ein Einbeziehen des Teams sinnvoll ist.

Impuls: In den nächsten Tagen bewusst beobachten, wie Entscheidungen entstehen: Wo sind bereits verschiedene Perspektiven eingebunden? Wo könnte mehr Augenhöhe möglich sein?

Verantwortung aktivieren statt verteilen

Augenhöhe bedeutet nicht, Verantwortung einfach blind weiterzugeben, sondern den Rahmen zu schaffen, in dem Verantwortung wirklich übernommen werden kann. Oft liegt die Herausforderung nicht darin, dass Teams keine Verantwortung übernehmen wollen, sondern darin, dass Unsicherheit darüber besteht, wie viel Eigenständigkeit wirklich gewünscht ist.

Impuls: Reflektieren, welche Rahmenbedingungen vorhanden sind, um Verantwortung zu fördern. Gibt es klare Entscheidungsräume, psychologische Sicherheit und Transparenz über Erwartungen?

Kommunikation bewusst reflektieren

Führung auf Augenhöhe zeigt sich nicht nur in Strukturen, sondern vor allem in der täglichen Kommunikation. Häufig wird nach Meinungen gefragt, obwohl die Richtung bereits vorgegeben ist – oder es wird vorschnell eine Lösung angeboten, bevor andere ihre Perspektiven teilen konnten.

Impuls: In Gesprächen bewusst darauf achten, wie viel Raum für andere Perspektiven entsteht. Mehr offene Fragen stellen, anstatt sofort Lösungen zu präsentieren.

Vertrauenskultur aktiv gestalten

Augenhöhe braucht Vertrauen – und Vertrauen entsteht nicht durch Absichtserklärungen, sondern durch konsistentes Handeln. Teams müssen erleben, dass Offenheit nicht nur erwünscht ist, sondern auch keine negativen Konsequenzen nach sich zieht.

Impuls: Reflektieren, wo im Team bereits eine gelebte Vertrauenskultur vorhanden ist – und wo Unsicherheiten bestehen. Welche Signale werden bewusst oder unbewusst gesendet, wenn es um Fehlerkultur, Feedback oder Entscheidungsprozesse geht?

Augenhöhe ist Haltung – und Handeln

Augenhöhe entsteht nicht durch einmal getroffene Entscheidungen, sondern durch kontinuierliche Reflexion und Anpassung. Es geht nicht darum, einmal festzustellen: „Hier gibt es Augenhöhe", sondern darum, regelmäßig zu hinterfragen: „Wo kann Augenhöhe noch bewusster gestaltet werden?"

Impuls: Eine tägliche Reflexionsroutine etablieren: Wann und wie wurde heute Augenhöhe gefördert? Wo gab es unbewusst alte Muster?

Und zum Schluss möchte ich ein Praxisbeispiel sprechen lassen.

3.3 Praxisbeispiel: Die sysTelios Klinik – Selbstorganisation im Gesundheitswesen

Die sysTelios Klinik für psychosomatische Medizin und Psychotherapie im Odenwald zeigt, wie Führung auf Augenhöhe selbst in einem traditionell hierarchisch geprägten Bereich erfolgreich umgesetzt werden kann. Das Modell der Klinik basiert auf radikaler Eigenverantwortung – sowohl für die Mitarbeitenden als auch für die Patient:innen.

Kernmerkmale der sysTelios Klinik:

- Gegründet 2007 von Mechthild Reinhard und Gunther Schmidt
- Psychosomatische Fachklinik mit einem hypnosystemischen Ansatz
- Flache Hierarchien und hohe Eigenverantwortung der Mitarbeitenden
- Fokus auf systemische Therapie und aktive Patientenbeteiligung

Führung auf Augenhöhe in der Praxis:

Die Arbeitsweise der Klinik geht weit über klassische Patientenpartizipation hinaus. Patient:innen gestalten aktiv ihre Therapie mit und lernen, ihre individuellen Ressourcen selbstbestimmt zu nutzen. Gleichzeitig sind auch die Mitarbeitenden in einer selbstorganisierten Struktur tätig. Drei zentrale Elemente ermöglichen diese Form von Augenhöhe:

1. Selbstorganisierte Teams: Entscheidungen werden gemeinschaftlich im Team getroffen – bei gleichzeitiger Wahrung der Letztverantwortung und Entscheidungsbefugnis durch die Chefärzt:innen. Diese Form der Kollaboration stärkt die Übernahme von Verantwortung und fördert eine aktive Beteiligung an Prozessen.
2. Transparente Kommunikation: Alle Mitarbeitenden haben Zugang zu relevanten Informationen und sind aktiv in Therapie- und Arbeitsprozesse eingebunden. Entscheidungswege sind nachvollziehbar, was Vertrauen und Eigenverantwortung stärkt.
3. Reflexion und Feedback als feste Praxis: Regelmäßige Supervisionen und kollegiale Beratungen sind fester Bestandteil des Arbeitsalltags. Dadurch wird nicht nur Qualität gesichert, sondern auch die Weiterentwicklung von Teams und Einzelpersonen aktiv gefördert.

Herausforderungen und kritische Faktoren für den Erfolg:

Das Modell der Selbstorganisation setzt ein hohes Maß an Eigenverantwortung und Reflexionsfähigkeit voraus – und ist nicht für jede:n geeignet. Besonders neue Mitarbeitende benötigen eine intensive Einarbeitung, um sich an die eigenverantwortliche Arbeitsweise zu gewöhnen.

Dennoch zeigt die sysTelios Klinik, dass klare Prozesse, eine konsequente Feedbackkultur und eine transparente Kommunikation eine Führungskultur auf Augenhöhe auch in hierarchisch geprägten Umfeldern ermöglichen. Das Modell der Klinik ist ein Beispiel dafür, dass Augenhöhe kein Selbstzweck ist, sondern bewusst gestaltet und strukturiert werden muss, um langfristig erfolgreich zu sein.

4   Fazit & Ausblick

Augenhöhe ist kein „weiches" Ideal, sondern eine strategische Notwendigkeit für gelingende Transformationen. Sie ist die Grundlage für Vertrauen, fördert Eigenverantwortung und ermöglicht eine nachhaltige Veränderungskultur. Besonders in einem hochkomplexen, regulierten Umfeld wie dem Gesundheitswesen ist sie unerlässlich, um auf steigende Anforderungen, Fachkräftemangel und digitale Transformation resilient zu reagieren.

Doch Augenhöhe ist kein Selbstläufer – sie beginnt mit bewusster Selbstführung. Ohne eine reflektierte, präsente Führungskraft bleibt Führung auf Augenhöhe ein bloßes Schlagwort. Erst wenn Führungskräfte ihre eigenen Denkmuster, Antreiber und Emotionen verstehen, können sie eine Umgebung schaffen, die echte Augenhöhe zulässt.

Allerdings reicht Selbstführung allein nicht aus. Augenhöhe zeigt sich nicht nur in der Haltung der Führungskraft, sondern auch in den Strukturen und Prozessen, die Verantwortung ermöglichen oder verhindern. Gerade in hierarchischen Systemen muss sich zeigen, ob und wie sich Augenhöhe umsetzen lässt, ohne Entscheidungsfähigkeit zu verlieren. Das Beispiel der sysTelios Klinik zeigt, dass es Wege gibt, Augenhöhe strukturell zu verankern – doch es gibt auch Herausforderungen, die nicht ignoriert werden dürfen.

Augenhöhe ist nicht die Lösung aller Probleme. Daher stellen sich zentrale Fragen, die hier nur angerissen werden können:

- Wie kann Augenhöhe in einem stark regulierten Umfeld mit klaren Verantwortlichkeiten (z. B. ärztliche Anordnungen, Pflegeroutinen, Notfallentscheidungen) gelebt werden, ohne Entscheidungswege zu verlangsamen?
- Welche Widerstände entstehen in Organisationen, in denen Mitarbeitende an klassische Führung gewöhnt sind – und wie können diese aufgelöst werden?
- Wie kann Augenhöhe in Schichtsystemen und multiprofessionellen Teams realistisch integriert werden?
- Wo gibt es Situationen, in denen Augenhöhe an ihre praktischen oder organisatorischen Grenzen stößt?
- Welche konkreten Kennzahlen oder Erfolgsindikatoren belegen tatsächlich eine messbare Verbesserung durch Führung auf Augenhöhe?

Führung auf Augenhöhe ist kein Selbstzweck – sie ist eine bewusste Entscheidung für eine Kultur, die Eigenverantwortung, Vertrauen und nachhaltige Transformation ermöglicht, ohne Stabilität und Klarheit zu verlieren. Es geht nicht darum, Hierarchien abzuschaffen, sondern sie so zu gestalten, dass sie Klarheit und Stabilität bieten, ohne Menschen zu entmündigen.

Literatur

Ackermann R (2020) Identity-Loop in Leadership: Selbstbild und Transformation in Organisationen. Springer Gabler

Breuer C, Hüffmeier J, Hertel G (2016) Does trust matter more in virtual teams? A meta-analysis of trust and team effectiveness considering virtuality and documentation as moderators. J Appl Psychol 101(8):1151–1177. https://doi.org/10.1037/apl0000113

Deci EL, Ryan RM (2008) Self-determination theory: A macrotheory of human motivation, development, and health. Can Psychol 49(3):182–185. https://doi.org/10.1037/a0012801

Eckert M (2021). Out-of-the-box-Denken als Erfolgsstrategie. Innovative Verwaltung *43*(4):10–13.

Edmondson AC (2019) Teaming: how organizations learn, innovate, and compete in the knowledge economy. Jossey-Bass

Gagné M, Deci EL (2005) Self-determination theory and work motivation. J Organ Behav 26(4):331–362

Jaspers L, Ryland N (2019) Starting a revolution: Was wir von Unternehmerinnen über die Zukunft der Arbeitswelt lernen können. Econ Verlag

Kahler T (1975) The Miniscript. Trans Anal J 5(1):26–42. https://doi.org/10.1177/036215377500500106

Karriereakademie (o. D.) Führung auf Augenhöhe: 9 Beispiele ▷ Definition + Bedeutung. Karriereakademie. Abgerufen am [Datum], von https://www.karriereakademie.de/fuehrung-auf-augenhoehe

Kotter JP (1996) Leading change. Harvard Business Review Press

Lencioni P (2002). The five dysfunctions of a team: A leadership fable. Jossey-Bass

Neck CP, Houghton JD (2006) Two decades of self-leadership theory and research: Past developments, present trends, and future possibilities. J Manag Psychol 21(4):270–295. https://doi.org/10.1108/02683940610663097

Omondi S, Lang A (2023) Eigenverantwortung: Das Beste, was dir passieren kann. BusinessVillage

Porges SW (2011). The polyvagal theory: Neurophysiological foundations of emotions, attachment, communication, and self-regulation. W. W. Norton & Company

Rizzolatti, G, Sinigaglia C (2008) Mirrors in the brain: How our minds share actions and emotions. Oxford University Press

Rosenthal R, Jacobson L (1968) Pygmalion in the classroom: teacher expectation and pupil's intellectual development. Holt, Rinehart & Winston

Schmidt G (2015) Therapie auf Augenhöhe – Das hypnosystemische Modell der sysTelios Klinik. Vortrag, abgerufen von https://www.systelios.de

Suling L, ildner J (2024) Führung in der transformation. megatrends und management als motor des Wandels. *IW-Report Nr. 19.* Institut der deutschen Wirtschaft, Köln.

SysTelios Klinik. (2023). Organisationsstruktur und Konzept. https://www.systelios.de. Zugegriffen: 22. Feb 2025

Soziokratie Zentrum. (o. D.) Konsentprinzip. Soziokratie Zentrum. https://soziokratiezentrum.org/ueber-soziokratie/grundlagen-der-soziokratie-4-basisprinzipien/konsent. Zugegriffen: 24. Feb 2025

Watkins JG, Watkins HH (1997). Ego states: Theory and therapy. W. W. Norton & Company

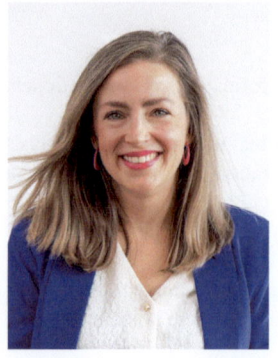

Peggy Kopkow ist Leadership-Coachin für Führungskräfte, Unternehmer:innen und Entscheider:innen mit Personalverantwortung. Ihre Schwerpunkte liegen in Neuroleadership, radikaler Selbstführung und bewusster Führung. Mit ihrer klaren Haltung begleitet sie Menschen, die nicht nur funktionieren wollen, sondern mit Intention führen und echte Wirkung entfalten möchten. Zuvor war sie selbst in Geschäftsführungs- und Führungsrollen tätig und weiß, wie herausfordernd Führung in komplexen Systemen sein kann. Heute unterstützt sie Entscheider:innen dabei, ihre Wirksamkeit zu erhöhen, neue Denk- und Handlungslogiken zu entwickeln und die eigene Führungsidentität zu schärfen.

Agil oder nicht agil? Im Spannungsfeld zwischen Flexibilität und Standardisierung

Patricia Adam

1   Warum Agilität im Gesundheitswesen?

Das Gesundheitswesen steht wie kaum ein anderer Sektor vor tiefgreifenden Veränderungen. Getrieben durch die steigenden Anforderungen der VUKA-Welt[1] – gekennzeichnet durch Volatilität, Unsicherheit, Komplexität und Ambiguität – werden Organisationen gezwungen, sich anzupassen. Agilität gilt als einer der Schlüssel, um dieser Welt zu begegnen. Doch wie viel Agilität vertragen standardisierte Strukturen, wie sie insbesondere im Gesundheitswesen durch gesetzliche Vorgaben, Qualitätsmanagementsysteme und patientensicherheitskritische Prozesse vorgegeben sind?

Dieser Beitrag beleuchtet die Herausforderungen und Chancen der Integration agiler Praktiken im stark regulierten Umfeld des Gesundheitswesens. Dabei wird aufgezeigt, wie agile Methoden und Werte sinnvoll mit Standards, etwa im Rahmen von ISO 9001, kombiniert werden können, um den besonderen Anforderungen an Flexibilität auf der einen und Sicherheit auf der anderen Seite gerecht zu werden.

---

[1] Nähere Erläuterung auch in Adam (2020, S. 2–3)

P. Adam (✉)
Hochschule Hannover, Hannover, Deutschland
E-Mail: patricia.adam@hs-hannover.de

T. Petzold und B. Böhland (Hrsg.), *Adaptive Transformation des Gesundheitswesens*, https://doi.org/10.1007/978-3-662-71628-1_8

Wir haben diese Werte zu schätzen gelernt:

Individuen und Interaktionen *mehr als*

      Prozesse und Werkzeuge

Funktionierende Software *mehr als*

      umfassende Dokumentation

Zusammenarbeit mit Kunden *mehr als*

      Vertragsverhandlung

Reagieren auf Veränderungen *mehr als*

      das Befolgen eines Plans

Obwohl wir die Werte auf der rechten Seite wichtig finden,
schätzen wir die Werte auf der linken Seite höher ein.

Abb. 1   Die Werte des Agilen Manifests[2]

2   Standardisiert, agil oder einfach nur flexibel?

Nach dem Erscheinen des Manifests für Agile Softwareentwicklung[3] im Jahr 2001 eroberte die „Wunderwaffe" Agilität ausgehend von der Softwareentwicklung nach und nach verschiedene Branchen und Organisationen. Dabei war lange unklar, wie sich Agilität von einer allgemeinen Flexibilität bis hin zu einem ungeordneten Chaos unterscheidet. Die folgende Abgrenzung, die sich insbesondere im Normenumfeld durchgesetzt hat, schafft hier Klarheit:

> *„Eine Organisation ist agil, wenn sie den Umgang mit ständiger Unsicherheit und daraus entstehenden ungeplanten Situationen als selbstverständlichen Teil ihrer Existenz begreift und systematisch in die Steuerung ihrer Aktivitäten integriert. Der Grad an Agilität einer Organisation wird bestimmt durch die Nutzung agiler Praktiken und die Ausrichtung an agilen Werten und Prinzipien."[4]*

Dabei basieren agile Werte und Prinzipien auf dem Agilen Manifest und können in Abhängigkeit von Organisation, Umfeld und Branche individuell gestaltet werden. Wenngleich die in Abb. 1 dargestellten Werte ursprünglich für die Softwareentwicklung formuliert wurden, sind sie sehr gut auf das Gesundheitswesen übertragbar.

---

[2] Adam (2023, S. 5), Übersetzung nach The Agile Alliance (2001)
[3] The Agile Alliance (2001)
[4] Adam (2020, S. 4)

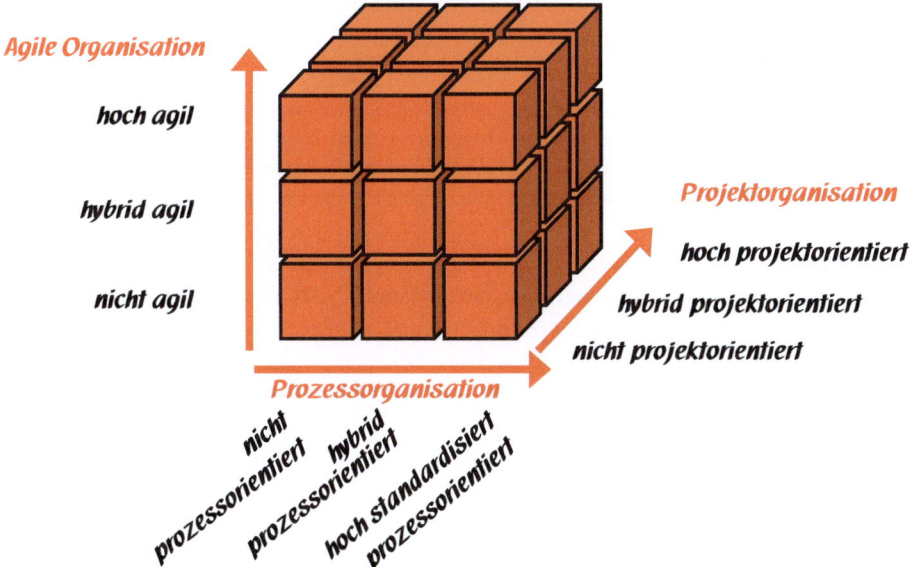

Abb. 2 Organisatorische Gestaltungsmöglichkeiten – der Systemwürfel[5]

Besonders wichtig an der Definition ist, dass es einen „Grad" an Agilität gibt. Es ist weder notwendig noch zielführend, die ganze Organisation agil auszurichten – entgegen der insbesondere zu Beginn der Agilitätswelle grassierenden Idee, dass nun „alles agil" sein müsse. Agilität ist nur eine von mehreren Möglichkeiten der Organisationsgestaltung. Neben der agilen Organisation gibt es z. B. noch die prozessorientierte und die projektorientierte Organisationsgestaltung, wie in Abb. 2 visualisiert. Dabei gilt für eine Organisation nie ein „Entweder-oder", sondern immer ein „Sowohl-als auch", je nach Aktivität und Situation. Selbst Vorreiter der Agilität arbeiten nach dem Abklingen des „Hypes" wieder in einer hybriden Organisationsform. Schließlich sind sich wiederholende Aktivitäten mit standardisierten Prozessen schneller, verlässlicher und ressourcenschonender zu organisieren.

Je dynamischer die Umwelt ist, desto relevanter wird es für eine Organisation, von dem generellen Postulat beherrschter Prozesse abzurücken, da diese eine stabile oder zumindest in bekannter Weise veränderliche Situation benötigen, um voll wirksam zu sein. Im Gesundheitswesen entstehen ständig neue Anforderungen, gesetzliche Regelungen verändern sich im Jahrestakt, und gemäß KRITIS besteht der Anspruch, auch in gesellschaftlichen Krisensituationen voll leistungsfähig zu bleiben. Diese Situationen sind damit typische Voraussetzungen für die Nutzung agiler Praktiken.

Agile Praktiken bestehen nicht daraus, einfach nur standardisierte Prozesse irgendwie flexibler auszulegen. Ein solches Vorgehen wäre der verlässlichen Durchführung von

---

[5] In Anlehnung an Adam (2023, S. 18)

Aktivitäten auch nicht dienlich und würde von Aufsicht und Auditierenden entsprechend moniert werden. Ein klareres Verständnis gibt daher die folgende Definition:

> *„Agile Praktiken sind Vorgehensweisen, um in ungeplanten Situationen unter Unsicherheit durch eigenständig arbeitende Gruppen kompetenter Individuen Lösungen zur Erreichung der Organisationsziele zu entwickeln und umzusetzen. Agile Praktiken können grundsätzlich informell ausgestaltet oder festgelegt sein. Die genutzten Vorgehensweisen sind typischerweise iterativ.“*[6]

Damit hat Agilität zwei Komponenten: eine besondere Art von Teams, die i. d. R. als agile oder selbststeuernde Teams bezeichnet werden, und spezielle agile, meistens iterative Vorgehensweisen.

3   Agile Teams im Gesundheitswesen

Agile Teams zeichnen sich dadurch aus, dass sie selbstbestimmt und eigenverantwortlich handeln. Dafür müssen sie zumindest die Bearbeitungsmethoden frei wählen und im Rahmen der Lösungserarbeitung selbstständig Entscheidungen treffen können, ohne Führungsfunktionen zu benennen oder weitere Verantwortliche hinzuziehen zu müssen. Diese Teams müssen mit Expertinnen und Experten für das jeweilige Thema besetzt sein – und nicht mit irgendjemandem, der zufällig gerade Zeit hat. Eine Teamentscheidung ist nur dann optimal, wenn alle benötigten Kompetenzen und Perspektiven mit an Bord sind. Ebenso wichtig ist auch die Bereitschaft der Teilnehmenden, sich auf diese neue Art des Arbeitens – nämlich mit agilen, iterativen Vorgehensweisen – einzulassen.

Selbststeuernde Teams sind im Gesundheitswesen nicht neu. Wenn z. B. ein Rettungswagen zum Einsatzort kommt, besteht das Team immer aus zwei Rettungsassistenten oder Notfallsanitätern. Die Behandlung am Einsatzort wird von den Rettungskräften in gemeinsamer Absprache vorgenommen und reicht von Medikamentengabe zur Kreislaufstabilisierung bis zur intensivmedizinischen Behandlung wie künstlicher Beatmung. Die Notfallrettung agiert in einer typischen VUKA-Umgebung: Einsatzort, Patienten und Situation wechseln ständig und sind vom Rettungsdienst nicht zu beeinflussen – also weit weg von beherrschten Bedingungen. Es kann dabei keine Führungskraft geben, die aus ihrem Elfenbeinturm heraus alle Entscheidungen trifft, jedoch wird durchaus noch eine Notärztin zur Erweiterung der vorhandenen Expertise herangezogen. Entsprechend ist Notfallrettung immer die Aufgabe eines selbststeuernden Teams. Dies wird sogar von Auditierenden als angemessene Vorgehensweise eingestuft, sind doch auch Rettungsdienste – wie z. B. der RKiSH bereits seit 2008 – nach ISO 9001 zertifiziert.[7]

---

[6] Adam (2020, S. 5)

[7] Rettungsdienst-Kooperation in Schleswig–Holstein (RKiSH) gGmbH (2025).

Qualitätszirkel sind häufig als selbststeuernde Teams organisiert. Die Mitglieder dürfen sich ihre Themen selbst wählen und erarbeiten Lösungen für ermittelte Qualitätsprobleme, die sie häufig sogar ohne weitere Rücksprache umsetzen dürfen. Die Führungskräfte der Bereiche werden in diesen Fällen lediglich über die geänderten Verfahren der Arbeitsebene informiert.

In manchen Kliniken gibt es Risikokreise, in denen z. B. typische Aspekte der Patientensicherheit besprochen und Lösungen für aufgedeckte Probleme gefunden werden. Dabei setzen sich die beteiligten Teammitglieder aus verschiedenen Bereichen zusammen. Dazu gehören Ärztinnen und Ärzte verschiedener Hierarchiestufen und Disziplinen, pflegerisches Personal und Verantwortliche für die Technik, je nach Thema auch ergänzt um Personen mit betriebswirtschaftlicher Perspektive. Solche Teams haben häufig keine Führungskraft im eigentlichen Sinne, sondern eher eine Person, z. B. aus dem Risikomanagement, die die Koordination der Treffen übernimmt. Bei größeren agilen Teams, wie sie z. B. in Entwicklungsprozessen eingesetzt werden, ist es durchaus üblich, dass Teilnehmende mit Verantwortung für die Koordination auch die Moderation des eigentlichen Arbeitsprozesses während der Treffen übernehmen. Das sorgt dafür, dass passende agile Tools – also Vorgehensweisen und Methoden – eingesetzt werden und dass Teamentscheidungen und ihre Einhaltung allen Mitgliedern transparent gemacht werden. Dafür benötigt diese Person einen Fundus an agilen Tools und Erfahrung mit Abstimmungsprozessen in agilen Teams, um eine effiziente Arbeitsweise abzusichern.

Abstimmungsprozesse in agilen Teams brauchen Zeit, damit auch wirklich alle Perspektiven beleuchtet werden können, bevor eine Teamentscheidung zustande kommt. Nur so kann abgesichert werden, dass die Entscheidung einer unbekannten Situation bestmöglich gerecht wird. Genau darin liegt die Qualität des Einsatzes von agilen Teams in VUKA-Situationen. Bei bekannten Konstellationen hingegen ist die Festlegung eines Standards oder die Entscheidung durch eine Führungskraft meistens schneller und effizienter.

4 Agile Vorgehensweisen – in Schleifen zum Erfolg

Wenn agile Teams mit dem Finden von Lösungen für VUKA-Probleme Neuland betreten, ist es hilfreich, ihnen agile Vorgehensweisen und Tools an die Hand zu geben. Diese dienen meistens der Strukturierung und Transparenz des teambezogenen Arbeitsprozesses. Häufig kann das konkrete Vorgehen nicht von vornherein im Detail geplant werden, sondern wird erst nach und nach ausgestaltet, je besser das Problem aus allen Perspektiven verstanden wird. Deswegen sind agile Vorgehensweisen häufig iterativ, also bestimmt von kurzen Entscheidungs- und Feedbackzyklen. So kann der eingeschlagene Weg regelmäßig überprüft und ungünstige Auswirkungen oder ungewollte Resultate können kurzfristig korrigiert werden.

Typisch für selbststeuernde Teams sind z. B. tägliche Standup-Meetings. Damit wird sichergestellt, dass alle Mitarbeitenden über den Arbeitsfortschritt ihrer Teammitglieder informiert sind. So kommen z. B. jeden Morgen alle Teammitglieder 15 min im Stehen zusammen. Alle berichten kurz und knapp darüber, was sie bereits geschafft haben und wo vielleicht noch Unterstützung benötigt wird. So koordiniert das Team seine Aktivitäten und behält die Zielerreichung im Blick. Der knappe Zeitrahmen hilft dabei, sich auf das Wesentliche zu konzentrieren. Für eine ausführliche Reflexion des Erreichten oder eine grundsätzliche Neuausrichtung werden andere Arbeitsformate genutzt. Standup-Meetings sind ein hilfreicher Koordinationsmechanismus für ein agiles Team und ersetzen die sonst übliche Koordination durch die Führungskraft. Das bedeutet auch: In einem normalen Team, bei dem die Führungskraft die Aufgaben verteilt, sind sie sinnlos. Manch eine klassische Führungskraft hat aus Begeisterung für das agile Arbeiten solche Standup-Meetings eingeführt und musste irgendwann feststellen, dass niemand mehr wusste, worüber man jeden Tag noch reden sollte. Agile Vorgehensweisen schaffen meistens nur dann einen Mehrwert, wenn auch selbststeuernde Teams eingesetzt werden.

Neben selbst entwickelten agilen Vorgehensweisen aller Art gibt es auch sogenannte agile Methoden, die für vorgegebene Anwendungsfälle definiert wurden und in verschiedenen Organisationen standardisiert angewendet werden können. Diese können auch im Gesundheitswesen angewendet werden, z. B. das Kanban-Board.

Ein Kanban-Board ist ein Tool zur Teamorganisation. Es schafft Transparenz über den Arbeitsfortschritt und ggf. entstehende Engpässe mithilfe einer einfachen Visualisierung (siehe Abb. 3). Diese kann an Flipcharts oder Whiteboards „live" oder online mit z. B. Trello oder Jira entstehen. Das simple Grundprinzip besagt, dass jeder sich selbst das nächste Arbeitspaket aussucht („Pull") und dann ein Kärtchen der Status-Übersicht für im Team derzeit abgearbeitete Aufgaben hinzufügt. Wird ein Prozessschritt nicht erfolgreich durchlaufen, z. B. wenn erkannte Fehler eine Freigabe verhindern, wird das Kärtchen während der notwendigen Überarbeitung wieder iterativ zurückgeführt und der vorangegangenen Stufe zugeordnet. So genutzt ist ein Kanban-Board allerdings nur eine visuell etwas aufgepeppte Team-To-do-Liste. Leider ist diese häufig als völlig überladene Zettellandschaft anzutreffen. So schön es ist, sich gemeinsam anhand einer solchen Tafel über den aktuellen Arbeitsstand des Teams zu informieren, so wenig hilft es einem Team, täglich ein buntes Zettelgewirr entziffern zu müssen, um auch „agil" herüberzukommen. Dabei gehören zu einem echten Kanban-Board noch Steuerungsvorgaben, sogenannte Work-in-Progress-Grenzen. Richtig genutzt erleichtern diese eine gezielte Ressourcensteuerung. Sie geben die maximale Anzahl der Arbeitspakete pro Phase vor, die gleichzeitig abgearbeitet werden können. Solche Grenzen paralleler Arbeit sind strikt einzuhalten. Die Visualisierung am Kanban-Board ermöglicht es dann dem Team, auf einen Blick zu sehen, in welcher Phase sich die Arbeit staut und Ressourcen umgesteuert

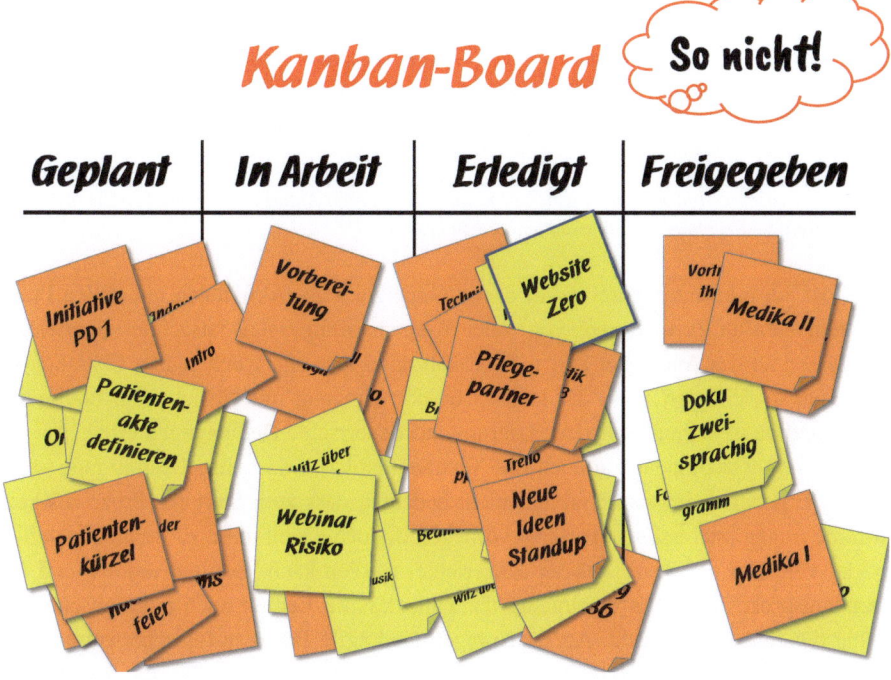

Abb. 3 Kanban-Board, wie es nicht sein soll[9]

werden müssen. In dieser Art der Steuerung des Teamarbeitsprozesses liegt der eigentliche Mehrwert.[8]

Bei allen agilen Methoden gilt analog zu den selbst entwickelten Vorgehensweisen: Sie können ihren Zweck nur erfüllen, wenn die Teams wirklich entsprechende Freiräume für die Selbstorganisation haben. Ansonsten sind sie bestenfalls nutzlos. Im schlimmsten Fall können sie die Teammitglieder durch unnötigen Zusatzaufwand belasten oder sogar tiefe Frustration auslösen, wenn die Führungskraft nur Pseudo-Freiräume gewährt und sich selbst die vollständige Kontrolle über alle Entscheidungen vorbehält.

---

[8] Adam (2020, S. 13–14); Eisenberg (2022) zeigt die Möglichkeiten der Nutzung von Kanban auf sehr unterhaltsame Weise auf.

[9] In Anlehnung an Adam (2023, S. 16)

5   Agile Prozesse – auch Agilität lässt sich steuern

Am Kanban-Board als typischer agiler Methode wird bereits deutlich, dass Agilität und Prozessorientierung sich sehr gut ergänzen. In einer hybriden Organisation sind deshalb auch häufig agile Prozesse anzutreffen, die wie folgt definiert sind:

> *„Agile Prozesse sind Prozesse, welche zu einem relevanten Anteil agile Praktiken nutzen, um vorgesehene Ergebnisse zu bestimmen und zu erzielen."*[10]

Dabei ist ein relevanter Anteil nicht davon abhängig, dass Aktivitäten mit agilen Praktiken gemessen an Zeit-, Ressourcen- oder Wertschöpfungsanteil tatsächlich überwiegen. Stattdessen ist der Anteil der agilen Praktiken dann relevant, wenn er den Charakter des Prozesses so verändert, dass der selbststeuernde Umgang mit Unsicherheit und ständiger Veränderung Vorrang vor der Fixierung auf beherrschte Bedingungen erhält. Wichtig ist in diesem Zusammenhang auch das Verständnis dafür, dass eine Bestimmung vorgesehener Ergebnisse im Prozessablauf nicht bedeutet, dass zum Start des Prozesses keine Anforderungen interessierter Parteien vorliegen. Jedoch liegen diese zu Beginn noch nicht so klar vor, dass der Prozess daran ausgerichtet werden kann. Bei Innovations- und Entwicklungsprozessen ist es regelmäßig der Fall, dass zu Beginn noch nicht absehbar ist, wohin die Reise genau geht. Auch deswegen sind agile Prozesse typischerweise iterativ und folgerichtig nicht vollständig standardisierbar.

Trotzdem bedeutet das nicht, dass agile Prozesse nicht steuerbar sind. Eine wissenschaftliche Analyse typischer Prozesssteuerungsmechanismen hat gezeigt, dass diese ausnahmslos auch in agilen Prozessen ihre Anwendung finden.[11] Lediglich die verwendeten Vorgehensweisen in der Steuerung unterscheiden sich. Die typische Wirkungsweise der Steuerungsmechanismen ist in Abb. 4 ersichtlich. Alle Arten von Prozessen – agil oder nicht agil – werden demnach zunächst determiniert durch die Anforderungen bzw. **Vorgaben** der dafür relevanten interessierten Parteien. Zudem sind Prozesse stark von den dafür bereitgestellten **Ressourcen** beeinflusst. Manuelle Prozesse sind i. d. R. deutlich störungsanfälliger und in ihrer Qualität mit stärkeren Schwankungen behaftet als technisch unterstützte. Die einzelnen Prozessschritte selbst unterliegen **Regeln**. Wie sehr diese Regelungen (z. B. Richtlinien, Handlungsanweisungen oder Guidelines) die auszuführenden Tätigkeiten determinieren, variiert allerdings stark. Wenn auch die Versorgung durch den Rettungsdienst insgesamt ein agiler Prozess ist, so gelten für die eigentliche Behandlung anzuwendende Regeln, die in Handbüchern oder Übersichten festgehalten sind und entsprechend trainiert werden. Programmierer müssen sich an die Regeln der Programmiersprache halten – egal, ob sie das in einem agilen oder einem klassischen Entwicklungsprojekt tun. Die **Koordination** sichert den Prozessablauf und sorgt dafür, dass er über die Schnittstellen reibungslos funktioniert. In agilen Teams kann diese z. B.

---

[10] Adam (2020, S. 16)
[11] Japing, T. A. & Adam, P. A. (2021)

Abb. 4 Die BIG FIVE der Prozesssteuerung gelten für alle Arten von Prozessen[13]

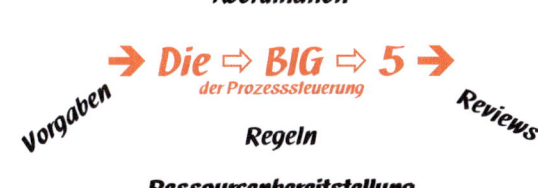

Koordination

→ *Die* ⇨ *BIG* ⇨ *5* →
der Prozesssteuerung

Vorgaben

Reviews

Regeln

Ressourcenbereitstellung

Abb. 5 Stolpersteine der agilen Transformation erfolgreich bewältigen

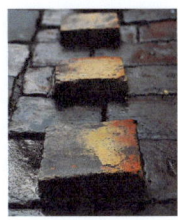

agile und klassische Prozesse integrieren

agiles Mindset fördern

moderierende Führungskräfte ausbilden

durch die bereits dargestellten Kanban-Boards unterstützt werden. Am Ende des Prozesses oder einzelner Teilprozesse wird die Qualität durch **Reviews** abgesichert. Diesen nachträglichen Tests, Prüfungen oder Lessons-Learned-Gesprächen kommt gerade bei agilen Prozessen mit Nutzung agiler Vorgehensweisen eine hohe Bedeutung zu. Deswegen sind in der sehr beliebten agilen Scrum-Methodik auch sogenannte Sprint Reviews und Sprint Retrospektiven verpflichtend.[12]

Hieran wird klar: Agilität bedeutet nicht die „große Freiheit Nr. 7". Die Etablierung agiler Prozesse ist auch im Gesundheitswesen – sei es in Managementsystemen auf Basis von ISO 9001 oder unter den aufsichtsrechtlichen Bedingungen für KRITIS-Organisationen – möglich und sinnvoll. Bei detaillierter Betrachtung stellen einige Krankenhäuser vielleicht schon fest, dass sie agiler sind, als sie selbst gedacht haben. Manche Prozesse in der Notfallaufnahme oder bei der Entscheidung über die Behandlung seltener Tumorerkrankungen werden bereits selbstverständlich von selbststeuernden Expertenteams durchgeführt und beinhalten auch agile Anteile. Für die Organisationsgestaltung wäre es sehr sinnvoll, diese Prozesse zu identifizieren und einzuordnen. Denn agile Prozesse gehen mit typischen Stolpersteinen einher, die sich mit einem entsprechenden Verständnis vermeiden lassen (siehe Abb. 5).

[12] Schwaber, K. & Sutherland, J. (November 2020)
[13] In Anlehnung an Adam (2023, S. 30)

6   Stolpersteine erfolgreich bewältigen

Da fast alle Organisationen hybrid aufgestellt sind, müssen agile und klassische Prozesse integriert werden, um das Management in einem übergreifenden Managementsystem zu ermöglichen. Eine nicht oder nur schlecht gelungene **Integration** beinhaltet erhebliche Risiken. Grundsätzlich ist die Relevanz davon abhängig, ob eine Organisation nur vereinzelte „Agilitätsinseln" besitzt und sich ansonsten klassischer Organisationsformen bedient, oder ob der Anteil an agilen Praktiken so bestimmend ist, dass es sich tatsächlich um agile Prozesse handelt. Wenn sich z. B. in einem Krankenhaus agile Teams zur Betrachtung von Patientenrisiken bilden, findet Agilität in einem streng begrenzten Rahmen statt. Der eigentliche Kernprozess des Krankenhauses bzw. die Behandlung und Pflege der Patienten in den beteiligten Abteilungen ist von den in diesem Team genutzten agilen Praktiken nicht direkt betroffen. Die Teammitglieder verbringen nur einen sehr geringen Teil ihrer Arbeitszeit in diesem Umfeld und sind ansonsten ihrer Führungskraft zugeordnet. In solchen Fällen ist eine tatsächliche Integration der Prozesse kaum notwendig und die organisatorischen Herausforderungen sind gering.

Völlig andere Voraussetzungen sind gegeben, wenn z. B. in einem großen IT-Entwicklungsprojekt für die elektronische Patientenakte einzelne Arbeitspakete durch agile Teams bearbeitet, andere davon abhängige Pakete aber klassisch abgewickelt werden. Wenn die übergreifende Steuerung durch eine Projektleitung nach standardisierter Methodik verläuft und die Gesamtentscheidungen durch einen übergreifenden Lenkungsausschuss getroffen werden, müssen die Vorgehensweisen integriert und abgestimmt werden. Meistens wird in diesen Fällen der übergeordnete Takt von den Standardprozessen bestimmt, d. h. die agilen Prozessanteile sind nur insoweit frei, wie sie sich noch innerhalb eines allgemein vorgegebenen (Zeit-)Rahmens bewegen. Die Ausbalancierung zwischen der Freiheit des agilen Teams und den Steuerungsanforderungen des Gesamtprojektes verlangt von allen Verantwortlichen eindeutige Absprachen, ein klares Bekenntnis zur Agilität und viel Vertrauen. Gleichzeitig birgt ein solches Vorgehen die Chance, die bisherigen Vorgaben auf den Prüfstand zu stellen und längst überflüssige Detailregelungen zu „entrümpeln".

In tatsächlich agilen Prozessen sind die Übergänge von agilen zu klassischen Prozessteilen gesondert zu regeln. Das A und O für eine erfolgreiche Integration ist in diesem Fall die Kommunikation. Es empfiehlt sich, die Mitarbeitenden über die Schnittstellen hinweg gezielt und regelmäßig einzubinden, insbesondere in übergreifende Prozessreviews.

Neben den organisatorischen Herausforderungen gilt es bei der Einführung von Agilität insbesondere, die persönlichen Herausforderungen für die Beteiligten zu erkennen. Die unterschiedlichen Freiheitsgrade von agilen und klassischen Teams erwecken nicht nur Vorurteile, Neid und Ängste, sondern sie können Mitarbeitende auch schnell überfordern.

Wie dargestellt, hängt der Erfolg agiler Teams wesentlich von der Abbildung aller relevanten Perspektiven ab, die von kompetenten Teammitgliedern vertreten werden. Dabei ist es vorteilhaft, wenn wenigstens einige von ihnen Erfahrungen mit agilem Arbeiten oder Kenntnisse agiler Methoden besitzen. Leider ist nicht jeder fachlich kompetente Mitarbeiter bereit und fähig, im Rahmen eines selbststeuernden Teams Verantwortung zu übernehmen und sich mit agilen Vorgehensweisen auseinanderzusetzen. Die Arbeit in einem agilen Team verlangt den Mitgliedern viel ab, denn zeitliche Flexibilität ist dabei ebenso gefragt wie ein „**agiles Mindset**". Dazu gehören insbesondere Veränderungsbereitschaft, die Fähigkeit zur Selbstreflexion, Teamfähigkeit und Engagement für die gemeinsame Sache. Hinzu kommt die Bereitschaft, neue Wege auszuprobieren, die Ungewissheit der Erfolgsaussichten auszuhalten und Fehler als notwendige Information auf dem Weg zur bestmöglichen Lösung zu verstehen. Menschen, die nach Sicherheit streben und Routinearbeiten vorziehen, fühlen sich in agilen Prozessen entsprechend unglücklich und überfordert. Zudem sind nicht alle Mitarbeitenden zufrieden mit den umfangreichen Diskussions- und Abstimmungsprozessen. Manche arbeiten viel lieber allein. Es ist damit zu rechnen, dass jede Organisation einen erheblichen Anteil an Mitarbeitenden hat, die aus diesen Gründen agile Arbeit skeptisch sehen oder vollständig ablehnen. Damit stellt sich die Frage, ob die Organisation es sich leisten kann, diese Mitarbeitenden und ihre Expertise in der Transformation zu verlieren.

Die Haltung der beteiligten Führungskräfte übt letztlich einen wesentlichen Einfluss darauf aus, ob die Mitglieder agiler Teams sich mit den agilen Vorgehensweisen wohlfühlen. Dabei verlangt eine organisationale Transformation hin zu einer verstärkten Nutzung agiler Praktiken gerade den Führungskräften viel ab. Müssen diese ihre Entscheidungshoheit an ein agiles Team abgeben, haben sie bei einer konsequenten Einführung agiler Praktiken nur zwei Wege offen: nach unten, also näher an die Facharbeit in die **Moderation der Teamprozesse**, oder weiter nach oben in die Strategieebene. Beides verlangt Führungskräfte mit entsprechenden Kompetenzen und Fähigkeiten. Ein Moderator und Prozesssteuerer benötigt z. B. ein hohes Maß an Kommunikationskompetenz und Empathiefähigkeit, da er vor allem die Selbststeuerungskompetenzen der Mitarbeiter stärken soll. In dieser Rolle sorgt die ehemalige Führungskraft dann auch dafür, dass das Team in intensiven Arbeitsphasen nicht durch ständig neue Anforderungen von außen gestört wird. Der alternative Weg, die Führungskräfte stärker in die strategische Steuerung zu integrieren, ist häufig versperrt, da es bereits genügend Führungskräfte auf den übergeordneten Ebenen gibt. Für stark hierarchisch geprägte Organisationen mit einer streng an den Führungsebenen ausgerichteten Informationspolitik und entsprechend an Macht und Status orientierten Führungskräften, wie es gern dem medizinischen Personal in Krankenhäusern nachgesagt wird, ist damit eine agile Transformation besonders schwer zu beherrschen. Ohne eine entsprechende Haltung von ganz oben wird Agilität dort nicht funktionieren. Selbst mit einem entsprechenden Auftrag der obersten Führungsebene muss sich eine solche Organisation darauf einstellen, viele ihrer bisherigen Führungskräfte zu verlieren. Im schlimmsten Fall werden diese Führungskräfte nicht aus der Organisation ausscheiden, sondern stattdessen versuchen, die Einführung agiler Praktiken zu torpedieren.

7 Sanfter Einstieg in die Agilität

Für die meisten Organisationen im Gesundheitswesen ist eine durchgreifende, auf die umfassende Einführung agiler Praktiken ausgerichtete interne Transformation nicht erstrebenswert. Ein völliger Verzicht auf agile Praktiken ist allerdings ebenso wenig realistisch, wenn sie sich für eine turbulente Zukunft wappnen wollen.

Die Kunst wird letztendlich darin bestehen, einen sanften Einstieg zu wählen und die richtigen Mitarbeitenden für die neu agil zu gestaltenden (Teil-)Prozesse zu finden. Manche Organisationen nutzen das Prinzip der Freiwilligkeit und starten damit, dass sich Mitarbeitende freiwillig für die Beteiligung in agilen Teams melden können, um die persönliche Bereitschaft sicherzustellen. Wenn jedoch ein für das Thema benötigtes Fachwissen nur bei bestimmten Mitarbeitenden vorhanden ist, müssen auch diese für das agile Team gewonnen werden. Dabei wird oftmals erst im Rahmen der Teamarbeit ersichtlich, welche Mitarbeitenden wirklich mit agilen Praktiken zurechtkommen und welche nicht. Während manche im Vorfeld besonders kritische Teammitglieder in der agilen Teamarbeit aufgehen, kann es vorkommen, dass andere trotz anfänglicher Begeisterung im Verlauf immer unglücklicher und unsicherer werden. Letztlich übt auch die Haltung der beteiligten Führungskräfte einen wesentlichen Einfluss darauf aus, ob sich die Beteiligten mit den agilen Praktiken wohlfühlen. Entsprechend hilfreich ist es, die Führungskräfte frühzeitig in die Transformation einzubinden und Interessierten eine Ausbildung in agilen Grundprinzipien, Methoden und Tools zu ermöglichen. Diese Führungskräfte können dann in der neuen Moderatorenrolle die Arbeitsprozesse der agilen Teams unterstützen.

Gerade die Einführung agiler Praktiken erfüllt eine der Hauptanforderungen an eine erfolgreiche organisationale Transformation im Gesundheitswesen: Ständig neue Möglichkeiten zu finden, sich weiter zu verbessern.

Literatur

Adam PA (2020) Agil in der ISO 9001 - Wie Sie agile Prozesse in Ihr Qualitätsmanagement integrieren. Wiesbaden: Springer Fachmedien (essentials). https://doi.org/10.1007/978-3-658-28311-7

Adam PA (2023) Agile in ISO 9001 - how to integrate agile processes into your quality management system. Wiesbaden: Springer Fachmedien (Business Guides on the Go). https://doi.org/10.1007/978-3-031-23588-7

The Agile Alliance (Hrsg.) (2001) Manifest für Agile Softwareentwicklung. Verfügbar. https://agilemanifesto.org/iso/de/manifesto.html. Zugegriffen: 30. Jan. 2025

Eisenberg F (2022) Kanban – mehr als Zettel. Carl Hanser Verlag GmbH & Co. KG, München. https://doi.org/10.3139/9783446473508.fm

Japing TA, Adam PA (2021) Die geplante Flexibilität – ISO 9001-konforme Steuerung agiler Prozesse. Management Nr. 7. Preprint. Frei verfügbar (CC BY). https://doi.org/10.25968/opus-2095

Rettungsdienst-Kooperation in Schleswig-Holstein (RKiSH) gGmbH. (2025) Ein Rettungsdienst mit Charakter, Rettungsdienst-Kooperation in Schleswig-Holstein (RKiSH) gGmbH. https://www.rkish.de/unternehmen/wer-wir-sind/die-rkish.html. Zugegriffen: 30. Jan. 2025

Schwaber K, Sutherland J (November 2020) Der Scrum Guide (TM). Der gültige Leitfaden für Scrum: Die Spielregeln. https://scrumguides.org/docs/scrumguide/v2020/2020-Scrum-Guide-German.pdf. Zugegriffen: 30. Jan. 2025.

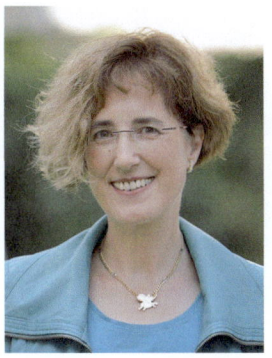 **Prof. Dr. Patricia A. Adam** lehrt International Management an der Hochschule Hannover und ist Expertin für Managementsysteme und Organisationsentwicklung. Sie ist Mitglied der Deutschen Gesellschaft für Qualität (DGQ) und nebenberuflich als Auditorin der DQS GmbH sowie EFQM-Assessorin auf der ganzen Welt unterwegs, um Organisationen und deren Managementsysteme zu begutachten. Derzeit ist sie als Mitglied im ISO TC 176, ISO TC 262 und den entsprechenden deutschen Spiegelgremien des DIN aktiv an der Normrevision von ISO 9000/9001 sowie ISO 31000 beteiligt. Ihr 2020 publiziertes SpringerGabler essential „Agil in der ISO 9001" avancierte inzwischen zum Standardwerk.

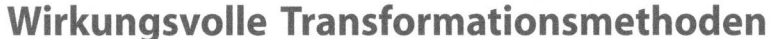

Wirkungsvolle Transformationsmethoden

Partizipation als Wegbereiter und -begleiter adaptiver (digitaler) Transformation des Gesundheitswesens

Florian Fischer und Sven Kernebeck

1 Einleitung

Veränderungen im Gesundheitswesen ähneln einem Marathonlauf: Die Wege sind lang, teilweise herausfordernd und kräftezehrend. Ein Marathonlauf erfordert von allen beteiligten Akteur:innen einen langen Atem, kontinuierliches Engagement und Durchhaltevermögen bei unplanbar auftretenden Rückschlägen. Während der Startpunkt des Marathons ebenso wie die Ausgangslage im Gesundheitswesen feststehen, ist bei einem klassischen Marathon auch das Ziel eindeutig festgelegt und bekannt. Dagegen wird im „Transformationsmarathon" des Gesundheitswesens dasselbe unterwegs häufig noch diskutiert, verschoben oder gar vergessen. Und nachdem der Startschuss ertönt ist – etwa über Aktionspläne, Strategiepapiere oder Gesetze – lassen die ersten konkreten Schritte im Gesundheitswesen häufig auf sich warten.

Was aber macht diesen Transformationsmarathon im Gesundheitswesen so schwer? Es ist vor allem die Vielzahl und Komplexität der beteiligten Akteur:innen – von Kostenträgern über Leistungserbringende und Patient:innen bis hin zu strikten (wenngleich auch zumeist erforderlichen) regulatorischen Anforderungen. Ihre teils widersprüchlichen Interessen erschweren schnelle Entscheidungen und führen zu langwierigen Aushandlungsprozessen (Blümel et al. 2020). Hinzu kommt die starke Fragmentierung des Systems, etwa

F. Fischer (✉)
Bayerisches Zentrum Pflege Digital, Hochschule für angewandte Wissenschaften Kempten, Kempten, Deutschland
E-Mail: florian.fischer@hs-kempten.de

S. Kernebeck
FH Münster, Fachbereich Gesundheit, Münster, Deutschland
E-Mail: kernebeck@fh-muenster.de

T. Petzold und B. Böhland (Hrsg.), *Adaptive Transformation des Gesundheitswesens*,
https://doi.org/10.1007/978-3-662-71628-1_9

zwischen ambulantem und stationärem Sektor oder zwischen föderalen Zuständigkeiten. Strukturelle Beharrungskräfte – beispielsweise in Form institutionalisierter Routinen, beruflicher Selbstverwaltungsrechte oder rechtlicher Rahmenbedingungen – wirken wie Bleigewichte an den Füßen der Reformläufer:innen. Auch kulturelle Faktoren spielen eine Rolle, wie etwa eine tief verankerte Skepsis gegenüber zentralisierten Steuerungsmechanismen oder technologischen Neuerungen (Greenhalgh et al. 2017). Gleichzeitig sind es aber auch diese Beharrungskräfte, die Sicherheit, Kontinuität und eine gewisse Resilienz ermöglichen. Nicht jede Reform ist per se wünschenswert und nicht jede Veränderung bringt automatisch Fortschritt. So gesehen kann die Trägheit des Systems auch Ausdruck einer kritischen Reflexionsfähigkeit gegenüber kurzfristigen Trends sein, die zunächst vielversprechend erscheinen, aber langfristig doch wirkungslos bleiben.

Trotzdem: Das Gesundheitswesen ist alles andere als veränderungsresistent. Im Gegenteil: Es handelt sich um ein hochdynamisches Feld, das in den letzten Jahrzehnten mehrfach tiefgreifende Transformationen durchlebt hat – teils evolutionär, teils revolutionär. Die Einführung der gesetzlichen Krankenversicherung im 19. Jahrhundert (Busse et al. 2017), die Etablierung evidenzbasierter Medizin (Sackett et al. 1996), die Professionalisierung der Pflege (Schaeffer 2011) oder die zunehmende Akademisierung der Gesundheitsberufe (Wissenschaftsrat 2023) sind nur einige Beispiele für Wandlungsprozesse, die sich auch weiterhin noch vollziehen bzw. bei denen Veränderungen erneut erforderlich sind.

Es ist also ein Paradox: Während Veränderung oft langwierig und zäh erscheint, ist das Gesundheitswesen de facto ein Ort permanenter Transformation. Dennoch zeigen sich in der aktuellen Lage einige Besonderheiten: Erstens führt das gegenwärtige Zusammentreffen multipler Transformationsprozesse, seien sie gesellschaftlichen, systemischen oder organisationsbedingten Ursprungs – wie etwa der demografische Wandel, die digitale Transformation oder der Fachkräftemangel (OECD 2024) – zu einer neuen Qualität der Anforderungen und somit einem hohen Druck auf die beteiligten Akteur:innen. Zweitens steigen damit verbunden die Komplexität und das Tempo des Wandels, wodurch klassische Mechanismen der Anpassung und Steuerung zunehmend an ihre Grenzen gelangen (Plsek und Greenhalgh 2001). Und drittens handelt es sich zunehmend um Transformationen, die nicht nur technische oder prozessuale Veränderungen betreffen, sondern kulturelle, normative und strukturelle Umbrüche mit sich bringen (May et al. 2009).

Was also motiviert die Läufer:innen dieses Transformationsmarathons? Neben den Zwängen von außen, wie der Alterung der Bevölkerung, der zunehmenden Bedeutung chronischer Erkrankungen bei gleichzeitigen akuten Krisen (z. B. ausgelöst durch Pandemien, Auswirkungen des Klimawandels oder durch gewaltsame Konflikte) oder dem wirtschaftlichen Druck, wirken auch innere Antriebskräfte: die Berufsidentität sowie das Streben nach professioneller Weiterentwicklung vieler Beschäftigter im Gesundheitswesen, ihr Wunsch nach einer werteorientierten und sinnstiftenden Tätigkeit und nicht zuletzt das Bestreben, eine qualitativ hochwertige Versorgung zu gewährleisten.

Diese äußeren wie inneren Antriebskräfte führen im Gesundheitswesen zu Innovationspotenzialen, die wiederum Grundlage für Veränderungen und Transformationsprozesse sind. Dabei stellt sich die Frage: Welche Formen von Veränderung sind tatsächlich wirksam? Welche dringen bis in die Grundstruktur des Systems vor und welche bleiben an der Oberfläche? Und vor allem: Wer initiiert diesen Wandel – und wer wird in die Verantwortung genommen? Diese Fragen sind auch deshalb zentral, weil aktuelle Transformationsanforderungen – etwa im Zuge der Digitalisierung, des Klimawandels oder der demografischen Entwicklungen – nicht mehr mit punktuellen Anpassungen zu bewältigen sind. Sie verlangen tiefgreifende, integrative und partizipative Veränderungsprozesse. Unter dieser Perspektive wird deutlich, dass das Gesundheitswesen nicht per se innovations- bzw. transformationsfeindlich ist. Doch es folgt einer eigenen Logik, die sich nicht leicht beschleunigen oder von außen steuern lässt. Transformationsprozesse müssen deshalb auf die Eigenarten des Systems und der darin agierenden Institutionen, Organisationen und Personen ausgerichtet sein – und dürfen nicht dem Irrglauben erliegen, Wandel lasse sich von außen einfach anordnen. Transformation im Gesundheitswesen ist möglich – aber sie muss von innen heraus gestaltet, kontextsensibel begleitet und langfristig abgesichert werden. Wie dies gelingen kann, wird in diesem Beitrag am Beispiel der digitalen Transformation im Gesundheitswesen dargestellt.

2 Veränderung im Gesundheitswesen: Zwischen Kontinuität und Beschleunigung

In den letzten Jahr(zehnt)en hat auch im Gesundheitswesen die Digitalisierung deutlich an Fahrt aufgenommen – wenn auch langsamer als in anderen Branchen. Mittlerweile fungiert die Digitalisierung hier aber als Katalysator und gleichzeitig als Brennglas für Herausforderungen in Transformationsprozessen. Während frühere technologische Innovationen zumeist punktuelle Veränderungen nach sich zogen, betrifft die digitale Transformation nahezu alle Bereiche des Gesundheitswesens: von der elektronischen Patientenakte, der automatisierten Dokumentation, der digitalen Pflegeassistenz bis hin zur durch künstliche Intelligenz gestützten Diagnostik. Diese Entwicklungen verändern nicht nur Arbeitsprozesse innerhalb einer einzelnen Einrichtung des Gesundheitswesens, sondern auch Kommunikationsstrukturen, Rollenbilder und Machtverhältnisse im gesamten Gesundheitssystem (Greenhalgh et al. 2017). Insbesondere die sehr dynamisch stattfindenden Entwicklungen rund um den Einsatz von künstlicher Intelligenz im Gesundheitswesen werfen grundsätzliche ethische, rechtliche und soziale Fragen auf, etwa im Hinblick auf Datenschutz, Datensouveränität oder algorithmischen Entscheidungsprozesse (Morley et al. 2020).

Die digitale Transformation erfordert somit von Einrichtungen und Akteur:innen im Gesundheitswesen einen neuen Umgang mit entsprechenden Veränderungsprozessen, da diese Transformation eine ganz neue Qualität hat:

1. Sie ist multidimensional, da sie technische, soziale, ökonomische und kulturelle Dimensionen zugleich betrifft (Mauro et al. 2024).
2. Sie ist nicht abgeschlossen, sondern prozesshaft, iterativ und von Unsicherheit geprägt (Matusiewicz et al. 2017).
3. Sie erfordert ein hohes Maß an Kommunikation, Kooperation und Koordination sowie Reflexionsbereitschaft zwischen unterschiedlichen Akteur:innen (Braithwaite et al. 2019; Petzold und Steidle 2023).

Diese besondere Form der Transformation kann nicht mit traditionellen Steuerungsmechanismen allein bewältigt werden. Stattdessen bedarf es einer Kohärenz der Politik, einer unterstützenden Organisationskultur in Einrichtungen des Gesundheitswesens (Hunter und Bengoa 2023) und vor allem eines neuen Verständnisses von Wandel: als ko-kreativem, lernendem und adaptivem Prozess. Dies impliziert auch ein erweitertes Verständnis von Verantwortung: Transformation ist nicht nur Aufgabe der Politik oder der Leitungsebenen, sondern erfordert das Engagement und die aktive Mitgestaltung aller Beteiligten im System (Renedo und Marston 2015).

Die Frage, wie transformativ das Gesundheitswesen sein kann, hängt daher nicht nur von institutionellen Strukturen oder gesetzlichen Rahmenbedingungen ab, sondern auch von seiner Fähigkeit, unterschiedliche Perspektiven produktiv zu integrieren. Partizipation, Interdisziplinarität und Interprofessionalität sowie Transparenz sind zentrale Prinzipien, um diesen Prozess zu gestalten (Tritter und McCallum 2006; Endter und Fischer 2023). Nur wenn Wandel gemeinsam gedacht und umgesetzt wird, kann er langfristig erfolgreich und nachhaltig sein. Vor diesem Hintergrund stellt sich nicht die Frage, *ob* das Gesundheitswesen wandlungsfähig ist, sondern *wie* es seine vorhandenen Erfahrungen mit Wandel in der Vergangenheit nutzen kann, um die gegenwärtige Transformation zu gestalten – und welche neuen Ansätze, Formate und Denkweisen dafür notwendig sind.

Denn so zeigt sich, dass viele Digitalisierungsvorhaben im Gesundheitswesen immer noch auf erhebliche Skepsis und Widerstände treffen – insbesondere bei den Beschäftigten. Diese Ablehnung speist sich aus mehreren Quellen: der Überlastung im Alltag, dem Mangel an Schulung und Einbindung, aber auch aus der Erfahrung, dass technologische Neuerungen häufig von außen „verordnet" erscheinen – ohne Rücksicht auf bestehende Praktiken und Bedarfe (Greenhalgh et al. 2017). Die Digitalisierung wird nicht selten als technokratischer Eingriff wahrgenommen – als Maßnahme, die nicht aus der Praxis heraus entsteht, sondern durch politischen oder gesellschaftlichen Druck initiiert wird.

Dies wirft die grundlegende Frage auf: Ist Digitalisierung im Gesundheitswesen eine Innovation von innen – getragen durch Bedarfe, Wissen und Motivation der Praktiker:innen? Oder ist sie eine Transformation von außen- angetrieben durch wirtschaftliche Interessen, regulatorische Anforderungen oder technologische Machbarkeit? Die Antwort auf diese Frage entscheidet maßgeblich über Akzeptanz, Wirkung und Nachhaltigkeit digitaler Innovationen. Dabei ist auf die im Folgenden beschriebenen kritischen Perspektiven im Kontext der digitalen Transformation im Gesundheitswesen hinzuweisen.

Im Zentrum der Kritik steht ein oftmals technikzentrierter Innovationsbegriff. Dabei sollte nicht das technisch Mögliche im Mittelpunkt stehen, sondern das technisch Notwendige (Dockweiler und Razum 2016) – und zwar unter der Prämisse, dass Technik den Menschen dienen muss und nicht umgekehrt. Es geht also nicht nur um Effizienz, sondern um Humanität, Beziehungsqualität und eine ethisch verantwortete Versorgung. Die digitale Transformation darf nicht als Selbstzweck verstanden werden, sondern als Mittel zum Zweck: zur Verbesserung der Versorgung, zur Entlastung der Beschäftigten im Gesundheitswesen und zur Ermöglichung neuer Versorgungsmodelle.

In politischen und öffentlichen Diskursen wird die fortschreitende Digitalisierung im Gesundheitswesen vor diesem Hintergrund häufig mit dem Versprechen verbunden, lang bestehende Probleme lösen zu können. Dieses Narrativ des digitalen Fortschritts ist Ausdruck eines sogenannten „technologischen Solutionismus" (Morozov 2013) bzw. „Technology Fix" (Endter und Fischer 2023). Demnach besteht die Tendenz, komplexe gesellschaftliche Probleme als technisch lösbar zu betrachten und Technologie als *die eine* und vermeintlich neutrale Antwort auf soziale Herausforderungen zu propagieren. Im Kontext des Gesundheitswesens bedeutet Solutionismus, dass digitale Anwendungen als inhärent gut und zukunftsweisend betrachtet werden, ohne die sozialen, kulturellen und ethischen Implikationen hinreichend zu berücksichtigen (Greenhalgh et al. 2017). Diese Haltung führt häufig zu einem blinden Technologieglauben, der sich in Top-down-verordneten Digitalisierungsstrategien niederschlägt. Die Gefahr des Solutionismus besteht somit darin, dass Technik als „Lösung" unabhängig von den Bedarfen der Menschen implementiert wird. Resultat sind häufig Fehlanpassungen, Frustration und Widerstände – wie zahlreiche Beispiele aus der Praxis belegen. Demgegenüber steht ein humanistisches Verständnis von Digitalisierung, das nicht primär nach dem technisch Machbaren, sondern nach dem menschlich Wünschenswerten und ethisch Vertretbaren fragt (Schaller und Fischer 2024). Ein humanistischer Gegenentwurf fordert daher eine ethisch reflektierte, partizipative und bedarfsorientierte Digitalisierung. Technik soll als Mittel dienen, nicht als Ziel. Sie soll ermöglichen, unterstützen, erleichtern – aber nicht ersetzen, bevormunden oder entfremden.

Anhand dieser kritischen Dimensionen der digitalen Transformation wird deutlich: Digitalisierung im Gesundheitswesen ist keine rein technische Innovation. Sie ist eine soziotechnische Innovation. Das heißt, ihre Entwicklung, Einführung und Nutzung sind untrennbar mit sozialen, kulturellen und organisationalen Kontexten verbunden (Wörle et al. 2023). Zudem ist Technik nicht neutral: Sie ist in Werte eingebettet, formt Beziehungen und strukturiert Handlungsmöglichkeiten. Erfolgreiche Digitalisierung muss deshalb partizipativ, kontextsensibel und reflexiv gestaltet werden (Greenhalgh et al. 2017). Dabei ist entscheidend, die Perspektiven derjenigen einzubeziehen, die tagtäglich mit den Technologien arbeiten – sei es in der Pflege, in der ärztlichen Praxis oder im therapeutischen Kontext. Folgende Prinzipien sollten daher handlungsleitend sein:

1. *Bedarfsorientierung statt Technologiefaszination:* Innovationen sollen aus den realen Problemen und Bedürfnissen im Versorgungsalltag entstehen.
2. *Beteiligung statt Top-down-Verordnung:* Beschäftigte müssen aktiv in die Gestaltung und Implementierung einbezogen werden.
3. *Ethik vor Effizienz:* Technische Systeme müssen die Werte des Gesundheitswesens – Menschlichkeit, Vertrauen, Autonomie – wahren und stärken.
4. *Soziotechnische Perspektive statt Technologiezentrierung:* Die Einführung neuer Technik ist stets ein sozialer Prozess, der organisationale Lernprozesse und kulturellen Wandel erfordert.

Nur wenn Digitalisierung als ko-kreativer, lernender und reflektierter Transformationsprozess verstanden wird, kann sie zu einer echten Verbesserung des Gesundheitswesens beitragen – und nicht zur Quelle neuer Probleme und Überforderungen werden. Insofern erweist sich Partizipation als ein zentrales Prinzip der wirksamen Gestaltung und nachhaltigen Umsetzung von Transformationsprozessen im Gesundheitswesen, um der zuvor angedeuteten komplexen Ausgangslage im Kontext der digitalen Transformation erfolgreich begegnen zu können.

3   Bedeutung von Partizipation für Transformationsprozesse im Gesundheitswesen

Wie bereits dargestellt, befindet sich das Gesundheitswesen im Umbruch, da es angesichts gesellschaftlicher, technischer und politischer Entwicklungen unter dem Druck steht, sich neu ausrichten zu müssen. Der demografische Wandel, der technologische Fortschritt, der Fachkräftemangel sowie sich wandelnde Erwartungen von Patient:innen erfordern nicht nur punktuelle Anpassungen, sondern umfassende strukturelle und organisationale Veränderungen. Solche tiefgreifenden Umgestaltungen, auch als Transformationsprozesse bezeichnet, können jedoch nur dann gelingen, wenn sie von einer breiten Beteiligung getragen werden. Partizipation erweist sich in diesem Zusammenhang als ein zentrales Prinzip der Gestaltung und Umsetzung von Wandel im Gesundheitswesen insgesamt sowie der darin agierenden Einrichtungen im Speziellen (Hucker 2008).

Folgt man der von Arnstein (1969) vorgeschlagenen „Leiter der Bürger:innenbeteiligung" bzw. dem darauf aufbauenden Stufenmodell der Partizipation von Wright (2021), das einen expliziten Fokus auf das Gesundheitswesen legt (siehe Abb. 1), so bedeutet Partizipation mehr als das bloße Einholen von Meinungen oder das Abfragen von Bedarfen. Stattdessen beinhaltet Partizipation die aktive und systematische Einbindung von Betroffenen und Beteiligten in Gestaltungs- und Entscheidungsprozesse. Dies umfasst eine Vielzahl von Akteur:innen, unter anderem Patient:innen, Angehörige, Ärzt:innen, Pflegepersonal, Therapeut:innen, Verwaltungsmitarbeitende, Leitungspersonal

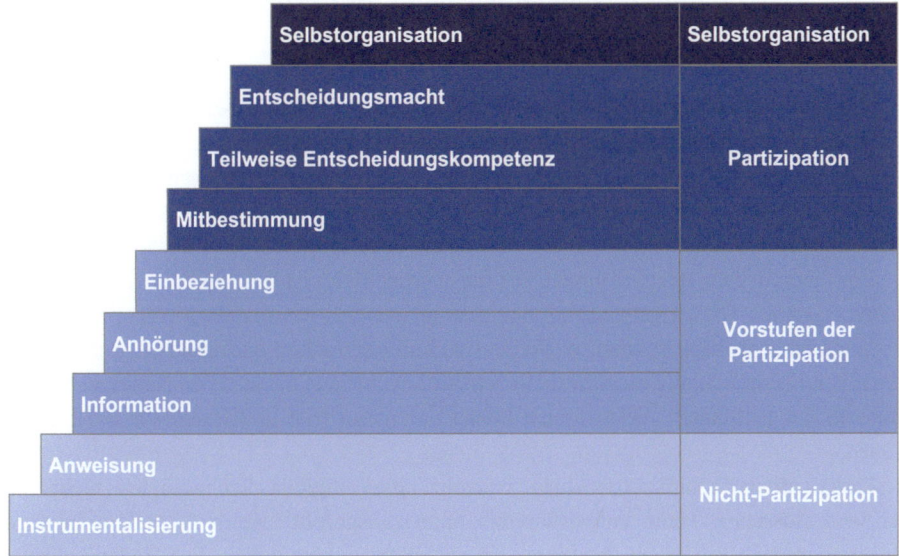

Abb. 1 Stufen der Partizipation nach Wright (2021)

und viele mehr. Ihre jeweiligen Perspektiven, Erfahrungen, Kompetenzen und Bedürfnisse tragen entscheidend dazu bei, Veränderungsvorhaben so zu gestalten, dass sie auf Akzeptanz stoßen, praxisnah sind und eine nachhaltige Wirkung entfalten können (Arnstein 1969; Tritter und McCallum 2006).

Die Relevanz partizipativer Ansätze für Transformationen im Gesundheitswesen liegt in ihrer Mehrdimensionalität. Zum einen verbessern sie die Qualität von Entscheidungen. Indem verschiedene Sichtweisen einbezogen werden, lassen sich blinde Flecken vermeiden, realitätsnahe Einschätzungen treffen und somit innovative Lösungen entwickeln. Zum anderen wird durch Beteiligung die Legitimität von Entscheidungen gestärkt. Wenn sowohl Beschäftigte im Gesundheitswesen als auch weitere Akteur:innen (z. B. Patient:innen) mitreden und mitgestalten können, steigt die Bereitschaft zur Umsetzung von Veränderungen (Abelson et al. 2003; Hucker 2008). Dies wiederum ist ein zentraler Erfolgsfaktor für Transformationsprozesse, die nicht nur „von oben" verordnet, sondern gemeinsam getragen und gelebt werden müssen.

Zwei zentrale Handlungsfelder, in denen Partizipation für die digitale Transformation des Gesundheitswesens von besonderer Bedeutung ist, sollen im Folgenden skizziert werden: Erstens die partizipative Entwicklung digitaler Technologien und zweitens die partizipative Implementierung solcher Technologien in Einrichtungen des Gesundheitswesens und der damit verbundenen organisationalen Veränderungen.

3.1   Partizipative Technikentwicklung im Gesundheitswesen

Digitale Innovationen im Gesundheitswesen versprechen erhebliche Effizienzgewinne, verbesserte Versorgungsqualität und eine stärkere Patient:innen-Zentrierung. Dennoch zeigt die Praxis, dass technische Lösungen allein nicht ausreichen, um die angestrebten Wirkungen zu entfalten. Viele digitale Anwendungen scheitern an mangelnder Nutzer:innen-Orientierung, fehlender Integration in bestehende Arbeitsabläufe oder an unzureichender Akzeptanz durch die beteiligten Berufsgruppen (Greenhalgh et al. 2017).

Ein theoretischer Bezugsrahmen, der dies verdeutlicht, ist das Modell der soziotechnischen Systeme. Dieses geht davon aus, dass technische und soziale Komponenten eines Systems nicht isoliert, sondern in Wechselwirkung betrachtet und gestaltet werden müssen. Technikentwicklung muss deshalb von Anfang an auch die sozialen Bedingungen und Bedarfe der beteiligten Akteur:innen berücksichtigen (Trist und Bamforth 1951; Eason 1988).

Partizipative Technikentwicklung bedeutet, dass digitale Technologien nicht hinter verschlossenen Türen entworfen und dann „ausgerollt" werden, sondern in enger Zusammenarbeit mit jenen entstehen, die sie später nutzen sollen. Die Bedarfe, Erwartungen, Alltagserfahrungen und Kompetenzen aller Beteiligten müssen frühzeitig in den Entwicklungsprozess eingebunden werden. Methoden wie Design Thinking, Co-Creation-Workshops oder Reallabore ermöglichen es, technische Konzepte iterativ zu entwickeln und kontinuierlich an die Anforderungen der Praxis anzupassen (Kernebeck und Fischer 2024).

Die partizipative Technikentwicklung zielt somit nicht nur auf funktionale Optimierung, sondern auch auf soziale und organisatorische Einbettung. Sie erkennt an, dass Technologien immer auch bestehende Praktiken und Beziehungen beeinflussen. Deshalb ist es essenziell, potenzielle Auswirkungen im Vorfeld gemeinsam zu reflektieren und Gestaltungsspielräume aktiv zu nutzen. Nur so lassen sich digitale Anwendungen schaffen, die tatsächlich zu einer Verbesserung der Versorgung beitragen und zugleich die Arbeitsrealitäten der Beschäftigten im Gesundheitswesen berücksichtigen.

3.2   Partizipation in der Implementierung digitaler Technologien in Einrichtungen des Gesundheitswesens

Neben der Entwicklung technischer Lösungen stellt deren Implementierung in Einrichtungen des Gesundheitswesens eine ebenso große Herausforderung dar. Neue Technologien verändern Routinen, Rollenverständnisse und Kommunikationsstrukturen. Sie erfordern Schulungen, Anpassungen von Prozessabläufen sowie oftmals eine Neubewertung von Verantwortlichkeiten. Dieser Wandel kann Verunsicherung hervorrufen und auf Widerstand stoßen, wenn er nicht partizipativ begleitet wird. So zeigt sich, dass Veränderungen nicht nur durch rationale Argumente, sondern auch durch die aktive Auseinandersetzung mit Werten und Normen gelingen. Beteiligung ist demnach essenziell, um bestehende Überzeugungen zu hinterfragen, neue Sichtweisen zu etablieren und Vertrauen in den Wandel zu schaffen (Schein 2010).

Partizipation bei der Implementierung bedeutet, die Beschäftigten nicht nur zu informieren, sondern sie frühzeitig und aktiv in die Gestaltung des Veränderungsprozesses einzubinden. Dazu gehört, ihnen Raum zu geben, eigene Erfahrungen und Einschätzungen einzubringen, aber auch Ängste und Bedenken zu artikulieren. Beteiligung schafft Vertrauen, Transparenz und fördert die Bereitschaft, sich auf neue Arbeitsweisen einzulassen. Gleichzeitig trägt sie dazu bei, implizites Wissen über Abläufe und Verbesserungspotenziale zu mobilisieren und produktiv in den Prozess einzubringen.

Auch auf struktureller Ebene erfordert die partizipative Implementierung geeignete Rahmenbedingungen: interdisziplinäre Projektgruppen, partizipative Entscheidungsformate, kontinuierliche Evaluationen und Feedbackschleifen. Digitale Transformation ist daher nicht als rein technischer Rollout zu verstehen, sondern muss als umfassender organisationaler Lernprozess gestaltet werden – mit Partizipation als zentralem Prinzip (Kotter 2012), da die aktive Einbindung von Mitarbeitenden nicht nur die Akzeptanz neuer Technologien fördern, sondern auch deren praktische Nutzbarkeit und Effektivität steigern kann. Beschäftigte, die sich als aktiv Beteiligte erleben, entwickeln ein größeres Verantwortungsgefühl für den Veränderungsprozess und bringen ihre spezifische Fachexpertise ein. Dies führt zu anwendungsnäheren Lösungen, reduziert Schulungs- und Anpassungsaufwände und fördert die Nachhaltigkeit von Veränderungsprozessen. Darüber hinaus wirkt sich Partizipation positiv auf das organisationale Klima aus. Eine Kultur, in der Beteiligung gefördert wird, stärkt das Vertrauen in Führung und Organisation, erhöht die Arbeitszufriedenheit und mindert die emotionale Erschöpfung, die häufig mit Veränderungsprozessen einhergeht. Besonders in psychosozial anspruchsvollen Arbeitsfeldern wie dem Gesundheitswesen sind dies zentrale Aspekte für eine gelingende Transformation (Hartung 2011).

3.3   Zwischenfazit

Die Beispiele partizipativer Technikentwicklung und partizipativer Implementierung im Gesundheitswesen zeigen: In beiden Fällen geht es darum, Transformationsprozesse im Gesundheitswesen nicht als Top-down-verordnete Umstellungen, sondern als gemeinsam zu gestaltende Innovationsprozesse zu begreifen. Die Digitalisierung verändert nicht nur konkrete Arbeitsmittel, sondern auch Interaktionsweisen, Entscheidungslogiken und Verantwortungskonstellationen im Arbeitskontext. Diese Veränderungen können nur dann erfolgreich sein, wenn sie unter Berücksichtigung der sozialen Kontexte, in die sie eingebettet sind, ausgearbeitet und verankert werden (May et al. 2009).

Partizipation stellt somit die Verbindung zwischen technischer Innovation und sozialer Realität her. Sie ermöglicht es, Technikentwicklung und Implementierung nicht isoliert, sondern als miteinander verknüpfte Prozesse zu denken. Digitalisierung im Gesundheitswesen bedeutet immer auch eine soziotechnische und nicht nur eine technische Innovation, die ein kontinuierliches Aushandeln, Lernen und Anpassen – nicht nur in Bezug auf die Technologie selbst, sondern auch auf die Arbeitsprozesse – erforderlich macht.

4   Herausforderungen und Anforderungen in der betrieblichen Partizipation

Die digitale Transformation im Gesundheitswesen geht nicht nur mit Chancen, sondern auch mit erheblichen Herausforderungen einher. Besonders entscheidend ist – wie zuvor aufgezeigt wurde –, wie digitale Technologien in bestehende Arbeitsabläufe integriert und von den Beschäftigten angenommen werden. Trotz der offensichtlichen Vorteile bleibt die Umsetzung partizipativer Ansätze in Einrichtungen des Gesundheitswesens jedoch oft hinter den Erwartungen zurück. Eine Vielzahl organisationaler und individueller Barrieren erschwert die „echte" Beteiligung von Mitarbeitenden an digitalen Innovationsprozessen, dazu gehören unter anderem:

- *Hierarchien*: Viele Einrichtungen im Gesundheitswesen sind durch stark hierarchische Strukturen geprägt, in denen Entscheidungen von oben nach unten getroffen werden. Diese Strukturen sind oft nicht kompatibel mit dialogischen, partizipativen Verfahren und führen dazu, dass Beteiligung auf symbolische oder konsultative Formate beschränkt bleibt (Stacey 1995).
- *Ressourcenmangel*: Partizipation erfordert Zeit, Moderation und methodisches Knowhow. Insbesondere in einem von Arbeitsverdichtung und Fachkräftemangel geprägten Umfeld fehlt es oft an den notwendigen Freiräumen, um Beteiligungsprozesse sinnvoll zu gestalten.
- *Kompetenzunterschiede*: Nicht alle Beschäftigten verfügen über die gleichen Voraussetzungen zur Mitwirkung. Während einige Mitarbeitende über hohe digitale und kommunikative Kompetenzen verfügen, fühlen sich andere überfordert oder ausgegrenzt. Dies kann zu einer Reproduktion von Ungleichheiten im Transformationsprozess führen.
- *Widerstand gegen Wandel*: Veränderungen erzeugen häufig Unsicherheit. Wenn Mitarbeitende das Gefühl haben, keinen Einfluss auf die Entwicklung zu haben, entstehen Ängste vor Kontrollverlust, Arbeitsplatzabbau oder Deprofessionalisierung. Solche Ängste äußern sich nicht selten in passivem oder aktivem Widerstand gegenüber partizipativen Initiativen (Kotter 2012).

Diese Herausforderungen machen deutlich, dass Partizipation nicht automatisch gelingt. Vielmehr ist sie ein anspruchsvoller Gestaltungsauftrag, der strategisch geplant, moderiert und institutionell unterstützt werden muss. Während in der wissenschaftlichen und politischen Diskussion Partizipation häufig als normative Zielgröße postuliert wird, wird mitunter übersehen, dass partizipative Verfahren scheitern können oder zur Legitimation von Entscheidungen missbraucht werden, die längst gefallen sind. Eine kritische Auseinandersetzung mit den Voraussetzungen gelingender Partizipation ist daher unverzichtbar.

Um den Anspruch echter Mitgestaltung einzulösen, sind folgende Handlungsoptionen besonders relevant:

- *Strukturelle Rahmenbedingungen schaffen:* Beteiligung braucht institutionelle Verankerung. Dazu gehören klare Beteiligungsformate, zeitliche Ressourcen, transparente Entscheidungsprozesse sowie ein professionelles Projektmanagement.
- *Partizipationskultur etablieren:* Eine förderliche Organisationskultur muss Beteiligung als Wert verankern. Dies erfordert eine Führung, die auf Vertrauen, Offenheit und Transparenz setzt sowie strukturelle Anreize zur Beteiligung schafft.
- *Weiterbildung und Empowerment:* Mitarbeitende sollten in der Anwendung digitaler Technologien, in Kommunikations- und Moderationstechniken sowie in Fragen der Mitbestimmung geschult werden. Empowerment bedeutet hier, Selbstwirksamkeit und Gestaltungskompetenz zu fördern.
- *Evaluation und Feedbackmechanismen:* Partizipative Prozesse sollten nicht nur initiiert, sondern auch begleitet und reflektiert werden. Systematisches Feedback erlaubt es, Beteiligungserfahrungen zu analysieren, Gelingensbedingungen zu identifizieren und kontinuierlich zu lernen.

5   Fazit

Die digitale Transformation im Gesundheitswesen stellt eine doppelte Herausforderung dar: Sie verlangt technologische Innovation und sozialen Wandel zugleich. Dabei ist die digitale Transformation im Gesundheitswesen weder per se gut noch schlecht. Sie ist gestaltbar – und genau darin liegt ihre Chance. Die entscheidende Frage lautet nicht, was technologisch möglich ist, sondern was nötig und hilfreich ist. Nur wenn Digitalisierung im Sinne einer menschenzentrierten Innovation konzipiert und umgesetzt wird, kann sie ihr Potenzial entfalten. Zudem ist die digitale Transformation des Gesundheitswesens kein Automatismus. Sie vollzieht sich nicht durch das bloße Bereitstellen neuer Technologien, sondern ist auf eine aktive Mitgestaltung aller Beteiligten angewiesen. Die Transformation ist – in jeder Phase – ein sozialer Prozess. Partizipation ist dabei nicht nur normativ wünschenswert, sondern funktional notwendig. Partizipation ermöglicht es, Digitalisierung nicht als von außen auferlegten Prozess, sondern als gemeinsame Entwicklungsaufgabe zu gestalten. Dadurch wird die Digitalisierung des Gesundheitswesens nicht zum Selbstzweck, sondern sie muss dem Menschen dienen – und nicht umgekehrt.

Die Einbindung der beteiligten Akteur:innen ist kein Luxus, sondern eine notwendige Bedingung für das Gelingen der digitalen Transformation. Partizipative Organisationsentwicklung kann Orientierung bieten, wenn sie nicht als Modetrend, sondern als ernsthafte Strategie zur Erneuerung von Arbeitsweisen verstanden wird. Voraussetzung dafür ist eine kritische Reflexion bestehender Strukturen und die Bereitschaft, Macht, Wissen und Verantwortung neu zu verteilen.

Um auf die anfänglich aufgeworfene Metapher des Marathonlaufs zurückzukommen: Partizipation ist ein zentraler Entwicklungsmechanismus und dient als wirkungsvolle Methode, um den Transformationsmarathon erfolgreich bewältigen zu können. Sie ermöglicht eine gemeinsame Formulierung der Zielsetzung etwaiger Veränderungsprozesse. Mit ihr lässt sich der richtige Rhythmus finden, um alle relevanten Akteur:innen mitzunehmen. Sie steigert die Motivation zur Erreichung des Ziels, auch wenn erste Erfolge ausbleiben oder Widerstände überhandnehmen. Sie fördert individuelles und kollektives Erleben, denn der Wandel im Gesundheitswesen betrifft viele Beteiligte. Geteilte Visionen und Zusammenarbeit sind dabei entscheidend für das „Ankommen". Zudem bietet Partizipation ein unterstützendes System über die Bereitstellung von Ressourcen und kontinuierliche Evaluation. Und zu guter Letzt: Kein Mensch läuft aus dem Stand einen Marathon – dafür bedarf es monatelanger Vorbereitung und Planung. So müssen auch Veränderungen im Gesundheitswesen – insbesondere in einer partizipativen und adaptiven digitalen Transformation – vorbereitet, geplant und auf ihre Umsetzbarkeit geprüft werden.

Literatur

Abelson J, Forest P-G, Eyles J, Smith P, Martin E, Gauvin F-P (2003) Deliberations about deliberative methods: issues in the design and evaluation of public participation processes. Soc Sci Med 57(2):239–251. https://doi.org/10.1016/S0277-9536(02)00343-X

Arnstein SR (1969) A ladder of citizen participation. J Am Inst Plann 35(4):216–224. https://doi.org/10.1080/01944366908977225

Blümel M, Spranger A, Achstetter K, Maresso A, Busse R (2020) Germany: health system review. Health Syst Transit 22(6):1–272

Braithwaite J, Mannion R, Matsuyama Y, Shekelle P, Whittaker S, Al-Adawi S (Hrsg) (2019) Health systems improvement across the globe: success stories from 60 countries. CRC Press, Boca Raton

Busse R, Blümel M, Knieps F, Bärnighausen T (2017) Statutory health insurance in Germany: a health system shaped by 135 years of solidarity, self-governance, and competition. Lancet 390(10097):882–897. https://doi.org/10.1016/S0140-6736(17)31280-1

Dockweiler C, Razum O (2016) Digitalisierte Gesundheit: neue Herausforderungen für Public Health. Gesundheitswesen 78(1):5–7. https://doi.org/10.1055/s-0041-110679

Eason K (1988) Information technology and organisational change. CRC Press, London. https://doi.org/10.1201/9781482275469

Endter C, Fischer F (2023) Interdisziplinarität und Partizipation als Voraussetzungen nachhaltiger Technologieentwicklung im Gesundheitsbereich. In: Hartung S, Wihofszky P (Hrsg), Gesundheit und Nachhaltigkeit. Berlin/Heidelberg: Springer. https://doi.org/10.1007/978-3-662-64954-1_51-1

Greenhalgh T, Wherton J, Papoutsi C, Lynch J, Hughes G, A'Court C, Hinder S, Fahy N, Procter R, Shaw S (2017) Beyond adoption: a new framework for theorizing and evaluating nonadoption, abandonment, and challenges to the scale-up, spread, and sustainability of health and care technologies. J Med Internet Res 19(11):e367. https://doi.org/10.2196/jmir.8775

Hartung S (2011) Partizipation – eine relevante Größe für individuelle Gesundheit? Auf der Suche nach Erklärungsmodellen für Zusammenhänge zwischen Partizipation und Gesundheit. Discussion Paper SP I 2011–303. Berlin: Wissenschaftszentrum Berlin für Sozialforschung

Hucker T (2008) Betriebliche Partizipation und gesellschaftlicher Wandel. Hampp, München/Mering

Hunter DJ, Bengoa R (2023) Meeting the challenge of health system transformation in European countries. Policy and Society 42(1):14–27. https://doi.org/10.1093/polsoc/puac022

Kernebeck S, Fischer F (2024) Partizipative Technikentwicklung im Sozial- und Gesundheitswesen – Interdisziplinäre Konzepte und Methoden. Hogrefe, Bern

Kotter JP (2012) Leading change. Harvard Business Review Press, Boston

Matusiewicz D, Pittelkau C, Elmer A (Hrsg) (2017) Die Digitale Transformation im Gesundheitswesen – Transformation, Innovation, Disruption. Medizinisch Wissenschaftliche Verlagsgesellschaft, Berlin

Mauro M, Noto G, Prenestini A, Sarto F (2024) Digital transformation in healthcare: assessing the role of digital technologies for managerial support processes. Technol Forecast Soc Chang 209:123781. https://doi.org/10.1016/j.techfore.2024.123781

May CR, Mair F, Finch T, MacFarlane A, Dowrick C, Treweek S et al (2009) Development of a theory of implementation and integration: normalization process theory. Implement Sci 4:29. https://doi.org/10.1186/1748-5908-4-29

Morley J, Machado CCV, Burr C, Cowls J, Joshi I, Taddeo M, Floridi L (2020) The ethics of AI in health care: a mapping review. Soc Sci Med 260:113172. https://doi.org/10.1016/j.socscimed.2020.113172

Morozov E (2013) To save everything, click here: the folly of technological solutionism. PublicAffairs, New York

OECD (2024) Health at a Glance: Europe 2024 – State of Health in the EU Cycle. OECD Publishing, Paris. https://doi.org/10.1787/b3704e14-en

Petzold T, Steidle O (2023) Digitale Transformation deutscher Gesundheitseinrichtungen – Aktueller Stand und bestehende Herausforderungen aus Sicht des Qualitätsmanagements. Bundesgesundheitsblatt – Gesundheitsforschung – Gesundheitsschutz 66(9):972–981. https://doi.org/10.1007/s00103-023-03743-y

Plsek PE, Greenhalgh T (2001) The challenge of complexity in health care. BMJ 323(7313):625–628. https://doi.org/10.1136/bmj.323.7313.625

Renedo A, Marston C (2015) Spaces for citizen involvement in healthcare: an ethnographic study. Sociology 49(3):488–504. https://doi.org/10.1177/0038038514544208

Sackett DL, Rosenberg WM, Gray JA, Haynes RB, Richardson WS (1996) Evidence based medicine: what it is and what it isn't. BMJ 312(7023):71–72. https://doi.org/10.1136/bmj.312.7023.71

Schaeffer D (2011) Professionalisierung der Pflege – Verheißungen und Realität. G+S 5–6:30–37. https://doi.org/10.5771/1611-5821-2011-5-6-30

Schaller M, Fischer F (2024) Partizipative Technikentwicklung mit pflegenden Angehörigen zwischen Solutionismus und Humanismus – Ein Essay. Spiritual Care 13(3):285–289. https://doi.
org/10.1515/spircare-2024-0034

Schein EH (2010) Organizational culture and leadership. Jossey-Bass, San Francisco

Stacey RD (1995) Das Chaos managen – Kreativität und Innovation in einer Welt des Wandels.
Gabler, Wiesbaden. https://doi.org/10.1007/978-3-322-82674-9

Trist E, Bamforth K (1951) Some social and psychological consequences of the longwall method of
coal-getting. Human Relations 4(1):3–38. https://doi.org/10.1177/001872675100400101

Tritter JQ, McCallum A (2006) The snakes and ladders of user involvement: Moving beyond Arnstein. Health Policy 76(2):156–168. https://doi.org/10.1016/j.healthpol.2005.05.008

Wissenschaftsrat (2023) Perspektiven für die Weiterentwicklung der Gesundheitsfachberufe – Wissenschaftliche Potenziale für die Gesundheitsversorgung erkennen und nutzen. Köln: Wissenschaftsrat. https://doi.org/10.57674/6exf-am35

Wörle T, Schaller M, Fischer F (2023) Soziotechnische Innovationen für Sorgegemeinschaften –
Gelingensbedingungen für partizipative und integrative Technikentwicklung. Z Gerontol Geriatr
56(8):636–641. https://doi.org/10.1007/s00391-023-02251-7

Wright MT (2021) Partizipative Gesundheitsforschung: Ursprünge und heutiger Stand. Bundesgesundheitsblatt – Gesundheitsforschung – Gesundheitsschutz 64(2):140–145. https://doi.org/10.
1007/s00103-020-03264-y

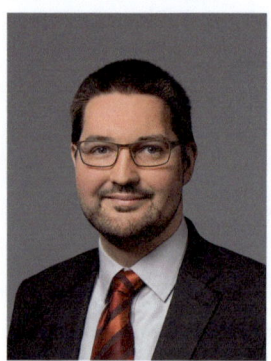

Dr. Florian Fischer leitet die Abteilung „Versorgung und Teilhabe" am Bayerischen Zentrum Pflege Digital, einem Forschungsinsti-
tut an der Hochschule für angewandte Wissenschaften Kempten. Er
ist Experte im Bereich Public Health und forscht unter Berücksichtigung einer bevölkerungs- und systembezogenen Perspektive zum
Einsatz digitaler Unterstützungsmöglichkeiten für Pflegebedürftige
sowie informell und professionell Pflegende..

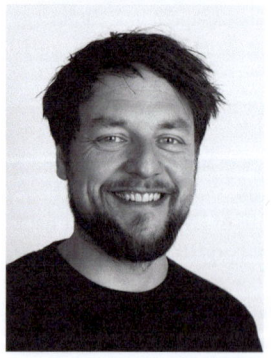

Sven Kernebeck ist Gesundheitswissenschaftler und seit 2023 Professor für Digitalisierung im Gesundheitswesen an der FH Münster. Hierbei liegt sein Forschungsschwerpunkt auf der partizipativen
Entwicklung und Evaluation von digitalen Technologien im Gesundheitswesen sowie dem Einsatz von digitalen Technologien mit Bezug
auf das Thema Gesundheit. Ein besonderer Schwerpunkt in der
Hochschullehre ist der Einsatz von generativer Künstlicher Intelligenz in der Lehre, der Forschung und der Versorgung. Er ist seit
2023 Sprecher der AG Digital Health des Deutschen Netzwerks Versorgungsforschung e. V.

Strukturelle Voraussetzungen für organisationale Transformation

Daniela Aufermann

Zusammenfassung

Die digitale Transformation stellt klassisch hierarchisch organisierte Krankenhäuser vor eine große Herausforderung. In bestehenden, starren und klar nach den drei Säulen „Ärztliche Direktion", „Pflegedirektion" und „kaufmännische Direktion" aufgebauten Strukturen sollen Prozesse übergreifend neu gedacht und digitalisiert werden. Dieses Kapitel zeigt auf, welche strukturellen Anpassungen notwendig sind, um die digitale Transformation für eine Klinik operationalisierbar zu machen. Neben einer ergänzten Aufbau- und Ablauforganisation werden weitere notwendige Rahmenbedingungen erläutert, die den Prozess stützen.

1 Purpose, Vision und Strategie

1.1 Benennen des Purpose

„It all starts with a ‚why' – das „Why" als Kern des goldenen Kreises von Simon Sinek, wie in Abb. 1 gezeigt, ist eng mit dem Purpose verbunden. Die tiefere Bedeutung und Mission einer Organisation zu kennen und zu benennen, ist der Grundstein für eine erfolgreiche Transformation. Erst nach der Definition des „Why" sollte man sich mit dem „How" und „What" beschäftigen. Beim Purpose geht es um Emotionalität und Werte.

Warum ist die digitale Transformation essenziell? Der Purpose der digitalen Transformation im Krankenhaus besteht darin, die Versorgungsqualität, Patientensicherheit und

D. Aufermann (✉)
Vestische Kinder- und Jugendklinik Datteln, Datteln, Deutschland
E-Mail: d.aufermann@kinderklinik-datteln.de

131

T. Petzold und B. Böhland (Hrsg.), *Adaptive Transformation des Gesundheitswesens*,
https://doi.org/10.1007/978-3-662-71628-1_10

Abb. 1 Der goldene Kreis
nach Simon Sinek (Sinek
2011)

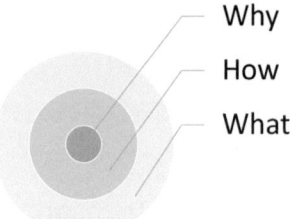

Why

How

What

Effizienz nachhaltig zu verbessern. Digitale Technologien ermöglichen eine schnellere und präzisere Diagnostik, optimierte Behandlungsprozesse und eine bessere Vernetzung aller Beteiligten. Angesichts steigender Patientenzahlen, Fachkräftemangel und wachsender Datenmengen ist die Digitalisierung essenziell, um die medizinische Versorgung zukunftssicher und patientenzentriert zu gestalten. Für Krankenhäuser ist die Handlungsebene stark reglementiert: Das „What" AQ(Patient:innenversorgung) und das „How" (u. a. durch gesetzliche Vorgaben) sind klar definiert. Dennoch kann ein Krankenhaus sein „Why" reflektieren, den Purpose formulieren und eine klare Vision entwickeln. So wollen z. B. die Waldkliniken Eisenberg patientenzentrierte Versorgung bieten, die medizinische Exzellenz mit einem heilungsfördernden Umfeld (Krankenhaus gebaut nach dem Konzept der „Healing Architecture") verbindet, um so das Wohlbefinden und die Genesung der Patienten bestmöglich zu unterstützen.

Ein Beispielleitsatz für den Purpose eines Krankenhauses könnte sein: „Menschen helfen, ein gesünderes Leben zu führen" oder für eine Kinderklinik: „Wir helfen Kindern, gesund aufzuwachsen und stark in die Zukunft zu gehen".

1.2   Definieren der Vision

Die Vision gibt einem Krankenhaus eine langfristige, inspirierende Richtung und beantwortet die Frage, wohin es sich entwickeln will. Sie baut auf dem Purpose auf, der den tieferen Sinn und gesellschaftlichen Beitrag definiert, und leitet die Strategie, indem sie konkrete Ziele und Maßnahmen ableitet. Eine klare Vision schafft Orientierung für Mitarbeitende, stärkt die Identifikation und fördert zukunftsgerichtete Entscheidungen.

Ein Beispielleitsatz für die Vision eines Krankenhauses könnte sein: „Das patientenzentrierteste Krankenhaus Europas zu werden" oder für eine Kinderklinik: „Unsere Vision ist es, die führende Kinderklinik im Ruhrgebiet zu sein und mit spezialisierten Spitzenzentren bundesweit Maßstäbe in der Kinder- und Jugendmedizin zu setzen – durch exzellente Versorgung, interdisziplinäre Forschung und eine ganzheitliche Begleitung junger Patient:innen in ihre Zukunft".

1.3   Festlegen der Strategie

Im Rahmen der Strategie wird festgelegt, wie die Vision erreicht werden soll. Sie ist der detaillierte operative Plan und beantwortet die Frage „Wie setzen wir unsere Ziele um?".
Folgende Ziele der Strategie könnten zu o.g. Leitsätzen Bezug nehmen:

- Investition in Healing Architecture und innovative Technologien
- Aufbau von Partnerschaften mit Forschungseinrichtungen
- Ausbau und Spezialisierung hochspezialisierter Fachbereiche
- Stärkung der Elternintegration und familienfreundlicher Strukturen
- Gezielte Fachkräftegewinnung und -bindung durch attraktive Arbeitsbedingungen

Dabei gilt es, für unterschiedliche Bereiche und Sichtweisen Strategien zu definieren. Eine **Unternehmensstrategie** vereint alle Perspektiven des Krankenhauses; die **Medizinstrategie** legt fest, wie die inhaltlichen Schwerpunkte des Krankenhauses weiterentwickelt werden sollen, die **Digitalisierungsstrategie** lenkt die digitale Transformation und die **IT-Strategie** gibt Inhalte vor, etwa den Austauschzyklen von Hardware (Abb. 2).

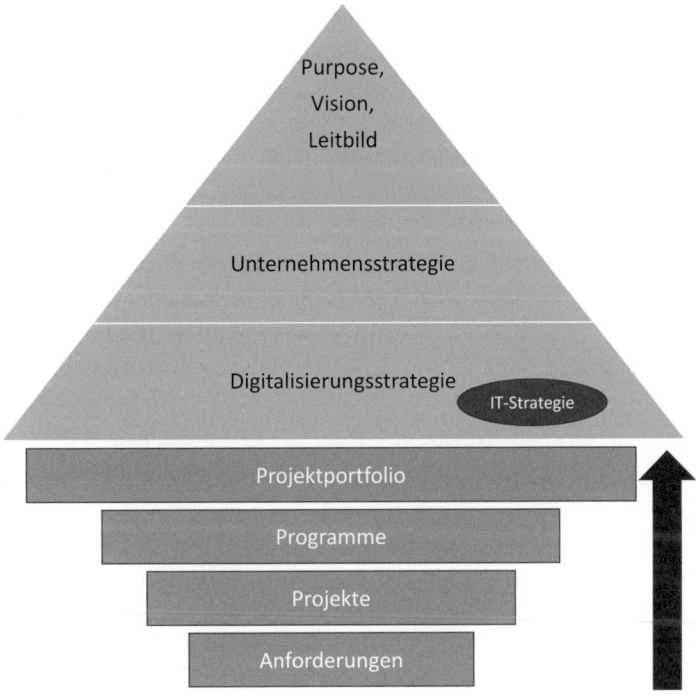

Abb. 2 Strategiepyramide

1.3.1   Vorgehen zur Erstellung der Digitalisierungsstrategie

Es empfiehlt sich, die Digitalisierungsstrategie nicht allein am Schreibtisch zu definieren, sondern die Betroffenen und Beteiligten einzubeziehen. So sollte man gemeinsam mit dem Vorstand sowie der ärztlichen, kaufmännischen und pflegerischen Direktion Gespräche führen und die Unternehmensstrategie prüfen. Ebenfalls sollte man Gespräche mit den Chefärzt:innen führen, um deren Anforderungen und Entwicklungswünsche zu kennen. In den Kernbereichen des Krankenhauses empfiehlt es sich, zu hospitieren, um bisherige Prozesse im Live-Betrieb zu sehen, Fallstricke dabei zu erkennen sowie mit den Mitarbeitenden vor Ort zu sprechen, um deren Einschätzung und Anforderungen aufzunehmen. Mit der IT lohnt sich ebenfalls ein intensives Gespräch, um die bisherige Systemlandschaft und deren IT-Strategie zu verinnerlichen und mit in die Digitalisierungsstrategie einfließen zu lassen. Die gesetzlichen Anforderungen sollten bekannt sein und berücksichtigt werden. Anhand z. B. eines einfachen digitalen Formulars im Intranet kann man weitere Anforderungen aus dem Haus einsammeln von Personen, die Ideen und Wünsche haben, mit denen aber nicht gesprochen werden konnte im o.g. Vorgehen. So kann man allen Mitarbeitenden die Möglichkeit der Partizipation bieten. Zusätzlich können regelmäßige Patientenbefragungen aufzeigen, wo Digitalisierungspotenzial aus deren Sicht liegt. Alle Anforderungen, die über diesen Prozess eingesammelt wurden, sollten mithilfe einer SWOT-Analyse/Balanced Scorecard priorisiert, in Projekten gebündelt und in eine Zeitschiene überführt werden. Hierbei empfiehlt es sich, weitere Abhängigkeiten zu beachten wie z. B. den IT-Infrastrukturausbau (WLAN, Serverkapazitäten) vor dem Ausbau von mobilen Apps einzuplanen. Eine Priorisierung der Projekte könnte wie folgt aussehen:

1. Ausbau der Infrastruktur, einschließlich der IT-Sicherheit, auf den aktuellen Stand der Technik
2. Projekte, die der Einhaltung gesetzlicher Anforderungen dienen
3. Grundlegende Prozesse digitalisieren (Aufnahme-, Behandlungs- und Entlassprozess)
4. Ausbringung von Produkten mit dem größten Nutzen (intern und im externen Versorgungsnetzwerk)

Damit der Weg zum Ziel nicht zu lang erscheint, ist es ratsam, Quick Wins – also Projekte, die schnell große Wirksamkeit erzeugen – auf dem Weg einzubauen. Dies motiviert die Mitarbeitenden.

1.4   Leitbild und wie es helfen kann

Ein Leitbild übersetzt die Vision und Strategie eines Krankenhauses in klare Werte und Prinzipien, die das tägliche Handeln leiten. Es schafft eine gemeinsame Identität, stärkt die Kultur und hilft Mitarbeitenden, strategische Ziele in ihrem Arbeitsalltag umzusetzen.

Durch verbindliche Leitlinien fördert es Orientierung, Motivation und ein einheitliches Verständnis von Qualität und Patientenversorgung.

Der Leitsatz des Leitbildes könnte sein: „Nachhaltig, empathisch und innovativ arbeiten" oder „Wir begleiten Familien in herausfordernden Zeiten und schaffen eine Atmosphäre von Vertrauen und Sicherheit".

2 Notwendige Aufbauorganisation für die digitale Transformation

Nach Festlegen des Purpose, der Vision und der Strategie sind weitere Rahmenbedingungen notwendig, um die hierüber definierten Projekte konzentriert und zielgerichtet abarbeiten zu können. Egal, um welches Projekt es geht, es braucht jemanden, der den Hut aufhat, jemanden, der sich kümmert. So braucht es für die digitale Transformation eine neue Rolle, denn alle bisherigen Rollen im Krankenhaus sind bei Weitem mit ihren Tätigkeiten und Verantwortlichkeiten ausgelastet.

2.1 Neue Rolle Chief Digital Officer

Schaut man in die Industrie, so findet man dort schon seit Anfang der 2000er-Jahre die neue Rolle des Chief Digital Officer (CDO) als Verantwortlichen für die digitale Transformation. So scheint es stimmig, diese Rolle auch in Krankenhäusern neu einzuführen – der erste CDO im Krankenhaus wurde 2017 an der Charité benannt. Laut der 2024 erschienenen Studie „Evaluation des neuen Berufsbildes ‚Chief Digital Officer' in deutschen Krankenhäusern" (Spohn et al. 2024) ist die Rolle des CDO wie folgt definiert: Er oder sie sollte auf Geschäftsführungsebene oder als Stabsstelle des Vorstands verankert sein. Zudem muss die Transparenz seiner Tätigkeiten auf jede Ebene des Krankenhauses gewährleistet sein. Zusätzlich muss Entscheidungs- und Weisungsbefugnis hinsichtlich der Umsetzung von strategischen Projekten durch die Geschäftsführung vorhanden sein.

Die **Tätigkeitsfelder** und **Aufgaben** des CDO umfassen:

- Beratung des Vorstands zur Umsetzung der digitalen Transformation
- Erstellung einer Digitalisierungsstrategie
- Prozessentwicklung
- Formieren von Projektteams für Digitalisierungsprojekte
- Vernetzung von Stakeholdern, intern wie extern
- Changemanagement und Kommunikation
- Botschafter für die digitale Transformation, intern wie extern
- Leadership und Mitarbeitendenführung
- Entwicklung neuer Geschäftsmodelle

Um diese Rolle ausfüllen zu können, werden laut Spohn et al. folgende **Qualifikationen** benötigt:

- Kommunikationskompetenz
- Projektmanagement
- Krankenhaus- (IT-)Prozesse
- Changemanagement
- Beratungskompetenz
- Tiefes Wissen über die Arbeitsabläufe der Gesundheitsfachberufe im Krankenhaus

Es empfiehlt sich, wie in der Studie von Spohn et al. dargestellt, die Position des CDOs nicht innerhalb der Verwaltung anzusiedeln, sondern mindestens als Stabsstelle des Vorstands, wenn nicht sogar im Vorstand, zu positionieren. Die weitreichenden Veränderungen auf allen Ebenen machen dies notwendig, da eine direkte Durchsetzungsmacht erforderlich ist.

Es gibt durchaus Krankenhäuser, die die digitale Transformation in der Verantwortung der IT-Abteilung sehen. Die digitale Transformation ist kein „Nebenbei-Ding", deshalb sollte gut überlegt werden, ob diese bei der IT angesiedelt wird. Die CIO trägt in ihrer Kernaufgabe die Verantwortung für den operativen Betrieb aller im Haus befindlichen IT-Systeme – sei es die notwendige Hardware oder die darauf betriebene Software. Hierbei ist sie für Wartung und Support der Infrastruktur und aller IT-Systeme verantwortlich. Der Fokus liegt hierbei auf dem effektiven Betrieb des heutigen Geschäftsmodells in Bezug auf Verfügbarkeit und Stabilität. Bisherige Projekte waren oft reine Software-Einführungsprojekte, bei denen analoge Formate in digitale umgewandelt und die Prozesse 1:1 übernommen wurden. Projekte im Rahmen der digitalen Transformation sind aber nicht nur Digitalisierungsprojekte, sondern bedingen eine Veränderung bestehender Strukturen und Prozesse. Dies geschieht durch neue Bedürfnisse, Werte, Vorstellungen, aber auch technische Möglichkeiten. Zudem ist Software jetzt nicht mehr nur „nice to have", sondern unumgängliches Werkzeug in jedem Arbeitsbereich. Dementsprechend groß sind die Verantwortung sowie der Aufgabenbereich der IT-Abteilung und somit des CIO. Weiterhin erfordert dies mannigfaltige Kompetenzen, um alle Aufgaben umsetzen zu können – neben tiefem technischen Basiswissen werden auch Managementkenntnisse, Prozesskenntnisse und strategisches Wissen benötigt. An dieser Stelle empfiehlt es sich, die Verantwortungsbereiche des CIO und des CDO ganz klar zu trennen und gleichzeitig eine Tandem-Zusammenarbeit zu fordern.

2.2 Das Team des CDO

Der CDO kann eine so weitreichende Aufgabe nicht allein umsetzen. Er oder sie verantwortet die digitale Transformation, benötigt für die Umsetzung aber zusätzlich aktive

Mitwirkende. Sein Team könnte optimalerweise aus ehemals klinisch Tätigen wie Pflegenden und Ärzt:innen bestehen, die eine Zusatzqualifikation in Projektmanagement, Changemanagement sowie Krankenhaus-IT erworben haben. Gemeinsam mit seinem Team, das verantwortlich Digitalisierungsprojekte leitet und voranbringt, kann er die digitale Transformation gestalten. Die Größe des Teams sollte dabei anhand des Digitalisierungsreifegrads, der Ziele der Digitalstrategie sowie der Größe der Klinik bemessen werden.

2.2.1   Neue Rolle Botschafter:in für Digitalisierung

Ergänzend zum Kernteam der Digitalisierung erscheint es aufgrund der Tragweite der digitalen Transformation sinnvoll, weitere Botschafter:innen oder auch Digitalisierungsbeauftragte in den einzelnen Bereichen der Klinik zu etablieren. Sie sollen nicht nur Botschafter:innen für die Digitalstrategie sein, sondern auch als Sprachrohr für ihren Bereich fungieren – so gelangen alle Anforderungen direkt von der Quelle in die Digitalstrategie und können dort integriert werden.

Aufgaben der Digitalisierungsbeauftragten sollten sein:

- Sicherstellung des Informationsflusses zwischen CDO und Fachabteilung
- Regelmäßige Teilnahme an Veranstaltungen zur Digitalisierung
- Einbringen von Ideen, Hinweisen, Anforderungen, Wünschen und Herausforderungen aus dem eigenen Arbeitsumfeld
- Ansprechperson für Mitarbeitende der eigenen Fachabteilung bezüglich Digitalisierung
- Transportieren der Digitalstrategie sowie deren Erklärung und Vermittlung
- ggf. aktive Mitarbeit in Projekten
- ggf. fungieren als Key-User

Anforderungen, die Digitalisierungsbeauftragte erfüllen sollten:

- Interesse an Digitalisierung und neuen Technologien
- Digital affin sein bzw. offen für Veränderungen
- Sehr gute Kenntnisse der Abläufe und Prozesse im eigenen Bereich
- Gute Vernetzung mit Kolleg:innen und ein guter Draht zur Führungskraft

Ein regelmäßiges, offenes Treffen des CDO-Teams mit den Digitalisierungsbeauftragten stärkt die Rolle sowie das gemeinsame Ziel. Ein monatlicher „Digi-Roundtable", ein offener und freiwilliger Austauschrahmen für alle Digitalisierungsbeauftragten, erscheint sinnvoll.

3 Notwendige Ablauforganisation für die digitale Transformation

Viele einzelne Transformationsprojekte bilden ein Ganzes und somit den Ablaufplan für die digitale Transformation eines Hauses. Um Projekte erfolgreich abwickeln zu können, braucht es Leitplanken, innerhalb derer sich Projekte bewegen, und Regeln, nach denen sie durchgeführt werden können. Diese im Folgenden dargelegt.

3.1 Anforderungs- und Projektmanagement

Nicht nur für digitale Transformationsprojekte ist es sinnvoll, ein professionelles Projektmanagement im Hause zu etablieren. Durch dieses ist ein Projekterfolg nicht zufällig, sondern plan- und steuerbar. Um Projekte zielgerichtet zu formieren, bietet es sich an, die Anforderungen initial aufzunehmen. Dazu gehören nicht nur Anforderungen von extern, wie Gesetzesvorgaben, sondern auch im Haus vorliegende Wünsche und Bedarfe sowie Inhalte aus der Unternehmensstrategie. Für das zielgerichtete Erfassen der internen Anforderungen können beispielsweise digitale Formulare im Intranet angeboten werden, über die die Mitarbeitenden ihre Digitalisierungsanforderung beschreiben. Inhalte könnten dabei sein:

- Beschreibung des Ist-Zustands (= Problem)
- Beschreibung des gewünschten Soll-Zustands (= Lösung)
- Mögliche Maßnahmen zur Zielerreichung
- Einschätzung der Priorität sowie der betroffenen Bereiche

Dies bietet den Vorteil, die Mitarbeitenden direkt bei der Formierung von wichtigen Projekten partizipieren zu lassen sowie die dringendsten Bedarfe zu erkennen, denn Mitarbeitende sind die Expert:innen für ihr Arbeitsumfeld.

Nachdem externe sowie interne Anforderungen bekannt sind, können aus diesen Projektpakete geschnürt und gemeinsam mit der Geschäftsführung priorisiert werden. In Abb. 3 wird der Prozess von der Anforderungsaufnahme über die Übernahme in das Projektportfolio bis hin zur erfüllten Anforderung dargestellt.

3.2 Change-Management

Wie schon erwähnt, ist es für den Erfolg der digitalen Transformation essenziell, die Mitarbeitenden partizipieren zu lassen. Dabei wird man der Herausforderung begegnen, dass die Mitarbeitenden unterschiedlich auf die Veränderungsprozesse reagieren.

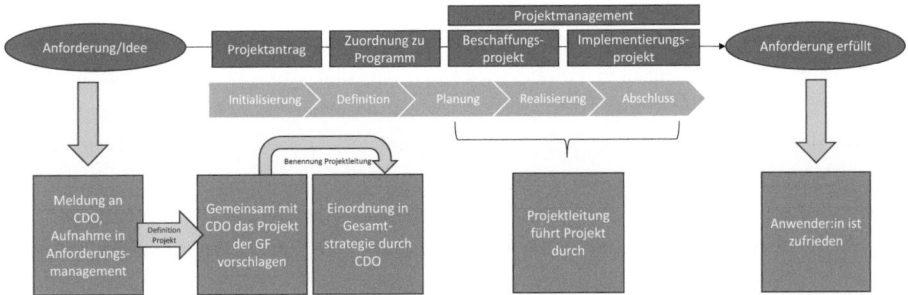

Abb. 3 Anforderungs- und Projektmanagement

3.2.1 Wie Menschen Veränderungen erleben

Der Mensch ist von Natur aus ein Gewohnheitstier, das Stabilität und Sicherheit schätzt und nur ungern seine Komfortzone verlässt. Diese Tendenz lässt sich evolutionär gut erklären: Wiederholende Tätigkeiten erfordern weniger geistige Ressourcen und damit auch weniger Energie, was in früheren Zeiten von entscheidender Bedeutung war, da die Energiebeschaffung mit hohem Aufwand verbunden war. Übertragen auf die heutige Zeit lässt sich dies am Beispiel der ersten Fahrstunde im Schaltwagen verdeutlichen. Zu Beginn erscheint der Vorgang – Kupplung betätigen, gleichzeitig den Schaltknüppel in den richtigen Gang bewegen, Gas geben, das Bremspedal beachten, die Geschwindigkeit überwachen, alle Spiegel im Blick haben und den Verkehr sowie die Verkehrszeichen und nicht motorisierte Verkehrsteilnehmer berücksichtigen – extrem komplex und anstrengend. Doch mit der Zeit entsteht Routine, und selbst in komplexen Situationen kann der Autofahrer nebenbei das Radio bedienen.

Die Frage nach dem „Warum" des Erlernens des Autofahrens – ein Prozess, der zunächst herausfordernd ist – lässt sich durch verschiedene Motivationen erklären: Mobilität, Freiheit, Unabhängigkeit vom Elternhaus oder einfach durch den gesellschaftlichen Standard. Diese Antwort bleibt individuell. Dennoch wird hier deutlich, wie entscheidend das „Warum" für Veränderungsprozesse ist, die uns aus unserer Komfortzone herausführen. Fehlt eine intrinsische Motivation, eine Veränderung mitzugehen, können während des Transformationsprozesses Menschen auftreten, die nicht nur abwartend sind, sondern aktiv Widerstand leisten. Das Gewohnheitstier Mensch trifft auf die VUCA-Welt – eine volatile, unsichere, komplexe und mehrdeutige Welt, in der nichts mehr wie erlernt funktioniert. Dabei ist es natürlich, dass Menschen eine Abwehrhaltung gegenüber anstehenden Veränderungen zeigen. Dies erklärt sich auf folgenden Ebenen:

- **Nicht-Wissen** im Hinblick auf das Ziel und den Sinn der Veränderung
  Kennen Menschen nicht das Ziel oder den Sinn, der hinter einer weitreichenden Änderung steckt, so kann Abwehr entstehen. Transparente Kommunikation und das Erklären des „Why" können hier Abhilfe schaffen.

- **Nicht-Können** im Sinne fehlender Fähigkeiten und Kenntnisse

    Wurde die Bedienung eines komplexen Systems nicht ausreichend erklärt, ist es wahrscheinlich, dass es nicht genutzt wird und auf Ablehnung stößt. Daher ist es von entscheidender Bedeutung, die erforderlichen Fähigkeiten und Kenntnisse der Mitarbeitenden gezielt zu fördern, um eine erfolgreiche Transformation zu gewährleisten.

- **Nicht-Dürfen** im Sinne fehlender Partizipation und Mitwirkungsmöglichkeiten

    Wird über die Köpfe von Menschen hinweg entschieden, ist Zustimmung meist das Letzte, was man von diesen erntet.

- **Nicht-Wollen** im Sinne von Angst vor Verlust (des Arbeitsplatzes, der Macht, des Ansehens)

    Letzten Endes verbleibt noch eine Restangst, die nicht rational ist und der auch nicht rational begegnet werden kann. Es ist verständlich, dass z.B. Mitarbeitende im Schreibbüro Bedenken hinsichtlich eines möglichen Arbeitsplatzverlustes haben, wenn sie vom Einsatz der Spracherkennung bei der Arztbriefschreibung erfahren. Diese Ängste müssen ernst genommen und auf Augenhöhe adressiert werden. Es ist wichtig, offen und transparent mit den Mitarbeitenden zu kommunizieren, um ihre Sorgen zu verstehen und gemeinsam Lösungen zu finden.

Das Wissen hierum ist für den Prozess entscheidend, denn neben einem klaren **Commitment der Führungskräfte** und einem **zentral verantwortlichen Kümmerer** ist der dritte und wesentliche Erfolgsfaktor für Veränderungsprojekte die **frühzeitige Partizipation der Betroffenen**, um Abwehrreaktionen vorzubeugen. Eine transparente, ehrliche und **wertschätzende Kommunikation** ist der vierte Erfolgsfaktor.

3.2.2   Wie nehme ich Menschen mit?

Wie nun kann es erfolgreich gelingen, Menschen mitzunehmen, teilhaben zu lassen? Hierzu hat sich ein klares Vorgehen bewährt:

1. Sinnstiftung aufzeigen: Wofür und warum machen wir das? (Big Picture – Purpose)
2. Preis der Nicht-Veränderung aufzeigen: Was passiert, wenn alles beim Alten bleibt?
3. Klare Regeln definieren und kommunizieren, an denen sich alle im Veränderungsprozess orientieren können
4. Als Vorbild vorangehen und zeigen, dass die Änderung machbar ist.
5. Die Menschen befähigen, alle Schritte gehen zu können – falls dafür etwas fehlt, wie z. B. Wissen, muss dafür gesorgt werden, dass dies erlangt werden kann.
6. Beteiligung aktiv einfordern als notwendigen Schritt für die Veränderung
7. Vielfalt der Menschen anerkennen: Jeder Mensch hat eine unterschiedliche Sozialisation und Erziehung erfahren. Daher variieren die Frustrationstoleranz, die Bereitschaft zur Anstrengung sowie die Affinität zu Risiken und die Neugierde. Es ist entscheidend,

diese Unterschiede zu berücksichtigen und nicht zu versuchen, alle über denselben Kamm zu scheren. Ein individueller Ansatz kann wesentlich erfolgreicher sein.

8. Motivieren
9. Kultur anpassen und leben

4   Notwendige weitere Rahmenbedingungen für die digitale Transformation

4.1   Digitalkompetenz und Sozialkompetenz

Digitalkompetenz ist ein noch nicht wissenschaftlich definierter Begriff. Mainz et al. (2024) haben in einem systematischen Review den aktuellen Stand der Forschung dazu dargestellt. Somit ist Digitalkompetenz nicht nur das reine Bedienen eines PCs, sondern umfasst drei Kompetenzbereiche:

1. Technische Kompetenzen
2. Methodische Kompetenzen
3. Sozialkompetenzen

Als technische Kompetenzen gelten grundlegende Kompetenzen im Umgang mit Computern und Grundkompetenzen im Umgang mit drahtlosen Geräten. Die methodischen Kompetenzen umfassen Projektmanagement, Problemlösungskompetenz und Informationsverarbeitungskompetenz sowie die Fähigkeit, sich auf kontinuierliches Lernen einzulassen. Als notwendige soziale Kompetenzen werden unter anderem Teamfähigkeit, Netzwerkfähigkeit sowie Kommunikationskompetenz beschrieben.

Es empfiehlt sich, alle drei Bereiche bei den Mitarbeitenden zu stärken und verpflichtende Fortbildungen hierfür zu gestalten. Zudem sollten Achtsamkeit, Resilienz und Reflexionsfähigkeit gestärkt werden. Mit einem guten Konfliktmanagement und der Fähigkeit zur Selbstkritik gelingt dies optimal.

4.2   Fehlerkultur

In Krankenhäusern mit ihren hierarchischen Strukturen herrscht häufig eine Kultur des „Blaming", bei der im Falle von Fehlern Schuldige gesucht werden, anstatt sich auf Lösungen und die Vermeidung zukünftiger Fehler zu konzentrieren. Diese Herangehensweise ist jedoch kontraproduktiv, wie Studien zeigen (Mayer 2020). Vielmehr sollte eine positive Fehlerkultur etabliert werden, in der das Scheitern als Teil des Lernprozesses anerkannt und konstruktiv genutzt wird. Denn wie es heißt: „Nur wer nicht arbeitet, macht

keine Fehler." Ein iteratives Vorgehen, bei dem regelmäßig „Fehler-Gates" im Projekt ein-
gebaut werden, ist daher ratsam. Ein „Lessons Learned" erst am Ende eines Projekts wäre
verschenktes Potenzial. Vielmehr sollten Fehler bereits während des Projekts in eigens
dafür vorgesehenen Sitzungen thematisiert, besprochen und nach Ursachen sowie möglichen Lösungen gesucht werden. Die gemeinsam erarbeiteten Lösungen werden bis zum
nächsten „Fehler-Gate" evaluiert und, nach erfolgreicher Prüfung, in zukünftige Projekte
integriert.

4.3   Information und Kommunikation

„Tue Gutes und rede darüber" – dieses Prinzip sollte auch für Digitalisierungsprojekte
gelten. Gut informierte Mitarbeitende sind eher bereit, sich aktiv an der Transformation zu beteiligen, als wenn diese im Hintergrund und ohne transparente Kommunikation
vorangetrieben wird. Eine geeignete Plattform hierfür ist ein eigener Bereich im Intranet des Unternehmens, der als zentrale Anlaufstelle für alle Informationen rund um die
Digitalisierung dient. Hier können sowohl das Digitalisierungs-Kernteam als auch die
Digitalisierungsstrategie und laufende Projekte vorgestellt werden. Zudem ermöglicht das
Intranet eine kontinuierliche Aktualisierung des Projektstatus, sodass sich Mitarbeitende
jederzeit darüber informieren können, wann die Digitalisierung ihren Bereich erreicht.

Für diejenigen, die nicht regelmäßig ins Intranet schauen, kann zusätzlich ein E-Mail-
Newsletter mit 2–3 zentralen Themen in einem regelmäßigen Abstand von 1–3 Monaten
eingerichtet werden, der auch auf die Digitalisierungsseite im Intranet verweist. Darüber hinaus kann ein monatlicher „Digi-Roundtable" als offene Sprechstunde angeboten
werden. Um eine breite Teilnahme zu gewährleisten, sollte diese Veranstaltung hybrid
stattfinden, sodass auch Mitarbeitende im Homeoffice teilnehmen können, während
gleichzeitig die räumliche Infrastruktur der Klinik genutzt wird.

4.4   Partizipation und Transparenz

Veränderungsprozesse in Organisationen stoßen häufig auf Widerstand, wenn Betroffene nicht ausreichend einbezogen und informiert werden. Fehlt es an Partizipation und
Transparenz, fühlen sich Mitarbeitende übergangen und bevormundet, was zu Misstrauen,
Demotivation und aktiver Gegenwehr führen kann. Studien zeigen, dass ein partizipativer
Führungsstil, der auf offene Kommunikation und Mitgestaltung setzt, Veränderungsbereitschaft und Akzeptanz signifikant erhöht (Oreg et al. 2011). Insbesondere die Transparenz
über Ziele, Entscheidungsprozesse und erwartete Auswirkungen reduziert Unsicherheiten und ermöglicht eine konstruktive Mitwirkung. Fehlt diese Offenheit, wird Wandel als

Bedrohung empfunden und Widerstand verstärkt sich – ein Effekt, der in zahlreichen Veränderungsprojekten nachgewiesen wurde (Kotter 1996). Es ist also zu überlegen, wie man die Mitarbeitenden von Anfang an in die Veränderungsprozesse integriert.

4.5 Führungskräfte-Commitment

Das Commitment der Führungskräfte spielt eine zentrale Rolle für den Erfolg von Veränderungsprojekten. Führungspersonen fungieren als Multiplikatoren, die Veränderungen vorleben, kommunizieren und aktiv unterstützen müssen, um Akzeptanz und Umsetzung in der Organisation zu fördern. Studien zeigen, dass ein hohes Führungskräfte-Commitment die Veränderungsbereitschaft der Mitarbeitenden signifikant steigert, während fehlendes Engagement zu Unsicherheit, Widerstand und Projektmisserfolg führen kann (Herold et al. 2008). Besonders wirksam ist ein transformationaler Führungsstil, bei dem Führungskräfte eine klare Vision vermitteln, Mitarbeitende inspirieren und individuelle Unterstützung bieten (Bass und Riggio 2006). Ohne überzeugtes und sichtbares Engagement der Führungsebene verlieren Veränderungsinitiativen an Glaubwürdigkeit und werden häufig nicht nachhaltig implementiert.

5 Zusammenfassung

Für eine erfolgreiche digitale Transformation sind verschiedene strukturelle Voraussetzungen zu erfüllen. Zunächst ist es entscheidend, den **Purpose** und das „Why" der Organisation zu definieren sowie eine klare Vision und ein Leitbild zu entwickeln. Im Anschluss ist die Erstellung einer **Digitalisierungsstrategie** unerlässlich, die eng mit anderen Unternehmensstrategien abgestimmt sein muss. Fehlt eine übergeordnete Gesamtstrategie, wird die Gestaltung einer Digitalisierungsstrategie deutlich herausfordernder. Sobald die Strategie formuliert ist, muss sie priorisiert und zeitlich strukturiert werden. Hierbei spielt eine verantwortliche Person, wie ein **Chief Digital Officer (CDO)**, eine zentrale Rolle. Der CDO übernimmt die Verantwortung für die Digitalisierungsstrategie und koordiniert das Engagement weiterer Mitarbeitender, etwa durch die Besetzung von Projektleitern für Digitalisierungsprojekte oder die Ernennung von Digitalisierungsbeauftragten. Projektmanagement-Richtlinien bieten dabei wichtige Rahmenbedingungen, um den Kurs zu halten. Bei der Umsetzung der Projekte müssen die Erkenntnisse aus dem **Change Management** berücksichtigt werden, wobei den Mitarbeitenden auf Augenhöhe begegnet wird. Es ist essenziell, dass diese die nötigen **Digital Skills**, **Methodenskills** und **sozialen Kompetenzen** gezielt erwerben können. Ein wichtiger Bestandteil des Transformationsprozesses ist die Entwicklung einer neuen Kultur, insbesondere einer **positiven Fehlerkultur**, sowie ein **Mindset-Wandel**, der von hierarchischem Denken hin zu einer offenen Kommunikation und Begegnung auf Augenhöhe führt. Neben einem gut durchdachten, planvollen Vorgehen sollte auch ein **iteratives** Vorgehen verfolgt werden, bei dem neu gewonnene Erkenntnisse laufend in die weitere Projektarbeit integriert werden. Eine **radikale Transparenz** in der Kommunikation über alle Phasen des Digitalisierungsprozesses – sei es bei Erfolgen oder Misserfolgen – ist unerlässlich, um die Mitarbeitenden aktiv einzubinden und mitzunehmen. Wenn diese Voraussetzungen beachtet werden, kann die digitale Transformation auch im Krankenhaus erfolgreich umgesetzt werden.

Literatur

Bass BM, Riggio RE (2006) Transformational leadership (2 Aufl.). L. Erlbaum Associates

Herold DM, Fedor DB, Caldwell S, Liu Y (2008) The effects of transformational and change leadership on employees' commitment to a change: a multilevel study. J Appl Psychol 93(2):346–357. https://doi.org/10.1037/0021-9010.93.2.346

Kotter JP (1996) Leading change (Nachdr.). Harvard Business School Press

Mainz A, Nitsche J, Weirauch V, Meister S (2024) Measuring the digital competence of health professionals: scoping review. JMIR Medical Education 10:e55737. https://doi.org/10.2196/55737

Mayer C-H (2020) Positive Fehlerkultur als Ressource. Schmerzmedizin 36(4):62–67. https://doi.org/10.1007/s00940-020-1739-4

Oreg S, Vakola M, Armenakis A (2011) Change recipients' reactions to organizational change: a 60-year review of quantitative studies. J Appl Behav Sci 47(4):461–524. https://doi.org/10.1177/0021886310396550

Sinek S (2011) Start with why: How great leaders inspire everyone to take action. Portfolio Penguin

Spohn K, Aufermann D, Albert PG, Dzhabbarova N, Frühling C, Jakob A, Neunaber T, Hoffmann F (2024) Delphi-Studie: Evaluation des neuen Berufsbildes "Chief Digital Officer" in deutschen Krankenhäusern. Zeitschrift für Evidenz, Fortbildung und Qualität im Gesundheitswesen S1865921724002745. https://doi.org/10.1016/j.zefq.2024.10.008

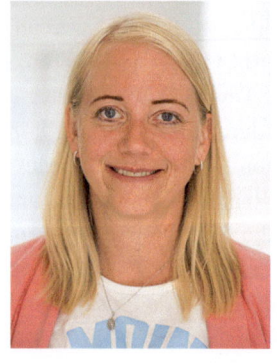

Daniela Aufermann M.Sc. ist hauptberuflich als Chief Digital Officer (CDO) an der Vestischen Kinder- und Jugendklinik / Vestische Caritas-Kliniken GmbH in Datteln beschäftigt. Davor leitete sie fünf Jahre lang große IT- und Organisationsprojekte am Universitätsklinikum Münster und war in der Position der Abteilungsleitung Projektmanagement in der IT tätig. Sie begann ihre Karriere als Consultant für Radiologieinformationssysteme bei der iSOFT GmbH (heute Mesalvo), wo sie mehrere Jahre Projekte im europäischen In- und Ausland begleitete.

Daniela Aufermann studierte Medizinische Informatik an der Fachhochschule Dortmund sowie Biomedizinisches Management und Marketing an der Hochschule Hamm-Lippstadt. Sie ist zudem ausgebildet im klassischen sowie agilen Projektmanagement.

Nebenberuflich ist sie als Lehrbeauftragte für Digital Health und Gesundheitstechnologie an der APOLLON Hochschule der Gesundheitswirtschaft in Bremen tätig.

Sie engagiert sich darüber hinaus ehrenamtlich im Verein Purpose:Health e.V. mit dem Ziel, einen sinnorientierten und nachhaltigen Wandel des Gesundheitssystems mitzugestalten. Hier baute sie die AG „Digitalisierung und Prozessentwicklung im Krankenhaus" mit auf und leitet diese. Innerhalb der AG sind knapp 30 CDOs aus Krankenhäusern der DACH-Region vernetzt. Im Rahmen dieser Tätigkeit erforschte sie gemeinsam mit anderen Forscher:innen das Berufsbild des CDO in deutschen Krankenhäusern.

Im Jahr 2023 gewann sie zudem den Women in IT Award in der Kategorie eHealth – Digital Transformation und im Jahr 2024 belegte sie den zweiten Platz beim Women in IT Award in der Kategorie eHealth – CxO.

Organisationale Resilienz

Benedikt Sommerhoff

1   Warum organisationale Resilienz ein wichtiges Transformationsthema ist

Der einst wenig bekannte Begriff Resilienz sickert nach und nach in den Alltagssprachgebrauch ein. Das ist nachvollziehbar, ist Resilienz doch eine mögliche starke Antwort auf Disruptionen. Und davon, so scheint es, gibt es immer mehr und stärkere. Disruptionen können Krisen für Organisationen auslösen. Oder in ihren Krisen beginnen Organisationen „zu disruptieren".

Worum geht es? *Resilienz ist die Fähigkeit, Krisen zu überstehen und stark aus ihnen hervorzugehen.* Das macht Resilienz zu einem Bewältigungskonzept für Krisen, Disruptionen und weitreichende Transformationen.

Die Resilienzforschung begann in den Fünfzigerjahren des letzten Jahrhunderts und untersuchte, warum einige Menschen extreme Krisen lebenstüchtig überstehen, andere in oder später an ihnen zerbrechen. Der Resilienzbegriff wurde zunächst auf Individuen angewandt, im Fokus stand über viele Jahrzehnte die persönliche, die individuelle Resilienz. Die Forschenden wollten verstehen, welche Dispositionen, Kompetenzen oder Umstände Menschen resilient, widerstandsfähig machen. Sie wollten herausfinden, ob Resilienz gestärkt oder erlernt oder hergestellt werden kann, damit Menschen sich auf Krisen vorbereiten, Krisen besser durchstehen und im Anschluss daran wieder ein von den Erlebnissen und ggf. Traumata unbeeinträchtigtes Leben führen können. Resilienz ist, wie die Definition zeigt, nicht das bloße Überstehen der Krise. Viele Menschen haben Krisen durchlebt und insofern gewissermaßen zunächst einmal überstanden, haben dann

B. Sommerhoff (✉)
Deutsche Gesellschaft für Qualität, Fankfurt am Main, Deutschland
E-Mail: Benedikt.Sommerhoff@dgq.de

© Der/die Autor(en), exklusiv lizenziert an Springer-Verlag GmbH, DE, ein Teil von Springer Nature 2026   147
T. Petzold und B. Böhland (Hrsg.), *Adaptive Transformation des Gesundheitswesens*,
https://doi.org/10.1007/978-3-662-71628-1_11

aber viele Jahre oder ihr gesamtes Leben mit Einschränkungen als Nachwirkungen dieser Krisen gekämpft. Resilient ist also nicht nur, wer die eigentliche Krise überdauert, sondern wer danach stark, lebenstüchtig, lebensmutig ist.

Hier soll es um organisationale Resilienz gehen. Ein alternativer und gleichbedeutender Begriff ist Organisationsresilienz. Seit einigen Jahren wird der ursprünglich individuelle Resilienzbegriff auch auf Geschäftsmodelle, Systeme, Organisationen und Lieferketten übertragen (s. Abb. 1). Einige Autoren verstehen unter Organisationsresilienz die kollektive Resilienz der Mitglieder der Organisation. Dem liegt die Idee der Teamresilienz zugrunde (Vgl. Rolfe).

Das hier zugrunde gelegte Begriffsverständnis geht darüber hinaus und berücksichtigt, dass es zur Resilienz eines soziotechnischen Systems „Organisation" weitaus mehr bedarf als die Summe der Resilienzen der Organisationsmitglieder und -teams.

Dieses Kapitel soll Resilienzkonzepte für Organisationen beschreiben, um Führungskräften und Organisationsentwicklern Ideen zu vermitteln, wie sie ihre Organisation stärken und so entwickeln und aufstellen können, dass sie Krisen und Disruptionen besser übersteht und durch diese im besten Fall sogar gestärkt wird.

Zunächst einmal sei festgestellt, dass das deutsche Gesundheitswesen, seine Einrichtungen und Organisationen – so wie viele seiner Menschen – ganz offensichtlich einen hohen Grad an Resilienz besitzen. Dieses System, das zunehmend unter extremer Belastung steht, das Personalmangel, Überreglementierung und einer mehrjährigen Pandemie ausgesetzt war, ist immer noch nicht zusammengebrochen, sondern funktioniert – bei aller Kritik an einzelnen Ausprägungen – dann doch erstaunlich gut. Dennoch besteht die zunehmende Gefahr, dass das Gesundheitssystem und seine Organisationen zunehmend an ihre Grenzen stoßen. Dies gilt es unbedingt abzuwenden.

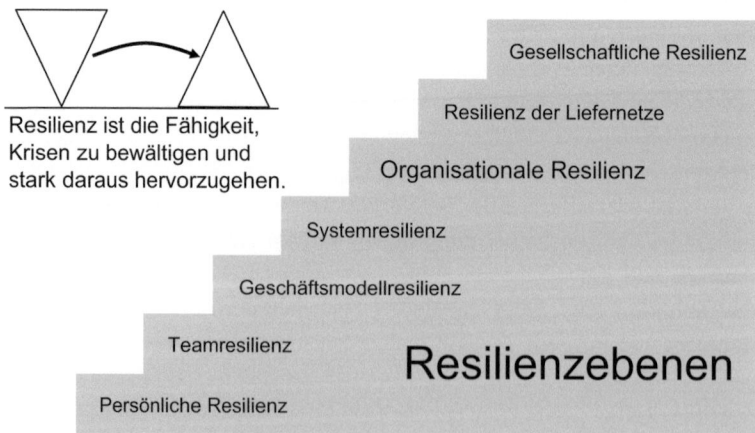

Abb. 1 Resilienzdefinition und Resilienzebenen

Darüber hinaus gilt es, Wege zu finden, besser mit dem weiterbestehenden Druck umgehen zu können oder ihn dort zu verringern, wo man überhaupt selbst darauf einwirken kann. Dabei muss klar sein, dass es nicht oder nur marginal möglich ist, die äußeren Umstände zu verändern, z. B. über die Mitwirkung in Gremien. Das Benennen und Beklagen dieser widrigen Umstände mag helfen, Dampf abzulassen und dadurch persönlich entlastend wirken, darf aber nicht zum Dauerbrenner werden. Der Fokus von Leitungen, Führungskräften, Menschen mit Funktionen in Personal- und Organisationsentwicklung oder im Qualitätsmanagement sollte auf den Stellhebeln liegen, die man selbst hat und bedienen kann, um die Lage zu verbessern und Resilienz zu steigern. Das mögen mehr und wirksamere Hebel sein als zunächst gedacht. Das Konzept der organisationalen Resilienz kann dabei helfen, weil es einen erstrebenswerten Zustand einer unter Druck und sogar in und nach Krisen leistungsstarken Organisation beschreibt. Und weil es geeignet ist, strategische und organisationsentwicklerische Aktivitäten zu bündeln und so in ihrer Wirkung zu verstärken. Das Bündeln solcher Aktivitäten – ein konzertiertes Vorgehen in der Organisationsentwicklung und Managementsystemgestaltung – scheint erstaunlich selten und nachhaltig in Organisationen verankert zu sein. Jede und jeder Einzelne möge prüfen, inwieweit in der eigenen Organisation derartige Entwicklungs- und Change-Projekte in der Regel einzeln und isoliert oder konzertiert, aufeinander abgestimmt angegangen werden.

2 Resilienzkonzepte

Ein Resilienzkonzept sei ein Ansatz, der geeignet ist, durch gezielte Aktivitäten auf dem spezifisch genannten Gebiet die organisationale Resilienz zu steigern.

Die hier ausgeführten Überlegungen zu Resilienzkonzepten haben ihren Ursprung im gemeinsamen Fachkreis „Qualitätsmanagement und Controlling" der Deutschen Gesellschaft für Qualität e. V. und des Internationalen Controllervereins e. V. (Vgl. Ahlrichs/ Sommerhoff in QZ – Qualität und Zuverlässigkeit sowie Controllermagazin).

Abb. 2 zeigt einen Überblick über die Resilienzkonzepte und deren Teilaspekte, die im Anschluss vertieft werden sollen.

Diese Resilienzkonzepte sind zum Teil widersprüchlich, z. B. kann das Resilienzkonzept der Diversifizierung eine Organisation komplizierter oder komplexer machen und läuft so dem Konzept der Vereinfachung entgegen. Jede Organisation muss deshalb für sich herausfinden und klären, welche individuelle, organisationsspezifische Auswahl, Kombination und konkrete Ausprägung von zusammenwirkenden Resilienzkonzepten stimmig, umsetzbar und geeignet ist, ihre organisationale Resilienz nachhaltig zu stärken.

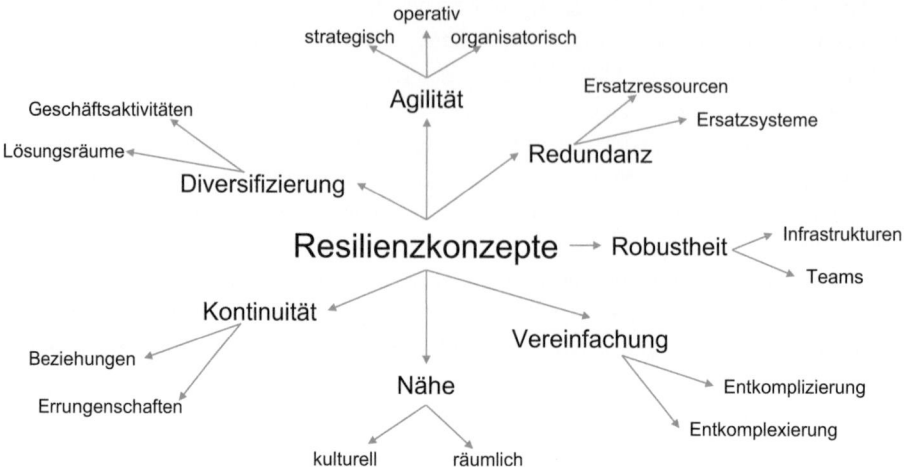

Abb. 2 Resilienzkonzepte für Organisationen

2.1   Resilienzkonzept Agilität

Drei Facetten von Agilität sollen hier besprochen werden:

- **strategische Agilität** als die Fähigkeit, den Bedarf für neue Strategien zu erkennen und schnell neue Strategien zu entwickeln und umzusetzen,
- **organisationale Agilität** als die Fähigkeit, die Organisation schnell und friktionsarm zu verändern,
- **operative Agilität** als die Fähigkeit, im Organisationsalltag flexibel und adaptiv auf herausfordernde Situationen und Lagen zu reagieren und in ihnen zu bestehen.

Agilität gilt als Antwort auf die VUKA-Situation. VUKA steht für volatil (beweglich), unsicher, komplex und ambig (Ambiguität bedeutet Mehrdeutigkeit, ambig mehrdeutig). VUKA wurde in den vergangenen Jahren zu einem Synonym für eine Welt, die sich schnell und disruptiv verändert. Eine steigende Veränderungsdynamik und -tiefe im Umfeld einer Organisation übt Veränderungsdruck auf die Organisation aus. Zu den externen kommen organisationseigene interne Veränderungsimpulse, wie zum Beispiel Leitungswechsel.

Ist der Veränderungsdruck massiv, ist möglicherweise die Strategie anzupassen oder gar zu erneuern. Dafür braucht es strategische Agilität.

Für Organisationen, die selten Veränderungen erfolgreich umsetzen oder deren Führungskräfte und Veränderungsmanager das „Handwerkzeug des Change-Managements" nicht gut beherrschen oder deren Menschen sich aufgrund schlechter Erfahrungen und dunkler Erwartungen stark gegen Veränderungen sträuben, sind Veränderungen besonders riskant.

Hingegen schaffen es veränderungserfahrene Organisationen, notwendige und gewollte Veränderungen kurz und effektiv und ihre Veränderungsprozesse effizient zu gestalten. Umso besser gelingt es ihnen, diese schnell und friktionsarm zu vollziehen, in der Veränderungsphase wenig einzubrechen und nach der Veränderung das alte Leistungsniveau wieder zu erreichen oder zu steigern.

Warum steigert Agilität Resilienz? Weil sie eine Haltung etabliert und einen guten methodischen Umgang ermöglicht, mit unvorhergesehenen Einflüssen schnell und selbstbewusst umzugehen. Und weil sie durch ihr kleinschrittiges, iteratives Vorgehen jederzeit Korrekturen am Kurs zulässt und so eine große Anpassungsfähigkeit erzeugt.

2.2   Resilienzkonzept Redundanz

Redundanz heißt „Arbeiten mit Netz und doppeltem Boden". Das erfordert

- **Ersatzressourcen**, also einen Überhang kritischer Ressourcen,
- **Ersatzsysteme** – Systeme, die einspringen, wenn ein anderes ausfällt oder temporär nicht mehr ausreicht.

Es erschließt sich unmittelbar, dass sich mit Ersatzressourcen und doppelten, mehrfachen Systemen Risiken eindämmen, Lastspitzen abfangen und so auch schwierige Situationen, wenn nicht gar Krisen, besser meistern lassen. Allerdings sind diese Extras teuer und deswegen verzichten viele Organisationen auf sie. Das klassische Lean-Konzept, der Lean-Management-Ansatz, erzeugt typischerweise den Rückbau vorhandener Redundanzen und Puffer und ist somit ein resilienzsenkendes Konzept. Eine Gegenüberstellung resilienzförderlicher und resilienzsenkender Konzepte oder Teilstrategien zeigt Abschnitt 2.8. Ein Kompromiss besteht darin, auf Basis von Risikobetrachtungen gezielt ganz bestimmte strategische Redundanzen zu schaffen und auf andere mögliche zu verzichten.

Ein zusätzliches Handicap besteht darin, dass gerade in Krisen oder bestimmten Arten von Krisen das Geld knapp wird. Statt Redundanzen zu nutzen, werden dann nicht selten sogar kurzfristig vorhandene Redundanzen aufgegeben, um zu sparen, was nicht selten die Krise verschärft und die Organisation erheblich gefährdet.

Warum steigert Redundanz Resilienz? Weil sie in Krisen zusätzliche Ressourcen und Ersatzsysteme bereitstellt und so Ausfälle kompensieren und Zusatzaufwände auffangen kann.

2.3   Resilienzkonzept Robustheit

Zwei Facetten der Robustheit von Organisationen seien hier betrachtet:

- **robuste Infrastrukturen,**
- **robuste Teams.**

Viele Organisationen, ihre Prozesse und ihre Systeme sind alles andere als robust – sie sind ziemlich fragil. Und Fragilität macht anfällig; Fragilität ist im Grunde Anfälligkeit. Robuste Infrastrukturen müssen die typische Alltagnutzung sowie erwartbare Lastspitzen, Angriffe und Missbräuche aushalten. Sie haben eine für die Organisation angemessen hohe Verfügbarkeit. Sie können schnell und möglichst mit eigenen Ressourcen und Kompetenzen repariert und wiederhergestellt werden, wenn sie einmal ausfallen.

Auch die Menschen in der Organisation brauchen Robustheit, um Belastungen und Krisen zu überstehen. In Organisationen muss nicht jede und jeder Einzelne immer diese individuelle Robustheit aufweisen, einige Menschen sind längerfristig oder temporär verletzlich, anfällig, individuell wenig resilient. Integriert in gute Teams können sie dennoch sowohl ihre Leistung stabil erbringen als auch Schutz finden. Insofern ist Teamrobustheit sowie auch Teamresilienz insgesamt nicht die Summe der Robustheiten und Resilienzen aller Teammitglieder, sondern etwas Teamimmanentes, das über seine Mitglieder hinauswachsen kann. Von besonderer Bedeutung für Teamresilienz ist *psychologische Sicherheit* im Team, besser noch darüber hinaus in der Organisation. Der Fachbegriff bezeichnet, dass sich Menschen sicher fühlen, wenn sie zwischenmenschliche Risiken eingehen, indem sie sich anderen öffnen, offen sprechen, sich zeigen, wie sie sind und Fehler zugeben oder ansprechen. Ein Schlüssel für die Aspekte Teamrobustheit, Teamresilienz und psychologische Sicherheit sind Führung und Kultur im Unternehmen.

Warum steigert Robustheit Resilienz? Weil robuste Infrastrukturen eine hohe Verfügbarkeit im Alltag haben und bei Ausfällen schnell und einfach wieder in Betrieb genommen werden können. Weil robuste Teams Belastungen und sogar Krisen aushalten und kompensieren können, indem ihre Mitglieder einander stärken und tragen.

2.4   Resilienzkonzept Vereinfachungen

Ein kompliziertes System liefert bei gleichen Eingangsgrößen immer das gleiche, vorhersagbare Ergebnis – ein komplexes System nicht. Seine Ergebnisse sind nicht vorhersagbar, nicht zuverlässig reproduzierbar. Im Kontext des Resilienzkonzeptes der Vereinfachung seien nun näher betrachtet:

- **Entkomplizierung** und
- **Entkomplexierung**.

Gesellschaft und Organisationen, Technologien und Systeme, Produkte und Dienstleistungen sind zum großen Teil sehr kompliziert geworden. Komplex war das Leben schon immer; vieles im Arbeitsalltag hat auch an Komplexität noch erheblich zugenommen. Je komplizierter und je komplexer etwas ist, desto fragiler ist es potenziell. Vielleicht ist Komplexität ja selbst ein Resilienzkonzept. Viele, und gerade auch komplexe Systeme sind autopoietisch, das bedeutet selbstentwickelnd und selbstorganisierend. Dann geht es gar nicht darum, Komplexität per se zu verringern oder zu vermeiden, sondern zwischen funktionierender und nichtfunktionierender, zielführender und nichtzielführender Komplexität zu unterscheiden und letztere zu vermeiden oder durch Vereinfachung zu entschärfen.

Ein wichtiger Ansatzpunkt für Vereinfachung sind die Prozesse einer Organisation. Prozesse in Organisationen sind häufig erstaunlich kompliziert und bieten so Potenzial für Verschlankung. Interessanterweise macht auch das Gegenteil die Organisation kompliziert und anfällig: die Prozessanarchie, das Fehlen von Routinen und Standards. Einfache, standardisierte Prozesse mit großer Überdeckung von Soll und Ist hingegen helfen, Organisationen resilient zu machen. Sie ermöglichen Mitarbeitenden, unter Druck und in Krisensituationen routiniert, zügig und zuverlässig zu handeln und geben gleichzeitig die notwendigen Spielräume, situativ auf außergewöhnliche Lagen einzugehen.

Ein weiteres Vereinfachungspotenzial besteht häufig in der Interaktion mit Kunden, Klienten und Patienten. Das beginnt mit einfacher, verständlicher Sprache und sollte „Usability" – also die leichte Nutzbarkeit von Werkzeugen, Formularen, ob gedruckt oder digital – umfassen. Auch eine leichte Orientierung auf den Internetseiten sowie in den Räumen der Organisation verringert Fehlinformationen, reduziert Irrtümer und Nachfragen und entlastet so die Mitarbeitenden. Es hilft ungemein, wenn sich diejenigen, die kommunizieren, regelmäßig vergewissern, dass Mitarbeitende das Gesagte und Geschriebene richtig verstanden haben, um Missverständnissen und den daraus entstehenden Komplikationen vorzubeugen. Das ist auf den ersten Blick ein Zusatzaufwand; der sollte aber gegen die resultierenden Irrtümer, Fehler und Extraaktivitäten gerechnet werden, die entstehen, wenn man ihn vermeiden will.

Warum steigert Vereinfachung Resilienz? Weil wir Einfaches schneller überblicken und aus eigener Kraft und mit eigenen Mitteln anpassen, wiederherstellen und ändern können.

2.5   Resilienzkonzept Nähe

Je größer die Distanzen sind, die für eine Leistungserbringung zurückgelegt werden müssen, desto fragiler werden die dafür notwendigen Prozess- und Lieferketten und desto schwächer die Resilienz. Spannen und verzweigen sich diese Ketten weit, steigen die Risiken für Unterbrechungen, Umwege, Störungen und Ausfälle. Große Distanzen erschweren Verständnis und Verständigung.

Deshalb sollen die folgenden beiden Resilienzkonzepte adressiert werden:

- **räumliche Nähe.**
- **kulturelle Nähe.**

Zuvor gilt es, mit einem möglichen Missverständnis aufzuräumen: Es geht nicht darum, sich regionale Beschränkungen oder kulturelle Eintönigkeit aufzuerlegen, sondern um stabile Prozesse und Interaktionen mit den relevanten Partnern und ihren Menschen. Es geht um Nähe unter der Prämisse, dass Nähe Zusammenarbeit und Verständnis erleichtert und verbessert.

Die räumliche Dimension ist wichtig, weil in der globalen Welt nahezu alle Produkte und Dienstleistungen in fast allen Weltregionen hergestellt, erbracht und beschafft werden können. Viele Beschaffungen erfolgen unter rigiden Einsparvorgaben. Dabei werden oft die mit der räumlichen und kulturellen Distanz anwachsenden Risiken und die daraus resultierenden potenziellen Zusatzkosten zunächst nicht einkalkuliert. Eine Möglichkeit, das besser zu berücksichtigen, ist, nicht die Einkaufspreise allein zu betrachten, sondern die „Total Cost of Ownership", die Gesamtkosten, die diese Alternative verursacht, inklusive ihrer Zusatz-, Folge- und Risikokosten.

Kulturelle Nähe entsteht durch die Möglichkeit, die gleiche Sprache auf hohem Niveau sprechen und verstehen zu können. Das betrifft nicht nur eine Landessprache, sondern auch die notwendige Fachsprache. Das heißt für deutsche Organisationen nicht, dass in allen Interaktionen alle Deutsch sprechen müssen. Wenn eine Klinik ein medizinisches Gerät oder den Service dafür in den USA einkauft, müssen ihre verantwortlichen Ansprechpartner und -partnerinnen so gut Englisch sprechen, dass die Kooperation gelingt. Wer einen Beratungsdienstleister mit Organisationsentwicklung für einen Krankenhausträger beauftragt, wird nicht nur darauf achten, dass dessen Beraterinnen und Berater mit allen eigenen Mitarbeitenden Deutsch sprechen können, sondern auch ein fachliches Verständnis für eine Krankenhausorganisation haben. Kulturelle Nähe umfasst viel mehr als Sprache, sie entsteht aus ähnlichen Werten und einem kompatiblen Grundverständnis der Organisation, ihrer Aufgabenstellung und der Umstände, unter denen sie agiert.

Für kreative Prozesse und Innovationen kann es wertvoll sein, kulturelle Unterschiedlichkeiten ganz bewusst ins Spiel und zur Geltung zu bringen. Siehe dazu auch im Resilienzkonzept der Diversifizierung die Überlegungen zu den unterschiedlichen „Lösungsraumen".

Warum steigert Nähe Resilienz? Weil räumliche und kulturelle Nähe die Verständigung und die Zusammenarbeit erleichtern. Sie ist zumeist mit geringeren Risiken belegt, und im Falle von Problemen gelingt es bei Nähe oft besser, schnell und gut Lösungen herbeizuführen.

2.6 Resilienzkonzept Kontinuität

Die oben schon beschriebenen Veränderungsdynamiken verursachen Diskontinuitäten. Für Organisationen – und Menschen – ist es deshalb kaum möglich, in allem Kontinuität zu wahren. Wobei noch anzumerken ist, dass Kontinuität keineswegs mit Stillstand oder Unbeweglichkeit zu verwechseln ist. Kontinuität erlaubt Veränderung, allerdings erfordert sie eine Entwicklung, die auf Bisherigem stimmig aufbaut und es nicht unterbricht oder disruptiert.

Zwei Formen der Kontinuität sind für organisationale Resilienz besonders wichtig:

- die **Kontinuität von Beziehungen** und
- die **Kontinuität von Errungenschaften**.

Bei der Kontinuität der Beziehungen geht es in erster Linie um die Menschen in der Organisation und darüber hinaus um Menschen und Institutionen außerhalb der Organisation, mit denen sie eng verbunden ist. In allen Organisationen finden sich Beziehungsnetzwerke, die trotz natürlicher Fluktuation wichtige Fundamente für ihre Leistungs- und Qualitätsfähigkeit bilden. Dabei bilden oft Schlüsselpersonen wichtige Knotenpunkte dieser Netzwerke. Auch sie unterliegen einer Fluktuation, ist diese jedoch gering und sind die Schlüsselpersonen lange konstruktiv wirksam, stabilisieren sie die Beziehungsnetzwerke und somit die Organisation. Starke Beziehungen zwischen den Menschen in und um eine Organisation stärken sie für Krisen, machen sie organisational resilient. Denn Menschen, die eine starke, positive, stabile Beziehung haben, stehen füreinander ein und bringen ihre jeweiligen Stärken für die Organisation ins Spiel. Damit dieser Effekt entstehen kann und erhalten bleibt, braucht es eine Kontinuität der Beziehungen. Auch wenn einzelne Schlüsselpersonen ausscheiden, bleibt das Netz stabil und kann neue Personen aufnehmen und integrieren. Wenn Organisationen in Veränderungsprozessen diese Beziehungsnetzwerke so stark zerstören, dass sie sich nicht wieder erneuern und stabilisieren können, schwächen sie die Organisation und senken ihre Resilienz. Deshalb ist auch in durchaus legitimen und notwendigen disruptiven Veränderungsprozessen möglichst darauf zu achten, Schlüsselpersonen und die Beziehungsnetzwerke so weit wie möglich zu erhalten bzw. ihnen zu einer schnellen Neukonfiguration zu verhelfen.

Das Konzept der Kontinuität von Errungenschaften ist sicherlich erklärungsbedürftig. Jede Organisation, die einen längeren Weg zurückgelegt hat, hat Kompetenzen sowie materielle und immaterielle Vermögenswerte „errungen", aus denen sich ihre Stärken speisen. Bei mangelnder oder fehlender Kontinuität gehen diese schnell und manchmal unwiederbringlich verloren. Strategiewechsel und planvolle Veränderungen können zur Folge haben, dass eine Organisation einzelne Errungenschaften aufgeben muss. Tendenziell schwächt das die organisationale Resilienz. Es dauert lange und ist anstrengend, neue Kompetenzen und Vermögenswerte aufzubauen, und bis das gelingt, ist die Organisation anfälliger, weniger resilient.

Warum steigert Kontinuität Resilienz? Kontinuität baut Potenziale, Kompetenzen und Stärken auf, die der Organisation helfen, Krisen zu überstehen.

2.7   Resilienzkonzept Diversifizierung

Hier geht es speziell um die Diversifizierung der

- **Geschäftsmodelle** sowie der
- **Lösungsräume.**

Diversifizierung ist eine strategische Option, um Risiken zu streuen. Spezialisierung ist eine strategische Alternative mit dem Vorteil, dass man mit tiefer Kompetenz und hohem Reifegrad Nischen besetzen und dort zum begehrten, einzigartigen Anbieter avancieren kann. Hier sind natürlich Risikoauswirkungen besonders durchschlagend, wenn die Nische unter Druck gerät oder gar obsolet zu werden droht, weil es zunächst keine Kompensationsmöglichkeit auf anderen Feldern gibt. Die Diversifizierung der Aktivitätsfelder einer Organisation verschafft in Krisen solche Ausweichmöglichkeiten. Temporär kann die Organisation dort einen Schwerpunkt setzen, wo „noch etwas" oder „jetzt mehr geht", und auch Personal aus darbenden Bereichen dort einsetzen und weiterbeschäftigen. Nicht selten verbessert sich die Lage nach einer mehr oder weniger langen Durststrecke, und erfahrenes Personal kann diese Bereiche zügig und reibungsarm wieder auf das alte oder ein höheres Leistungsniveau bringen.

Sehr weitreichend ist die Diversifizierung bezüglich unterschiedlicher Geschäftsmodelle, die das Unternehmen parallel betreibt. Eine abgestufte Form der Diversifizierung ist ein Portfolio verschiedenartiger Leistungsangebote und Produkte, statt des Fokus auf einzelne Leistungen oder nur ein kleines Spektrum von Produkten.

Eine weitere, für Resilienz bedeutende Form der Diversifizierung ist das bewusste Betreten verschiedenartiger „Lösungsräume". Frei nach dem Motto „Für einen Hammer ist jedes Problem ein Nagel", neigen auch Organisationen – oder vielmehr Menschen in ihnen – dazu, für bestimmte wiederkehrende und sogar für neuartige Probleme und Herausforderungen immer wieder die gleichen Wege der Lösungsfindung zu gehen und sogar bereits vertraute Arten von Lösungen zu finden. Sie bewegen sich somit metaphorisch immer im gleichen und limitierten Raum der Möglichkeiten. Oft – und ganz besonders in resilienzfordernden Krisen – ist es nützlich, diesen Möglichkeitsraum erheblich zu erweitern und neue Lösungsräume zu betreten, um dort auf neuartige Optionen, Möglichkeiten und Lösungen zu stoßen. Da dies aber unter Druck ungeübt enorm schwierig ist, wäre es nötig, die die dafür erforderliche Kompetenz und Erfahrung bereits vor einer Krise aufzubauen und zu trainieren.

Warum steigert Diversifizierung Resilienz? Weil sie hilft, Risiken zu streuen. Je breiter sich eine Organisation strategisch aufstellt, desto wahrscheinlicher ist es, dass es Felder geben wird, die in einer Krise weniger schrumpfen oder sogar antizyklisch wachsen können. Und weil sie hilft, eine größere Varianz möglicher Lösungen zu schaffen.

2.8   Resilienzförderliche und resilienzsenkende Konzepte

Viele Konzepte, Strategien oder Prämissen, denen Organisationen typischerweise und durchaus aus guten Gründen und mit klaren Zielvorstellungen folgen, sind resilienzsenkend. Das liegt auch oft darin begründet, dass einige Resilienzkonzepte zusätzliche Kosten und Aufwände verursachen (wie z. B. Redundanz) oder im Zielkonflikt mit anderen, höher priorisierten Konzepten stehen (wie z. B. Diversifizierung vs. Spezialisierung).

Die folgende Tabelle nennt bekannte Ansätze oder Konzepte und stellt sie hinsichtlich ihrer förderlichen oder senkenden Wirkung auf organisationale Resilienz gegenüber (Tab.1).

Welchen Grad an organisationaler Resilienz sie zukünftig zu benötigen glaubt, welchen Konzepten sie dafür folgen will und wie sie diese mit etablierten oder anderen strategisch notwendigen Konzepten in Einklang oder zumindest in friedliche Koexistenz bringen will, sind sehr individuelle strategische und organisationale Fragestellungen der Leitung und der sie unterstützenden Strategen und Organisationsentwickler.

Tab. 1 Gegenüberstellung resilienzsenkender und -förderlicher Konzepte und Ansätze (oben behandelte Konzepte kursiv)

Resilienzsenkend	Resilienzförderlich
Lean, Verschlankung	*Vereinfachung*
	Opulenz, Reserven, finanzielle Rücklagen, *Redundanz*, Dopplung
Komplexität, Kompliziertheit	*Vereinfachung*, Robustheit, *Agilität*
Fokussierung, Spezialisierung	*Diversifizierung*, Varianz
Single Sourcing	Second und Multi Sourcing
Starrheit, geringe Agilität	Hohe *Agilität*
Globalisierung	*Nähe*, Regionalisierung
Transformation, Innovation, Disruption	*Kontinuität*
Kurzfristigkeit	Nachhaltigkeit

3   Praxishinweise für die Umsetzung von Resilienzkonzepten

Die Kurzbeschreibung der „Resilienzkonzepte" liefert sicherlich Ideen, was Organisationen grundsätzlich tun können, um ihre organisationale Resilienz zu steigern und sich
so auf das Bestehen in und das Durchstarten nach Krisen vorzubereiten. Dabei kamen
auch die Grenzen, Widersprüchlichkeiten und Zielkonflikte mit anderen für andere Ziele
förderlichen Konzepten zur Sprache. Nun soll dargelegt werden, wie eine Organisation prinzipiell vorgehen kann, um die für sie geeigneten Konzepte auszuwählen, zu
konkretisieren und umzusetzen.

Im Grunde gilt, was auch für größere Organisationsentwicklungs- und Change-Projekte
gilt; sie erfordern:

- Analyse
- Konzeption
- Umsetzung
- Review
- Verfeinerung
- Kommunikation

Und sie benötigen ein gutes Projekt- und Change-Management. Beides soll hier nicht
dargelegt werden, stattdessen erfolgt eine kleine Hilfestellung für die genannten Punkte
der Aufzählung.

Analyse bedeutet hier eine Analyse des bestehenden Resilienzgrades und der Resi-
lienzpotenziale der Organisation. Die obige Themengliederung der Resilienzkonzepte
kann eine Struktur dafür bieten. Es bestehen große Verwandtschaften zu Risikoanalysen,
sodass diese für eine Resilienzanalyse herangezogen werden können. Audits, Visitationen,
„Stresstests" oder Notfallübungen, wie sie in einigen Bereichen des Gesundheitswesens
üblich sind, zahlen ebenfalls darauf ein. Auch Mitarbeitendenbefragungen sowie perso-
nalbezogene Daten wie Fluktuationen und Krankenstand können herangezogen werden,
weil hier Indikatoren für mögliche Resilienzdefizite oder -stärken auftreten können.

Die Analyse sollte ein interdisziplinäres Team durchführen, dem unter anderem
folgende Funktionen angehören:

- Organisationsleitung: jemand mit Kenntnis der strategischen Risiken sowie der strate-
  gischen Zielsetzungen und des Umfelds der Organisation,
- fachliche Leitung: jemand mit Kenntnis der fachlichen Risiken, Potenziale und
  Entwicklungen,
- Finanzmanagement/Controlling: jemand mit Kenntnis der finanziellen Risiken und
  Möglichkeiten,

- Personalbereich: jemand mit Kenntnis der Kompetenzen und Befindlichkeiten der verschiedenen Berufsgruppen und Funktionen sowie der Perspektiven zukünftiger Rekrutierung und Personalentwicklung,
- Qualitätsmanagement/Patientensicherheit: jemand mit Kenntnis heutiger und zukünftiger Qualitätsanforderungen, der Qualitätslage und Prozessreifegrade, spezifischer Qualitätsrisiken und bisheriger Fehlerschwerpunkte und -ursachen,
- Beschaffung/Lieferanten und Partnermanagement: jemand mit Überblick über bestehende und potenzielle Lieferanten und Partner sowie über aktuelle Entwicklungen hinsichtlich der erforderlichen Materialen, Geräte, Dienstleistungen.

Die Analyse kann auch in Form einer Auswertung bereits vorhandener Berichte, Analysen sowie Auditergebnisse erfolgen. In die Auditprogramme kann – temporär oder längerfristig – „Resilienz" als spezieller Fokus aufgenommen werden. Eigene Resilienz-Audits sind denkbar, doch aufgrund der in vielen Organisationen bestehenden großen Belastung durch verschiedene Auditierungen ist es oft praktikabler und akzeptabler, das Thema in bestehende Auditformate zu integrieren. Für diese Audits sind Kriterien und Fragen zum Thema Resilienz zu entwickeln sowie Auditorinnen und Auditoren zu schulen.

Konzeption bedeutet hier die Klärung, mit welchen konkreten Konzepten und Ansätzen die Organisation ihre Resilienz zu steigern versuchen will. Dazu muss auch gehören, zu klären, welche resilienzsenkenden anderen Konzepte aus guten Gründen weitergeführt werden müssen und wie dann an anderer Stelle und mit anderen Mitteln Resilienz zu steigern ist. Besonderer Wert ist auf die Stimmigkeit des Gesamtkonzeptes, der Strategie und der daraus resultierenden Organisationsentwicklung zu legen, denn Resilienzkonzepte sind typischerweise stark mit vielen anderen Fokussierungen der Organisation verwoben, wodurch starke gegenseitige Einflussnahmen und Abhängigkeiten entstehen.

Umsetzung ist abhängig von der Lage, den Voraussetzungen und den erarbeiteten Konzepten. Es ist davon auszugehen, dass geplante Resilienzprojekte eher tief in die Organisation eingreifen und dann über einen längeren Zeitraum zur Entfaltung und Wirkung gebracht werden müssen und daher stark mit anderen Projekten zu vernetzen sind. Sie sind in der Regel Change-Projekte, die demgemäß Change-Management erfordern.

Das Thema Resilienz hat einen hohen Verwandtschaftsgrad mit dem heute ebenfalls intensiv diskutierten und behandelten Thema Nachhaltigkeit. Ist Nachhaltigkeit ein Fokusthema in der Organisation, lässt sich Resilienz gut damit kombinieren. Ohnehin sollten Themen wie organisationale Resilienz, Nachhaltigkeit, aber auch Qualitätsmanagement, Patientensicherheit, Hygiene usw. immer in ihrer Vernetztheit gesehen und adressiert werden. Es gehört geradezu zum Wesenskern der organisationalen Resilienz, dass sie mit anderen Themen hochgradig vernetzt ist.

Reviews der Wirksamkeit und des Fortschritts der Projekte sind anzuraten, um zu klären, ob die gewollten Effekte entstehen und welche ungewollten Effekte zusätzlich aufkommen. Dazu können auch bereits vorhandene Formate, wie die oft ohnehin von einigen

QM-Regelwerken geforderte Managementbewertung (Managementreview), genutzt werden. Auch die im Rahmen der Analyse bereits genannten Audits sind ein Format, mit dem längerfristig eine Fortschrittsüberprüfung erfolgen kann.

Verfeinerung ist die Konsequenz aus der Umsetzung und ihrer Bewertung in den Reviews. Es ist davon auszugehen, dass langwierige und tiefgehende Organisationsentwicklungen, Change-Projekte, im Laufe ihrer Einführung, Umsetzung und Wirkungsentfaltung Korrekturen oder Verfeinerungen, ggf. sogar Neukonzeptionen erfordern. Längst nicht alles, was geplant wurde und nun umgesetzt werden soll, wird die gewollten Effekte erzielen, zudem werden mit hoher Wahrscheinlichkeit ungewollte Effekte aufkommen. Es ist nicht leicht, ein Maß dafür zu finden, wann es abzuwarten gilt, bis sich Neuerungen etabliert haben und dabei auch zunächst Verschlechterungen in Kauf zu nehmen und Anfangsschwierigkeiten zu überwinden, und wann es besser ist, einzugreifen.

Kommunikation

Die „großen" Fokusthemen in der Organisationsentwicklung, wie die Resilienz, erfordern gute Kommunikation, weil sie Fragen aufwerfen: Worum geht es? Warum ist das wichtig? Was sind Chancen und Risiken? Was sind Vor- und Nachteile? Warum jetzt? Wohin führt das? Wie wird es mich persönlich betreffen?

Für die Bearbeitung durch die Expertinnen und Experten ist der Begriff organisationale Resilienz sicherlich bereichernd und klärend. Ob er so und überhaupt breit in der Organisation benutzt werden soll, ist im Einzelfall zu klären. Das hängt auch davon ab, wie viele Themen die Organisation in den letzten Jahren aufgegriffen, welche sie verfolgt und wie erfolgreich sie diese entwickelt hat. Ein Organisationsentwicklungsprojekt zur Steigerung der organisationalen Resilienz kommt auch gut ohne den Fachbegriff aus. Es kann besser sein, direkter über die Effekte zu sprechen, die man mit mehr Resilienz erzielen will.

Literatur

Ahlrichs F, Benedikt S et al. (2021a) Resilienz – mehr als nur ein schönes Wort (Was ist organisationale Resilienz und wie kommt sie ins Spiel? Teil 1); QZ- Qualität und Zuverlässigkeit; Ausgabe 12/21. Hanser, München

Ahlrichs F, Benedikt S et al. (2021b) Resilienz – Wege aus der wirtschaftlichen Krise (Staatliche Infrastruktur als Voraussetzung organisationaler Resilienz, Teil 2); QZ- Qualität und Zuverlässigkeit; Ausgabe 12/21. Hanser, München

Ahlrichs, Frank; Sommerhoff, Benedikt (2021c): Organisationale Resilienz und wie sie erreicht werden kann; Controller Magazin; Ausgabe 05/21; Verlag für Controlling Wissen

Rolfe M (2019) Positive Psychologie und organisationale Resilienz. Springer, Berlin

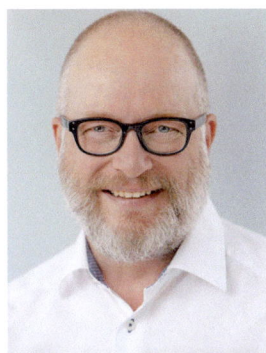

Benedikt Sommerhoff leitet das Themenfeld „Qualität und Innovation" sowie das DGQ QualityLab – das virtuelle Labor, in dem Experten Analysen durchführen und neues Wissen generieren. Mit einem scharfen Blick für Paradigmenwechsel und Trends in Wirtschaft und Gesellschaft erforscht er, wie diese Entwicklungen das Qualitäts- und Nachhaltigkeitsmanagement beeinflussen. Er ist zudem Herausgeber des Fachmagazins „QZ – Qualität und Zuverlässigkeit" im Hanser Verlag.

Sein Werdegang begann mit einem Maschinenbaustudium inklusive Qualitätssicherung an der RWTH Aachen, gefolgt von seiner Tätigkeit als Quality Engineer bei einem Automobilzulieferer. Mit 25 Jahren Erfahrung in Fach- und Führungspositionen bei der DGQ und einer Promotion zum Thema „Transformation des Berufsbilds Qualitätsmanager" an der Bergischen Universität Wuppertal zählt Sommerhoff heute zu den prägenden Experten in seinem Fachgebiet.

Adaptive Transformation: Möglichkeiten des Qualitäts- und Risikomanagements

Thomas Petzold

Die Bemühungen um wirkungsvolle Veränderungen für die Gesundheitsversorgung sind weitreichend. Sie umfassen gesetzliche Anpassungen, Fördermöglichkeiten für Innovationen und Aktivitäten einzelner Akteure oder Verbundpartner.

Diese wirkungsvollen Veränderungen betreffen aktuell vor allem digitale Technologien, mit deren Einbindung in die Versorgung eine „digitale Medizin" herbeigesehnt wird. Übergeordnete Themen wie die elektronische Gesundheitskarte oder die elektronische Patientenakte sind seit mehr als zwanzig Jahren zentrale Diskussionspunkte in Deutschland (Digitale Agenda, 2014). Seit 2015 sind die elektronische Gesundheitskarte als Berechtigungsnachweis und seit 2025 Basisfunktionalitäten der elektronischen Patientenakte in der Gesundheitsversorgung angekommen. Darüber hinaus existieren noch weitere Anwendungen, wie das eRezept, das ebenfalls die Versorgung vereinfachen soll. Parallel dazu erfolgte die Förderung einzelner Teilbereiche der digitalen Transformation, die unter den Begriffen eHealth, mHealth und Telemedizin zusammengefasst sind (Fatehi und Wootton 2012, S. 461; Eysenbach 2001, S. 3). Dennoch ist der Digitalisierungsgrad des deutschen Gesundheitswesens im Vergleich zu anderen europäischen Staaten der geringste. Andere europäische Staaten können auf einen breiteren Erfahrungsschatz in der Implementierung und Anwendung digitaler Technologien im Rahmen der Gesundheitsversorgung blicken. Die elektronische Patientenakte befindet sich in Dänemark oder Italien seit den 2000er-Jahren bereits flächendeckend im Einsatz (Katschnig et al. 2019; Bonomi 2016, S. 35). Trotz europäischer und deutscher Fördermöglichkeiten befinden sich das Versorgungssystem in Deutschland sowie dessen Akteure noch nicht auf einem ähnlich hohen Niveau, wie es in anderen europäischen Staaten der Standard ist. Für einige

T. Petzold (✉)
Fakultät für Humanwissenschaften, Institut für Gesundheit, Brandenburgische Technische Universität Cottbus – Senftenberg, Senftenberg, Deutschland
E-Mail: thomas.petzold@b-tu.de

T. Petzold und B. Böhland (Hrsg.), *Adaptive Transformation des Gesundheitswesens*,
https://doi.org/10.1007/978-3-662-71628-1_12

Teilbereiche der digitalen Transformation besteht das Zeugnis, dass Deutschland es nicht geschafft hat, den europäischen Durchschnitt bei der Einführung von eHealth zu erreichen (Nohl-Deryk et al. 2018; Behm et al. 2023). Neben der Entwicklung und Implementierung digitaler Technologien in den Versorgungskontext existieren weitere Veränderungsbedarfe, etwa in den Organisationskulturen, durch neue strukturelle Modelle von Versorgung oder beim Bewusstsein für eine resiliente Organisationsform, die alle Versorgungsstrukturen oder -prozesse umfassen kann.

Durch den Gesetzgeber wurden mit dem Innovationsfonds (Schmitt et al. 2015; Reinhardt 2018, S. 41) und dem Krankenhauszukunftsgesetz (Bertsch 2021, S. 14) zwei Förderformen geschaffen, die neue Versorgungsformen, Versorgungsforschung zu (komplexen) Interventionen in der Versorgungspraxis und die digitale Transformation von Krankenhäusern beschleunigen sollen. Somit werden nicht nur digitale Technologien als wirkungsvolle Veränderungen für die Weiterentwicklung der Versorgungsrealität adressiert, sondern auch Struktur- und Prozessänderungen auf Ebene des Gesundheitssystems und der Akteure. Die Vorhaben sind heterogen und umfassen

- die Finanzierung sektorenübergreifender Versorgungsmodelle,
- die verstärkte Einbindung von Patienten in die Qualitätsbewertung und Erhebung von Patientenzielen,
- neue Versorgungsmodelle zwischen urbanen und ländlichen Gebieten,
- digitale Dokumentations-, Interventions- und Qualitätssicherungsmaßnahmen,
- die Entwicklung und stärkere Nutzung von Leitlinien in der Versorgung,
- neue Versorgungsformen bzw. -modelle für chronische oder seltene Erkrankungen
- sowie die Delegation von Tätigkeiten an andere Berufsgruppen.

Diese Fördermöglichkeiten sind etabliert und deren Mittel werden genutzt. Ein zentraler Aspekt des Innovationsfonds ist es, die Projekte zu evaluieren und deren Nutzen für die Versorgung zu ermitteln. Anhand des Nutzens soll die Überführung vom Projekt- in den Routinestatus diskutiert werden, um allen Versicherten wirkungsvolle Veränderungen in der Gesundheitsversorgung bereitstellen zu können (Blettner et al. 2018). Unabhängig von den Förderformen scheint eine übergreifende Strategie für die Implementierung wirkungsvoller Veränderungen für die Gesundheitsversorgung sowie deren zielgerichtete Kommunikation erforderlich (Heytens et al. 2021).

Zusätzlich zu diesen systemischen Bestrebungen existieren auf Ebene einzelner Akteure oder Verbundpartner sehr viele Aktivitäten, die das Ziel haben, eine kontinuierliche Verbesserung der Versorgungssituation herbeizuführen. Diese Aktivitäten beginnen aus der eigenen Initiative heraus. Es werden Strukturen und Prozesse analysiert und aus dieser Ausgangssituation heraus patientenzentriert weiterentwickelt.

Unabhängig davon, von welchem Akteur oder ob auf systemischer Ebene Veränderungen initiiert werden, folgen diese alle dem gleichen Prinzip und den gleichen Techniken. Das Grundprinzip ist die persönliche Haltung, Veränderungen zu erkennen, diese von bleibenden Strukturen und Prozessen abgrenzen zu können und in neue Strukturen überführen zu wollen. Diese Haltung ist die grundlegende Eigenschaft, um das Potenzial für positive Veränderungen identifizieren zu können und die Gesundheitsversorgung kontinuierlich zu verbessern. Persönliche und fachliche Kompetenzen festigen und entwickeln diese Haltung weiter. Darin liegt die Grundhaltung von Qualitäts- und medizinischem Risikomanagement.

Aufbauend auf Haltung und Kompetenzen stellt die Anwendung von Methoden und Techniken einen wichtigen Baustein dar, um effizient und zielgerichtet Versorgungsstrukturen zu beschreiben, analysieren, evaluieren und somit erforderliche Informationen zu ermitteln (Hempel et al. 2019; Reynolds et al. 2023). Alle Methoden und Techniken zur kontinuierlichen Verbesserung folgen vier Phasen des gleichen Schemas (Taylor et al. 2014).

1 Analyse der Ausgangssituation und Zieldefinition (Plan)

Für die Analyse der Ausgangssituation werden mehrere relevante Aktivitäten gebündelt durchgeführt, die darauf abzielen, den aktuellen Zustand zu analysieren, Probleme zu identifizieren und Verbesserungsmaßnahmen zu planen. Im ersten Schritt erfolgt eine Situationsanalyse, bei der relevante Daten bezogen auf das angestrebte Ziel, wie die Patientenversorgung, die Behandlungsergebnisse und die Prozessabläufe, gesammelt werden. Als Datengrundlage können Primär- und Sekundärdaten, z. B. Befragungen von Patienten, Mitarbeitenden oder anderen Gruppen, Versorgungsdaten oder (Beinahe-) Fehlermeldungen herangezogen werden. Mithilfe von Prozessmappings kann der aktuelle Arbeitsablauf visualisiert werden, um Lücken oder Ineffizienzen zu erkennen (Antonacci et al. 2021). Anschließend folgt die Problemidentifikation, bei der eine Ursachenanalyse durchgeführt wird, um die Grundprobleme zu verstehen. Dazu können Kraftfeldanalysen, Fehlermöglichkeits- und Einflussanalysen (FMEA) oder Ursache-Wirkungs-Analysen durchgeführt werden (Liu 2019, S. 34). Die identifizierten Probleme werden nach Relevanz, Dringlichkeit und Auswirkung bzw. Eintrittswahrscheinlichkeit und Schadenshöhe priorisiert. Daraufhin werden spezifische, messbare, erreichbare, relevante und terminierte (SMART) Ziele für die Qualitätsverbesserung formuliert (Sens et al. 2018). Weitere Messgrößen, wie Qualitätsindikatoren, Frühwarnindikatoren oder Key Performance Indicators (KPI), werden festgelegt, um später das Voranschreiten der Veränderungsmaßnahmen zu messen und zu überwachen (Grol und Wensing 2020, S. 201). Die Ermittlung von Abweichungen kann nur erfolgen, wenn neben der Ausgangssituation auch das Ziel konkret beschrieben ist. Die Zieldefinition beruht auf einem Konstrukt fachlicher Anforderungen und persönlicher Erwartungen. Beide Bedürfnisse müssen detailliert ermittelt werden, um Maßnahmen zielgerichtet zu planen und umsetzen zu können. Im nächsten Schritt werden geeignete Maßnahmen identifiziert, diskutiert und geplant. Hierzu wird ein

Vorgehen zur Erreichung der gesetzten Ziele entwickelt, das die notwendigen personellen, finanziellen und sachlichen Ressourcen beinhaltet. Daraus resultiert ein Plan für die Umsetzung der Maßnahmen. Für die abschließende Analyse der Ausgangssituation erfolgt eine Bewertung von Chancen und Risiken, bei der mögliche Potenziale und Hindernisse bei der Umsetzung der geplanten Maßnahmen identifiziert werden. So können frühzeitig Katalysatoreneffekte, wie Präventivmaßnahmen, entwickelt werden.

In den Prozess der Analyse der Ausgangssituation sollten zu jeder Zeit alle betroffenen Interessengruppen eingebunden werden. Jede Interessengruppe bringt eigene Sichtweisen, Anforderungen und Erwartungen in die Zieldefinition ein (Kernebeck & Fischer 2020, S. 28). Diese Bedürfnisse müssen frühzeitig erhoben werden, um ganzheitlich und nachhaltig Veränderungen umzusetzen. Dazu kann es hilfreich sein, interdisziplinäre Teams bzw. Fokusgruppen zu bilden. Zudem ist es von hoher Relevanz, Kommunikation geplant und strukturiert durchzuführen, um alle relevanten Interessengruppen zu informieren und einzubinden. Häufig verlaufen Projekte nicht erfolgreich, weil die Kommunikation ungeplant und eher spontan durchgeführt wird.

2   Implementierung von Maßnahmen (Do)

Die Umsetzung der entwickelten Maßnahmen ist gekennzeichnet durch aktives Handeln und die praktische Implementierung der geplanten Verbesserungen. Mit Initiierung einer Pilot- oder Testphase soll die Wirksamkeit der geplanten Maßnahmen in einem begrenzten Rahmen überprüft werden. Somit können frühzeitig eventuelle Anpassungen identifiziert und vorgenommen werden, bevor die entwickelten Maßnahmen flächendeckend im Produktivbetrieb eingeführt werden. Ermittelte Abweichungen oder Anpassungen aus der Pilotphase sind gezielt zu dokumentieren und sollten das Prozessmapping erweitern, um für die Überführung in den Produktivbetrieb alle relevanten Informationen für die Entscheidungsfindung darstellen zu können. Ein wesentlicher Bestandteil besteht in der Schulung der Beteiligten. Im Fokus der Schulung stehen die Interventionen der entwickelten Maßnahmen, die in neuen Prozessen, Technologien oder Verfahren liegen kann. Dabei wird besonderer Wert auf die Vermittlung der Ziele und des Nutzens der Veränderungen gelegt, um die Akzeptanz und das Engagement der Mitarbeiter zu fördern. Das Wissen aus den ersten Schulungen der Pilotphase kann für die Weiterentwicklung sämtlicher Informationsgrundlagen der entwickelten Maßnahmen genutzt werden. Mit Implementierung der entwickelten Maßnahmen (im Rahmen der Pilotphase) erfolgt eine sorgfältige Dokumentation aller Schritte und Beobachtungen. Dies umfasst die Aufzeichnung von Zwischenergebnissen, auftretenden Chancen und Risiken, Herausforderungen und unerwarteten Entwicklungen. Diese Dokumentation ist entscheidend, um den Erfolg der entwickelten Maßnahmen sowie den damit verbundenen Nutzen bewerten zu können (Fricker et al. 2015).

Die kontinuierliche und strukturierte Kommunikation mit allen Beteiligten stellt während der Pilotphase einen kritischen Erfolgsfaktor dar. Geplante und regelmäßig stattfindende Besprechungen, Feedbackrunden und Newsletter können dabei helfen, den Fortschritt zu überwachen und frühzeitig auf Probleme oder Bedenken zu reagieren. Die Beantwortung aller gestellten Fragen oder Bedenken sollte angestrebt werden. Dabei können Mitarbeitende auch durch Unterstützungssysteme gestärkt werden, die häufig auftretende Fragen beantworten oder definierte Inhalte schriftlich oder mündlich automatisiert bereitstellen (Nally et al. 2022). Der Einsatz von Unterstützungssystemen mit automatisiertem Antwortverhalten trägt zusätzlich dazu bei, dass Mitarbeitende zu jeder Arbeitszeit Nachfragen stellen können und qualifizierte Antworten erhalten (Boag et al. 2024).

Die Durchführung von Pilotphase und Implementierung im Produktivbetrieb erfordern Flexibilität und Anpassungsfähigkeit. Unvorhergesehen auftretende Herausforderungen oder Chancen, die ein großen Potenzial aufweisen, müssen angemessen bewertet und deren Einfluss auf die entwickelte Maßnahme berücksichtigt werden. Die Balance zwischen der konsequenten Umsetzung des Plans und der Offenheit für notwendige Anpassungen zu vollziehen sollte im Organisationskontext gefunden werden. Nur so kann sichergestellt werden, dass die entwickelten Maßnahmen effektiv implementiert werden und gleichzeitig auf die spezifischen Bedürfnisse und Gegebenheiten der Gesundheitseinrichtung reagiert werden kann.

3   Messen und Überwachen (Check)

Die Messung und Überwachung der entwickelten Maßnahme ist eine kritische Etappe, in der die Wirksamkeit der entwickelten Maßnahme analysiert werden soll (van Staalduinen et al. 2022). Hierzu werden systematisch Daten gesammelt, analysiert und mithilfe der Qualitätsindikatoren, Frühwarnindikatoren oder Key Performance Indicators der festgelegten Ziele verglichen. Die ganzheitliche Betrachtung erfordert sowohl quantitative als auch qualitative Informationen, die ein umfassendes Bild der erzielten Ergebnisse liefern können. Im Gesundheitswesen werden sehr häufig Patientenzufriedenheit, subjektive Patient-Reported Outcome und Expectation Measures (Damman et al. 2020) sowie objektive Behandlungsdaten, Wartezeiten oder Verbrauchs- bzw. Inanspruchnahmedaten bewertet. Auch Kosten- oder Effizienzdaten sowie ermittelte Daten zum Nutzen einer entwickelten Maßnahme sollten häufiger herangezogen werden, um die Verstetigung einer Maßnahme einschätzen zu können (Emmert et al. 2012). Zusätzlich sind die aufgezeichneten Zwischenergebnisse, auftretende Chancen und Risiken, Herausforderungen und unerwarteten Entwicklungen strukturiert auszuwerten. Der Abgleich der Werte der Ausgangssituation mit den Indikatoren der gesetzten Ziele ermöglicht die objektive Ableitung des (Miss-)Erfolgs der Verbesserungsmaßnahme. Ergänzend ist es auch möglich, den Vergleich zwischen erwarteten und aufgetretenen Ergebnissen hinzuzuziehen, sofern dies methodisch möglich ist. Im Fokus der Analyse sollte nicht ausschließlich die Zielerreichung bewertet werden, sondern auch, weshalb Ziele erreicht werden konnten bzw. verfehlt wurden. Diese Betrachtungsweise ermöglicht die Identifikation von Best-Practice-Verfahren, die auch für weitere Maßnahmen hinzugezogen werden können. Zugleich werden Vorgehen identifiziert, die methodisch kritisch hinterfragt und bei denen Anpassungen abgeleitet werden sollten.

Das Feedback der Beteiligten ist ebenso von hohem Interesse. Mitarbeitende, Patienten und andere Interessengruppen sollten aktiv in den Evaluierungsprozess einbezogen werden. Auch wenn das Feedback von Patienten z. B. hinsichtlich deren Zufriedenheit schon eingeholt wird, besteht parallel die Möglichkeit, weitere Informationen zu erfragen, die implizit die entwickelte Maßnahme betreffen. Ihre Rückmeldungen liefern wertvolle Einblicke in die praktischen Auswirkungen der Veränderungen und können Aspekte aufzeigen, die durch die Datenanalyse nicht erfasst werden.

Die transparente Darstellung erhobener Daten, eingesetzter Analyseverfahren und ermittelter Ergebnisse ist ein zentraler Baustein der kontinuierlichen Kommunikation mit allen Beteiligten. Anknüpfend an die Kommunikationsstrategie der vorangegangenen Phasen steht die objektive Ergebnisdarstellung im Mittelpunkt. Dabei sollte auf aufgetretene Chancen und Risiken hingewiesen werden. Die Kommunikation hat in dieser Phase einen sensibilisierenden Charakter, da auch eine kritische Reflexion über unbeabsichtigte Konsequenzen der entwickelten Maßnahme erfolgen muss. Auch wenn Maßnahmen für einen konkreten Anwendungsfall entwickelt und implementiert werden, können unerwartete Auswirkungen in anderen Organisationseinheiten auftreten. Daher ist sicherzustellen, dass analysierte Strukturen und Prozesse ganzheitlich analysiert werden, sodass Verbesserungen in einer Organisationseinheit nicht zu einer Verschlechterung in einer anderen führen.

4 Aus Wissen handeln (Act)

Basierend auf den Ergebnissen und Erkenntnissen der vorangegangenen Phase werden Entscheidungen über das weitere Vorgehen getroffen. Der Entscheidungsspielraum ist weitreichend und kann die Überführung der entwickelten Maßnahme (im pilotierten Umfang) in den Produktivbetrieb, das Vornehmen von Anpassungen an der entwickelten Maßnahme sowie die Ablehnung der entwickelten Maßnahme zur Folge haben. Im besten Fall kann – auf Grundlage der Ergebnisse zur entwickelten Maßnahme – die Überführung in den Produktivbetrieb abgeleitet werden. Die Überführung in den Produktivbetrieb entspricht der Standardisierung von Struktur- oder Prozessanpassungen für die Organisation, sodass geltende Prozessbeschreibungen und mitgeltende Unterlagen, wie organisationsweite Richtlinien oder Anweisungen, angepasst werden müssen. Entsprechen die Ergebnisse nicht den Zielformulierungen, sind begrenzte Anpassungen möglich. Dabei ist zu beachten, dass der Umfang der Anpassungen in dieser Phase ohne Überprüfung stattfindet und deren Auswirkungen nicht messbar nachvollzogen werden.

Die getroffenen Entscheidungen sollten ebenso transparent und nachvollziehbar kommuniziert werden, wie es bereits in den ersten drei Phasen erfolgte. Die Beteiligten sind in diese Kommunikation aktiv einzubinden und sollten selbst, für die jeweilige Interessengruppe vertretend, die Kommunikation mitübernehmen. Dieses Vorgehen steigert die Akzeptanz des gesamten kontinuierlichen Verbesserungsprozesses.

Das Handeln mit neuem Wissen ermöglicht es, neue Verbesserungspotenziale zu identifizieren und daraus neue Ziele abzuleiten. Bei interdisziplinär betrachteten Strukturen oder Prozessen können weitere Bestandteile der Zusammenarbeit, die gemeinsame Ressourcennutzung oder die Einführung neuer Technologien betrachtet werden. Parallel ist es hilfreich, den durchlaufenen Prozess kritisch zu hinterfragen. Die Reflexion mit allen Beteiligten kann neue Potenziale darstellen, die für künftige Maßnahmen als Lessons Learned genutzt werden können. Lessons Learned stellen vor allem bei komplexen Sachverhalten oder bei der Betrachtung von Strukturen und Prozessen mit mehreren Beteiligten eine wichtige Wissensquelle dar. Im Zuge des Verbesserungsprozesses sollen Veränderungen mit positivem, nachhaltigem Charakter implementiert werden. Die methodische Grundlage muss dabei selbst dynamisch und responsiv sein.

5   Betrachtung auf systemischer Ebene

Das vorgestellte Schema stammt aus dem Jahr 1950 und wird in Gesundheitseinrichtungen angewandt. Die Implementierung von Verbesserungsmaßnahmen wird auch auf systemischer Ebene angestoßen. An dieser Stelle fehlt häufig das methodische Vorgehen, um regulatorische Anpassungen hinsichtlich deren Nutzens zu bewerten. Auch wenn sehr viele Gesetzgebungsverfahren auf Bundesebene die Evaluation beinhalten, ist über die tatsächliche Durchführung, den Umfang oder die Ergebnisse nur wenig bekannt. Es existieren nur wenige systemisch verankerte Organisationseinheiten, die den Nutzen regulatorischer Vorgaben oder flächendeckend eingesetzter Verfahren kritisch bewerten. Damit diese Lücke geschlossen werden kann und eine evidenzbasierte Versorgung realisiert werden kann, würde der Verbund von Leistungserbringern einen wichtigen Schritt darstellen. So könnten Versorgungsdaten – unter Wahrung des Datenschutzes der Patientinnen und Patienten – sinnvoll verknüpft werden und Organisationen sich kontinuierlich weiterentwickeln. Qualitätsverbesserung betrifft einzelne Organisationen, Verbünde von Organisationen und auch das gesamte Versorgungssystem. Qualitäts- und medizinisches Risikomanagement kann einen Beitrag dazu leisten, alle an der Versorgung und deren Ausgestaltung Beteiligten zu unterstützen und somit die Sicherheit und Versorgungsqualität für Patientinnen und Patienten zu stärken.

Literatur

Antonacci G, Lennox L, Barlow J et al (2021) Process mapping in healthcare: a systematic review. BMC Health Serv Res 21:342

Behm ME, Wittke HA, Klenk T (2023) Digitalisierung im Gesundheitssektor. In: Klenk T, Nullmeier F, Wewer G (Hrsg) Handbuch Digitalisierung in Staat und Verwaltung. Springer VS, Wiesbaden

Bertsch I (2021) Die Folgen des Krankenhauszukunftsgesetzes: Das KHZG – Fluch und Segen zugleich. kma – Klinik Management aktuell 26(S 03): 13–14

Blettner M, Dierks ML, Donner-Banzhoff N, Hertrampf K, Klusen N, Köpke S, Masanneck M, Pfaff H, Richter R, Sundmacher L (2018) Überlegungen des Expertenbeirats zu Anträgen im Rahmen des Innovationsfonds. ZEFQ 130:42–48

Boag W, Hasan A, Kim JY et al. (2024) The algorithm journey map: a tangible approach to implementing AI solutions in healthcare. npj Digit. Med. 7: 87

Bonomi S (2016) The electronic health record: A comparison of some European countries. In: Ricciardi F, Harfouche A (Hrsg) Information and communication technologies in organizations and society. Lecture Notes in Information Systems and Organisation, Bd 15. Springer, Cham, S 33–50

Bundesregierung. Digitale Agenda 2014–2017. Berlin: 2014

Damman OC, Jani A, de Jong BA et al (2020) The use of PROMs and shared decision-making in medical encounters with patients: an opportunity to deliver value-based health care to patients. J Eval Clin Pract 26:524–540

Emmert M, Eijkenaar F, Kemter H et al (2012) Economic evaluation of pay-for-performance in health care: a systematic review. Eur J Health Econ 13:755–767

Eysenbach G (2001) What is e-health? J Med Internet Res 3:e20

Fatehi F, Wootton R (2012) Telemedicine, telehealth or e-health? A bibliometric analysis of the trends in the use of these terms. J Telemed Telecare 18(8):460–464

Fricker SA, Grau R, Zwingli A (2015) Requirements Engineering: Best Practice. In: Fricker S, Thümmler C, Gavras A (Hrsg) Requirements engineering for digital health. Springer, Cham

Grol R, Wensing M. (2020) Selection of strategies for improving patient care. In Wensing M, Grol R, Grimshaw J (Hrsg) Improving patient care. Wiley & Sons Ltd, Chichester, S 189–206

Hempel S, O'Hanlon C, Lim Y et al (2019) Spread tools: a systematic review of components, uptake, and effectiveness of quality improvement toolkits. Implementation Sci 14:83

Heytens H, Walther F, Keßler L, Bremer D, Frenz E, Härter M, Geraedts M, Bierbaum T, Apfelbacher C, Schmitt J (2021) Charakteristika von durch den Innovationsfonds geförderten Interventionsstudien: Review und Dokumentenanalyse von Studienprotokollen. Publikationen und Abschlussberichten. Gesundheitswesen 83:e20–e39

Katschnig H, Straßmayr C, Endel F, Berger M, Zauner G, Kalseth J, Sfetcu R, Wahlbeck K, Tedeschi F, Šprah l (2019) Using national electronic health care registries for comparing the risk of psychiatric re-hospitalisation in six European countries: opportunities and limitations, Health Policy 123(11):1028-1035

Kernebeck S, Fischer F (2024) Theoretisch, methodische und organisatorische Fragestellungen. In: Kernebeck S, Fischer F. (Hrsg) Partizipative Technikentwicklung im Sozial- und Gesundheitswesen. Hogrefe. S 25–36

Liu HC (2019) FMEA for proactive healthcare risk analysis: a systematic literature review. Improved FMEA methods for proactive healthcare risk analysis. Springer, Singapore, S 15–45

Nally R, Waters G (2022) Project management: enabling communication and healthcare IT implementations. In: Hübner UH, Mustata Wilson G, Morawski TS, Ball MJ (Hrsg) Nursing Informatics. Health Informatics. Springer, Cham, S 559–568

Nohl-Deryk P, Brinkmann JK, Gerlach FM, Schreyögg J, Achelrod D (2018) Hürden bei der Digitalisierung der Medizin in Deutschland – eine Expertenbefragung. Gesundheitswesen 80:939–945

Reinhardt D (2018) Der Innovationsfonds. In: Pfannstiel M, Jaeckel R, Da-Cruz P (Hrsg) Innovative Gesundheitsversorgung und Market Access. Springer Gabler, Wiesbaden, S 29–43

Reynolds SS, Granger, BB (2023) Implementation science toolkit for clinicians: improving adoption of evidence in practice. Dimens Crit Care Nurs 42(1):33–41, 1/2 2023

Schmitt J, Petzold T, Nellessen-Martens G, Pfaff H (2015) Priorisierung und Konsentierung von Begutachtungs-, Förder- und Evaluationskriterien für Projekte aus dem Innovationsfonds: Eine multiperspektivische Delphi-Studie. Gesundheitswesen 77(8–9):570–579

Sens B, Pietsch B, Fischer B, Hart D, Kahla-Witsch HA, von Friedrichs V, Nothacker M, Schneider K, Paschen U, Rath S, Rode S, Schrappe M (2018) Begriffe und Konzepte des Qualitätsmanagements – 4. Auflage. GMS Med Inform Biom Epidemiol. 2018;14(1):Doc04

van Staalduinen DJ, van den Bekerom P, Groeneveld S et al (2022) The implementation of value-based healthcare: a scoping review. BMC Health Serv Res 22:270

Taylor MJ, McNicholas C, Nicolay C, et al. (2014) Systematic review of the application of the plan–do–study–act method to improve quality in healthcare. BMJ Qual Saf 23:290–298

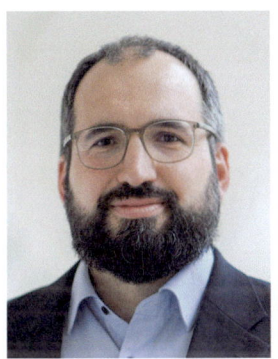

Dr. Thomas Petzold ist seit Oktober 2025 Gastwissenschaftler an der Brandenburgische Technische Universität Cottbus –Senftenberg am Institut für Gesundheit am Fachgebiet Physiotherapie. Er studierte Gesundheitsmanagement sowie Gesundheitswissenschaften und promovierte im Fach Sozialmedizin und Versorgungsforschung an der Medizinischen Fakultät der Technischen Universität Dresden. Er engagiert sich in der Gesellschaft für Qualitätsmanagement in der Gesundheitsversorgung (GQMG) und ist dort Co-Leitung der Arbeitsgruppe Digitalisierung und Qualitätsmanagement sowie des Podcasts „Puls der Transformation".

Veränderung von Versorgungsstrukturen und -prozessen

Transformation der Versorgungsprozesse – eine Vision 2030

Heike A. Kahla-Witzsch und Oliver Steidle

1 Die Ausgangslage

Das deutsche Gesundheitswesen steht vor großen Herausforderungen: Verbesserte Lebensbedingungen sowie der medizinische Fortschritt und die damit einhergehende zunehmende Spezialisierung von Gesundheitsleistungen haben zu einer älter werdenden Bevölkerung geführt, die in einem zunehmenden Maße medizinische und pflegerische Versorgung benötigt. Neben den damit verbundenen Kostensteigerungen für Krankenversorgung und Pflege führen der demografische Wandel durch den Renteneintritt vieler Beschäftigter der sog. „Boomer-Generation" und andere Gründe, wie z. B. das Ziel einer verbesserten Work-Life-Balance, zu einem zunehmenden Fachkräftemangel.

Strukturelle Besonderheiten des deutschen Gesundheitssystems wie die sektorale Gliederung der Versorgung in einen ambulanten und stationären Bereich mit getrennten Finanzierungstöpfen sowie die Aufteilung von Steuerung, Verantwortlichkeiten und Finanzierungen auf Bundes- und Länderebene, führen zu Unwuchten im System und schwierigen Reformbedingungen.

H. A. Kahla-Witzsch (✉)
Beratung im Gesundheitswesen, Bad Soden, Deutschland
E-Mail: kahla-witzsch@t-online.de

O. Steidle
Universitätsmedizin Essen, Essen, Deutschland
E-Mail: Oliver.Steidle@uk-essen.de

Die sektorale Gliederung und eine Vielzahl von Akteuren und deren unzureichende – auch digitale – Vernetzung erschweren die Schaffung durchgängiger Versorgungsprozesse. Patienten oder ihre Angehörige sind häufig auf sich gestellt, wenn es beispielsweise darum geht, Termine mit niedergelassenen Ärzten/MVZ, Krankenhäusern, Pflegediensten und Therapeuten zu koordinieren.

Dies kann zu Brüchen in der Versorgung, Zeit- und Informationsverlusten an Schnittstellen, redundanten Untersuchungen, Beeinträchtigungen der Patientensicherheit, Mehrkosten und weiteren Problemen führen.

Doch wie könnte eine verbesserte Versorgungssituation aussehen?

2   Die Vision einer zukünftigen Versorgung im Jahr 2030

Frau Müller, 82 Jahre, lebt allein in einem Reihenhaus in einer Kleinstadt einer ländlich geprägten Region. Die rüstige Seniorin kann ihren Alltag mit altersgemäßen Einschränkungen noch gut bewältigen und sich selbst versorgen. Ihre nächsten Angehörigen leben im Ausland, doch in der Nachbarschaft unterstützt man sich gegenseitig. Frau Müller hat das Autofahren aufgegeben und ist auf den öffentlichen Transport angewiesen. Bis auf einen langjährigen arteriellen Hypertonus, der gut medikamentös eingestellt ist, leidet sie unter keinen relevanten Vorerkrankungen. Sie raucht seit ihrem 16. Lebensjahr bis zu 10 Zigaretten am Tag. Ihre Blutdruckwerte und ihre Herzfrequenz sowie weitere Vitalparameter werden über ein Smart-Device überwacht und an ein KI-gestütztes Datenüberwachungssystem übermittelt, ausgewertet und an Frau Müllers Hausärztin weitergeleitet. Bei Auffälligkeiten erfolgt eine entsprechende Alarmierung der Hausärztin, die dann weitere Schritte einleiten kann.

Wegen einer beim Essen störenden Veränderung an der Zunge wendet Frau Müller sich per Telekonsultation über ihr Tablet an ihre Hausärztin, die in einem MVZ der Nachbargemeinde ihren Sitz hat. Diese bestellt sie zeitnah in die Praxis ein. Mit der Terminabstimmung erfolgt die automatisierte Organisation eines Taxitransportes zur Praxis. Dort wird Frau Müller von ihrer Ärztin untersucht, die den Lokalbefund – eine Ulzeration am Zungenrand – videoskopisch dokumentiert. Den Befund übermittelt sie an die HNO-Abteilung des 50 km entfernten Krankenhauses.

Am nächsten Tag erfolgt eine Telekonsultation zwischen Hausärztin und HNO-Facharzt, Frau Müller ist mit ihrem Tablet zugeschaltet. Aufgrund der Befundlage empfiehlt der HNO-Arzt, nach einer von ihm durchgeführten Anamnese, eine ausführliche Untersuchung mit ggf. Biopsie in der Klinik. Frau Müller wird über das weitere Vorgehen und die erforderlichen diagnostischen Maßnahmen aufgeklärt. Außerdem kann sich Frau Müller bis zur OP ärztlich gesicherte Aufklärungsvideos über eine Med-Cloud ansehen.

Alle relevanten Gesundheitsinformationen von Frau Müller sind in einer Med-Cloud hinterlegt, deren Zugriff sie für die weitere Behandlung in der HNO freischaltet. Es erfolgen die elektronische Terminvergabe und die automatisierte Organisation eines Transportes in die HNO-Klinik innerhalb von 3 Werktagen. Für die erforderliche Anästhesie erfolgt eine Telekonsultation mit einem Anästhesisten der Klinik.

Bei einer ambulanten Vorstellung von Frau Müller in der HNO-Klinik erfolgen weitere Untersuchungen und eine Probeentnahme in Kurzanästhesie. Nach dem Eingriff wird Frau Müller nach Hause transportiert. Die seitens der HNO-Klinik verordneten Medikamente werden ihr per Lieferservice kurz nach der Ankunft zugestellt. Die Vitaldatenüberwachung erfolgt über das Smart-Device, in einer Notfallsituation kann eine automatische Alarmierung des Rettungsdienstes ausgelöst werden bzw. ein Sofortkontakt mit Videofunktion zu einer Leitstelle hergestellt werden und ggf. eine fachärztliche Beurteilung erfolgen.

Nach Vorliegen des histopathologischen Befundes wird Frau Müller im Rahmen einer Telekonsultation mit ihrer Hausärztin und dem HNO-Arzt über das Vorliegen eines Zungenkarzinoms aufgeklärt und die weiteren Maßnahmen erläutert.

Die weiteren radiologischen Untersuchungen und erforderlichen Transporte werden für Frau Müller organisiert und durchgeführt. Bilder und Befunde werden in ihrer Med-Cloud hinterlegt und den behandelnden Ärzten zugänglich gemacht.

Frau Müller wird von der HNO per Telekonsultation über die Ergebnisse und die weiteren operativen Maßnahmen aufgeklärt. Zuvor schaut sie sich auf ihrem Tablet Informationsvideos zu dem geplanten Eingriff und zu ihrem Krankheitsbild an. Erforderliche Laboruntersuchungen werden durch die Hausärztin veranlasst, die Blutprobenentnahme erfolgt durch einen ambulanten Dienst vor Ort bei Frau Müller. Per Videokonferenz beraten Hausärztin, Frau Müller und ihr zuständiger ambulanter Pflegedienst, welche Unterstützungsmaßnahmen sie postoperativ benötigen könnte.

Im Krankenhaus werden eine Zungenteilresektion und eine Neck-Dissection wegen eines Zungenkarzinoms durchgeführt. Am dritten postoperativen Tag wird Frau Müller in die häusliche Versorgung entlassen.

Dort wird sie von einem ambulanten Pflegedienst bedarfsorientiert versorgt. Ihre Vitaldaten werden mittels Smart Devices überwacht. Die Daten werden auch dem Pflegedienst übermittelt. Da Frau Müller etwas geschwächt ist, erfolgt die Speisenversorgung per Lieferservice. Sie kann passende Speisen über ihr Tablet bestellen.

Die Pflegedokumentation wird in die Med-Cloud eingestellt und kann dort von den behandelnden Ärzten eingesehen werden. Bei Auffälligkeiten kann eine Telekonsultation des Pflegedienstes mit der Hausärztin oder einem Facharzt erfolgen, ebenso kann eine Änderung der Medikation veranlasst werden.

Nach Vorliegen der Befunde erfolgt eine interdisziplinäre Tumorkonferenz, an der auch onkologische Experten aus weiter entfernt liegenden Kliniken teilnehmen, um das weitere Vorgehen zu beraten. Zu dieser wird Frau Müller online zugeschaltet, und die weitere Behandlung wird mit ihr besprochen und geplant. Ebenso erhält sie ein psychoonkologisches Betreuungsangebot.

Was hier für manchen wie eine Beschreibung aus einem Science-Fiction-Roman erscheinen mag, wäre ein Versorgungsprozess, der unter Nutzung bereits heute bestehender Technologien umsetzbar wäre.

Doch die Schaffung technologischer Voraussetzungen ist nur die eine Seite der Medaille. Wichtig ist auch die Bereitschaft, Prozesse konsequent an den Bedürfnissen der Patienten auszurichten, beispielsweise indem die Leistung zum Patienten kommt (z. B. Vor-Ort-Blutentnahme) und nicht primär der Patient zur Leistung oder der Patient von einem Versorger (Hausarzt, Facharzt, Klinik) zum anderen „wandert". Dies erfordert von allen Leistungserbringern auch die Bereitschaft zu einer veränderten Form der Zusammenarbeit.

3 Welche Voraussetzungen müssten geschaffen oder weiter ausgebaut werden, damit diese Form der Versorgung möglich wäre?

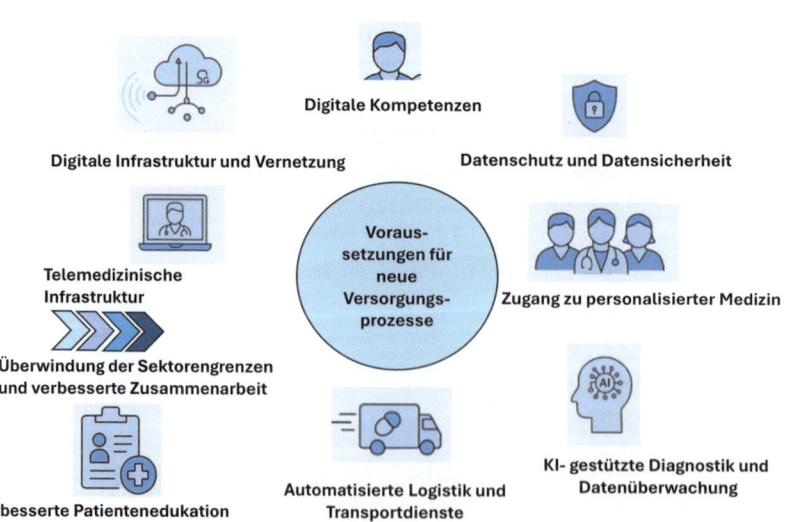

Abb. 1 gibt hierzu einen ersten Überblick. (hier die Grafik einfügen)

4   Erforderliche digitale Infrastruktur und Vernetzung

- **Stabile Breitbandnetze und 5G-Verbindungen:** Diese sind essenziell, um Telekonsultationen, Smart-Device-Datenübertragung und die Nutzung der Med-Cloud auch in ländlichen Regionen zuverlässig zu ermöglichen.
- **Med-Cloud-Systeme:** Benötigt werden zentralisierte und sichere Cloud-Lösungen, die alle medizinischen Daten von Frau Müller speichern, den in die Versorgung involvierten Bereichen zugänglich machen und unter angemessenen Datenschutzstandards verwalten.
- **Interoperabilität der Systeme:** Alle beteiligten Akteure – Hausärzte, Fachärzte, Krankenhäuser, Pflegekräfte, Apotheken und Transportdienste – müssen über kompatible digitale Systeme verfügen, die reibungslos miteinander kommunizieren und Daten austauschen können.

5   Aufbau einer telemedizinischen Infrastruktur

- **Geräte für Telekonsultationen**: Frau Müller benötigt einfach zu bedienende Geräte wie ein Tablet mit vorinstallierter Telemedizin-App, um jederzeit Kontakt mit Ärzten und Pflegepersonal aufnehmen zu können. Diese Geräte könnten ggf. auch in der Behandlungssituation durch die Versorgungseinrichtungen, Kostenträger oder Drittanbieter zur Verfügung gestellt werden, sofern keine kompatiblen eigenen Geräte zur Verfügung stehen.
- **Integration von Videosprechstunden:** Ärzte müssen routinemäßig in der Lage sein, Diagnosen und Behandlungspläne per Videokonferenz zu besprechen. Auch hierfür müssen Schulungsangebote und finanzielle Anreize geschaffen werden, damit sich die Technologie zügig durchsetzen kann.

6   Schaffung von digitalen Kompetenzen und Akzeptanz digitaler Prozesse bei allen Beteiligten

- **Digitale Kompetenz (das Können):** Patienten, aber vor allem die Mitarbeiter im Gesundheitswesen aller Altersstufen müssen ein Grundverständnis der digitalen Anwendungen (bspw. Videotelefonie, Smart Devices) erlernen. Die digitale Transformation verändert die Arbeitswelt grundlegend. Unternehmen und Mitarbeitende müssen sich an neue Technologien, Kommunikationsformen und Organisationsstrukturen anpassen. Um langfristig erfolgreich zu sein, sind bestimmte Kompetenzen entscheidend. Die folgenden Kategorien beschreiben zentrale Fähigkeiten und Haltungen, die für die moderne Arbeitswelt erforderlich sind.
    - Kollaboration: Gemeinsam digital und flexibel arbeiten.

– Die digitale Arbeitswelt verlangt nach virtueller, partizipativer und selbstorganisierter Zusammenarbeit. Teams arbeiten über Länder- und Zeitgrenzen hinweg, wodurch Hierarchien aufbrechen. Mitarbeitende müssen flexibel und kooperativ denken, verschiedene Perspektiven einnehmen und Netzwerke pflegen. Informeller Austausch und Beziehungsmanagement sind entscheidend für den Erfolg eines Unternehmens.

– Wissen: Mit der Informationsflut umgehen.

– Angesichts des exponentiellen Wissenswachstums sind Selektion und Reduktion entscheidend. Mitarbeitende müssen lernen, relevante Informationen zu erkennen und gezielt anzuwenden. Lernfähigkeit, Bereitschaft zur Weiterbildung und Offenheit sind zentrale Kompetenzen. In einer vernetzten Arbeitswelt geht es nicht nur um individuelles, sondern auch um kollektives Lernen und die effiziente Integration von Wissen in Prozesse.

– Projektarbeit: Agilität und Reflexionsfähigkeit.

– Projektarbeit ersetzt zunehmend klassische, stellenbezogene Tätigkeiten. Mitarbeitende arbeiten in interdisziplinären Teams, die flexibel und lösungsorientiert agieren. Diese Teams müssen kontinuierlich ihre Arbeit reflektieren, Feedback geben und aus Erfahrungen lernen. Gleichzeitig ist eine klare und transparente Kommunikation entscheidend, um Missverständnisse zu vermeiden und die Zusammenarbeit effizient zu gestalten.

– Technologien: digitale Grundkompetenzen für alle.

– Technologische Entwicklungen schreiten schnell voran, und Unternehmen sowie Mitarbeitende und Patienten müssen Schritt halten. Digitale Tools, Automatisierung und künstliche Intelligenz sind inzwischen in nahezu allen Bereichen relevant. Daher sind digitale Grundkompetenzen, Lernbereitschaft und die Offenheit, neue Technologien zu nutzen, entscheidend für den beruflichen Erfolg und die Nutzung digitaler Technologien in einer digitalisierten Welt.

– Flexibilisierung: selbstbestimmt und mobil arbeiten.

– Die digitale Arbeitswelt ermöglicht flexibles Arbeiten von überall aus. Virtuelle Meetings, Cloud-Technologien und mobile Arbeitsplätze fördern fachübergreifendes, selbstbestimmtes Arbeiten. Mitarbeitende müssen Veränderungsbereitschaft, Anpassungsfähigkeit und die Fähigkeit zur Selbstmotivation zeigen, um neue Arbeitsmodelle aktiv mitzugestalten.

– Patienten: vom Patienten her denken.

– Die Digitalisierung verändert die Patientenbeziehung. Produkte und Dienstleistungen werden zunehmend gemeinsam mit den Patienten entwickelt. Unternehmen müssen Patientenbedürfnisse frühzeitig erkennen und ihre Strategien entsprechend anpassen. Patientenorientierung, interkulturelle Kompetenz und die Fähigkeit, flexibel auf Anforderungen zu reagieren, sind entscheidend. Prozesse müssen dabei immer menschenzentriert gestaltet werden.

• **Digitales Mindset (das Wollen)**

- Patienten und Patientinnen müssen mehrheitlich die Angebote, wie z. B. Telekonsultation oder Videosprechstunde, annehmen wollen. Findet man hier keine Akzeptanz bei einer breiteren Mehrheit, wird die Nutzung und Ausweitung der Angebote nicht möglich sein. Ähnliches gilt für die Mitarbeitenden in den Gesundheitseinrichtungen. Wird es auch hier nicht möglich sein, beide Personengruppen von der Notwendigkeit der digitalen Transformation zu überzeugen, so werden sich die Systeme nicht durchsetzen können.

Entscheidend ist hierbei, dass die Angebote einfach zu handhaben, niederschwellig zugänglich und zuverlässig sein müssen.

7 KI-gestützte Diagnostik und Datenüberwachung

- **KI-Systeme für Vitaldaten:** Die kontinuierliche Überwachung von Frau Müllers Blutdruck und anderen Parametern erfordert KI-Technologien, die Alarme oder andere Aktionen, z. B. die automatisierte Alarmierung von Rettungsstellen, bei Abweichungen auslösen. Aufgrund der entstehenden Datenfülle werden diese durch Menschen nicht mehr zu überwachen sein.
- **Automatisierte Befundauswertung:** Bilddaten (z. B. von der Ulzeration) können durch KI analysiert und interpretiert werden, um den behandelnden Ärzten eine Entscheidungsunterstützung zu bieten und die Behandlungsplanung zu unterstützen.

8 Datenschutz und -sicherheit

- **Hohe Sicherheitsstandards:** Der Zugriff auf medizinische Daten in der Med-Cloud muss durch modernste Verschlüsselungstechnologien geschützt werden.
- **Transparenz für Patienten:** Frau Müller muss jederzeit den Zugriff auf ihre Daten autorisieren und damit nachvollziehen können, wer auf ihre Daten zugreift und für welchen Zweck.
- Auf der einen Seite gilt es, ein hohes Datenschutzniveau zu gewährleisten, allerdings darf dabei die Funktionalität der Anwendungen und der erforderliche Austausch von Informationen, um eine sichere Patientenversorgung herzustellen, nicht behindert werden. Dies erfordert in Deutschland eine Anpassung der geltenden Datenschutzbestimmungen.

9   Überwindung von Sektorengrenzen und verbesserte Zusammenarbeit aller Gesundheitsprofessionen

Die Gesundheitsversorgung steht vor der Herausforderung, sektorale Grenzen zu überwinden und eine engere Zusammenarbeit zwischen den verschiedenen Gesundheitsprofessionen zu fördern. Ambulante und stationäre Versorgung, Rehabilitation, Pflege und andere Disziplinen agieren oft getrennt voneinander. Diese Fragmentierung führt zu Informationsverlusten, ineffizienten Prozessen und einer suboptimalen Patientenversorgung bis hin zu Gefährdungen der Patientensicherheit.

Mit der Digitalisierung und neuen Kooperationsmodellen eröffnen sich jedoch Chancen, diese Grenzen aufzubrechen. Interdisziplinäre Zusammenarbeit, digitale Vernetzung und eine menschenzentrierte Herangehensweise werden immer wichtiger. Elektronische Patientenakten, telemedizinische Anwendungen und sektorübergreifende Netzwerke erleichtern den Austausch relevanter Informationen und verbessern die Koordination zwischen Hausärzten, Fachärzten, Pflegekräften, Therapeuten und weiteren Akteuren im Gesundheitswesen und können dazu beitragen, Fehler, die beispielsweise durch fehlende Informationen oder mangelnde Abstimmung bedingt sind, zu reduzieren.

Zentrale Erfolgsfaktoren sind Kooperationsfähigkeit und Netzwerkkompetenz. Gesundheitsprofessionen müssen lernen, über ihren eigenen Bereich hinauszudenken und gemeinsam an Lösungen zu arbeiten. Dies erfordert nicht nur die passende technische Infrastruktur, sondern auch eine Kultur der Offenheit, gegenseitigen Wertschätzung und gemeinsamen Entscheidungsfindung.

Auch neue Arbeitsmodelle wie interdisziplinäre Gesundheitszentren oder integrierte Versorgungsnetzwerke tragen dazu bei, eine bessere Abstimmung zwischen den Sektoren zu ermöglichen. Der Fokus sollte darauf liegen, Patient Journeys nahtlos zu gestalten, Informationsflüsse zu optimieren und Doppeluntersuchungen oder ineffiziente Schnittstellen zu vermeiden.

Letztlich profitieren nicht nur Patienten von einer verbesserten Zusammenarbeit, sondern auch die Gesundheitsberufe selbst. Weniger Bürokratie, klar definierte Verantwortlichkeiten und eine bessere Nutzung digitaler Möglichkeiten tragen zu einer effizienteren, ressourcenschonenderen, patientenorientierteren und sicheren Versorgung bei. Die Überwindung von Sektorengrenzen ist damit ein zentraler Schritt auf dem Weg zu einem zukunftsfähigen Gesundheitssystem.

10   Schaffung automatisierter Logistik- und Transportdienste

- **Organisation von Patiententransporten**: Schaffung eines Systems, das Taxifahrten oder andere Transportmöglichkeiten (z. B. autonom fahrende Fahrzeuge) zu den Arzt- und Krankenhausterminen automatisiert plant und koordiniert.

- **Medikamentenlieferdienste:** Apotheken und Logistikdienstleister müssen in der Lage sein, verschriebene Medikamente zeitnah an Frau Müllers Wohnort zu liefern. Hierfür müssen Versorgungsprozesse sektorenübergreifend gestaltet werden.

11 Zugang zu personalisierter Medizin

Die Behandlung kann auf Basis der in der Med-Cloud gesammelten Daten personalisiert werden, um die besten Ergebnisse für Frau Müller zu erzielen. Es wird dem ärztlichen sowie therapeutischen Team ohne technische Unterstützung nicht möglich sein, die zunehmenden verfügbaren Datenmengen ohne Algorithmen zu bewältigen. Auch Zusammenhänge zwischen den Daten (z. B. Medikation und Wechselwirkungen zwischen Medikamenten, erforderliche Dosisanpassungen usw.) zu erkennen, wird zukünftig nur mit technischer Unterstützung, sei es durch künstliche Intelligenz oder gut programmierte Algorithmen, möglich sein.

12 Verbesserte Patientenedukation durch digitale Anwendungen

Digitale Anwendungen bieten neue Möglichkeiten, Patientinnen und Patienten gezielt zu informieren und in ihre Gesundheitsversorgung einzubinden. Apps, Online-Plattformen und Telemedizin ermöglichen einen einfachen Zugang zu medizinischem Wissen, personalisierten Gesundheitsinformationen und interaktiven Lernangeboten.

Durch digitale Tools können Patientinnen und Patienten ihre Erkrankungen besser verstehen, Therapieempfehlungen nachvollziehen und eigenständig Gesundheitsentscheidungen treffen. Videos, Chatbots und virtuelle Coachings unterstützen sie dabei, ihre Medikation korrekt anzuwenden, gesunde Lebensweisen zu etablieren und Warnsignale frühzeitig zu erkennen.

Zudem erleichtern elektronische Patientenakten und smarte Wearables das Monitoring von Gesundheitsdaten, wodurch Patienten aktiv in ihre Behandlung eingebunden werden. Diese Erhöhung der Gesundheitskompetenz trägt langfristig zu einer besseren Therapietreue, effizienteren Behandlungen und einer höheren Lebensqualität bei.

13 Welche hemmenden Einflüsse und Barrieren gibt es?

Finanzierung

- Das Gesundheitswesen ist seit Jahren in den patientenversorgenden Bereichen (ambulant ebenso wie stationär) einer Unterfinanzierung ausgesetzt. Diese Unterfinanzierung lässt zusätzliche Investitionen der Leistungserbringer in die digitale Transformation nicht zu, sodass es weitere Finanzierungshilfen von staatlicher Seite braucht. Alternativ wäre eine Veränderung der gesetzlichen Finanzierung hin zu einer besseren Vergütung digitaler Versorgungsprozesse notwendig. Sektorale Vergütungssysteme hemmen eine engere Zusammenarbeit.

Ethisch/moralische Grenzen, soziale und individuelle Barrieren

- In einer menschenzentrierten Dienstleistung muss damit gerechnet werden, dass nicht alle Dienstleistungen digital transformiert werden können bzw. sollten. Eine körperliche Untersuchung erfordert den persönlichen Arzt-Patienten-Kontakt. Eine schwerwiegende Diagnose sollte in einem persönlichen Gespräch und nicht durch eine KI mitgeteilt werden.
- **Persönliche Begegnung/zwischenmenschlicher Kontakt:** Der Aufbau einer Arzt-Patienten-Beziehung und die Entwicklung von Vertrauen werden durch eine persönliche Begegnung gefördert. Auch bei der Vereinbarung von Therapiezielen und deren Einhaltung ist der zwischenmenschliche Kontakt nicht zu unterschätzen. Die Patienten-Compliance wird durch persönlichen Kontakt gesteigert. Technologie kann dabei unterstützend wirken, bietet aber keinen Ersatz für menschliche Interaktion.
- **Technologieakzeptanz:** Wird es bis 2030 nicht möglich sein, die Bereitschaft im Umgang mit neuen Technologien zu steigern, werden die oben beschriebenen Angebote nur einer kleineren Personengruppe zugänglich sein. Um eine flächendeckende Abdeckung und damit die Finanzierbarkeit sicherzustellen, müssen Barrieren bei der Technologieoffenheit abgebaut werden.

Andernfalls wird es nicht gelingen, die Versorgung mit weniger Personal und über größere Entfernungen hinweg sicherzustellen.

Technische Grenzen

- Eine hundertprozentige Netzabdeckung im Jahr 2030 ist in Deutschland nicht absehbar. Ohne eine nahezu vollständige Netzabdeckung wird diese Vision der Versorgung kaum realistisch sein.
- Technikversagen und Cyberangriffe.   Unabhängig von den Sicherheitsmaßnahmen werden Technikversagen – sei es durch technische Störungen oder durch absichtlich herbeigeführte Unterbrechungen – immer eine Herausforderung darstellen. Diese technischen Ausfälle begrenzen die Möglichkeiten in allen Bereichen.

14 Datenschutz und Sicherheit

Ohne eine Anpassung der rechtlichen Grundlagen des Datenschutzes wird die Vision bis 2030 nicht realisiert werden können. Hier bedarf es einer rechtlichen Anpassung oder einer flexibleren Auslegung, da dieser sonst zu einer Blockade der Entwicklung führen könnte.

Welchen Mehrwert/Nutzen wird Frau Müller durch eine Transformation der Versorgungsprozesse haben?

- **Länger anhaltende Autonomie:** Frau Müller kann durch die Realisierung dieser Vision 2030 länger eigenständig in ihrem häuslichen Umfeld leben und ihren Alltag selbstbestimmt gestalten.

  Durch die digitale Vitaldatenüberwachung kann Frau Müller sich sicher sein, dass bei Auffälligkeiten Fachpersonal alarmiert wird und schnelle Hilfe erfolgt.
- **Schnellere Abläufe:** Durch die Telekonsultation konnte eine schnelle Befundabklärung erfolgen und eine zeitnahe HNO-ärztliche Einbestellung von Frau Müller sichergestellt werden. Wäre diese nicht möglich gewesen, hätte Frau Müller länger auf eine fachärztliche Vorstellung warten müssen, was zu einer Behandlungsverzögerung und einem schlechteren Verlauf hätte führen können. Durch die Möglichkeit der Aufklärung per Videokonferenz entfällt ein Vor-Ort-Termin in der Klinik.
- **Partizipative Entscheidungsfindung:** Durch die Möglichkeit der Telekonsultation zwischen Hausärztin und HNO-Facharzt, bei der Frau Müller über ihr Tablet zugeschaltet ist, kann sie direkt in die Entscheidung über die Therapieoptionen eingebunden werden.
- **Zugriff auf höhere Fachexpertise, bzw. einfacheres Einholen einer zweiten Fachexpertise:** Frau Müller kann sich sicher sein, dass ihre Diagnose gesichert ist, weil nicht nur der Arzt vor Ort diese gestellt hat, sondern auch weiter entfernte Fachexperten einbezogen werden können. Insbesondere die Versorgungsqualität im ländlichen Raum kann durch digitale Anwendungen und der Zugriff auf Spezialwissen bei seltenen Erkrankungen verbessert werden.
- **Verbesserte Patientenaufklärung:** Durch die Telekonsultation sowie den Einsatz von Aufklärungsvideos und die Bereitstellung von validen, krankheitsspezifischen Informationen kann eine bessere Aufklärung erzielt werden. Diese Angebote können beispielsweise auch in verschiedenen Sprachen zur Verfügung gestellt werden.
- **Verbesserte Zusammenarbeit zwischen allen Leistungserbringern:** Die Zusammenarbeit zwischen den verschiedenen Fachdisziplinen und Professionen, auch über weite Entfernungen, wird durch moderne Telekommunikation und durch den stetigen Zugriff auf alle relevanten Informationen verbessert.
- **Organisation von Transporten:** Frau Müller muss sich um nichts kümmern. Die Transporte zu den Terminen werden automatisch für sie organisiert. Dies ist gerade

für ältere Patienten mit Einschränkungen ohne eigenes Fahrzeug im ländlichen Raum von großem Nutzen.

- **Verbesserte Medikamentenversorgung:** Der Bestellprozess wird unmittelbar durch die verordnenden Ärzte ausgelöst. Die sofortige Verfügbarkeit von Medikamenten wird durch die Integration des Lieferservices in den Prozess sichergestellt.
- Im Verlauf können auch weitere digitale Angebote für Frau Müller von Interesse sein, zum Beispiel:
  - Die Teilnahme an Online-Raucherentwöhnungskursen: Wenn Frau Müller mit dem Rauchen aufhören möchte, könnte sie an Online- Raucherentwöhnungskursen teilnehmen, wenn an ihrem Wohnort keine Präsenztermine angeboten werden. Auch eine Online-Sprechstunde mit einer Expertin für Raucherentwöhnung kann der 82-Jährigen bei der Entwöhnung helfen.
  - Die Teilnahme an einer Selbsthilfegruppe wird durch die digitale Transformation deutlich einfacher. Sollte sich wohnortnah keine Gruppe finden, können über ein Online-Angebot Teilnehmer aus ganz Deutschland miteinander in Kontakt treten.

15   Welche Auswirkungen könnte die beschriebene Transformation auf gesellschaftlicher Ebene haben?

Die Digitalisierung im Gesundheitswesen hat weitreichende gesellschaftliche Auswirkungen. Durch einen besseren Zugang zu medizinischer Versorgung – etwa durch Telemedizin und digitale Gesundheitsplattformen in verschiedenen Sprachen – können geografische und soziale Ungleichheiten reduziert werden. Menschen in ländlichen Regionen oder mit eingeschränkter Mobilität profitieren von neuen Versorgungsformen.

Gleichzeitig verändert sich das Verständnis von Gesundheit und Eigenverantwortung. Patientinnen und Patienten werden zunehmend zu aktiven Akteuren in ihrer Gesundheitsversorgung, da sie durch digitale Anwendungen mehr Informationen und Selbstmanagementoptionen erhalten. Dies kann die Gesundheitskompetenz in der Bevölkerung stärken und präventive Maßnahmen fördern.

Auch ethische Fragen gewinnen an Bedeutung, insbesondere beim Umgang mit sensiblen Gesundheitsdaten. Datenschutz, Datensicherheit und digitale Teilhabe müssen sichergestellt werden, um soziale Spaltungen zu vermeiden. Zudem erfordert die zunehmende Automatisierung eine Anpassung des Arbeitsmarktes – neue Berufsbilder entstehen, während traditionelle Rollen im Gesundheitswesen verändert oder ersetzt werden.

Insgesamt führt die digitale Transformation zu einer effizienteren, transparenteren und stärker vernetzten Gesundheitsversorgung, die jedoch gezielt gestaltet werden muss, um gesellschaftliche Teilhabe und Chancengleichheit zu gewährleisten.

16 Fazit: Adaptive Transformation im Gesundheitswesen – der Mensch im Mittelpunkt der digitalen Versorgungsprozesse

Die digitale Transformation verändert grundlegend, wie wir arbeiten, kommunizieren und zusammenleben, und somit auch die Prozesse der Gesundheitsversorgung. Sie erfordert nicht nur technologische Anpassungen, sondern auch neue Kompetenzen, agile Arbeitsweisen und eine Neuausrichtung organisationaler Strukturen und Prozesse. Entscheidend für den Erfolg ist, dass der Mensch – als Mitarbeiter im Gesundheitswesen wie auch als Patient – im Mittelpunkt steht und aktiv in den Wandel einbezogen wird.

In der digitalen Arbeitswelt gewinnen Schlüsselkompetenzen wie Kooperationsfähigkeit, Datenkompetenz und Flexibilität an Bedeutung. Digitale Technologien sind dabei kein Selbstzweck, sondern Werkzeuge, die sinnvoll in Arbeitsprozesse integriert werden müssen.

Gerade im Gesundheitswesen zeigt sich die Notwendigkeit einer adaptiven Transformation: Die Digitalisierung kann Versorgungslücken schließen, den Wissenstransfer verbessern und die Gesundheitskompetenz der Bevölkerung stärken. Insbesondere für Patientinnen wie Frau Müller, die durch diese Veränderungen einen leichteren Zugang zu medizinischen Informationen und Dienstleistungen erhalten, könnte der Versorgungsprozess deutlich vereinfacht und die Patientin entlastet werden. So wird der Weg für eine effiziente, zeitnahe, patientenorientierte und sichere Versorgung geebnet. All dies ist bereits möglich, wenn der Wille zur Umsetzung vorhanden ist.

Die digitale Transformation im Gesundheitswesen ist ein kontinuierlicher Anpassungsprozess. Nur wenn alle Bereiche und politische Akteure gemeinsam die richtigen Rahmenbedingungen schaffen, lässt sich eine zukunftsfähige, resiliente und sozial gerechte Gesundheitsversorgung gestalten.

17 Begrifflichkeiten

Smart Device

… ist ein elektronisches Gerät, das mit dem Internet oder anderen Geräten verbunden ist und eigenständig Daten verarbeiten oder Aufgaben ausführen kann – zum Beispiel ein Smartphone, eine smarte Uhr oder ein vernetzter Lautsprecher.

Smarte Wearables

… sind tragbare elektronische Geräte, die mit Sensoren und einer Internetverbindung ausgestattet sind, um Daten zu erfassen und zu verarbeiten – zum Beispiel Smartwatches, Fitnessarmbänder oder smarte Brillen.

Patient Journey

… beschreibt den gesamten Weg, den ein Patient im Gesundheitssystem durchläuft – von den ersten Symptomen über Diagnosen und Behandlungen bis hin zur Nachsorge. Sie hilft dabei, medizinische Abläufe besser zu verstehen und zu optimieren.

Vor-Ort-Blutentnahme

… bedeutet, dass speziell ausgebildetes medizinisches Personal zu einer Patientin oder einem Patienten nach Hause kommt, um dort eine Blutprobe zu entnehmen. Dies erleichtert den Zugang zu diagnostischen Untersuchungen, besonders für Menschen mit eingeschränkter Mobilität.

KI-gestütztes Datenüberwachungssystem

… ist eine Technologie, die mit künstlicher Intelligenz große Datenmengen in Echtzeit analysiert, um Muster zu erkennen, Abweichungen zu identifizieren und automatische Warnungen oder Handlungsempfehlungen zu erstellen.

Telekonsultation

… ist eine medizinische Beratung oder Untersuchung, die über digitale Kommunikationsmittel wie Videoanrufe oder Telefonate erfolgt, sodass Patientinnen und Patienten ärztlichen Rat erhalten, ohne persönlich eine Praxis oder Klinik aufsuchen zu müssen.

Automatisierte Organisation eines Taxitransportes

… bedeutet, dass ein Transportsystem selbstständig ein Taxi für einen Patienten bestellt, ohne dass dieser sich aktiv darum kümmern muss – zum Beispiel für Fahrten zu Arztterminen oder Behandlungen. Der Termin wird automatisch im Smart Device des Patienten eingetragen und erinnert ihn vor der Abholung.

Ärztlich gesicherte Aufklärungsvideos über eine Med-Cloud

… sind medizinische Informationsvideos, die von Fachärzten geprüft wurden und über eine gesicherte Online-Plattform (Med-Cloud) abrufbar sind, um Patienten verlässliche und verständliche Gesundheitsinformationen bereitzustellen.

Verordnete Medikamente per Lieferservice

Verordnete Medikamente werden direkt nach der Ankunft eines Patienten zu Hause per Lieferservice zugestellt, sodass er ohne zusätzlichen Aufwand schnell und bequem die benötigten Arzneimittel erhalten.

Vitaldatenüberwachung erfolgt über das Smart Device

… bedeutet, dass ein vernetztes Gerät, wie eine Smartwatch, kontinuierlich wichtige Körperwerte wie Herzfrequenz, Blutsauerstoff oder Blutdruck misst und die Daten in Echtzeit auswertet sowie an den behandelnden Arzt weiterleitet.

Automatische Alarmierung des Rettungsdienstes

… bedeutet, dass ein technisches System selbstständig einen Notruf absetzt, sobald es eine kritische Situation erkennt – zum Beispiel bei einem schweren Sturz oder auffälligen Vitalwerten.

Sofortkontakt mit Videofunktion
… ermöglicht eine direkte und verzögerungsfreie Videoverbindung, zum Beispiel zwischen Patientin und Ärztin, um schnelle medizinische Beratung oder Unterstützung zu gewährleisten.

Bilder und Befunde werden in einer Med-Cloud hinterlegt und den behandelnden Ärzten zugänglich gemacht
… bedeutet, dass medizinische Dokumente wie Röntgenbilder oder Laborergebnisse sicher auf einer Online-Plattform gespeichert und behandelnden Ärzten jederzeit zur Einsicht bereitgestellt werden.

Auf ihrem Tablet Informationsvideos
Siehe „Ärztlich gesicherte Aufklärungsvideos über eine Med-Cloud".

Per Videokonferenz beraten Hausärztin, Frau Müller und ihr zuständiger ambulanter Pflegedienst
… bedeutet, dass die Hausärztin, Frau Müller und ihr ambulanter Pflegedienst gemeinsam über die medizinische Versorgung beraten, ohne dass ein persönliches Treffen nötig ist.

Speisenversorgung per Lieferservice
Siehe „Verordnete Medikamente per Lieferservice".

Literatur

Petzold T, Steidle O, Fischer B (2022) Digitalisierung der Gesundheitsversorgung, KU Gesundheitsmanagement, 01/2022

Petzold T, Steidle O. (2023) Digitale Transformation deutscher Gesundheitseinrichtungen, Bundesgesundheitsblatt – Gesundheitsforschung – Gesundheitsschutz, https://doi.org/10.1007/s00103-023-03743-y

Steidle O, Rego K, Ille K, Petzold T. (2024) Der Wald hinter den Bäumen - Qualitätsmanagement in der digitalen Transformation, KU Gesundheitsmanagement – 02/2024

Steidle O, Petzold T, Rego K (2024) Digitale Gesundheitsversorgung. Anforderungen an eine erfolgreiche transformation - digital healthcare: Requirements for a successful Transformation. Gesundheitswesen 85:1–4

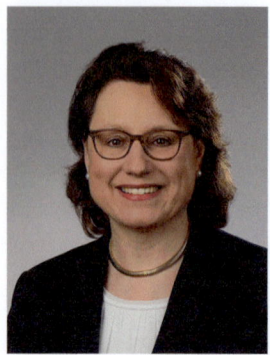

Dr. med. Heike Anette Kahla-Witzsch, MBA ist Fachärztin für Urologie mit der Zusatzbezeichnung Ärztliches Qualitätsmanagement und zertifizierte Risikomanagerin. Nach mehrjähriger klinischer Tätigkeit berät sie Einrichtungen des Gesundheitswesens zu den Themen Qualitäts-, Risikomanagement und Patientensicherheit. Sie ist als Dozentin in verschiedenen Bildungsinstituten und in der Ausbildung von Risikomanagern tätig. Seit 2021 ist sie die stv. Vorsitzende der Gesellschaft für Qualitätsmanagement in der Gesundheitsversorgung (GQMG) e. V.

Bitte beim Foto folgende Angabe: Foto @ Anne Simon (www.fotografie-anne.de)

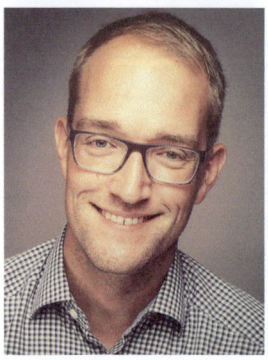

Dipl.-Betriebswirt (FH) Oliver Steidle M.A. wurde 1982 in Schwelm geboren. Nach seiner Berufsausbildung zum Groß- und Außenhandelskaufmann beim deutschen Marktführer für Krankenhaustextilien absolvierte er ein Diplomstudium der Wirtschaftswissenschaften mit dem Schwerpunkt Management im Gesundheitswesen und der Vertiefung Personalwirtschaft an der Westfälischen Hochschule. Seit 2009 ist er im Bereich Qualitätsmanagement und klinisches Risikomanagement im deutschen Krankenhauswesen tätig. Berufsbegleitend studierte der Autor Arbeits- und Organisationspsychologie an der Universität Wuppertal. Seit 2011 ist der zertifizierte Qualitätsmanagement-Auditor und klinische Risikomanager auch als Autor und Dozent an verschiedenen Bildungsinstituten im Bereich Managementlehre tätig.

Gesundheitskioske als Ausgangspunkt für regionale Gesundheitsverbesserung – das Beispiel Bochum-Wattenscheid

Anja Stührenberg, Justin Rautenberg und Marc-André Schaaf

Gesundheitsversorgung muss für alle Menschen zugänglich sein – unabhängig von Alter, Krankheit oder Bildung. Doch genau daran scheitert es oft. Gesundheitskioske können hier eine entscheidende Rolle spielen: Sie sind niedrigschwellig, relativ leicht umsetzbar und erreichen die Menschen dort, wo sie leben. Gleichzeitig fördern sie Gesundheit und entlasten die Akteur:innen im Gesundheitswesen. Doch woher kommt diese Entwicklung? Und warum sind Gesundheitskioske ein sinnvoller Baustein im regionalen Setting-Ansatz für Gesundheitsverbesserungen?

Wie Gesundheitskioske helfen können: ein Fallbeispiel
Folgendes Beispiel zeigt, wie niedrigschwellige Beratung insbesondere Menschen mit geringer Gesundheitskompetenz und mit Sprachbarrieren unterstützt – und gleichzeitig das Gesundheitssystem entlastet. Angesichts des wachsenden Fachkräftemangels im medizinischen und sozialen Sektor gewinnt dieses Thema immer mehr an Bedeutung. Gefragt sind Lösungen, die alle Systemstrukturen in der Gesundheits- und Sozialversorgung adressieren, ohne zusätzliche Ressourcen zu verschwenden.

A. Stührenberg (✉) · J. Rautenberg
OptiMedis, Hamburg, Deutschland
E-Mail: stuehrenberg.anja@gmail.com

J. Rautenberg
E-Mail: J.Rautenberg@optimedis.de

M.-A. Schaaf
Arbeiterwohlfahrt AWO Unterbezirk Ruhr-Mitte, Bochum, Deutschland
E-Mail: m.schaaf@awo-ruhr-mitte.de

T. Petzold und B. Böhland (Hrsg.), *Adaptive Transformation des Gesundheitswesens*, https://doi.org/10.1007/978-3-662-71628-1_14

Übersicht

Ein Kinderarzt im Bochumer Stadtteil Wattenscheid stellt bei einer Routineuntersuchung eines sechsjährigen, türkischstämmigen Jungen ein massives Übergewicht fest. Seine junge Mutter wirkt überfordert – Ernährung und Bewegung spielen im Familienalltag kaum eine Rolle. In der Schule hat der Junge bereits Schwierigkeiten, bei Aktivitäten mitzuhalten und wird von Mitschüler:innen ausgegrenzt.

Der Arzt rät zu einer kindgerechten Umstellung von Ernährung und Bewegung. Doch die Mutter weiß nicht, wo sie Unterstützung findet. Er empfiehlt ihr den nahegelegenen Gesundheitskiosk. Dort haben die Mitarbeiter:innen Erfahrung mit ähnlichen Herausforderungen, sprechen mehrere Sprachen und arbeiten eng mit lokalen Einrichtungen und Vereinen zusammen.

Schon beim ersten Termin wird klar, welche Hilfe der Junge braucht. Der Gesundheitskiosk vermittelt die Familie an eine auf Kinder spezialisierte Praxis für Ernährungsberatung. Außerdem nimmt der Junge an einer Gruppe im Gesundheitskiosk teil, in der er spielerisch gesunde Ernährung und Bewegung kennenlernt und Spaß an Aktivitäten findet – gemeinsam mit gleichaltrigen Kindern. Seine Mutter fühlt sich gut beraten und die Tipps für ihren Sohn helfen ihr zudem, selbst gesünder zu leben.

1 Vom Pilotprojekt zum bundesweiten Roll-out

Seit dem im August 2022 erschienenen Eckpunktepapier des Bundesministeriums für Gesundheit[1] ist der Begriff „Gesundheitskiosk" aus der gesundheitspolitischen Diskussion nicht mehr wegzudenken. Begonnen hat alles in den beiden soziostrukturell benachteiligten Hamburger Stadtteilen Billstedt und Horn. Dort wurde mit der Förderung durch den Innovationsausschuss des Gemeinsamen Bundesausschusses (G-BA) der bundesweit erste Gesundheitskiosk eröffnet. OptiMedis hat gemeinsam mit der Managementgesellschaft *Gesundheit für Billstedt/Horn* das Konzept entwickelt, den Antrag beim G-BA gestellt und die Umsetzung mitgetragen.

Der Pilotversuch in den beiden Stadtteilen Billstedt und Horn – mit Unterstützung von Haus- und Fachärzt:innen vor Ort – wurde aus zwei zentralen Gründen gestartet: Im Vergleich zu wohlhabenderen Hamburger Stadtteilen war der haus- und fachärztliche Versorgungsgrad hier unterdurchschnittlich, obwohl der medizinische und soziale Bedarf besonders hoch war. Die Ärzt:innen berichteten von einem Patientenansturm, dem sie nur mit Aufnahmestopps begegnen konnten. Gleichzeitig erschwerten Sprachbarrieren und eine geringe Gesundheitskompetenz vieler Patient:innen die Versorgung erheblich.

---

[1] Bundesministerium für Gesundheit, „Regierung plant Gesundheitskioske deutschlandweit".

1.1   Erste Gesundheitskioske bewähren sich

Innerhalb des Förderzeitraums von 2017 bis 2020 wurden im Gesundheitskiosk zirka 10.000 Beratungen durchgeführt, ein Netzwerk mit zirka 140 Akteur:innen aufgebaut und Kooperationen mit vier Krankenhäusern, Haus- und Fachärzt:innen sowie stationären Pflegeeinrichtungen geschlossen. Das Hamburg Center for Health Economics (HCHE) der Universität Hamburg hat das Innovationsfondsprojekt wissenschaftlich begleitet und auf eine mögliche Übertragbarkeit in die Regelversorgung hin evaluiert.[2] Auf Basis der wissenschaftlichen Evaluation durch das HCHE hat sich der Innovationsausschuss beim G-BA Anfang 2022 dafür ausgesprochen, Ansätze des Projekts „INVEST Billstedt/Horn – Hamburg Billstedt/Horn als Prototyp für eine integrierte gesundheitliche Vollversorgung in deprivierten großstädtischen Regionen" mit dem ersten Gesundheitskiosk Deutschlands in die Regelversorgung zu übernehmen. Die AOK Rheinland/Hamburg hat nach dem Start in Hamburg mittlerweile auch in weiteren Städten Gesundheitskioske aufgebaut – jeweils zusammen mit lokalen Partnern.

An diesen Beispielen orientierte sich das Bundesministerium für Gesundheit. Es veröffentlichte am 31.08.2022 ein Eckpunktepapier mit dem Ziel, langfristig bis zu 1000 Gesundheitskioske bundesweit aufzubauen.[3] Das Eckpunktepapier bildete die Grundlage für die Gesetzesinitiative im Rahmen des *Gesetzes zur Stärkung der Gesundheitsversorgung in der Kommune* (Gesundheitsversorgungsstärkungsgesetz), das in der vorherigen Legislaturperiode nach dem Aus der Ampelregierung nicht mehr umgesetzt werden konnte. Der ursprüngliche Gesetzesentwurf sah Folgendes für die Gesundheitskioske vor:

- Die Landesverbände der gesetzlichen Krankenkassen und privaten Krankenkassen schließen gemeinsam und einheitlich mit einem Landkreis oder der kreisfreien Stadt auf deren Verlangen einen Vertrag.
- Die Verpflichtung besteht nur, sofern sich die Kommune beteiligt und eine enge Zusammenarbeit mit dem Öffentlichen Gesundheitsdienst (ÖGD) gewährleistet ist.
- Ein Gesundheitskiosk muss in sozial benachteiligten Regionen gegründet werden, wobei auch der Grad der Versorgung vor Ort relevant ist.
- Die Leitung des Gesundheitskiosks übernimmt perspektivisch eine Pflegefachkraft.
- Die Aufgaben und Leistungen eines Gesundheitskiosks konzentrieren sich auf Beratungs- und Unterstützungsangebote zu verschiedenen Fragestellungen sowie auf Koordinierungsaufgaben, Informationsbereitstellung und die Übernahme kleinerer medizinischer Routineleistungen im Rahmen ärztlicher Delegation.

---

[2] Prof. Dr. Eva-Maria Wild, Prof. Dr. Jonas Schreyögg, Veronika Golubinski, Vanessa Ress, Henrike Schmidt, „Ergebnisbericht gemäß Nr. 14.1 ANBest-IF".
[3] Bundesministerium für Gesundheit, „Regierung plant Gesundheitskioske deutschlandweit".

- Die Finanzierung soll zu 80 % über die Krankenversicherungen (davon: 74,5 % GKV und 5,5 % PKV) über ein Umlagesystem und zu 20 % über die Kommunen erfolgen. Die geplante Größenordnung liegt bei 400.000 € pro Kiosk für etwa 80.000 Einwohner:innen.
- Eine wissenschaftliche Begleitevaluation ist verpflichtend.

1.2   Stadt Bochum greift Idee auf

Die Stadt Bochum beauftragte OptiMedis 2019 mit einem Konzept für die Einrichtung eines Gesundheitsbüros in Bochum-Wattenscheid. Ziel war es, die inhaltlichen und infrastrukturellen Rahmenbedingungen festzulegen sowie eine Kostenkalkulation zu erstellen, die eine mittel- bis langfristige Finanzierung sichert.

Nach Konzeptentwicklung nahm OptiMedis Kontakt zu diversen Krankenkassen auf, um eine mögliche Finanzierung zu klären. Im Zuge der Gesetzesinitiative durch das Bundesgesundheitsministerium trat die AOK NordWest im Herbst 2022 in Vertragsverhandlungen mit der Stadt Bochum, der OptiMedis AG und der AWO Unterbezirk Ruhr-Mitte ein, um die Gründung und den Betrieb eines Gesundheitskiosks in Bochum-Wattenscheid zu realisieren.

OptiMedis und die AWO hatten sich zuvor darauf verständigt, eine Managementgesellschaft für den Betrieb des Gesundheitskiosks zu gründen. Nach zweijährigen Verhandlungen wurde der Vertrag Ende 2024 ratifiziert. Anfang 2025 nahm der Gesundheitskiosk seinen Betrieb auf.

Zum Zeitpunkt der Erstellung dieses Artikels befindet sich der Gesundheitskiosk in Bochum-Wattenscheid noch in der Anfangsphase. Daher können an dieser Stelle noch keine Ergebnisse oder weiterführende Erkenntnisse dargestellt werden.

1.2.1   Ziele eines Gesundheitskiosks: niedrigschwelligen Zugang zum Gesundheitswesen ermöglichen, Gesundheitschancen verbessern, Gesundheitskompetenz stärken

Das oben aufgeführte Beispiel veranschaulicht eine der zentralen Problemlagen in dem Bochumer Bezirk Wattenscheid. Die Gesundheitsberichterstattung zur Kindergesundheit in Bochum verdeutlicht dies: Der Bezirk Wattenscheid weist mit 47,2 % gegenüber 36,1 % in der Stadt Bochum einen überdurchschnittlichen Anteil an Kindern mit Sprach- und Sprechstörungen auf. Auch die Zahl adipöser Kinder ist in Wattenscheid und insbesondere im dazugehörigen Ortsteil Wattenscheid-Mitte mit 3,4 % überdurchschnittlich hoch.[4]

Der Bezirk Wattenscheid besteht aus sechs Ortsteilen: Günnigfeld, Wattenscheid-Mitte, Leithe, Westenfeld, Höntrop und Eppendorf. Dort leben 73.680 Menschen, von denen 18,3 % Ausländer:innen sind und 15,9 % Deutsche mit Einwanderungsgeschichte. Bis

---

[4] Münzel, Knüttel, und Werner, „Konzept zur Errichtung eines Gesundheitsbüros und des Gesundheitsnetzwerks WAT-Gesund in Bochum-Wattenscheid".

auf die Ortsteile Höntrop und Eppendorf weisen die Wattenscheider Ortsteile im Vergleich zum städtischen Mittelwert überdurchschnittlich hohe Werte bei der Zahl der Arbeitslosen, der Bürgergeldempfänger:innen und der Hilfen zur Erziehung auf.

Wattenscheid-Mitte mit seinen 23.205 Einwohner:innen ist der größte der sechs Ortsteile. Dort beträgt die Arbeitslosenquote 12,1 %, und 25,8 % der Einwohner empfangen Bürgergeld. Haushalte mit kinderreichen Familien machen 19 % aus, und mehr als jeder dritte Jugendliche lebt in einem Haushalt mit Bürgergeldbezug. Zum Vergleich: Im wohlhabenderen Wattenscheider Ortsteil Eppendorf mit 9.584 Einwohner:innen beträgt die Arbeitslosenquote 3,8 %, die Zahl der Bürgergeldbezieher 5,5 %, der Anteil der Jugendlichen unter 15 Jahren mit Bürgergeldbezug liegt bei 9,0 % und der Anteil der kinderreichen Haushalte bei 11,0 %. Die Zahlen verdeutlichen die ausgeprägte soziale Ungleichheit im Bezirk Wattenscheid.[5] Besonders gravierend ist zudem die hohe Überschuldungsquote: Wattenscheid-Mitte weist mit 18,83 % die höchste Quote bei Personen ab 18 Jahren in der gesamten Stadt Bochum auf. Laut Sozialbericht der Stadt Bochum geht eine sozioökonomische Benachteiligung deutlich mit einer erhöhten Sterblichkeit einher. Es sei daher davon auszugehen, dass dies auch zwischen den Ortsteilen mit unterschiedlicher sozioökonomischer Struktur der Fall sei.[6] Der sozioökonomische Status korreliert mit der Morbidität und der Lebenserwartung von Bevölkerungsgruppen. Je niedriger der sozioökonomische Status, desto früher erkranken und versterben Menschen.

1.2.2 Die Rolle des Gesundheitskiosks im Netzwerk sozialer und medizinischer Akteur:innen

Der Gesundheitskiosk in Bochum-Wattenscheid kann einen wichtigen Beitrag zur Verbesserung der Gesundheitslage insbesondere für vulnerable Bevölkerungsgruppen leisten. Gesundheitskioske allein reichen aber nicht aus. Der Gesundheitskiosk muss ganzheitlich in ein multisektorales Netzwerk integriert und an bestehende Konzepte und Angebote im Sozialraum angebunden werden. Dazu gehören die Stadtteilkonferenz in Wattenscheid ebenso wie Frühe Hilfen und Geburtshilfe, Bildungsträger, Quartiersmanagement, Selbsthilfegruppen, Migrantenvereine, Arzt- und Praxisnetz, das Gesundheitsamt der Stadt Bochum sowie die kommunalen Dienste auf Bezirks- und Stadtebene.

Gesundheitskioske sind daher in ihrer Zielsetzung niedrigschwellige Versorgungseinheiten und Vernetzungsstrukturen, die insbesondere vulnerablen Bevölkerungsgruppen einen besseren Zugang zum Gesundheits- und Sozialsystem ermöglichen. Sie tragen dazu bei, Prozesse in einem multiprofessionellen Netzwerk effizienter zu gestalten. Dabei passen sich Angebote und Strukturen an die jeweilige Region an. Neben einer zentralen Anlaufstelle sind auch mobile Angebote vorgesehen. So sollen in Bochum-Wattenscheid nicht nur Beratungen und Unterstützungsangebote in den Räumlichkeiten des Gesundheitskiosks stattfinden, der in der Nähe des zentralen Verkehrsknotenpunktes

---

[5] Stadt Bochum (Hrsg.), Bochumer Ortsteile kompakt 2024.

[6] Stadt Bochum (Hrsg.).

in Wattenscheid-Mitte liegt, sondern es wird auch aufsuchende Angebote durch das Team des Gesundheitskiosks geben.

1.3   Kernelemente des Versorgungskonzepts

Kernelemente des Gesundheitskiosks in Bochum-Wattenscheid sind ein am Care- und Case-Management-Ansatz orientiertes Systemmanagement und Fallmanagement, das von speziell geschulten Case Manager umgesetzt wird. Hinzu kommen die Stärkung der Gesundheitskompetenz der Klient:innen sowie die Steuerung in zielgruppenadäquate Angebote zur Gesundheitsförderung und Prävention (siehe Abb. 1).

Der Gesundheitskiosk kann bereits durch eine einmalige Beratung zur Verbesserung der Gesundheitskompetenz beitragen oder Klient:innen bei Bedarf an andere Stellen im Gesundheits- und Sozialsystem vermitteln (Verweisberatung). Menschen mit komplexeren Problemlagen – etwa chronisch Erkrankte mit multiplen sozial-psychiatrischen Herausforderungen – benötigen hingegen eine intensivere Begleitung durch die Case Manager. Hier bietet der Gesundheitskiosk ein gezieltes Case Management an, das Klient:innen und ihr soziales Umfeld dabei unterstützt, sich im Gesundheits- oder Sozialsystem zurechtzufinden. Dabei werden wichtige Schnittstellen entlang des Patientenpfads (Patient Journey) einbezogen, um eine effizientere Versorgung zu gewährleisten. So lassen sich Fehlallokationen und eine Überinanspruchnahme von Leistungserbringer:innen entlang des Behandlungspfades vermeiden.

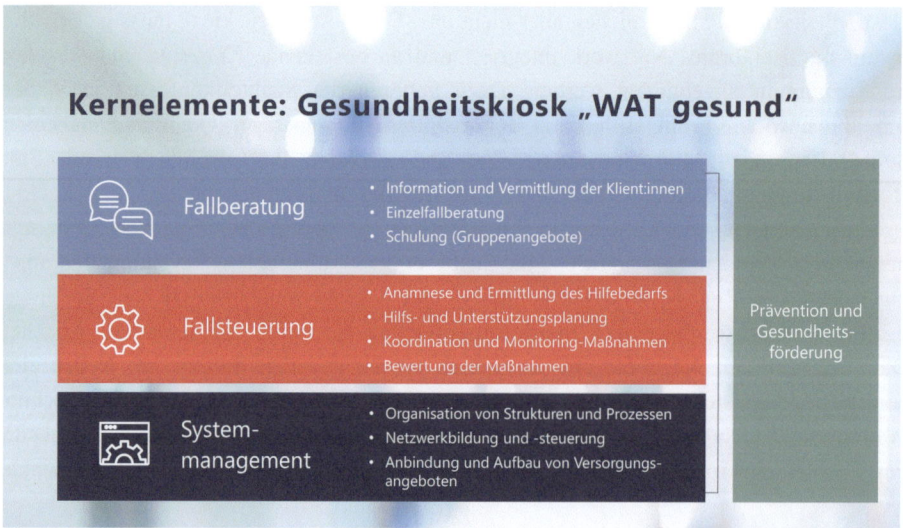

Abb. 1 Kernelemente des Gesundheitskiosks. (Quelle: OptiMedis)

1.3.1 Individuelle Ausrichtung auf die Region und die Bedarfe der Bevölkerung

Das Leistungsangebot des Gesundheitskiosks orientiert sich an der jeweiligen Bevölkerungsstruktur in der Region. Grundlage dafür sind geeignete Kriterien zur Definition sozialer und medizinischer Vulnerabilität sowie Deprivationsfaktoren. Der Gesundheitskiosk sollte zudem wohnortnah erreichbar sein, aufsuchende Angebote machen und/oder in einem konkreten Quartiers- bzw. Gemeindebezug angesiedelt sein. Auch der niedrigschwellige Zugang auf allen Ebenen des Case- und Care-Managements sollte gewährleistet werden, damit die Menschen in allen Fragen zur Gesundheit, zu sozialen Problemlagen und zur Gesundheitsförderung beraten werden können – und das in möglichst verschiedenen Sprachen. So kann das speziell geschulte Kioskpersonal im Sinne eines niedrigschwelligen Case- und Systemmanagements für die Klient:innen beispielsweise Arztbesuche vor- und nachbereiten, bei Antragstellungen unterstützen, die Versicherten zu mehr Selbstmanagement und Selbsthilfe aktivieren, spezielle Gesundheitskurse und -programme anbieten (insbesondere für vulnerable Gruppen, Migrant:innen und chronisch Kranke) sowie Hilfen im Stadtteil vermitteln.

Der Gesundheitskiosk in Bochum-Wattenscheid versteht sich als komplementäres Angebot zu den Praxen der Haus- und Fachärzt:innen oder Psychotherapeut:innen. Er ersetzt keine Arztpraxis und erbringt keine medizinischen Leistungen – auch wenn dies ursprünglich vom Bundesministerium für Gesundheit vorgesehen war.[7]

1.4 Gesundheitskiosk: Partizipation und Netzwerkarbeit

Für die beteiligten Netzwerkakteur:innen, Träger:innen von Gesundheits- und Sozialinstitutionen und Expert:innen der Gesundheitsfachberufe bietet der Gesundheitskiosk einen Ankerpunkt für interprofessionelle Netzwerkarbeit auf Augenhöhe. Dies verdeutlicht, wie die Akteur:innen gleichermaßen an einem Gesundheitskiosk partizipieren und davon profitieren können. Viele Institutionen aus dem Gesundheits- und Sozialwesen sind regional gut etabliert, wissen jedoch zu wenig über die jeweiligen Ressourcen und fachlichen Kompetenzen der übrigen Akteur:innen in der Region. Durch neue Schnittstellen zwischen Gesundheits- und Sozialwesen werden bestehende Hilfs- und Versorgungsangebote besser miteinander verknüpft und nachhaltige regionale Kooperationen gefördert, auch mit der kommunalen Verwaltung, den Gesundheitsämtern und den Pflegestützpunkten. Der Gesundheitskiosk fungiert dabei als aktivierendes Element, das nicht nur die Gesundheit der Bevölkerung stärkt, sondern auch als Vermittlungsstelle zwischen Akteur:innen und Versorgungssektoren dient.

Auch für die Bürger:innen bietet die Etablierung eines Gesundheitskiosks viele Möglichkeiten zur aktiven Mitgestaltung. Bereits in der Vorbereitungs- und Aufbauphase fließen ihre objektivierbaren Bedarfe in die Konzeptentwicklung ein – beispielsweise

---

[7] Bundesministerium für Gesundheit, „Regierung plant Gesundheitskioske deutschlandweit".

durch Datenanalysen zu Morbidität, Gesundheitsverhalten oder zur Nutzung von Gesundheitsangeboten. Aber auch in der Ausgestaltung und Weiterentwicklung ist die Beteiligung der Menschen vor Ort essenziell, um den Kiosk in die Community einzubinden und mit Leben zu füllen. Community-Vertreter:innen können sich beispielsweise durch Beiratsfunktionen (Sozial-, Patienten- oder Seniorenbeiräte) und ehrenamtliche Tätigkeiten (Peer-to-Peer-Angebote) engagieren. Ihre Bedürfnisse zielgerichtet zu adressieren und sie zugunsten der regionalen wie persönlichen Gesundheitsentwicklung zu aktivieren, ist eine der entscheidenden Aufgaben und Herausforderungen.

1.5   Zugang zum Gesundheitskiosk

Der Zugang der Menschen zum Gesundheitskiosk kann auf verschiedenen Wegen erfolgen. Zum einen können sie von medizinischen und sozialen Akteur:innen an den Kiosk verwiesen werden, wenn über die medizinische Versorgung hinaus ein Beratungs- und Unterstützungsbedarf besteht. Gleichzeitig kann der Kiosk gezielt an Ärzt:innen und soziale Einrichtungen vermitteln, wenn das Case Management einen zusätzlichen Unterstützungsbedarf – etwa bei der medizinischen Versorgung oder im psychosozialen Bereich – ermittelt.

Zum anderen gehen Klient:innen auf eigene Initiative in den Kiosk, wenn sie ihn bei Beratungs- und Unterstützungsbedarf als Anlaufstelle wahrnehmen. Die Fachkräfte im Gesundheitskiosk übernehmen dabei vielfältige Aufgaben im Rahmen des Care- und Case-Managements. Dies reicht von der Vor- und Nachbereitung von Arztgesprächen über Therapieempfehlungen bis hin zu Vermittlungsangeboten und zielgerichteter Fallberatung und Fallsteuerung, insbesondere für chronisch Erkrankte mit komplexen Problemlagen. Auch Veranstaltungen zu Gesundheits- und Sozialthemen sowie Präventionsangebote können im Gesundheitskiosk angeboten werden. Immer relevanter werden Peer-to-Peer-Angebote, bei denen beispielsweise migrationsspezifische Themen von Peergroups vermittelt werden – ein wichtiger Ansatz, um Zielgruppen authentisch anzusprechen.

1.6   Trägerschaft und Organisation eines Gesundheitskiosks

Es lässt sich feststellen, dass die organisatorische Ausgestaltung des Gesundheitskiosks auf bereits bestehenden Modellen basiert. Je nach weiterer gesetzlicher Ausgestaltung kann sich dieses Modell jedoch perspektivisch noch verändern. Als Träger kommen verschiedenste Akteur:innen oder Einrichtungen infrage, darunter Sozialverbände, Ärzte- und Gesundheitsnetze, Gesundheitsmanagementgesellschaften, Krankenhäuser, Kommunen, soziale Einrichtungen oder Stiftungen. Allerdings sollte die Neutralität des Gesundheitskiosks und seiner Träger gewahrt bleiben – aus zwei wesentlichen Gründen. Zum einen dürfen keine Herausforderungen bei Kooperationen mit den jeweiligen anderen Sektoren und Trägern entstehen. Zum anderen sollten keine Ängste oder Ressentiments bei den Nutzer:innen entstehen, die möglicherweise bei einer städtischen Trägerschaft Leistungskürzungen oder Sanktionen befürchten könnten.

Eine ausgewogene Interessenvertretung ist essenziell. Idealerweise sollte es je nach Rechtsform der Trägergesellschaft einen Aufsichtsrat, ein Lenkungsgremium oder einen Fachbeirat geben. Letzterer kann durch Vertreter:innen der Zivilgesellschaft, Krankenkassen, Ärzteschaft, Hochschulen oder andere Akteur:innen gestellt werden. In Wattenscheid wurde die gemeinnützige Trägergesellschaft *WAT gesund gGmbH* von der AWO Ruhr-Mitte und OptiMedis gegründet. Die Trägergesellschaft betreibt den Gesundheitskiosk. Die Finanzierung erfolgt paritätisch durch die AOK NordWest und die Stadt Bochum. Die AOK NordWest wie auch die Stadt Bochum sind über ein Lenkungsgremium, das die Weiterentwicklung des Gesundheitskiosks begleitet, eingebunden. In diesem regelmäßig tagenden Gremium wird u. a. die Aufnahme weiterer Krankenkassen entschieden oder die Kommunikationsstrategie abgestimmt. Mit der Krankenkasse und der Stadt wurde im Herbst 2024 ein dreiseitiger Versorgungsvertrag zur Errichtung und zum Betrieb eines Gesundheitskiosks geschlossen (siehe Abb. 2 und Kap. 2).

Die für die gesundheitliche und soziale Versorgung relevanten Akteur:innen der Region können in die Leistungserbringung und das Angebotsportfolio des Kiosks eingebunden werden, etwa durch gemeinsame Kooperationen und Projekte oder durch Angebote von Netzwerkakteur:innen im Gesundheitskiosk wie Kurse, Sprechstunden oder Beratung. Ein enger und regelmäßiger Austausch mit den relevanten Akteur:innen ist essenziell, um

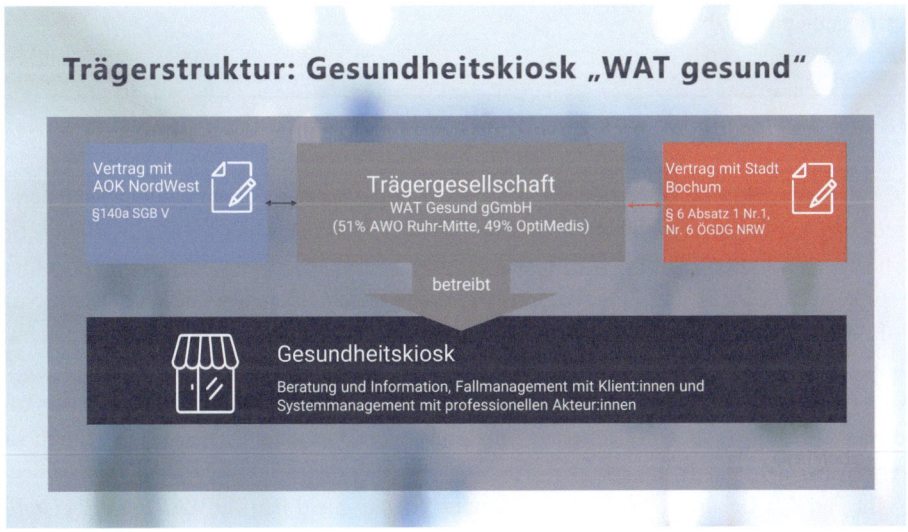

Abb. 2 Trägerstruktur des Gesundheitskiosks. (Quelle: OptiMedis)

einerseits Parallelstrukturen zu vermeiden und andererseits die Versorgungspfade so effizient wie möglich zu gestalten. Häufig gibt es vor Ort bereits sehr gute Netzwerkstrukturen, etwa im Rahmen regionaler und kommunaler Gesundheitskonferenzen oder kommunaler Projekte, die vorbildlich integriert handeln. Gesundheitskioske sollten sich an diesen Strukturen beteiligen, auch um den Kontakt zu Vertreter:innen der lokalen Communities und Bürgervertretungen aktiv zu halten.

1.6.1 Organisatorische Struktur innerhalb des Gesundheitskiosks

Innerhalb der Organisation sollte die Leitungskraft eine akademisierte Fachkraft aus dem Gesundheits- oder Pflegewesen sein, zum Beispiel eine akademisierte Pflegefachkraft, Gesundheitswissenschaftler:in oder Community Health Nurse. Darunter sind verschiedene Funktionsbereiche angesiedelt: die Case-Management- bzw. Beratungsebene, die beispielsweise durch Angehörige aus den Gesundheits-, Pflege- oder sozialen Berufen wahrgenommen werden kann. Eine administrative Stelle übernimmt die Verwaltungstätigkeiten.

In einer weiteren Ausbaustufe des Gesundheitskiosks könnten die Case Manager qualifizierte Gesundheitslots:innen anleiten und fachlich führen. Diese könnten auf Honorarbasis arbeiten und in regionalen Einrichtungen angestellt sein. Die Lots:innen könnten insbesondere Menschen ansprechen, die nur schwer erreichbar sind, zum Beispiel Migrant:innen oder vereinsamte ältere Menschen. Ihr Ziel wäre es, die Menschen zu motivieren, den Gesundheitskiosk aufzusuchen oder andere Unterstützungsangebote wahrzunehmen. Bei einem solchen Ansatz würden die Case Manager nicht ausschließlich mit Klient:innen, sondern auch mit relevanten Multiplikator:innen arbeiten. Der Gesundheitskiosk könnte mit einem Lots:innen-Konzept mehr Menschen erreichen und sein Netzwerk weiter auf- und ausbauen.

2 Vertragliche Ausgestaltung des Gesundheitskiosks

Da Gesundheitskioske keine Regelleistung der Krankenkassen gemäß Sozialgesetzbuch V sind, müssen für die Finanzierung und den Betrieb Verträge nach § 140a SGB V („Besondere Versorgung") mit einzelnen oder mehreren Krankenkassen abgeschlossen werden. § 140a SGB V sieht nicht nur vor, dass Verträge geschlossen werden können, die vom G-BA-Innovationsfonds geförderte Versorgungsformen oder wesentliche Teile daraus fortführen – was beim Gesundheitskiosk der Fall ist –, sondern auch, „… dass Beratungs-, Koordinierungs- und Managementleistungen der Leistungserbringer und der Krankenkassen zur Versorgung der Versicherten im Rahmen der besonderen Versorgung durch die Vertragspartner oder Dritte erbracht werden".[8]

Im Fall des Gesundheitskiosks in Bochum-Wattenscheid hat die *WAT gesund gGmbH* einen trilateralen Vertrag mit der AOK NordWest und der Stadt Bochum geschlossen. Die

---

[8] Bundesministerium für Justiz, „§ 140a SGB 5 – Einzelnorm".

Vertragsgrundlage für die AOK NordWest ist § 140a SGB V; die für die Stadt Bochum bildet das Gesetz über den öffentlichen Gesundheitsdienst des Landes Nordrhein-Westfalen (ÖGDG NRW). Der Vertrag zur Errichtung und zum Betrieb eines Gesundheitskiosks in Bochum-Wattenscheid regelt neben den Zielen, Aufgaben und Pflichten der Trägergesellschaft auch die Leistungsbereiche des Gesundheitskiosks, das Anforderungsprofil an die Beschäftigten, das Qualitätsmanagement, die Dokumentation, das Berichtswesen gegenüber Krankenkasse und Kommune, die Teilnahmebedingungen der Versicherten bzw. Bevölkerung und nicht zuletzt die Vergütung. Ein weiterer Bestandteil des Vertrages ist die Einrichtung eines Lenkungsgremiums, das die Weiterentwicklung des Gesundheitskiosks begleitet. Das Gremium besteht aus Vertreter:innen der AOK NordWest, der Stadt Bochum und der Trägergesellschaft *WAT gesund gGmbH.*

3   Gesundheitskioske als Teil der regionalen Gesundheitsversorgung

Die Ausgestaltungsmöglichkeiten für Gesundheitskioske zeigen, dass diese immer gut an den regionalen Kontext angepasst werden sollten. Ein Gesundheitskiosk könnte sich als zentrale Anlaufstelle für die Weiterentwicklung regionaler Gesundheitsnetzwerke etablieren. Gleichzeitig ist eine regionale Abgrenzung des Netzwerks bzw. der definierten Gesundheitsregion wichtig, um die Versorgungsstrukturen so effizient wie möglich einzubinden und zu entlasten. Gesundheitskioske sollten sich daher an einer Bevölkerungsgröße von 50.000 bis 80.000 Einwohner:innen orientieren. Doch weit wichtiger als die reine numerische Betrachtung ist die Analyse der Bedarfs- und Ressourcenlagen sowie der Mobilität der Bevölkerung. Sofern es nur wenige Netzwerkstrukturen in der medizinischen und sozialen Versorgung gibt und gleichzeitig ein hohes Maß an Vulnerabilität und Morbidität sowie eine geringe Gesundheitskompetenz in der Bevölkerung besteht, sollte sich die Versorgungskapazität des Gesundheitskiosks danach ausrichten. In solchen Fällen könnte es sinnvoller sein, mehrere kleine Kiosk-Einheiten anstelle eines größeren zentralen Standorts einzurichten.

3.1   Netzwerkarbeit als Schlüssel zur nachhaltigen Versorgung

Die Interaktion mit Akteur:innen aus dem Gesundheits- und Sozialsystem sowie die Beteiligung der Bürger:innen und ihrer Vertretungen sind also essenziell, um den Aufbau von Parallelstrukturen zu vermeiden, Synergieeffekte zu nutzen und eine kosteneffiziente Versorgungseinheit für das Gesundheits- und Sozialsystem zu schaffen, von der sowohl die Bevölkerung als auch die Akteur:innen selbst profitieren.

Idealerweise beginnt der Netzwerkaufbau bereits in der Aufbauphase eines Gesundheitskiosks durch die Zusammenarbeit mit relevanten Stakeholder:innen. Gemeinsam mit

kooperationswilligen Akteur:innen können Struktur und Organisation für die Trägergesellschaft ausgearbeitet werden. Um die Akteur:innen für eine verbindliche bzw. institutionell
verankerte Netzwerkarbeit zu gewinnen, bieten sich verschiedene Methoden an, die nach
Aufbau- und Startphase des Gesundheitskiosks durch diesen fortgeführt werden können.
Auch die Einbettung eines Gesundheitskiosks in ein bereits vorhandenes (informelles)
Gesundheitsnetzwerk ist ideal, um an bereits etablierte Strukturen anzudocken. Der Ver-
netzungsgedanke spielt auch in anderen Ländern eine wichtige Rolle. In den USA geht
man beispielsweise einen ähnlichen Weg über sogenannte „Community Care Hubs". Sie
fungieren als eine Art Bindeglied innerhalb einer Gemeinschaft, um die gerechte Funktion eines koordinierten Gesundheits- und Sozialsystems sicherzustellen. Hier betreibt
die zentrale Stelle, die den Hub verwaltet, die übergreifende Netzwerkstruktur – das ist
vergleichbar mit Ansätzen zur Einbettung eines Gesundheitskiosks in ein Netzwerk.[9]

3.2   Gesundheitslots:innen als Bindeglied in der Versorgung

Eine wichtige Rolle spielen auch sogenannte Gesundheitslots:innen oder in manchen
Regionen auch Gemeindepfleger:innen. Sie übernehmen eine Multiplikatoren- und Steue-
rungsrolle. Die Erfahrungen mit *Gesundheit für Billstedt/Horn* zeigen, dass mit einem
Gesundheitskiosk in Form einer niedrigschwelligen Komm-Struktur für Gesundheitsbera-
tungen nur ein bestimmter Teil der Bevölkerung erreicht werden kann. Das ist zum einen
der mobilere Teil der Bevölkerung, zum anderen sind es Menschen, die in räumlicher
Nähe zum Standort wohnen. Außerdem sind bestimmte Orte oft bereits kulturell geprägt,
das heißt, Menschen mit anderer kultureller Prägung vermeiden eventuell den Besuch
im Gesundheitskiosk. Vor allem für schwer erreichbare oder mobilitätseingeschränkte
Menschen sollte es weitere Zugänge geben. Hierfür eignen sich Gesundheitslots:innen,
die in den sozialen und gesundheitlichen Einrichtungen arbeiten und für die Beratung
zusätzlich qualifiziert werden. Dieser Versorgungsansatz wird bereits im von OptiMedis gemanagten *Gesunden Schwalm-Eder-Kreis* + mit den vom Land Hessen geförderten
Gemeindepfleger:innen umgesetzt.[10] Und auch in anderen Regionen finden sich ähnliche Modelle, die aber mehr auf bestimmte Indikationen oder Settings ausgerichtet sind,
beispielsweise Schlaganfall-Lots:innen oder betriebliche Gesundheitslots:innen.

Regionale Netzwerkstrukturen zusammen mit Gesundheitslots:innen sind Kernelemente einer integrierten Gesundheitsregion. Dabei müssen nicht nur raumordnerische
Grenzen, sondern auch Grenzen auf Versorgungsebene berücksichtigt werden, damit die
Zielpopulation adäquat versorgt und die Akteur:innen entsprechend eingebunden werden
können. Das Ziel sollte dabei immer sein, mehr Gesundheit für die definierte Population zu produzieren, um gleichzeitig die Kostenträger:innen hinsichtlich der Ausgaben

---

[9] Pferr, „What Are Community Care Hubs?"
[10] Rautenberg, „Gesunder Schwalm-Eder-Kreis + ".

bei der Gesundheits- und Sozialversorgung zu entlasten. So sollte langfristig mit weniger Ressourcen mehr Outcome – bessere Gesundheit, geringere Kosten, höhere Qualität in der Versorgung – erreicht werden. Dafür sollte eine Gesundheitsregion im Idealfall eine Populationsgröße von 100.000 bis 120.000 Menschen nicht überschreiten. Entscheidend ist auch hier nicht allein die Landkreisgrenze, sondern vielmehr die bedarfsgerechte Anpassung an regionale Besonderheiten.

4   Ausblick

Bundesweit gibt es derzeit über eine Handvoll Gesundheitskioske, die auf dem von *Gesundheit für Billstedt/Horn* entwickelten Modell basieren – darunter der Gesundheitskiosk in Bochum-Wattenscheid. Diese Zahl ist weit von den avisierten Zahlen des Bundesministeriums für Gesundheit entfernt. Im Eckpunktepapier aus dem Jahr 2022 war von 1.000 Kiosken die Rede, im weiteren Gesetzgebungsverfahren waren immerhin bundesweit noch über 50 bis 80 Gesundheitskioske in den kommenden Jahren vorgesehen. Ursprünglich sollte das *Gesetz zur Stärkung der Gesundheitsversorgung (GSVG)* Gesundheitsregionen und Gesundheitskioske regelhaft im SGB V verankern. Doch im Zuge der Regierungsabstimmung wurde der Passus zum Gesundheitskiosk aus dem Gesetzentwurf gestrichen. Bundesgesundheitsminister Lauterbach betonte dennoch seine Erwartung, dass dies im Zuge der parlamentarischen Beratung rückgängig gemacht werde, zumal auch die Bundesländer entschiedene Befürworter der Gesundheitskioske sind. In der Sitzung des Bundesrates im Juli 2024 forderten sie, die Gesundheitskioske zurück in den Gesetzesentwurf zu nehmen. Dies wird auch in ihrer Stellungnahme zum GSVG deutlich. Dabei betonten sie die enge Anbindung der Gesundheitskioske an den Öffentlichen Gesundheitsdienst.[11] Mit dem Ende der Ampel-Koalition im November 2024 kam das parlamentarische Verfahren zum GSVG im Bundestag und Bundesrat jedoch zum Stillstand.

4.1   Perspektiven nach der Bundestagswahl 2025

Zum Zeitpunkt der Abfassung dieses Artikels, kurz nach der Bundestagswahl im Februar 2025, ist die Zukunft sowohl des GSVG als auch der Gesundheitskioske ungewiss. Dennoch: Die SPD und Bundesgesundheitsminister Lauterbach sprechen sich weiterhin für die Gesundheitskioske aus. So enthält der Entwurf des SPD-Wahlprogramms ein klares Bekenntnis zu den Gesundheitskiosken: „Außerdem wollen wir den Zugang zu Versorgungsangeboten für vulnerable Gruppen, beispielsweise durch Gesundheitskioske,

---

[11] Bundesrat, „Drucksache 234/24 (Beschluss) – Stellungnahme des Bundesrates Entwurf eines Gesetzes zur Stärkung der Gesundheitsversorgung in der Kommune (Gesundheitsversorgungsstärkungsgesetz – GVSG)".

weiter ausbauen…".[12] Bündnis 90/Die Grünen unterstreichen in ihrem Wahlprogramm die Notwendigkeit von Gesundheitsregionen. Durch regionale Gesundheitsregionen und gemeinsame Versorgungszentren will man eine gute Versorgung vor Ort gewährleisten.[13]

Der Bedarf an den in Gesundheitskiosken erbrachten Leistungen bleibt weiterhin hoch. Das zeigt auch die enorme Anzahl sonstiger Care- und Case-Management-Projekte in Deutschland. Zudem drohen durch die absehbare Schließung von Krankenhausstandorten und das erwartbare Ausdünnen insbesondere der hausärztlichen Versorgung im Zuge der anstehenden Rentenwelle bei den Hausärzt:innen strukturelle Versorgungsprobleme.

In diesem Kontext erscheint es umso sinnvoller, kommunale Versorgungsformen zu etablieren, die Bürger:innen eine erste Anlaufstelle für Beratung und Koordination bieten. So könnten Gesundheitskioske ein Einstiegsmodell in die transformative Weiterentwicklung hin zu Gesundheitsregionen sein. Dies würde auch eine Neuorganisation der Krankenhäuser und intersektoralen Gesundheitszentren unter dem Aspekt der Ressourcenverantwortung ermöglichen.

Literatur

Bundesministerium für Gesundheit (2022) „Regierung plant Gesundheitskioske deutschlandweit". BMG, 31. August 2022. https://www.bundesgesundheitsministerium.de/presse/pressemittei lungen/regierung-plant-gesundheitskioske-deutschlandweit-lauterbach-praesentiert-eckpunkte-fuer-gesetzesinitiative.html

Bundesministerium für Justiz (2025). „§ 140a SGB 5 - Einzelnorm". https://www.gesetze-im-int ernet.de/sgb_5/__140a.html. Zugegriffen: 3. Feb 2025

Bundesrat (2024). „Drucksache 234/24 (Beschluss) - Stellungnahme des Bundesrates Entwurf eines Gesetzes zur Stärkung der Gesundheitsversorgung in der Kommune (Gesundheitsversorgungs-stärkungsgesetz - GVSG)", 5. Juli 2024. https://www.bundesrat.de/SharedDocs/drucksachen/2024/0201-0300/234-24(B).pdf?__blob=publicationFile&v=1

BÜNDNIS 90/DIE GRÜNEN (Hrsg) (2025) „Zusammenwachsen - Regierungsprogramm 2025. Entwurf des Bundesvorstands". https://cms.gruene.de/uploads/assets/20241216_BTW25_Progra mmentwurf_DINA4_digital.pdf. Zugegriffen: 3. Feb 2025.

Münzel M, Knüttel M, Werner U (2020) „Konzept zur Errichtung eines Gesundheitsbüros und des Gesundheitsnetzwerks WAT-Gesund in Bochum-Wattenscheid", 1. Dezember 2020

Pferr L (2023) „What Are Community Care Hubs?". https://www.ncoa.org/article/community-care-hubs-what-evidence-based-program-providers-need-to-know/. Zugegriffen: 17. Nov 2023

Rautenberg J (2025) „Gesunder Schwalm-Eder-Kreis+". Gesunder Schwalm-Eder-Kreis+. https://www.gesunder-sek-plus.de/. Zugegriffen: 3. Feb 2025

SPD (2025) „Mehr für Dich. Besser für Deutschland." Sozialdemokratische Partei Deutschlands (SPD). https://www.spd.de/bundestagswahl. Zugegriffen: 3. Feb 2025

---

[12] SPD, „Mehr für Dich. Besser für Deutschland."

[13] BÜNDNIS 90/DIE GRÜNEN (Hrsg.), „Zusammenwachsen – Regierungsprogramm 2025. Entwurf des Bundesvorstands".

Stadt Bochum (Hrsg) (2024). Bochumer Ortsteile kompakt 2024 (2024). https://www.bochum.de/C125830C0042AB74/vwContentByKey/W2DB29BW181BOCMDE/$File/BochumerOrtsteileKompakt2024.pdf

Wild E-M, Schreyögg J, Golubinski V, Ress V, Schmidt H (2022) „Ergebnisbericht gemäß Nr. 14.1 ANBest-IF", 16. Februar 2022. https://innovationsfonds.g-ba.de/downloads/beschluss-dokumente/140/2022-02-16_INVEST_Billstedt.Horn_Evaluationsbericht.pdf

Wild E-M, Schreyögg J, Golubinski V, Ress V, Schmidt B (2022) „Ergebnisbericht gemäß Nr. 14.1 ANBest-IF". https://innovationsfonds.g-ba.de/downloads/beschluss-dokumente/140/2022-02-16_INVEST_Billstedt.Horn_Evaluationsbericht.pdf. Zugegriffen: 16. Feb 2022

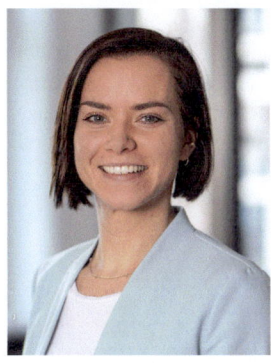

Anja Stührenberg war von Januar 2022 bis OKtober 2025 als Projekt- und Versorgungsmanagerin bei OptiMedis beschäftigt. Zu ihren Tätigkeiten gehörten regionale und kommunale Bedarfsanalysen sowie die Konzeption, Planung und Umsetzung von Versorgungskonzepten mit dem Schwerpunkt settingbezogener Gesundheitsförderung. In ihren Aufgabenbereich fielen außerdem klassische Tätigkeiten des Projektmanagements wie Projektplanung, Kommunikation mit Anspruchsgruppen und Auftraggebern, Projektsteuerung und die Projektdokumentation. Zudem war sie fachliche Ansprechpartnerin für die Themen Gesundheitskiosk und Case Management als Versorgungselement in Gesundheitsnetzwerken. Seit November 2025 ist sie als Spezialistin für Gesundheitsförderung und Prävention in nicht-betrieblichen Lebenswelten bei der hkk Krankenkasse in Bremen tätig.

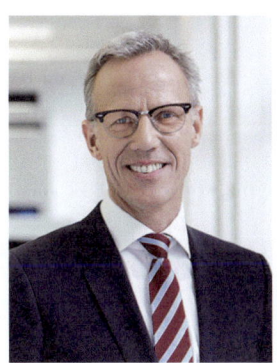

Justin Rautenberg ist als Direktor Finanzen sowie Senior Manager Integrierte Versorgungslösungen bei der OptiMedis AG tätig. Im November 2020 übernahm er die Geschäftsführung der „Gesunder Schwalm-Eder-Kreis+GmbH", eines regionalen Gesundheitsmanagement-Unternehmens, dessen Gesellschafter OptiMedis ist. Justin Rautenberg ist Diplom-Kaufmann und arbeitete viele Jahre bei der international führenden Unternehmensberatung Accenture, zuletzt als Partner und Geschäftsführer, sowie bei weiteren großen und mittelständischen IT-Beratungs- und Dienstleistungsunternehmen. Zudem war er Interim-CIO in einem regionalen Krankenhausverbund. Er verfügt über mehr als 15 Jahre Programm- und Projektmanagementerfahrung in den Bereichen Gesundheitswesen und Sozialversicherung – mit Schwerpunkt GKV/PKV, Krankenhäuser sowie Life Sciences. Seine Schwerpunkte liegen in diesen Bereichen: Strategieentwicklung/-umsetzung, Organisationsentwicklung, Leistungs- und Versorgungsmanagement, Population Health, Verhandlungsführung, IT-Management und Erneuerung, Krankenhaus- und Reha-Informationssysteme sowie Vernetzung, e-Health und Telematik.

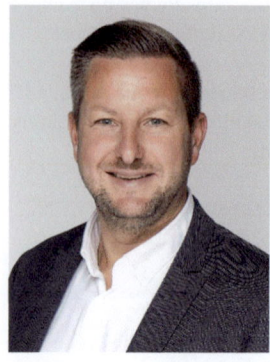

Marc-André Schaaf ist seit Juni 2019 als Geschäftsführer bei der AWO Ruhr-Mitte beschäftigt.

Als Geschäftsführer eines Komplexträgers mit rund 1.400 Beschäftigten in der Sozialwirtschaft verantwortet er die strategische und wirtschaftliche Weiterentwicklung des Unternehmens inklusive zweier hundertprozentiger Tochtergesellschaften im Bereich Arbeitsmarktpolitik sowie Garten- und Landschaftsbau.

Nach einer kaufmännischen Ausbildung durchlief Marc-André Schaaf unterschiedliche personal- und betriebswirtschaftliche Fortbildungen und schloss im Jahr 2016 am Zentrum für Hochschulbildung der Technischen Universität Dortmund ein Studium mit dem Schwerpunkt Management & Partizipation erfolgreich ab.

Seit 2012 bekleidete Marc-André Schaaf unterschiedliche Führungspositionen in der Kinder- und Jugendhilfe und kam darüber immer wieder mit Fragestellungen und notwendigen Entwicklungen im Bereich der Gesundheit von Kindern und Jugendlichen in Berührung.

Digitale Anwendungen zur Unterstützung von Versorgungsprozessen: Virtual Reality in der Versorgungsrealität

Alexander Elser, Christian Kopkow und Axel Schäfer

1 Einleitung

Das deutsche Gesundheitssystem steht vor großen Herausforderungen: Es ist eines der teuersten der Welt, sowohl absolut als auch im Verhältnis zum Bruttoinlandsprodukt. Hinzu kommt, dass sich der bereits heute spürbare Fachkräftemangel in den kommenden Jahren weiter verschärfen wird (Johna 2024) und gleichzeitig chronische Erkrankungen, Multimorbidität und Pflegebedürftigkeit in einer alternden Gesellschaft zunehmen werden (OECD & European Observatory on Health Systems and Policies 2023). Diese Entwicklungen stellen hohe Anforderungen an die Effizienz des Gesundheitssystems und den Umgang mit begrenzten Ressourcen. In dieser Situation bieten digitale Anwendungen eine vielversprechende Möglichkeit, diesen Herausforderungen zu begegnen und Versorgungsprozesse zu verbessern. Auch die Weltgesundheitsorganisation (WHO) erkennt das Potenzial technologischer Innovationen und unterstützt diese durch ein Netzwerk und weitere Initiativen wie die Einführung von Taxonomien (World Health Organization 2024). In Deutschland versucht das Bundesministerium für Gesundheit seit einiger Zeit, mit zahlreichen Gesetzen die Digitalisierung in den verschiedenen Bereichen des

A. Elser (✉) · A. Schäfer
Hochschule für angewandte Wissenschaft und Kunst Hildesheim/Holzminden/Göttingen, Hildesheim, Deutschland
E-Mail: alexander.elser@hawk.de

A. Schäfer
E-Mail: axel.schaefer@hawk.de

C. Kopkow
Brandenburgische Technische Universität Cottbus-Senftenberg, Senftenberg, Deutschland
E-Mail: christian.kopkow@b-tu.de

T. Petzold und B. Böhland (Hrsg.), *Adaptive Transformation des Gesundheitswesens*, https://doi.org/10.1007/978-3-662-71628-1_15

Gesundheitswesens voranzutreiben. Eine zentrale Rolle spielt dabei die Einführung der Digitalen Gesundheitsanwendungen (DiGA) im Jahr 2019 (Gesetz für eine bessere Versorgung durch Digitalisierung und Innovation [Digitale-Versorgung-Gesetz – DVG], 2019). Dadurch ist es erstmals möglich, dass bestimmte Berufsgruppen digitale Anwendungen für Patient*innen verordnen können und die anfallenden Kosten von den gesetzlichen Krankenkassen übernommen werden.

Es gibt verschiedene neue Technologien, die bereits Teil des DIGA-Verzeichnisses sind und somit für die Gesundheitsversorgung in Deutschland zur Verfügung stehen. Dazu gehören mHealth-Anwendungen wie Applikationen auf dem Smartphone oder Tablet. Dies sind beispielsweise Apps für Rückenschmerzen, Endometriose oder Depressionen, aber auch webbasierte Anwendungen, in denen Patient*innen Informationen zu ihrem Krankheitsbild und zum Umgang mit ihrer Erkrankung vermittelt werden. Eine weitere Technologie in diesem Zusammenhang ist Virtual Reality (VR), allerdings ist derzeit (Stand: März 2025) noch keine VR-Anwendung in das DiGA-Verzeichnis aufgenommen worden. Durch die Fähigkeit, immersive Umgebungen zu schaffen, eröffnet VR neue und innovative Ansätze. Die Nutzer*innen können sich beispielsweise in einen virtuellen Operationssaal versetzen lassen und dort so eintauchen, dass die Realität in den Hintergrund tritt. Mit realitätsnahen Instrumenten können dann Eingriffe geübt werden, begleitet von einem direkten Feedback. Patient*innen erleben interaktive Welten, in denen sie beispielsweise Entspannungsübungen am Strand oder in einem Wald durchführen können, was ihre Schmerz- und Stresswahrnehmung positiv beeinflussen kann. Die Auswertung bildgebender Verfahren könnte mit VR-Technologie in Zukunft noch präziser erfolgen, und in der Therapie von Menschen mit chronischen Schmerzen bietet VR Therapeut*innen die Möglichkeit, vielfältige Maßnahmen gezielt und in einer sicheren Umgebung einzusetzen.

2   Grundlagen der Virtual Reality

Gegenwärtig wird noch keine einheitliche Definition von VR verwendet. Abbas et al. führten 2023 einen systematischen Review durch, in dem Definitionen von VR im Gesundheitswesen analysiert wurden und daraus folgender Vorschlag abgeleitet wurde:

> "Virtual Reality is a three-dimensional computer-generated simulated environment, which attempts to replicate real-world or imaginary environments and interactions, thereby supporting work, education, recreation, and health (Abbas et al. 2023)."

Die Entwicklung von VR begann in der Mitte des 20. Jahrhunderts. Der erste bedeutende Schritt wurde 1962 von Morton Heilig mit dem „Sensorama" unternommen, einem Gerät, das Filme mit multisensorischer Wirkung ermöglichte (Heilig 1962). In den 1960er-Jahren prägten Ivan Sutherland und sein Student Bob Sproull mit ihrem „Sword of Damocles", einem der ersten Head-Mounted Displays (HMDs), das Konzept der immersiven virtuellen Umgebungen (Sutherland 1968). In den 1980er Jahren gewann VR durch die Arbeiten des Informatikers Jaron Lanier an Bedeutung, der auch den Begriff „Virtual Reality" prägte und Systeme wie den „DataGlove" entwickelte (Rheingold 1992), der es ermöglichte, mit Handgesten in der VR zu navigieren. In den 1990er-Jahren wurde VR von der Unterhaltungsindustrie aufgegriffen, fand aber aufgrund technischer Beschränkungen noch keine breite Anwendung (Biocca und Delaney 1995). Erst mit den Fortschritten in der Grafikhardware und der Rechenleistung in den 2010er-Jahren begann VR kommerziell erfolgreich zu werden, insbesondere durch die Einführung von Geräten wie der „Oculus Rift" im Jahr 2014 (Harley 2020).

Heutige HMDs zeichnen sich durch erhebliche technische Fortschritte aus, die ein immersives VR-Erlebnis ermöglichen. Moderne HMDs bieten hohe Auflösungen, was zu einer Verbesserung der visuellen Klarheit führt. Bildwiederholraten von 90 Hz und mehr tragen dazu bei, die Flüssigkeit von Bewegungen zu erhöhen und „Cybersickness", ein häufiges Problem bei früheren VR-Systemen, zu reduzieren. Ein weiteres Merkmal ist das Inside-Out-Tracking, das die Position des Nutzers im Raum über integrierte Kameras ohne externe Sensoren erfasst. Diese Entwicklung erleichtert den Einsatz von VR in unterschiedlichen Umgebungen und reduziert den Installationsaufwand. Verhältnismäßig neu ist auch die Integration von Eye-Tracking-Technologien, die nicht nur die Interaktion mit dem Nutzer verbessern, sondern auch die Rendering-Performance optimieren, indem nur der fokussierte Bereich des Sichtfelds in höchster Auflösung dargestellt wird (Clay et al. 2019). Die Entwicklung projektorgetriebener CAVEs (Cave Automatic Virtual Environment) ermöglicht zusätzlich das immersive Erlebnis auch für Gruppen von Nutzern, die in der virtuellen Welt physisch interagieren können. Durch neue Tracking-Systeme können mehrere Personen gleichzeitig erfasst werden, um kollektive VR-Erfahrungen in der Lehre zu ermöglichen und damit z. B. teambasierte Therapieansätze einzuüben. Durch großflächige, hochauflösende Darstellungen wird das Eintauchen in virtuelle Umgebungen für Lehrzwecke und Therapie optimiert.

Seit Ende der 1980er Jahre ist VR auch Gegenstand der Forschung, erste Experimente wurden bereits in den 1950er- und 1960er-Jahren von Pionieren wie Ivan Sutherland und Morton Heilig durchgeführt (Bown et al. 2017). Seit Ende des letzten Jahrhunderts ist VR in vielen Bereichen erforscht worden, auch im Bereich der Gesundheitsanwendungen. Hier haben Studien gezeigt, dass VR eine effektive Ressource in der Schmerzbehandlung und Psychotherapie darstellen kann, beispielsweise für die Exposition von Patienten mit belastenden Stimuli (z. B. bei Phobien und posttraumatischen Belastungsstörungen), um effektive Emotionsregulationsstrategien zu fördern (Wechsler et al. 2019), oder zur Schmerzreduktion beim Verbandswechsel bei Kindern mit Verbrennungen (Smith et al. 2022).

3   Anwendungsbereiche von Virtual Reality

3.1   VR in der medizinischen und therapeutischen Ausbildung

Der Einsatz von VR in der medizinischen und therapeutischen Aus- und Weiterbildung bietet Studierenden die Möglichkeit, prozedurales Wissen und klinische Fertigkeiten in einer sicheren und kontrollierten Umgebung zu erwerben. Simulationsbasierte Lehr- und Lernmethoden, die VR nutzen, bieten eine immersive Erfahrung, die über traditionelle didaktische Methoden hinausgeht. VR ermöglicht es Lernenden, sich mit riskanten und komplexen klinischen Szenarien vertraut zu machen, ohne reale Patienten zu gefährden (Cevallos et al. 2022). Darüber hinaus können hybride Simulationen, die mehrere Modalitäten wie VR und menschliche Schauspieler*innen kombinieren, umfassende Trainingsszenarien schaffen, die zusätzlich die Teamarbeit und die sozialen Kompetenzen der Studierenden fördern. Ein Beispiel für diese Entwicklung ist die Anwendung „Osso VR", die bereits an medizinischen Universitäten in den USA getestet wird. Diese Anwendung bietet immersive 3D-Simulationen, die Operationsbedingungen realitätsnah abbilden, und ermöglicht interaktives, selbstbestimmtes Lernen durch spezialisierte Module. Die Nutzer profitieren von sofortigem Feedback und objektiver Leistungsbewertung, um ihre Kompetenzen kontinuierlich zu verbessern. Die Plattform unterstützt auch kollaboratives Lernen, indem sie die gleichzeitige Interaktion mehrerer Nutzer ermöglicht und so Teamarbeit und Kommunikation fördert. Da „Osso VR" über verschiedene Geräte zugänglich ist, kann es nahtlos in medizinische Ausbildungsprogramme integriert werden und bietet eine risikofreie Umgebung für die Perfektionierung chirurgischer Fertigkeiten (Elendu et al. 2024).

3.2   VR als Werkzeug in der Diagnostik

VR hat auch das Potenzial, die medizinische und therapeutische Diagnostik durch eine verbesserte Visualisierung komplexer Daten zu verändern. VR ist in der Lage, anatomische Strukturen von Patient*innen in hochdetaillierten dreidimensionalen Modellen zu visualisieren, wodurch die Diagnosestellung effizienter und präziser werden kann (Douglas et al. 2017).

In einer Studie von Kim et al. (2020) beispielsweise wurde ein VR-System zur Visualisierung angeborener Herzfehler entwickelt, das die diagnostische Genauigkeit durch detaillierte räumliche Darstellungen der Herzstruktur verbesserte und gut von den Ärzt*innen angenommen wurde (Kim et al. 2020). Die „Nextmed"-Plattform demonstrierte die Anwendung von Augmented Reality (AR) und VR in der Lungendiagnostik, indem sie die automatische Segmentierung und 3D-Visualisierung von Lungenstrukturen ermöglichte. Dadurch wurden diagnostische Prozesse rationalisiert und Kliniker*innen ein verbessertes Verständnis anatomischer Details ermöglicht (González Izard et al. 2020).

Ein weiteres Beispiel ist der Einsatz von VR bei der Erkennung und Operationsplanung von Schädelbasis-Meningeomen. Hier hat VR die Erkennung von Tumorstrukturen deutlich verbessert und die präoperative Planung optimiert, was ihr Potenzial in komplexen neurochirurgischen Fällen unterstreicht (Zawy Alsofy et al. 2021).

3.3   VR in der Therapie

VR wird zunehmend in der Therapie eingesetzt, um innovative Behandlungsmethoden zu ermöglichen, unter anderem in den Bereichen psychische Gesundheit, akute und chronische Schmerzen sowie bei der Rehabilitation nach Schlaganfall. Bei psychischen Erkrankungen bietet VR beispielsweise die Möglichkeit, Patient*innen in sicheren virtuellen Umgebungen angstauslösende Szenarien erleben zu lassen, was insbesondere bei der Behandlung von Angststörungen und Phobien wirksam ist. Wiebe et al. (2022) berichteten, dass VR-basierte Expositionstherapien signifikante symptomatische Verbesserungen bei sozialen Phobien und generalisierten Angststörungen ermöglichen (Wiebe et al. 2022). In der physiotherapeutischen Versorgung bietet VR interaktive und motivierende Übungen, die beispielsweise in der Rehabilitation von Schlaganfallpatienten wirksam sind. Insbesondere können VR-basierte Interventionen motorische Funktionen verbessern, indem realitätsnahe Szenarien geschaffen werden, die das Üben alltäglicher Bewegungen unterstützen (Laver et al. 2017). VR wird zunehmend auch als nichtpharmakologische Intervention in der Therapie von akuten und chronischen Schmerzen eingesetzt. So werden immersive Umgebungen genutzt, um die Schmerzwahrnehmung und das damit verbundene Schmerzerleben von Patient*innen zu reduzieren. VR hat sich bei der Behandlung von akuten und chronischen Schmerzen – einschließlich Rückenschmerzen, neuropathischer Schmerzen und komplexer regionaler Schmerzsyndrome – als wirksam erwiesen (Moreau et al. 2024). Zu den Wirkmechanismen, die genutzt werden, zählen Ablenkung, Entspannung, Edukation, emotionale Modulation, Embodiment und neuroplastische Effekte, die die Schmerzverarbeitung im Gehirn verändern können (Bordeleau et al. 2022). Der Einsatz von VR-Technologien stößt jedoch noch auf verschiedene Barrieren, wie z. B. für bestimmte Patientengruppen ungeeignete VR-Brillen, geringe Kompetenzen im Umgang mit VR-Brillen auf Seiten der Patient*innen und Therapeut*innen sowie Probleme bei der Verständlichkeit der Anwendungen. Förderliche Faktoren für die Implementierung sind eine hohe Akzeptanz der VR-Brillen und Anwendungen, positive Erwartungen, Spaß durch Gamification und die Anwesenheit von Therapeut*innen während der VR-Anwendung (Elser et al. 2024).

4   Nutzung von VR in der Gesundheitsversorgung

Trotz vielversprechender Potenziale von VR in Aus- und Weiterbildung und Therapie ist die derzeitige Nutzung im Gesundheitssystem noch gering. So zeigte eine Umfrage mit 166 Ärzt*innen, die in deutschen Krankenhäusern arbeiten, dass nur 8 % VR für Trainingszwecke oder OPs nutzen; allerdings halten 65 % die Nutzung für sinnvoll (Bitkom 2022). Ein ähnliches Bild zeigt sich für die Physiotherapie, in Deutschland gaben lediglich 3 % der Befragten (n = 296) an, VR in der Therapie zu nutzen (Elser et al., 2025). Trotz vielversprechender Ergebnisse vor allem im Rahmen der Expositionstherapie ist auch in der Psychotherapie die Nutzung von VR gering. Gründe hierfür sind, dass die Evidenzqualität in anderen Anwendungsbereichen noch nicht ausreichend erscheint (Selaskowski et al. 2024), oder dass Barrieren in Bezug auf Akzeptanz, Datensicherheit, Praxisabläufe, Training und fehlende Bekanntheit berichtet werden.

5   Implementierung einer VR-Intervention in die physiotherapeutische Versorgung von Menschen mit chronischen Schmerzen

Im Hinblick auf den Einsatz von VR in der Therapie von Menschen mit chronischen Schmerzen existieren bereits Studien, die die Implementierung in den Versorgungsalltag untersuchen. Die im Folgenden aufgezeigte Implementierungsstudie zielt darauf ab, eine systematische Implementierungsstrategie in der ambulanten Physiotherapie für die Therapie von Menschen mit chronischen Schmerzen zu entwickeln und zu erproben. Die Implementierungsstudie verwendete einen vierphasigen Ansatz, basierend auf dem Knowledge-to-Action-Zyklus (Graham et al. 2006), um eine strukturierte und evidenzbasierte Einführung der VR-Intervention zu gewährleisten (Elser et al. 2024). Eine grundsätzliche Übertragbarkeit auch in andere Bereiche der Gesundheitsversorgung erscheint möglich.

In der ersten Phase wurde das Behandlungsprotokoll der VR-Intervention an den lokalen Kontext von fünf ambulanten Physiotherapiepraxen in Niedersachsen angepasst. Dies erfolgte durch Fokusgruppen mit den Praxisleiter*innen, um die Akzeptanz, Angemessenheit und Machbarkeit der Intervention zu evaluieren. Die zweite Phase konzentrierte sich auf die Identifizierung von Barrieren und Förderfaktoren. Dazu wurden Interviews mit Physiotherapeut*innen durchgeführt, die mithilfe des Theoretical Domains Framework (Cane et al. 2012) analysiert wurden. Ziel war es, die für eine erfolgreiche Implementierung notwendigen Verhaltensänderungen zu definieren. In der dritten Phase wurde eine theoriegeleitete Implementierungsstrategie entwickelt und umgesetzt, die auf den Erkenntnissen der vorangegangenen Phasen basierte. Anschließend setzten die Physiotherapeut*innen die VR-Intervention über einen Zeitraum von sechs Monaten in ihrer

Praxis ein. Während dieser Zeit wurde eine Prozessevaluation durchgeführt, um die Implementierung zu begleiten und eventuelle Anpassungen vorzunehmen. Die abschließende vierte Phase umfasste die Evaluation des gesamten Implementierungsprozesses und der Implementierungsstrategie. Zu diesem Zweck wurden Interviews durchgeführt.

Die am häufigsten genannten Barrieren betrafen den Bereich Umweltkontext und Ressourcen; insbesondere zeigten sich dabei Unsicherheiten bei der Finanzierung der VR-Intervention durch die Krankenkassen. Darüber hinaus gab es Unklarheiten und Wissenslücken bezüglich chronischer Schmerzen sowie Probleme bei der Entscheidung darüber, ob und wann die VR-Intervention eingesetzt werden sollte. Zudem gab es Bedenken, ob VR-Interventionen ein Teil der Physiotherapie sind. Als Förderfaktoren nannten die Physiotherapeut*innen, dass VR-Interventionen ein Alleinstellungsmerkmal für eine Praxis darstellen können und hatten positive Erwartungen an die VR-Intervention in Bezug auf den Therapieerfolg. Gleichzeitig könnte die berufliche Identität der Physiotherapie durch innovative Interventionen gestärkt werden. Aus diesen Aspekten wurde mithilfe des „Behaviour Change Wheel" (Michie et al. 2014) eine Implementierungsstrategie mit vier Bestandteilen entwickelt.

1. Schulungen: Es wurden Lernvideos zu folgenden Themen erstellt:
   a. Informationen zum Krankheitsbild und zur Therapie von Menschen mit chronischen Schmerzen.
   b. Wirkmechanismen der VR-Intervention.
   c. Evidenz zur Therapie bei Menschen mit chronischen Schmerzen.
2. Einrichtung eines Bereichs, in dem die VR-Intervention stattfinden soll.
3. Erstellung und Aushang von Informationsplakaten zur VR-Intervention.
4. Bestimmung einer*s verantwortlichen Physiotherapeut*in für die VR-Intervention in jeder Praxis.

Im anschließenden Zeitraum von sechs Monaten wurden in den Praxen 42 Menschen mit chronischen Schmerzen mit der VR-Intervention behandelt. Die Evaluation der Implementierungsstrategie erfolgte durch sieben Interviews mit den Physiotherapeut*innen. Die Ergebnisse zeigen, dass durch die Implementierungsstrategie bereits einige Barrieren reduziert werden konnten. Es zeigt sich jedoch auch, dass sich die Physiotherapeut*innen mehr Kommunikation innerhalb des Praxisteams, aber auch mit anderen Praxen gewünscht hätten und in diesem Erfahrungsaustausch eine Chance für eine nachhaltige Implementierung von VR-Interventionen sehen. Gleichzeitig ist es nach wie vor problematisch, dass es keine rechtliche Klarheit darüber gibt, ob und wie VR-Interventionen in der Physiotherapie eingesetzt werden dürfen. Dies führt zu Unsicherheiten bei den Physiotherapeut*innen, ob VR innerhalb einer Verordnung eingesetzt werden darf oder nicht und stellt letztendlich eine große Barriere für eine nachhaltige Implementierung dar.

Insgesamt zeigt sich, dass die Implementierung von VR-Interventionen in die Gesundheitsversorgung bereits funktionieren kann, aber noch mit Barrieren verbunden ist. Barrieren sollten dabei spezifisch für das Setting, in dem eine VR-Anwendung implementiert werden soll, erfasst werden. Damit können gezielte Strategien entwickelt werden, die eine nachhaltige Implementierung unterstützen.

6   Zukünftige Potenziale und Entwicklungen

Die dynamische Entwicklung von VR eröffnet vielversprechende Perspektiven für die medizinische Versorgung und das Gesundheitssystem in Deutschland. Fortschritte in der Hardware, insbesondere leistungsfähigere und ergonomisch optimierte Head-Mounted Displays, verbessern die Benutzerfreundlichkeit und könnten die Akzeptanz von VR in medizinischen Anwendungen weiter erhöhen. Ergänzend ermöglicht die Integration von künstlicher Intelligenz (KI) eine adaptive und individualisierte Gestaltung von VR-Therapien, wodurch die Effizienz, die Effektivität und die Nutzungsdauer der Anwendungen optimiert werden können. Weitere Vorteile liegen in der Verkürzung der Rehabilitationsdauer, der Verbesserung der Behandlungsqualität sowie der Früherkennung und Prävention von Krankheiten. VR-basierte Programme könnten Patient*innen zudem mehr Eigenverantwortung über ihre Gesundung geben, was die Adhärenz und den Therapieerfolg begünstigen kann.

Gleichzeitig ergeben sich Herausforderungen hinsichtlich des Datenschutzes, der technischen Machbarkeit und der Finanzierung von VR-Anwendungen. Eine flächendeckende Integration erfordert ebenfalls Wirksamkeitsnachweise, um die Akzeptanz bei Krankenkassen und medizinischen Fachkreisen sicherzustellen, aber auch, um eine vorschnelle Implementierung von VR-Anwendungen ohne nachweisbaren Nutzen zu vermeiden. Um VR nachhaltig in der Gesundheitsversorgung zu etablieren, erscheint eine strukturierte Integration in bestehende Behandlungskonzepte essenziell.

Die kontinuierliche wissenschaftliche Evaluation ist ein zentraler Faktor für die Etablierung von VR als standardisierte Therapieform. In den kommenden Jahren sind weitere klinische Studien notwendig, um die Wirksamkeit und Sicherheit in unterschiedlichen medizinischen Kontexten zu untersuchen. Besonders innovative Entwicklungen betreffen die Kombination von VR mit Neurofeedback, Wearables und adaptiven KI-Systemen, die eine individualisierte und dynamische Therapiegestaltung ermöglichen. Interdisziplinäre Forschungskooperationen zwischen Medizin, Therapie, Informatik und Psychologie könnten zudem neue technologische Fortschritte hervorbringen. Durch kontinuierliche Forschung und technologische Weiterentwicklung könnte VR langfristig zur Optimierung von Diagnostik, Therapie und medizinischer Ausbildung beitragen. Die Herausforderung besteht nun darin, diese Entwicklungen zielgerichtet weiter voranzutreiben und gleichzeitig VR in bestehende Versorgungsstrukturen zu überführen, um eine nachhaltige Implementierung und Evaluation im Gesundheitssystem zu gewährleisten.

Literatur

Abbas JR, O'Connor A, Ganapathy E, Isba R, Payton A, McGrath B, Tolley N, Bruce IA (2023) What is virtual reality? A healthcare-focused systematic review of definitions. Health Policy Technol 12(2):100741. https://doi.org/10.1016/j.hlpt.2023.100741

Biocca F, Delaney B (1995) Immersive virtual reality technology. Lawrence Erlbaum Associates, Inc. S 124

Bitkom (2022, October 13) Gesundheitswesen: Technische Angebote in Krankenhäusern. Statista. https://de.statista.com/statistik/daten/studie/1352869/umfrage/technische-angeboten-in-deutschen-krankenhaeusern/

Bordeleau M, Stamenkovic A, Tardif P-A, Thomas J (2022) The use of virtual reality in back pain rehabilitation: a systematic review and meta-analysis. J Pain 23(2):175–195. https://doi.org/10.1016/j.jpain.2021.08.001

Bown J, White E, Boopalan A (2017) Looking for the ultimate display: a brief history of virtual reality. In: Boundaries of self and reality online: implications of digitally constructed realities, Elsevier Academic Press. S 239–259. https://doi.org/10.1016/B978-0-12-804157-4.00012-8

Cane J, O'Connor D, Michie S (2012) Validation of the theoretical domains framework for use in behaviour change and implementation research. Implement Sci IS 7:37. https://doi.org/10.1186/1748-5908-7-37

Cevallos N, Zukotynski B, Greig D, Silva M, Thompson RM (2022) The utility of virtual reality in orthopedic surgical training. J Surg Educ 79(6):1516–1525. https://doi.org/10.1016/j.jsurg.2022.06.007

Clay V, König P, König S (2019) Eye tracking in virtual reality. J Eye Movement Res 12(1):Article 1. https://doi.org/10.16910/jemr.12.1.3

Dahlhausen F, Zinner M, Bieske L, Ehlers JP, Boehme P, Fehring L (2021) Physicians' attitudes toward prescribable mHealth apps and implications for adoption in Germany: mixed methods study. JMIR Mhealth Uhealth 9(11):e33012. https://doi.org/10.2196/33012

Douglas DB, Wilke CA, Gibson JD, Boone JM, Wintermark M (2017) Augmented reality: advances in diagnostic imaging. Mult Technol Interact 1(4): Article 4. https://doi.org/10.3390/mti1040029

Elendu C, Amaechi DC, Okatta AU, Amaechi EC, Elendu TC, Ezeh CP, Elendu ID (2024) The impact of simulation-based training in medical education: a review. Medicine 103(27):e38813. https://doi.org/10.1097/MD.0000000000038813

Elser A, Kopkow C, Schäfer AG (2024a) Implementation of a virtual reality intervention in outpatient physiotherapy for chronic pain: protocol for a pilot implementation study. JMIR Res Prot 13(1):e58089. https://doi.org/10.2196/58089

Elser A, Lange M, Kopkow C, Schäfer AG (2024b) Barriers and facilitators to the implementation of virtual reality interventions for people with chronic pain: scoping review. JMIR XR Spat Comput (JMXR) 1(1):e53129. https://doi.org/10.2196/53129

Elser A, Ohse M, Frankenstein C, Leeuw M, Schiebler S, Schmieder S, Slatman S, Schäfer AGM (2025) Usage of virtual reality technology in physiotherapy in Germany: results from a survey. Bioengineering 12(2):Article 2. https://doi.org/10.3390/bioengineering12020106

Gesetz Für Eine Bessere Versorgung Durch Digitalisierung Und Innovation (Digitale-Versorgung-Gesetz – DVG), 2562 (2019) http://www.bgbl.de/xaver/bgbl/start.xav?startbk=Bundesanzeiger_BGBl&jumpTo=bgbl119s2562.pdf

González Izard S, Sánchez Torres R, Alonso Plaza Ó, Juanes Méndez JA, García-Peñalvo FJ. (2020) Nextmed: automatic imaging segmentation, 3D reconstruction, and 3D model visualization platform using augmented and virtual reality. Sensors 20(10):Article 10. https://doi.org/10.3390/s20102962

Graham ID, Logan J, Harrison MB, Straus SE, Tetroe J, Caswell W, Robinson N (2006) Lost in knowledge translation: time for a map? J Contin Educ Health Prof 26(1):13–24. https://doi.org/10.1002/chp.47

Harley D (2020) Palmer Luckey and the rise of contemporary virtual reality. Convergence 26(5–6):1144–1158. https://doi.org/10.1177/1354856519860237

Heilig ML (1962) Sensorama simulator (United States Patent US3050870A). https://patents.google.com/patent/US3050870A/en

Hery D, Stadlbauer J, Schewina K, Volpert A (5 September 2023) Ein Zwischenfazit zu Digitalen Gesundheitsanwendungen—Blog des Fraunhofer IESE. Fraunhofer IESE. https://www.iese.fraunhofer.de/blog/digitale-gesundheitsanwendungen-zwischenfazit/

Johna S (2024) Medizinischer Fachkräftemangel als strukturelles Problem. Die Innere Medizin 65(9):857–864. https://doi.org/10.1007/s00108-024-01759-3

Kim B, Loke Y-H, Mass P, Irwin MR, Capeland C, Olivieri L, Krieger A (2020) A novel virtual reality medical image display system for group discussions of congenital heart disease: development and usability testing. JMIR Cardio 4(1):e20633. https://doi.org/10.2196/20633

Laver KE, Lange B, George S, Deutsch JE, Saposnik G, Crotty M (2017) Virtual reality for stroke rehabilitation. Cochrane Database Syst. Rev. 11. https://doi.org/10.1002/14651858.CD008349.pub4

Michie S, Atkins L, West R (2014) The behaviour change wheel: a guide to designing interventions. Silverback

Moreau S, Thérond A, Cerda IH, Studer K, Pan A, Tharpe J, Crowther JE, Abd-Elsayed A, Gilligan C, Tolba R, Ashina S, Schatman ME, Kaye AD, Yong RJ, Robinson CL (2024) Virtual reality in acute and chronic pain medicine: an updated review. Curr Pain Headache Rep https://doi.org/10.1007/s11916-024-01246-2

OECD & European Observatory on Health Systems and Policies (Eds) (2023) Germany: country health profile 2023. OECD Publishing. https://doi.org/10.1787/21dd4679-en

Rheingold H (1992) Virtual reality. Touchstone/Simon & Schuster

Schroeder T, Seaman K, Nguyen A, Gewald H, Georgiou A (2023) Enablers and inhibitors to the adoption of mHealth apps by patients—A qualitative analysis of German doctors' perspectives. Patient Educ Couns 114:107865. https://doi.org/10.1016/j.pec.2023.107865

Selaskowski B, Wiebe A, Kannen K, Asché L, Pakos J, Philipsen A, Braun N (2024) Clinical adoption of virtual reality in mental health is challenged by lack of high-quality research. Npj Ment Health Res 3(1):1–5. https://doi.org/10.1038/s44184-024-00069-8

Smith KL, Wang Y, Colloca L (2022) Impact of virtual reality technology on pain and anxiety in pediatric burn patients: a systematic review and meta-analysis. Front Vir Real 2. https://doi.org/10.3389/frvir.2021.751735

Sutherland IE (1968) A head-mounted three dimensional display. In: Proceedings of the December 9–11, 1968, fall joint computer conference, Part I on - AFIPS '68 (Fall, Part I), 757. https://doi.org/10.1145/1476589.1476686

Wechsler TF, Kümpers F, Mühlberger A (2019) Inferiority or even superiority of virtual reality exposure therapy in phobias?—A systematic review and quantitative meta-analysis on randomized controlled trials specifically comparing the efficacy of virtual reality exposure to gold standard in vivo exposure in Agoraphobia, specific phobia, and social phobia. Front Psychol 10. https://doi.org/10.3389/fpsyg.2019.01758

Wiebe A, Kannen K, Selaskowski B, Mehren A, Thöne A-K, Pramme L, Blumenthal N, Li M, Asché L, Jonas S, Bey K, Schulze M, Steffens M, Pensel MC, Guth M, Rohlfsen F, Ekhlas M, Lügering H, Fileccia H, Braun N (2022) Virtual reality in the diagnostic and therapy for mental disorders: a systematic review. Clin Psychol Rev 98:102213

Wechsler TF, Kümpers F, Mühlberger A (2019) Inferiority or even superiority of virtual reality exposure therapy in phobias?—A systematic review and quantitative meta-analysis on randomized controlled trials specifically comparing the efficacy of virtual reality exposure to gold standard in vivo exposure in agoraphobia, specific phobia, and social phobia. Front Psychol 10. https://doi.org/10.3389/fpsyg.2019.0175810.1016/j.cpr.2022.102213

World Health Organization. (2024) The Global Initiative on Digital Health (GIDH). https://www.who.int/publications/m/item/global-initiative-on-digital-health

Wray TB, Kemp JJ, Adams Larsen M (2023) Virtual reality (VR) treatments for anxiety disorders are unambiguously successful, so why are so few therapists using it? Barriers to adoption and potential solutions. Cogn Behav Ther 52(6):603–624. https://doi.org/10.1080/16506073.2023.2229017

Zawy Alsofy S, Nakamura M, Suleiman A, Sakellaropoulou I, Welzel Saravia H, Shalamberidze D, Salma A, Stroop R (2021) Cerebral anatomy detection and surgical planning in patients with anterior skull base meningiomas using a virtual reality technique. J Clin Med 10(4): Article 4. https://doi.org/10.3390/jcm10040681

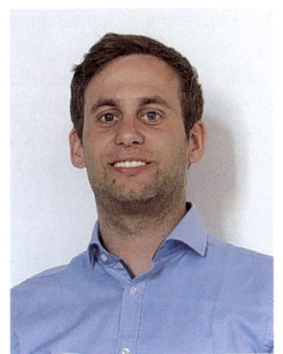

Alexander Elser Physiotherapeut und wissenschaftlicher Mitarbeiter an der HAWK Hochschule für angewandte Wissenschaft und Kunst Hildesheim/Holzminden/Göttingen. Nach seiner Ausbildung zum Physiotherapeuten und dem Studium Interdisziplinäre Gesundheitsversorgung, Schwerpunkt Physiotherapie (B.Sc.) war er mehrere Jahre als Physiotherapeut tätig. Anschließend absolvierte er den Masterstudiengang „Therapiewissenschaften" an der SRH Hochschule Heidelberg und promoviert derzeit im Promotionskolleg „Digitalisierung für Gesundheit" an der HAWK.

Der Schwerpunkt seiner wissenschaftlichen Tätigkeit liegt in der Implementierung evidenzbasierter Interventionen in die physiotherapeutische Versorgung, insbesondere im Bereich der Integration digitaler Interventionen für Menschen mit chronischen Schmerzen. Seine Forschungsergebnisse präsentiert er regelmäßig auf nationalen und internationalen Konferenzen und veröffentlicht diese in peer-reviewten Fachzeitschriften.

Alexander Elser ist Mitglied der Deutschen Gesellschaft für Physiotherapiewissenschaft e. V., der Deutschen Schmerzgesellschaft e. V. und der International Association for the Study of Pain.

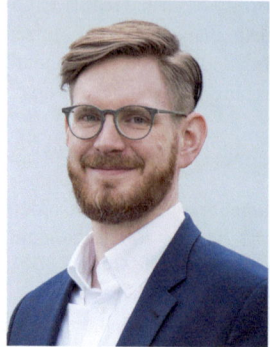

Christian Kopkow Physiotherapeut und Professor für Physiotherapie an der Brandenburgischen Technischen Universität Cottbus-Senftenberg. Nach seiner Ausbildung zum Physiotherapeuten und Studium der Physiotherapie (B.Sc.) graduierte er zum Master in Public Health (MPH) an der Medizinischen Fakultät Carl Gustav Carus der Technischen Universität Dresden und promovierte dort auch. Nach mehrjähriger Tätigkeit als Physiotherapeut und anschließender Tätigkeit in der Forschung wurde Christian Kopkow im Oktober 2016 zum Professur für Physiotherapie berufen und war an der Hochschule für Gesundheit in Bochum tätig. Seit März 2019 ist Christian Kopkow zum Professor für Therapiewissenschaft an der BTU Cottbus-Senftenberg berufen und leitet das Fachgebiet „Physiotherapie" sowie den Bachelorstudiengang „Physiotherapie" an der BTU Cottbus-Senftenberg.

Schwerpunkte seiner wissenschaftlichen Tätigkeit sind die Effektivität von Interventionen zur Behandlung des Muskel-Skelett-Systems, die Implementierung von Evidenz in der Versorgungsrealität sowie die Evidenz der klinischen Untersuchung des Muskel-Skelett-Systems.

Christian Kopkow ist Gründungs- und Vorstandsmitglied der Deutschen Gesellschaft für Physiotherapiewissenschaft e. V. sowie Mitglied der Deutschen Schmerzgesellschaft e. V., des Deutschen Netzwerks Versorgungsforschung e. V. und der Osteoarthritis Research Society International.

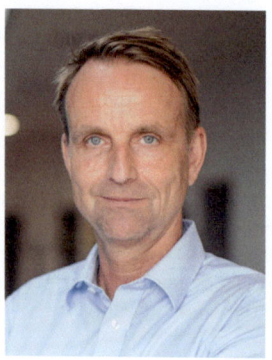

Axel Schäfer Professor für Therapieforschung. Studiendekan Gesundheit. Forschungsschwerpunkte: muskuloskelettale Gesundheit, insbesondere chronischer Schmerz, digitale Gesundheitsanwendungen. Physiotherapeut mit muskuloskelettalem Schwerpunkt (OMPT).

Anforderung an Daten, deren Erhebung, Dokumentation und Schönheit

Katja Clees und Annett Müller

1 Datenlebenszyklus

Daten über den Gesundheitszustand eines Menschen fallen bereits vor dessen Geburt an. Größe, Gewicht und weitere Indikatoren des Fötus/Embryos geben wertvolle Hinweise über dessen Entwicklung. Im Laufe unseres Lebens kommen weitere Daten hinzu. In unserer digitalen Welt gehören dazu nicht nur Daten, die im Rahmen einer Behandlung entstehen, sondern inzwischen auch Gesundheitsdaten, die z. B. über Smartwatches und digitale Gesundheitsanwendungen (DiGa) im Alltag erfasst werden.

Der Datenlebenszyklus beschreibt allgemein, welche Stationen Daten ab ihrer Erhebung bis hin zu ihrer Löschung durchlaufen können. Jeder Stufe sind dabei konkrete Anforderungen zugewiesen. Dabei ist es zunächst unerheblich, aus welcher Domäne die konkreten Daten stammen und welche Informationen sie tragen. Die Ausprägung der jeweiligen Stufe trägt hierbei den Anforderungen der konkreten Domäne Rechnung (Abb. 1).

Im nachfolgenden Kapitel wird zunächst auf eine grundlegende Eigenschaft eingegangen, die medizinische Daten erfüllen müssen. Im Anschluss werden die Inhalte der

K. Clees
bvitg-AG „Interoperabilität und Standardisierung", Geschäftsführerin & Gründerin Hospitects Health-IT Projects GmbH, Berlin, Deutschland
E-Mail: Katja.Clees@hospitects.de

A. Müller (✉)
Vorsitzende DVMD e.V., Produktmanagement Health Inform DMI GmbH & Co. KG, Münster, Deutschland
E-Mail: amuellerdvmd@gmail.com

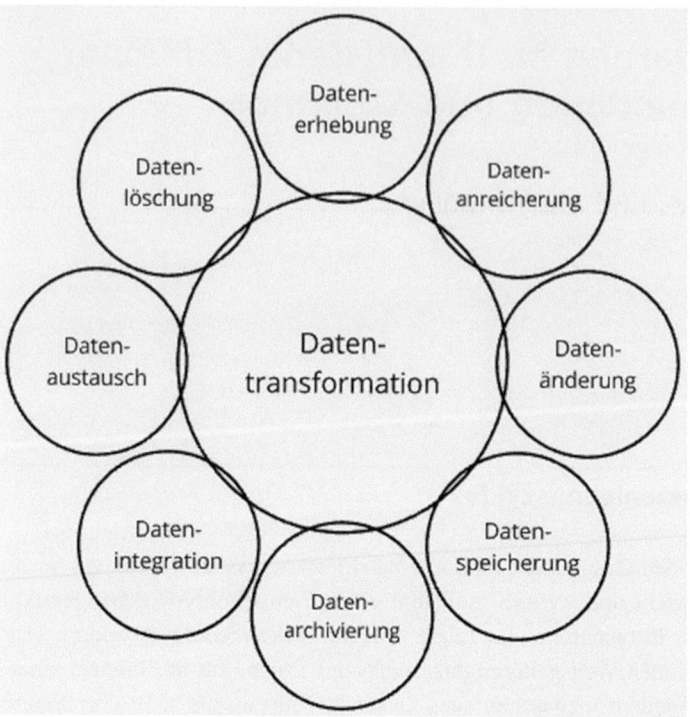

Abb. 1 Datenlebenszyklus. (Eigene Grafik)

einzelnen Lebensphasen eines Datensatzes anhand eines Beispiels erläutert. An dem einfachen Szenario „Blutdruck messen" wird dabei auf die besonderen Herausforderungen eingegangen, die von medizinischen Daten ausgehen können. Das Beispiel durchläuft dabei den gesamten Lebenszyklus von Daten. Dabei wird auch auf unterschiedliche Ausgestaltungen der verwendeten Applikationen eingegangen, die die Daten aufnehmen und verarbeiten.

2   Herausforderungen für einen souveränen Datenaustausch

Im Datenmanagement gilt das Motto: „Garbage In – Garbage Out". Neben der Datenqualität wird aufgrund der weiter zunehmenden Digitalisierung von Prozessen und des Cloud-Computing im Gesundheitswesen das Thema Vertrauensdienste immer wichtiger. Daten müssen integer sein und dürfen nur für identifizierte und autorisierte Personen und Systeme zugreifbar sein. Dies muss jederzeit gewährleistet und nachprüfbar sein. Das BSI war am Entstehungsprozess der eIDAS-Verordnung beteiligt und hat damit einen wichtigen Rahmen geschaffen, der u. a. den elektronischen Datenaustausch innerhalb der EU regelt (BSI, eIDAS-Verordnung über elektronische Identifizierung und Vertrauensdienste 2016). Am 1. Juli 2024 trat die Anpassung des Fünften Sozialgesetzbuches in Kraft, durch die die Datenverarbeitung von medizinischen Daten mittels Cloud-Computing zugelassen ist (BMG, Digital-Gesetz (DigiG) 2024).

Der rechtliche Rahmen ist für einen souveränen Austausch integrer Daten über verschiedene Wege gegeben. Dennoch gilt es, im medizinischen Informationsmanagement vorab einige Herausforderungen zu lösen, die Auswirkungen auf die „Data Journey" haben.

3   Herausforderungen im Lebenszyklus medizinischer Daten

3.1   Datenerhebung, -anreicherung und -korrektur

Die Erhebung medizinischer Daten erfolgt auf unterschiedlichste Art und Weise. Zwischen handschriftlicher Dokumentation und strukturierter, applikationsgestützter Erfassung existiert ein breites Spektrum an Vorgehensweisen. Mit zunehmender Digitalisierung ist jedoch ein Trend weg von der handschriftlichen Erfassung hin zur elektronisch gestützten Erfassung deutlich wahrzunehmen.

Im vorliegenden Beispiel kann der Blutdruck je nach Umfeld auf verschiedene Art und Weise erhoben werden. So ist für ein vollständiges Bild nicht nur das Ergebnis der Messung wichtig, sondern auch die Rahmenbedingungen. Wurde der Blutdruck stehend, sitzend oder liegend gemessen? Welches Gerät wurde verwendet? Fand die Messung extern über eine Oberarm- oder Handgelenksmanschette oder intravenös statt? Auf die weitere Nutzung und Interpretation der Messergebnisse können diese Informationen großen Einfluss haben.

Die Erfassung in dieser Detailtiefe ist häufig sehr aufwendig. Dies gilt insbesondere dann, wenn keine oder unzureichende Unterstützung durch das Dokumentationssystem gegeben ist. Eine Erleichterung können zum Beispiel Vorbelegungsoptionen sein, die die häufigsten Standardszenarien einer Blutdruckmessung abbilden und so mit einem Klick eine Reihe von zuvor einmalig festgelegten Parametern zu dem gerade ermittelten Messergebnis hinzufügen. In der Hausarztpraxis könnten Standardszenarien beispielsweise wie folgt aussehen:

- Szenario 1:
  - Patient sitzend
  - Patient in Ruhe
  - Rechter Arm
  - Oberarmmanschette, Modell XY
- Szenario 2:
  - Patient liegend

- Patient in Ruhe
- Rechter Arm
- Oberarmmanschette, Modell XY

Fazit Datenerhebung: Für eine detailgenaue Erhebung medizinischer Daten eines Patienten benötigt es eine entsprechende Tool-Unterstützung. Andernfalls leiden Qualität und Nutzbarkeit der in den Daten enthaltenen Informationen.

Sollen Daten aus der realen Welt in die Forschung einfließen, genügt es daher nicht, nur die vorhandenen Daten zu verwenden und zu interpretieren. Für aussagekräftige Datengrundlagen muss bereits die Datenerhebung einen Detailgrad aufweisen, der Forschenden ein genaues Verständnis der Herkunft und der Umstände der Datenerhebung ermöglicht.

Für eine umfassende Nutzung von Daten über Versorgungsgrenzen hinweg kommt daher der Datentransformation eine besondere Bedeutung zu.

3.2   Datentransformation und Datenspeicherung

Um Daten nicht nur für den Moment zu erheben, sondern über die Zeit zu speichern, zu vergleichen oder mit anderen Nutzenden auszutauschen, sind Standards erforderlich. „Semantische Interoperabilität" beschreibt dabei das gemeinsame Verständnis von der Bedeutung und dem Inhalt eines Terms aus einer Terminologie oder Ontologie (Baader et al. 2007). Um das Ziel zu erreichen, erhobene Rohdaten auch langfristig nutzbar und kommunizierbar zu machen, müssen diese daher in semantische Standards transformiert werden. Hierfür stehen je nach Anwendungsfeld Ontologiesysteme wie SNOMED CT oder Codesysteme wie LOINC, KDL und viele andere zur Verfügung. Idealerweise wird bereits bei der Erhebung der Daten die Eingabe auf Grundlage passender Terminologien vom Anwendenden verlangt. Da das jedoch eine entsprechende Umsetzung in den verwendeten Applikationen erfordert, ist dies häufig noch nicht in umfassendem Maße realisiert. In einem solchen Szenario ist es erforderlich, die Rohdaten in einer ETL-Pipeline semantisch interoperabel zu transformieren.

Zu unserem Beispiel einer konkreten Blutdruckmessung könnte – je nach Gestaltung der Applikation, in der die Messwerte eingetragen werden – die Datenerhebung wie folgt vorgenommen werden. Es wird davon ausgegangen, dass die Applikation in der Lage ist, die Rahmenbedingungen der Blutdruckmessung, wie in Abschn. 3.1 „Datenerhebung" beschrieben, über Standardszenarien als ergänzende Informationen abzulegen:

- Applikation A speichert Daten proprietär.
  - Das Standardszenario ist als Freitext formuliert und kann vom Anwendenden aus einer Liste ausgewählt werden.
  - Für den systolischen und diastolischen Wert ist je ein Eingabefeld vorgesehen.
  - Alle drei Werte werden wie folgt in der Datenbank in dafür vorgesehene Spalten gespeichert.

Patient	Datum	Systolisch	Diastolisch	Szenario
Mustermann	07.01.2025 8:35:00	110	70	1

- Applikation B nutzt im Hintergrund bereits Ontologien, um die Daten unmittelbar semantisch interoperabel eingeben zu lassen.
  - Das Standardszenario ist in SNOMED CT abgebildet. Der Anwendende wählt das Szenario auf dieselbe Weise aus wie in Applikation A.
  - Die Messwerte werden direkt mit den aktuell gültigen SNOMED-CT-Codes wie folgt gespeichert.

Information	Anzeigetext	SNOMED-CT-Code[1]
Prozedur	Ambulante Blutdruckmessung	164.783.007
Patient sitzend	Patient sitzend	1.230.111.001
Rechter Arm	Rechter Oberarm	362.728.000
Obermanschette, Modell XY	Blutdruckmanschette	70.665.002

- Die Messwerte werden direkt mit den aktuell gültigen SNOMED-CT-Codes gespeichert.

Patient	Datum	Observation	Systolisch Code	Systolisch Wert	Diastolisch Code	Szenario
Mustermann	07.01.2025 8:35:00	75.367.002	271.649.006	110	271.650.006	1

Im Rahmen der Datentransformation ist der Aufwand für Daten aus der Applikation B praktisch nicht vorhanden, da die Messwerte und alle relevanten Rahmenbedingungen bereits semantisch interoperabel erfasst wurden. Im Gegensatz dazu sind die Daten aus Applikation A nicht semantisch interoperabel. Der Datentransformation kommt hier die besondere Bedeutung zu, die Daten so aufzubereiten, dass sie in vergleichbarer Form wie in Applikation B zur Verfügung stehen. Je nach Datenmodell der konkreten Applikationen können hier Unschärfen auftreten, die die Qualität des transformierten Datensatzes

---

[1] Die ermittelten Codes wurden nach bestem Wissen und Gewissen mit Hilfe des SNOMED-CT-Browsers recherchiert (SNOMED CT 2025). Es wird kein Anspruch auf medizinische Korrektheit erhoben, sondern die unterschiedliche Herangehensweise der gezeigten Beispiele soll verdeutlicht werden.

beeinträchtigen. So kann beispielsweise nur angenommen werden, dass die Blutdruckmessung ambulant durch Fachkräfte erfolgte und nicht durch den Patienten selbst. Dies ist in Applikation B durch die Wahl des entsprechenden SNOMED-CT-Codes explizit bekannt.

Neben der dargestellten Transformation von Einzeldaten fallen in diesem Prozessschritt noch weitere Formen der Datentransformation an. Auch hier hängen der Aufwand und die Qualität des Ergebnisses maßgeblich von der Art der Datenerhebung ab.

Sowohl Digitalisate als auch elektronische Dokumente enthalten in der Regel immer noch freitextbasierte Informationen, die nicht ohne weitere Verarbeitungsschritte nutzbar sind. Daher gehört auch die Extraktion von medizinischen Inhalten aus Freitexten, die in Dokumenten der Behandlungsdokumentation enthalten sind, zur Datentransformation. In diesem Prozessschritt wird aus freitextbasierten Dokumentationen in Bildern und PDFs der Volltext in OCR-Container extrahiert und für die weitere semantische Analyse nutzbar gemacht. Die semantische Interoperabilität wird sichergestellt, indem aus dem Volltext die relevanten Freitextfragmente mit medizinischem Kontext mit nationalen und internationalen Klassifikations- und Ontologiesystemen, wie z. B. ICD-10-GM, OPS, ORPHA, SNOMED-CT annotiert werden.

Unmittelbar im Behandlungskontext entstehende Behandlungsdokumentation muss für die Dauer der Behandlung für die Anwendenden zugänglich und jederzeit verfügbar gespeichert werden. Die Möglichkeiten der Anwendungssysteme innerhalb der Klinikinfrastruktur sind vielfältig ausgeprägt. Neben der Speicherung im Originalformat, die – wie oben gezeigt – in einer anwendungssystemeigenen Struktur erfolgt, ist die interoperable Bereitstellung der Behandlungsdokumentation an zentraler Stelle inzwischen unerlässlich.

Im Kontext des interoperablen Datenaustauschs fällt hier dem Prozessschritt „Datenspeicherung" eine besondere Bedeutung zu. Die Vielzahl an unterschiedlichen Kommunikationsstandards und Schnittstellenprofilen darf nicht zum Ziel haben, medizinische Informationen in unterschiedlichen Datenstrukturen entsprechend den jeweiligen Kommunikationsstandards redundant zu speichern. Vielmehr muss die Speicherung der Daten in einem zentralen Repository in einer Form erfolgen, die jederzeit eine Transformation der Daten nach der erforderlichen Schnittstellenspezifikation erlaubt. Hierbei kommen Mapping-Konzepte zum Einsatz, die helfen, strukturierte Daten von einer Terminologie in eine andere zu überführen. Der DVMD e. V. veröffentlicht und pflegt dies beispielsweise für das Mapping von KDL-Dokumentenklassen zu den Value Sets IHE-XDS DocumentEntry.classCode und IHE-XDS DocumentEntry.typeCode (DVMD e. V. 2024) (Abb. 2).

Je nachdem, welche Information konkret zu mappen ist, können durch das Mapping Informationsverluste auftreten. Dies ist immer dann der Fall, wenn von einer höheren Granularitätsstufe, wie der KDL, auf eine niedrigere Granularitätsstufe, wie XDS.ClassCode und XDS.TypeCode, gemappt wird. Sind Mapping-Konzepte nicht kongruent zueinander, sind Unschärfen die Folge. In beiden Fällen besteht das Risiko, dass medizinische Aussagen verfälscht werden oder an Qualität verlieren. Gleichzeitig kann dies jedoch auch im

AD020101 (Arbeitsunfähigkeitsbescheinigung)	wider	BESC (Ärztliche Bescheinigungen)
AD020102 (Beurlaubung)	wider	BESC (Ärztliche Bescheinigungen)
AD020103 (Todesbescheinigung)	wider	BESC (Ärztliche Bescheinigungen)
AD020104 (Ärztliche Bescheinigung)	wider	BESC (Ärztliche Bescheinigungen)
AD020105 (Notfall-/Vertretungsschein)	wider	BESC (Ärztliche Bescheinigungen)
AD020106 (Wiedereingliederungsplan)	wider	ANTR (Anträge und deren Bescheide)
AD020107 (Aufenthaltsbescheinigung)	wider	SCHR (Schriftwechsel (administrativ))
AD020108 (Geburtsanzeige)	wider	SCHR (Schriftwechsel (administrativ))
AD020199 (Sonstige Bescheinigung)	wider	SCHR (Schriftwechsel (administrativ))
AD020201 (Anatomische Skizze)	wider	BEFU (Ergebnisse Diagnostik)
AD020202 (Befundbogen)	wider	BEFU (Ergebnisse Diagnostik)
AD020203 (Bericht Gesundheitsuntersuchung)	wider	BEFU (Ergebnisse Diagnostik)
AD020204 (Krebsfrüherkennung)	wider	BEFU (Ergebnisse Diagnostik)

Abb. 2 Auszug ConceptMap KDL zu IHE-XDS DocumentEntry.typeCode

Sinne der Abstraktion eine gewünschte Folge sein, um im Zuge der Aggregation großer Datenmengen auch Trends erkennen zu können.„

3.3   Datenarchivierung

Die Datenarchivierung unterscheidet sich grundlegend von der Datenspeicherung hinsichtlich des Zeitraums, in dem eine medizinische Information vorgehalten werden muss. Die Archivierung sichert die Verfügbarkeit der Behandlungsdokumentation über den gesetzlich vorgegebenen Zeitraum hinweg.

Die TR RESISCAN gibt den Rahmen vor, wie originär papiergebundene Dokumentation rechtssicher in die digitale Welt überführt werden kann (BSI, TR-03.138 „Ersetzendes Scannen" (RESISCAN) 2024). Sie erreicht die Grenzen ihres Anwendungsbereichs, wenn Dokumentation originär elektronisch entsteht. Hierfür hat jedoch das BSI die Technische Richtlinie ESOR (TR-ESOR) erarbeitet (BSI, TR-03.125 „Beweiswerterhaltung kryptographisch signierter Dokumente" 2024). Sie stellt Anforderungen auf, die zum Ziel haben, dass elektronische Dokumentationen über die Dauer der Aufbewahrungsfrist ihren Beweiswert erhalten. Hierbei finden im Wesentlichen kryptografische Verfahren Anwendung, um die Integrität und Unveränderlichkeit eines elektronischen Datums nachzuweisen.

Den Nachweis einer TR-ESOR-konformen Speicherung elektronischer Daten kann im Rahmen der nationalen Regulatorik durch das Bundesamt für Sicherheit in der Informationstechnik (BSI) erfolgen. In zunehmend internationalen Kontexten, wie dem Austausch von Gesundheitsdaten im European Health Data Space (EHDS), ist jedoch ein weitergefasster Regelungsrahmen erforderlich, um die Integrität der ausgetauschten Daten nachzuweisen. Diese Anforderungen werden im Rahmen der Zertifizierung zum Bewahrungsdienstleister nach eIDAS erfüllt (BSI, „eIDAS-Verordnung über elektronische Identifizierung und Vertrauensdienste" 2016). Im Zuge der voranschreitenden Digitalisierung des Gesundheitswesens und der damit einhergehenden Zunahme von originär elektronischer Behandlungsdokumentation kommt der Langzeitarchivierung von elektronischer Dokumentation daher eine neue Gewichtung zu. In dem Maße, in dem Papier als Dokumentationsmedium reduziert wird, gewinnt die Langzeitarchivierung elektronischer Daten nach TR-ESOR durch einen nach eIDAS zertifizierten Bewahrungsdienstleister an Bedeutung.

3.4   Datenintegration und Datenaustausch

Nachdem nun im Lebenszyklus die medizinischen Daten erhoben, transformiert, gespeichert und archiviert wurden, stehen sie vielfältigen Nutzungsszenarien zur Verfügung. Im Rahmen der Datenintegration entsteht aus den einzelnen Dokumenten, Daten und Bildern die konsolidierte Behandlungsdokumentation, die den Verlauf der Behandlung und die Grundlage medizinischer Entscheidungen rechtskonform belegt.

Daten und Dokumente werden dazu aus den Quellsystemen über Schnittstellen wie HL7® v2.x oder HL7® FHIR® kommuniziert. Dabei ist es zunächst unerheblich, ob die Behandlungsdokumentation als (gescanntes) Bild, als Freitext oder bereits in Form strukturierter Daten übergeben wird. Für nahezu jedes Format ist in den genannten Kommunikationsstandards ein adäquates Profil spezifiziert. Der Prozessschritt „Datenintegration" im Sinne von Datenaustausch hat daher zwei wesentliche Aufgaben:

- Sicherstellen der syntaktischen Interoperabilität,
- korrekte Zuordnung zu bestehenden Datensätzen des Patienten.

Eine syntaktische Interoperabilität liegt vor, wenn die auszutauschenden Daten dem zwischen Sender und Empfänger vereinbarten Profil entsprechen. Je nach konkretem Szenario müssen Transformationsprozesse vorgesehen werden, um die vorliegenden Daten entsprechend den Anforderungen des Profils aufzubereiten. Die Herausforderungen dazu sind im Abschn. 3.2 „Datentransformation und Datenspeicherung" dargestellt.

Während der laufenden Behandlung und auch für die Archivierung kommt der sicheren Zuordnung zu einem Patienten und einer Behandlung (Fall) eine wichtige Bedeutung zu. Im Rahmen der Behandlung ist kaum ein kritischeres Szenario denkbar als die Zuordnung einer medizinischen Information zu einem falschen Patienten. Diese Herausforderung gilt es auch innerhalb von Unternehmensgrenzen zu meistern. Dies können bereits unterschiedliche Systeme in einer Praxis sein. Herausfordernd wird diese Aufgabe im Klinikumfeld mit einer Vielzahl an administrativen und medizinischen Fachsystemen. Ein zentrales Stammdatensystem kann hier helfen, Stammdaten konsistent unter den verschiedenen Systemen zu halten. Änderungen an den Stammdaten sind nur an der Quelle erlaubt und sichern somit die Konsistenz in der gesamten Systemlandschaft (FIR an der RWTH Aachen 2017). Dieses System fungiert als Single Point of Truth für diese Art von Stammdaten. In der Praxis erfüllt i. d. R. das Praxisverwaltungssystem diese Aufgaben, in

Krankenhäusern das Krankenhausinformationssystem. Dort erfasste Patienten- und Fall-stammdaten werden an alle anderen Systeme übertragen. In komplexen Umgebungen hilft i. d. R. ein Kommunikationsserver bei der Orchestrierung der Datenverteilung (Abb. 3).

Im Rahmen der Transformation des Gesundheitswesens ist es darüber hinaus erforder-lich, einen Patienten auch über Unternehmens- und Sektorengrenzen hinweg eineindeutig zu identifizieren, um die Ziele aus der Digitalisierungsstrategie des Bundes zu errei-chen (BMG, „Digitalisierungsstrategie für Gesundheitswesen und Pflege", 2023). Um dies zu erreichen, werden meist Patientendatensätze über einen Master Patient Index (MPI) geklammert. Dabei werden die ursprünglichen Patientendatensätze inkl. des originalen Patientenidentifiers beibehalten. Anhand demografischer Daten wird ein übergeordne-ter Patientendatensatz generiert, dem alle passenden untergeordneten Patientendatensätze zugeordnet sind. Die Auswahl geeigneter demografischer Daten und deren Kombina-tion beeinflusst dabei maßgeblich die Qualität einer automatischen Zuordnung. So ist die Krankenversichertennummer (KVNR) eines gesetzlich Versicherten beispielsweise ein Merkmal, das eine gesicherte eineindeutige Zuordnung erlaubt. Diese wird einmalig ver-geben und bleibt auch bei Wechsel der gesetzlichen Krankenkasse für den Versicherten unverändert. Für die ePA wird dieses Merkmal zur eindeutigen Patientenidentifizierung genutzt, um das Aktenkonto eines gesetzlichen Versicherten zu finden (gematik 2025). Für privat Versicherte ist diese Situation nicht gegeben. Daher müssen diese KVNR bei ihrer Privaten Krankenversicherung beantragen, damit die eineindeutige Identifizierbarkeit des Patienten sichergestellt ist.

Abb. 3 Schematische Darstellung: Krankenhausin-formationssystem als Single Point of Truth für Stammdaten im Krankenhaus. (Eigene Grafik)

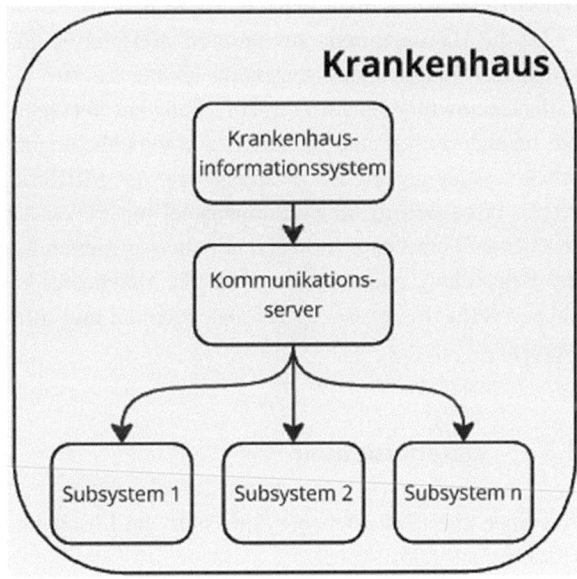

In anderen Anwendungsszenarien ist dieses Merkmal nicht immer verfügbar, sodass eine Kombination anderer demografischer Informationen gefunden werden muss, z. B. eine Kombination aus Geburtsdatum, Nachname und Adressdaten.

Im Sinne einer interoperablen Lösung bieten sich hier solche an, die das IHE-Profil PIX (Patient Identifier Cross-referencing) umgesetzt haben. In diesem Profil verwaltet der Akteur „PIX-Manager" alle Identitäten eines Patienten. Er hat auch die Aufgabe, die hinterlegten Regeln zum Zusammenführen verschiedener Patientendatensätze zu einem MPI durchzusetzen. Auf diese Weise kann jedes abrufende System seinen eigenen Identifier für einen Patienten nutzen und trotzdem auf die Daten aller angeschlossenen Leistungserbringer zugreifen. Der PIX-Manager versorgt das aufrufende System mit allen relevanten Patienten-IDs (IHE International 2023).

Was bedeutet das nun für unser Beispiel des gemessenen Blutdrucks? Der ambulant gemessene Blutdruck wurde im Praxisverwaltungssystem dem Patienten zugeordnet. Zu Abrechnungszwecken ist dort auch die KVNR für den Patienten hinterlegt. Unsere Hausarztpraxis, in der der Blutdruck gemessen wurde, hat sich für Applikation B entschieden, um den interoperablen Datenaustausch mit einem regionalen Patientenportal für Mitbehandler anzubieten. Im regionalen Patientenportal wird ein PIX-Manager betrieben, der alle Patienten-IDs der angeschlossenen Leistungserbringer verwaltet (Abb. 4).

Wird unser Patient nun in ein Krankenhaus, das ebenfalls an das regionale Patientenportal angeschlossen ist, eingewiesen, kann das Krankenhaus über den PIX-Manager erfahren, unter welcher Patienten-ID Daten aus der Hausarztpraxis abgerufen werden können. Im Anschluss kann es über eine FHIR-Schnittstelle die Daten aus dem PVS der Hausarztpraxis abrufen[2] (gematik 2024).

Da die Hausarztpraxis aus unserem Beispiel bereits Systeme einsetzt, die alle Daten semantisch interoperabel speichern, könnte sie ihre Daten bei Vorliegen entsprechender Patienteneinwilligung auch der Forschung zur Verfügung stellen. Dazu fehlen derzeit noch die regulatorischen und technischen Rahmenbedingungen. Für die Daten aus der Blutdruckmessung eignet sich beispielsweise das MIIKerndatensatzmodul „Biosignale" (MII 2022). Insbesondere im Zusammenspiel mit vielen Messpunkten in einer Zeitreihe lassen sich so Forschungsvorhaben mit anonymisierten Realdaten unterstützen. Die während der Behandlung erfassten Daten für die Diagnostik können so für die Sekundärnutzung nahezu verlustfrei in Bezug auf Datenqualität und Informationsgehalt verfügbar gemacht werden.

3.5   Datenlöschung

Am Ende eines Datenlebenszyklus steht die Löschung. Dieser Vorgang kann durch zwei Ursachen ausgelöst werden:

---

[2] Im gewählten Szenario wird vorausgesetzt, dass alle interagierenden Systeme die genannten Profile implementiert haben.

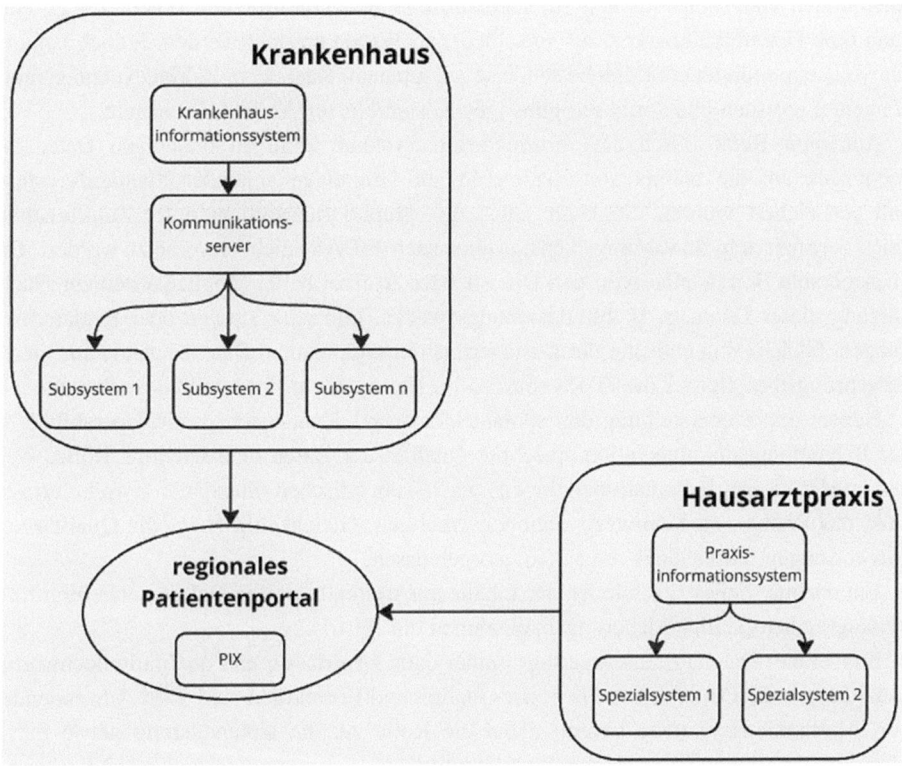

Abb. 4 Verwaltung von Patientenidentifikationen im Szenario „regionales Patientenportal". (Eigene Grafik)

- Nach der DSGVO verlangt der Patient die Löschung seiner Daten. Nach rechtlicher Begutachtung der Umstände steht kein höherrangiges Recht dem entgegen.
- Oder: Die Aufbewahrungspflicht ist abgelaufen; eine weitere Vorhaltung ist nach DSGVO nicht zulässig.

In beiden Situationen ist der betreffende Datensatz zur Blutdruckmessung, die dem Beispielpatienten zugeordnet ist, endgültig zu löschen.

4 Über die Schönheit von Daten – ein Fazit

Die EU-Richtlinie NIS2 wird derzeit in nationales Recht überführt. Gemäß dem aktuellen Regierungsentwurf ist anzunehmen, dass bereits vorhandene Maßnahmen und Empfehlungen, wie der B3S-Standard, eine höhere Relevanz erlangen werden. Einer der wesentlichen Schwerpunkte der dort genannten Empfehlungen besteht in der Sicherung einer hohen Datenverfügbarkeit für medizinische Behandlungsdaten (DKG 2022). Nun kann eine Datenverfügbarkeit auf verschiedenen Wegen erreicht werden. Jedoch kann es sinnvoll sein, redundante Datenbestände so aufzubauen, dass sie vielfältige Nutzungsmöglichkeiten eröffnen und somit ein günstiges Kosten-Nutzen-Verhältnis entsteht.

Auf ihrer Reise durch die verschiedenen Systeme kommen diejenigen Daten am leichtesten an, die bereits von Beginn an auf Grundlage geltender Standards erfasst und gespeichert wurden. So kann selbst die Archivierungspflicht unter Zuhilfenahme eines zertifizierten Bewahrungsdienstleisters nach eIDAS leicht umgesetzt werden. Die interoperable Bereitstellung an den Dienstleister eröffnet dabei Möglichkeiten zur Nachnutzung dieser Daten, z. B. für Forschungszwecke, klinische Studien oder Registermeldungen. Gleichzeitig entlastet die Auslagerung der redundanten Datenbestände an externe Bewahrungsdienstleister die IT-Ressourcen im Haus sowohl finanziell als auch personell.

Neben der Sicherstellung der syntaktischen und semantischen Interoperabilität in der Behandlungsdokumentation spielt die Qualität der Daten eine wichtige Rolle. Werden medizinische Informationen bereits nach semantischen Standards korrekt erfasst, sinkt das Risiko von Fehlinterpretationen erheblich. Gleichzeitig steigt die Qualität von Auswertungen, Forschungs- und Studienergebnissen.

Ein nachträgliches Erschließen der Inhalte aus freitextbasierten Dokumenten birgt trotz umfangreicher Qualitätssicherungsmaßnahmen ein Restrisiko.

Souveräner Datenaustausch gelingt immer dann zuverlässig und qualitativ hochwertig, wenn bereits die Daten selbst von hoher Qualität und Korrektheit sind. Den Anwendenden von Applikationssystemen kommt dabei die Rolle zu, die Unterstützung genau dieser Standards von ihren Systemherstellern einzufordern.

5   Abkürzungsverzeichnis

BSI	Bundesamt für Sicherheit in der Informationstechnik
DEMIS	Deutsches Elektronisches Melde- und Informationssystem für den Infektionsschutz
DVMD	Fachverband für Dokumentation und Informationsmanagement in der Medizin
EHDS	European Health Data Space – europäischer Gesundheitsdatenraum
eIDAS	Verordnung über elektronische Identifizierung und Vertrauensdienste
ETL	Extraktion – Transformation – Laden (von Daten)
HIE	Health Information Exchange
ISiK	Informationstechnische Systeme in Krankenhäusern
KVNR	Krankenversichertennummer (für gesetzlich Versicherte)
MII	Medizininformatik-Initiative
OCR	Optical Character Recognition
QTSP	Qualified Trust Service Provider
PIX	Patient Identifier Cross-referencing

PVS   Praxisverwaltungssystem
XDS   Cross-Enterprise Document Sharing

Literatur

Baader F, McGuiness D, Nardi D, Patel-Schneider (2007) The description logic handbook: Theory, implementation, and applications (2. Aufl.). Cambridge University Press

BMG. (2023). *Digitalisierungsstrategie für Gesundheitswesen und Pflege*, Seite 16. Abgerufen am 07.01.2025 von https://www.bundesgesundheitsministerium.de/fileadmin/Dateien/3_Down loads/D/Digitalisierungsstrategie/BMG_Broschuere_Digitalisierungsstrategie_bf.pdf

BMG (2024) Digital-Gesetz (DigiG). https://www.bundesgesundheitsministerium.de/service/ges etze-und-verordnungen/detail/digital-gesetz.html. Zugegriffen: 19. Dez 2024

BSI (2016) eIDAS-Verordnung über elektronische Identifizierung und Vertrauensdienste. https://www.bsi.bund.de/DE/Themen/Oeffentliche-Verwaltung/eIDAS-Verordnung/eidas-verordnung_node.html. Zugegriffen: 7. Sept 2024

BSI (2024) TR-03125 Beweiswerterhaltung kryptographisch signierter Dokumente. https://www.bsi.bund.de/SharedDocs/Downloads/DE/BSI/Publikationen/TechnischeRichtlinien/TR03125/BSI_TR_03125_V1_3_1.pdf?__blob=publicationFile&v=4. Zugegriffen: 8. Jan 2025

BSI (2024) TR-03138 Ersetzendes Scannen (RESISCAN). https://www.bsi.bund.de/DE/Themen/Oeffentliche-Verwaltung/Moderner-Staat/Ersetzendes-ScannenTR-Resiscan/ersetzendes-scanner-resiscan_node.html. Zugegriffen: 8. Jan 2025

DKG (2022) Informationssicherheit im Krankenhaus B3S. https://www.dkgev.de/themen/digitalis ierung-daten/informationssicherheit-und-technischer-datenschutz/informationssicherheit-im-kra nkenhaus/. Zugegriffen: 13. Sept 2024

DVMD e.V. (2024) ConceptMap KDL -> IHE ValueSets. https://simplifier.net/kdl/~resources?cat egory=ConceptMap. Zugegriffen: 13. Sept 2024

FIR an der RWTH Aachen (2017) https://epub.fir.de/frontdoor/deliver/index/docId/1604/file/fir_whi tepaper_stammdatenmanagement._Zweitauflage.pdf. Zugegriffen: 8. Jan 2025

gematik (2024) ISiK Basismodul Stufe 4. https://simplifier.net/guide/isik-basis-401/Einfuehrung/Datenobjekte/Datenobjekte_Patient?version=4.0.1. Zugegriffen: 8. Jan 2025

gematik (2025) Implementierungsleitfaden für ePA 3.0.3. https://gemspec.gematik.de/docs/gemILF/gemILF_PS_ePA/gemILF_PS_ePA_V3.2.3/#3.4. Zugegriffen: 8. Jan 2025

IHE International (2023) Profil „Patient Identifier Cross-referencing (PIX)". https://profiles.ihe.net/ITI/TF/Volume1/ch-5.html. Zugegriffen: 8. Jan 2025

MII (2022) Medizininformatik Initiative – Modul ICU – ImplementationGuide. https://www.med izininformatik-initiative.de/Kerndatensatz/Modul_Intensivmedizin/BlutdruckGenerischObserv ation.html. Zugegriffen: 8. Jan 2025

SNOMED CT (2025) SNOMED CT Browser inkl. deutsche Edition. https://browser.ihtsdotools.org/?perspective=full&conceptId1=404684003&edition=MAIN/SNOMEDCT-DE/2024-11-15&release=&languages=de,en. Zugegriffen: 7. Jan 2025

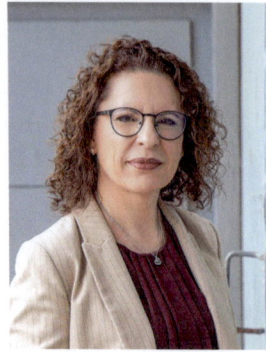

Katja Clees ist fachliche Ansprechpartnerin für Interoperabilität, Datenlogistik und Prozessabbildung in der Health-IT. Weitreichende Expertise besitzt die Wirtschaftsinformatikerin auch in den Bereichen der gematik-ePA, des Leistungserbringer-Portals sowie der verschiedenen Kommunikationsstandards. Ihre hohen Fachkenntnisse bringt Katja Clees auch in der Arbeitsgruppe „Interoperabilität und Standardisierung" des zentralen Bundesverbandes bvitg e.V., in der Arbeitsgruppe „Weiterentwicklung der KDL" des DVMD e.V. sowie im Expertenkreis des Kompetenzzentrums für Interoperabilität im Gesundheitswesen ein. Vor ihrem Eintritt bei DMI war Katja Clees zwölf Jahre lang bei NEXUS / MARABU unter anderem als leitende Produktmanagerin für das ECM-System PEGASOS tätig. In dieser Zeit verantwortete sie zahlreiche Kundenprojekte im Bereich Datenmanagement und Interoperabilität.

Bei DMI verantwortete sie im Leistungsportfolio Health Data die zentrale Datenhaltung für die konsolidierte Behandlungsdokumentation und deren Bereitstellung an die unterschiedlichen Mehrwertdienste von DMI in den Leistungsfeldern Health Comm und Health Inform. Seit Dezember 2025 stellt sie ihre Expertise zu Interoperabilität, Digitalisierung und Datenmanagement Krankenhäusern als selbstständige Projektmanagerin zu Verfügung.

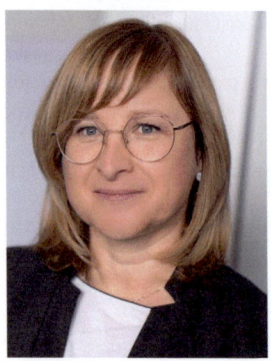

Annett Müller Master of Health Information Management sowie Certified Healthcare Chief Information Officer (CHCIO), ist seit mehr als 25 Jahren im medizinischen Informationsmanagement tätig. Die Themen elektronische Patientenakte, Datenbereitstellung, interoperabler Datenaustausch sowie elektronische Archivierung ziehen sich durch alle beruflichen Stationen.

Operative Erfahrungen im medizinischen Informationsmanagement sammelte sie bis 2003 als Consultant und Produktmanagerin des Dokumentenmanagementsystems der Fa. Optimal Systems. Im Bundeswehrkrankenhaus Leipzig führte sie das G-DRG-System ein und gründete 2005 die MeDoc Consulting Müller. Als Freelancerin war sie bis 2013 im Medizincontrolling, in der Tumordokumentation in Deutschland und der Schweiz, im ambulanten Qualitätsmanagement sowie in der Aus- und Weiterbildung Medizinischer Dokumentar*innen tätig. Seit 2013 liegt ihr beruflicher Schwerpunkt wieder in der elektronischen Archivierung medizinischer Dokumentation sowie in der strategischen Geschäfts- und Produktentwicklung bei der DMI GmbH & Co. KG. I

m DVMD e.V. ist sie seit 2006 Mitglied und engagiert sich seit 2014 ehrenamtlich im Vorstand. Sie leitet dort u. a. die KDL-Anwendergruppe sowie die AG „Weiterentwicklung KDL".

Digitale Transformation

Management von Daten im Gesundheitswesen

Viola Henke

1   Einführung

Die Digitalisierung des Gesundheitswesens in Deutschland schreitet voran und ist in den letzten Jahren ein noch stärkerer Bestandteil der gesundheitspolitischen Agenda geworden. Das Krankenhauszukunftsgesetz (KHZG), das Digital-Gesetz (DigiG), das Gesundheitsdatennutzungsgesetz (GDNG) sowie Verordnungen wie die Gesundheits-IT-Interoperabilitäts-Governance-Verordnung (GIGV) sind nur einige Beispiele, die den gesundheitspolitischen Rahmen und somit auch die Möglichkeiten der digitalen Transformation im Gesundheitswesen gestalten. Auf europäischer Ebene ist am 26. März 2025 die Verordnung zum Aufbau eines europäischen Gesundheitsraumes (European Health Data Space – EHDS) in Kraft getreten (Europäische Kommission 2025); die dort aufgeführten Vorschriften entfalten zu unterschiedlichen Zeitpunkten ihre Wirkung (teilweise nach zwei Jahren, teilweise erst nach vier, sechs oder zehn Jahren). Sie sind aber für alle Mitgliedsstaaten mittelbar wirksam und müssen nicht mehr in nationales Recht übertragen werden. Die dort enthaltenen Regelungen werden auch Auswirkungen auf Krankenhäuser als „Data Holder" haben (Henke und Schneider 2024).

Mit der digitalen Transformation und dem täglichen Einsatz von IT wächst die Menge an Daten und Informationen exponentiell an (Raghupathi und Raghupathi 2014). Die Art und Weise, wie diese Daten und Informationen bei den einzelnen Leistungserbringern und Patienten entstehen, ist von hoher Komplexität im Hinblick auf Entstehungsort, Entstehungsform und Ausprägung. Das Wissen um die Vielfalt der Typen, der Entstehungsorte und -formen, den Umfang und die Qualität der Daten und Informationen und

V. Henke (✉)
DMI, Münster, Deutschland
E-Mail: viola.henke@dmi.de

T. Petzold und B. Böhland (Hrsg.), *Adaptive Transformation des Gesundheitswesens*, https://doi.org/10.1007/978-3-662-71628-1_17

deren Compliance-gerechte Nutzungsmöglichkeiten schafft die Grundlage, um aus Daten und Informationen Wissen zu generieren. Dieses kann genutzt werden, um beispielsweise die Patientenversorgung zu verbessern, indem Daten schnell und effizient für medizinische Fachkräfte zugänglich gemacht werden. Diese können auf einer validen Datengrundlage fundierte Entscheidungen treffen, Behandlungen optimieren und – ggf. unter Zuhilfenahme entscheidungsunterstützender Tools – Gesundheitsdaten präziser erfassen und analysieren, um so auch die Behandlungsqualität zu verbessern und Fehlerquellen zu reduzieren.

Neben einer Digitalstrategie, die den Rahmen für die digitale Transformation schafft, bildet das Health Data Management den notwendigen Rahmen für einen systematischen und zielorientierten Umgang mit Patientendaten. Nur so können die Transformation ermöglicht und sinnvoll umgesetzt sowie messbare Mehrwerte für eine verbesserte Patientenversorgung und Versorgungsqualität erbracht werden.

2   Digitalstrategie und Health Data Management gehen Hand in Hand

Eine digitale Transformation führt auf allen Ebenen (Systemebene, Ebene der einzelnen Unternehmen, Leistungserbringer und Patienten) immer zu Veränderungen und hat damit Auswirkungen auf die Art und Weise, wie Patienten behandelt werden und Medizin praktiziert wird (Gangl und Krychtiuk 2023). Damit diese Veränderungen überwiegend positiv sind und mögliche Hindernisse rechtzeitig antizipiert werden können, ist die Definition eines strategischen Rahmens essenziell. Nur so lässt sich gewährleisten, dass sowohl die Zielsetzungen klar definiert als auch die dafür notwendigen Maßnahmen zur Umsetzung identifiziert und systematisch aufeinander abgestimmt sind.

Auf Unternehmensebene übernimmt eine Digitalstrategie die wichtige Funktion, die Unternehmensvision und -mission mit den strategischen Zielsetzungen sowie deren technologischer Umsetzung zu verknüpfen. Sie bildet damit eine zentrale Schnittstelle zwischen den langfristigen Unternehmenszielen und den konkreten Maßnahmen zur Digitalisierung. Dabei kann eine Digitalstrategie mit der übergeordneten Unternehmensstrategie übereinstimmen, sie muss es jedoch nicht zwangsläufig (Henke et al. 2022). Vielmehr stellt sie eine eigenständige, aber dennoch eng verknüpfte strategische Ausrichtung dar.

Hiervon abzugrenzen, jedoch über inhaltliche Schnittmengen verbunden, sind insbesondere die IT-Strategie und das Management von Gesundheitsdaten (Health Data Management). Während die IT-Strategie den Schwerpunkt auf den strategischen Aufbau und die Weiterentwicklung der IT-Infrastruktur legt (Johanning 2019), fokussiert sich das Health Data Management auf den gezielten und strategischen Einsatz von Daten und Informationen innerhalb der Organisation (Henke et al. 2024). Beide Bereiche beeinflussen und unterstützen die Digitalstrategie, ersetzen sie jedoch nicht.

Eine Digitalstrategie erzielt eine hohe Erfolgswahrscheinlichkeit, wenn bei ihrer Entwicklung alle relevanten Handlungsfelder systematisch analysiert, durchdacht und miteinander verknüpft werden. (s. hier und im Folgenden Henke et al. 2022).

Das Handlungsfeld der **Informationssicherheit** umfasst Maßnahmen zum Schutz sensibler Daten und orientiert sich an den Schutzzielen Vertraulichkeit, Integrität, Verfügbarkeit und Authentizität (Bundesamt für Sicherheit in der Informationstechnik [BSI] 2023). Neben den technischen Maßnahmen zur Umsetzung der Schutzziele sind die Etablierung eines Informationsmanagementsystems (ISMS) sowie organisatorische Maßnahmen notwendig.

Das Handlungsfeld der **Kommunikationsfähigkeit** ermöglicht einen interoperablen Datenaustausch im Gesundheitswesen, insbesondere zwischen Leistungserbringern. Dies betrifft insbesondere technische Aspekte, die Daten effizient, sicher und in einer auf internationalen Standards basierenden Form zu übermitteln. Standardisierte Kommunikation führt dazu, dass alle relevanten medizinischen Daten verfügbar sind, was wiederum die Versorgungsqualität verbessert und Fehlbehandlungen reduziert (Torab-Miandoab et al. 2023). Zudem ist sie essenziell für administrative und abrechnungsbezogene Prozesse, beispielsweise zwischen Krankenhäusern und dem Medizinischen Dienst (Petzold und Böhland 2022).

Die „**Verbesserung informationsbasierter Prozesse**" zielt auf Effizienzsteigerungen und Qualitätsverbesserungen durch Digitalisierung. Durch den Einsatz interoperabler, standardisierter Informationen können Prozesse gezielt transformiert und Einsparpotenziale realisiert werden. Digitale Technologien reduzieren manuelle Arbeitsschritte, minimieren Fehler und beschleunigen Entscheidungsprozesse (Ippolito et al. 2023).

Der Bereich der „**Wissensgenerierung**" basiert auf den zuvor beschriebenen Aspekten der digitalen Transformation und der Nutzung interoperabler Daten und ermöglicht Erkenntnisse zur Optimierung medizinischer, administrativer und organisatorischer Prozesse. Damit besteht besonders bei diesem Handlungsfeld eine enge Schnittmenge mit den Handlungsfeldern des Health Data Managements.

Während die Digitalstrategie den übergreifenden, notwendigen Rahmen für die digitale Transformation schafft, fokussiert sich das **Health Data Management** – also das Management von Gesundheitsdaten – auf die „umfassende Verwaltung und Organisation von Gesundheitsdaten innerhalb des Gesundheitswesens und bei den einzelnen Leistungserbringern" (Henke et al. 2024, S. 198).

Es handelt sich um einen ganzheitlichen Ansatz, der die Identifikation, Erfassung, Integration, Qualitätssicherung, Analyse, Visualisierung, den Zugriff, die Sicherheit und den Austausch von Gesundheitsdaten umfasst.

Auch beim Health Data Management sind dafür grundlegende Handlungsfelder zu beachten, die für eine Zielerreichung erforderlich sind. Diese umfassen die Infrastruktur und Architektur, Datenidentifikation und Datenerfassung, Datenintegration, Datenqualität und Datenbereinigung, Datenanalyse sowie Visualisierung und Zugriff (s. hier und im Folgenden Henke et al. 2024).

Eine effektive Nutzung digitaler Gesundheitsdaten erfordert eine stabile IT- und Datenarchitektur sowie eine leistungsfähige Infrastruktur. Datenschutz, IT-Sicherheit und Cybersecurity-Risiken sollten frühzeitig durchdacht und berücksichtigt werden, um eine nachhaltige und sichere Datenverarbeitung zu gewährleisten (Bygrave 2022).

Die systematische Erfassung relevanter Gesundheitsdaten aus Quellen wie Patienten-akten, Labortests oder Wearables ist essenziell. Besonders Patient-Reported Outcomes (PRO) über digitale Anwendungen stärken die Patientenbeteiligung und verbessern die Datengrundlage für personalisierte Therapien. Oftmals liegen die Daten in heterogenen Formaten vor und erfordern eine gezielte Datenintegration. Data Linkage, insbesondere „Record Linkage", ermöglicht die Zusammenführung patientenbezogener Daten aus verschiedenen Quellen und erweitert die Analysemöglichkeiten (Eisinger-Mathason et al. 2025). Herausforderungen bestehen bei der sekundären Datennutzung, wenn vorhandene Daten für weiterführende Analysen nicht ausreichen. Natural Language Processing kann hier unstrukturierte Daten nutzbar machen (Jungkunz et al. 2022).

Eine hohe Datenqualität ist dabei entscheidend, da fehlerhafte oder unvollständige Daten Analysen verfälschen und falsche Schlussfolgerungen begünstigen (Wang und Strong 1996). Datenbereinigung ist daher essenziell, um Inkonsistenzen zu korrigieren. Auf dieser Basis ermöglichen statistische Verfahren, Data Mining und maschinelles Lernen die Identifikation relevanter Muster. Während klassische Methoden Vergleiche großer Patientengruppen erlauben, verbessern KI-gestützte Modelle Diagnosen und Prognosen. Insbesondere Deep Learning und Natural Language Processing optimieren die Informationsgewinnung aus unstrukturierten Daten und unterstützen die klinische Entscheidungsfindung.

Die Visualisierung analysierter Daten ist wichtig für deren Interpretation und Nutzung (Tan et al. 2025). Interaktive Darstellungen erleichtern Handlungsempfehlungen und unterstützen eine evidenzbasierte Entscheidungsfindung. Dabei müssen alle Prozesse im Health Data Management die geltenden Compliance-Vorgaben einhalten, um Datenschutz und Informationssicherheit zu gewährleisten.

Ein systematisches Management von Gesundheitsdaten schafft eine valide und souveräne Datenbasis für moderne Analysen und datengetriebene Technologien. Künstliche Intelligenz (KI) kann dadurch Muster erkennen, Krankheitsverläufe analysieren, Risikoprognosen erstellen, personalisierte Behandlungsoptionen vorschlagen und die Kommunikation verbessern (Sarella und Mangam 2024).

Ein effektives Health Data Management führt auch in administrativen Prozessen zu Verbesserungen. Durch die Analyse von Abläufen lassen sich beispielsweise Engpässe im Behandlungsprozess frühzeitig erkennen, Ressourcen besser nutzen und Prozesszeiten verkürzen. Dies steigert die Wirtschaftlichkeit und entlastet das medizinische Personal (Argote 2024).

Sowohl eine Digitalstrategie als auch eine Datenstrategie umfassen übergreifende Handlungsfelder, die im Rahmen der digitalen Transformation und des Managements von

Gesundheitsdaten frühzeitig zu identifizieren und zu beachten sind, wozu auch die Compliance gehört. **Compliance** bezeichnet die Einhaltung gesetzlicher, regulatorischer, aber auch unternehmensinterner Vorgaben (Ghirana und Bresfelean 2012). Die Schaffung eines Compliance-konformen Handlungsrahmens ist eine wichtige Voraussetzung, um die konsequente Einhaltung gesetzlicher Vorgaben sicherzustellen. Insbesondere im Umgang mit Patientendaten gewährleistet ein solches Regelwerk, dass sämtliche erforderlichen Maßnahmen zum Schutz sensibler Gesundheitsinformationen systematisch implementiert und überwacht werden.

Die Implementierung und Einhaltung von Schutzmaßnahmen ist nicht nur eine regulatorische Verpflichtung (siehe u. a. EU-DSGVO 2016/679, NIS-2-Richtlinie [EU] 2022/2555, eIDAS-VO [EU] 910/2014, EHDS-VO, PDSG, IT-SiG), sondern spielt auch eine zentrale Rolle bei der Stärkung des Vertrauens von Patienten und medizinischem Fachpersonal in digitale Gesundheitslösungen. Ein Compliance-Rahmen trägt dazu bei, die Akzeptanz und Nutzung innovativer Technologien im Gesundheitswesen zu fördern – bei gleichzeitigem Schutz der sensiblen Patientendaten. Dazu gehören auch eine revisionssichere Archivierung sowie der Einsatz wirksamer technischer und organisatorischer Sicherheitsmaßnahmen.

3 Finanzierungsaspekte und aktuelle Entwicklungen wie KHVVG und KHTFV

Mit dem Ziel, die digitale Transformation im deutschen Gesundheitswesen zu fördern, wurden in den letzten Jahren verschiedene Fördermittelprogramme für den akutstationären Versorgungsbereich aufgelegt:

Im Mittelpunkt des im Jahr 2016 initiierten **Krankenhausstrukturfonds** (Strukturfonds I und später II) stehen Vorhaben zur Verbesserung der Strukturen in der Krankenhausversorgung (vgl. §§ 12 und 12a KHG). Die Finanzierung erfolgt aus der Liquiditätsreserve des Gesundheitsfonds in Höhe von 500 Mio. € pro Jahr. Initial wurde dieser Betrag an eine hälftige Kofinanzierung durch das jeweilige Bundesland gekoppelt; dieser Anteil wurde dann auf 25 % reduziert. Die Aufteilung der Fördermittel auf die Länder wird nach dem Königsteiner Schlüssel durchgeführt. Die Mittel werden vom Bundesamt für Soziale Sicherung (BAS, ehem. Bundesversicherungsamt) bewilligt, der Mittelantrag erfolgt über die Länder. Krankenhäuser müssen folglich ihre geplanten Vorhaben bei den für sie zuständigen Landesbehörden beantragen, die im Einvernehmen mit den Landesverbänden der Ersatz- und Krankenkassen über die Vorhaben entscheiden und die erforderlichen Mittel beim BAS beantragen. Das BAS prüft die Anträge, trifft eine Entscheidung und zahlt die Mittel an die Länder aus, die diese wiederum an die Krankenhäuser weitergeben (Bundesamt für Soziale Sicherung 2025).

Neben der finanziellen Unterstützung der strukturellen Änderungen der Krankenhauslandschaft, wozu die Konzentration von Leistungsbereichen, der Abbau von Überkapa-
zitäten und die Umwandlung von akutstationären in nicht akutstationäre Versorgungseinrichtungen gehörte, wurden auch Investitionen in die Ausbildung von Pflegepersonal,
telemedizinische Projekte und die Etablierung und Unterstützung von IT-Sicherheit gefördert (vgl. § 12a Abs. 1 Satz 3 und Satz 4 KHG). Der Fördertatbestand der IT-Sicherheit
wurde dabei von den beantragenden Krankenhäusern am häufigsten genutzt.

Ursprünglich war der Krankenhausstrukturfonds auf drei Jahre ausgelegt (Strukturfonds I). Mit dem Pflegepersonal-Stärkungsgesetz (PpSG) wurden Mittel aus dem Fonds
für weitere Jahre fortgeschrieben (2019 bis 2022, Strukturfonds II), mit dem KHZG
erfolgte nochmals eine Verlängerung des Förderprogramms im Jahr 2020 bis zum 31.
Dezember 2024. Der Beschluss des KHVVG im Jahr 2024 und damit einhergehend
die Krankenhaustransformationsfondsverordnung (KHTFV) mit ihrer zeitlicher Umset-
zungslücke waren möglicherweise einer der Gründe dafür, dass Länder Mittel aus dem
Krankenhausstrukturfonds noch bis Ende des Jahres 2025 (31.12.2025) abrufen können
(Stand: März 2025).

Mit 4,3 Mrd. € wurden ab dem Jahr 2021 im Rahmen des KHZG notwendige
Investitionsmittel aus Bundesmitteln bereitgestellt, um die Digitalisierung in deutschen
Krankenhäusern zu unterstützen (Gesetz für ein Zukunftsprogramm Krankenhäuser [Kran-
kenhauszukunftsgesetz – KHZG] 2020). Auch wenn in jeden geförderten Tatbestand
mindestens 15 % für IT-Sicherheit fließen musste (vgl. § 14a Abs. 3 S. 5 KHG), wird
bereits heute deutlich, dass angesichts der zunehmenden Cybersecurity-Risiken dieser
Teil nicht ausreichen wird, um Krankenhäuser sicher, souverän und zukunftsfest aufzu-
stellen (Antwort der Bundesregierung auf die Kleine Anfrage der Fraktion der CDU/
CSU – Drucksache 20/10.657 – Cyberattacken auf Krankenhäuser – Sachstand und
Handlungsbedarf 2024).

Insgesamt fielen elf Fördertatbestände unter das KHZG. Diese umfassten die Verbesserung der Notaufnahmeausstattung, die Einführung digitaler Patientenportale und
die digitale Pflege- und Behandlungsdokumentation. Zudem wurden elektronische Ent-
scheidungsunterstützungssysteme und digitales Medikationsmanagement gefördert, um
die Versorgung zu optimieren und Fehler zu vermeiden. Weitere Maßnahmen beinhalteten
die Digitalisierung interner Prozesse, die Einführung von Versorgungsnachweissystemen
für Betten und die Unterstützung telemedizinischer Netzwerke sowie robotikbasierter Systeme. Ein weiterer Schwerpunkt lag auf der IT- und Cybersicherheit sowie der baulichen
Anpassung von Patientenzimmern für Epidemiefälle. Diese Maßnahmen sollten die Effizienz, Sicherheit und Qualität der Patientenversorgung erhöhen und die Krankenhäuser
zukunftsfähig machen (Bundesamt für Soziale Sicherung 2025).

Zur Messung, inwieweit die eingesetzten Mittel den Digitalisierungsgrad der deutschen
Krankenhäuser verbessern, wurde ein eigens dafür entwickelter Digitalradar eingesetzt.
Dieser untersucht insgesamt sieben Dimensionen: Strukturen und Systeme, Resilienz-
Management & Performance, Organisatorische Steuerung & Datenmanagement, Klinische

Prozesse, Informationsaustausch, Telehealth, Patientenpartizipation (Digitalradar 2022). Die erste flächendeckende Erhebung erfolgte im Jahr 2021, die zweite Erhebung im Jahr 2024. Der Gesamtscore umfasste im Jahr 2021 33 Punkte und stieg im Jahr 2024 auf 42,1 Punkte (Amelung et al. 2025).

Teil des am 12. Dezember 2024 in Kraft getretenen KHVVG ist die KHTFV, zu der der Bundesrat am 21. März 2025 unter Maßgaben zugestimmt hat (Bundesrat 2025). Der Umfang der strukturellen Förderung für die nächsten 10 Jahre (2026–2036) umfasst 50 Mrd. Euro. Ursprünglich war eine hälftige Finanzierung zwischen GKV und Ländern angedacht, was aus ordnungspolitischer Sicht als kritisch angesehen werden kann. Der Gesundheitsausschuss des Bundesrates hat eine Finanzierungsempfehlung mit der Aufteilung 40 % Bund und je 30 % Gesundheitsfonds und Länder abgegeben. Die im März 2025 stattfindenden Gespräche zwischen den Koalitionspartnern zeigen, dass der Bund über das Sondervermögen Infrastruktur den bisherigen Anteil der GKV übernehmen wird.

Basierend auf den im KHVVG gesetzten Zielen, wie beispielsweise der Schaffung einer leistungsunabhängigen Finanzierungsform, der Sicherung und Steigerung der Behandlungsqualität und der Gewährleistung einer flächendeckenden medizinischen Versorgung soll eine umfassende Reform der Krankenhausversorgung erfolgen. Dazu gehören u. a. die Einführung von Leistungsgruppen, die Einführung einer Vorhaltevergütung, die Bildung von sektorenübergreifenden Versorgungseinrichtungen und die Einrichtung eines KHTF zur Finanzierung der geplanten Maßnahmen (siehe KHVVG).

Der KHTFV stellt finanzielle Mittel für die Umsetzung der im KHVVG geplanten Anpassungen in der deutschen Krankenhauslandschaft bereit und konkretisiert förderfähige Vorhaben. Diese umfassen insbesondere leistungsgruppenspezifische Änderungen in der stationären Versorgung und daraus resultierende, notwendige strukturelle Anpassungen. Förderfähige Vorhaben sind demnach die standortübergreifende Konzentration von KH-Versorgungskapazitäten (besonders, wenn dadurch Qualitätskriterien oder Mindestvorhaltezahlen erfüllt werden), Umstrukturierungen von Klinikstandorten (zum Beispiel in sektorenübergreifende Versorgungseinrichtungen), Aufbau von Netzwerken für Telemedizin (inkl. robotergestützter Telechirurgie), Zentren für seltene und komplexe Erkrankungen, die Bildung regionaler Verbünde zum Abbau von Doppelstrukturen, die Bildung integrierter Notfallstrukturen, Vorhaben zur dauerhaften Schließung von Krankenhäusern sowie die Schaffung zusätzlicher Ausbildungskapazitäten.

Auch die daraus resultierenden notwendigen Anpassungen für Medizintechnik, die Beschaffung, Errichtung, Erweiterung oder Entwicklung von informationstechnischen Systemen und Anlagen sowie Maßnahmen zur Förderung der Interoperabilität informationstechnischer Systeme und zur Verbesserung der informationstechnischen Sicherheit der Krankenhäuser werden gefördert.

Bereits geförderte Vorhaben sind jedoch nicht noch einmal förderfähig. Auch ausgeschlossen sind Vorhaben, die bereit vor dem 01. Juli 2025 begonnen wurden. Die Beantragung der Vorhaben erfolgt beim Bundesamt für Soziale Sicherung (BAS) über die Länder, d. h. Krankenhäuser können nicht direkt einen Antrag stellen. Aufgrund der bereits geschaffenen Strukturen im Rahmen der vorhergegangenen Fonds kann davon ausgegangen werden, dass diese Strukturen auch für das Antragsverfahren zum KHTF genutzt werden. Neu dabei ist, dass der Gesetzgeber das Antragsverfahren vereinfachen möchte, indem eine Online-Beantragung beim BAS ermöglicht wird.

Für Krankenhäuser, die einen Antrag stellen möchten, bedeutet dies, dass sie ihre Transformationsvorhaben beschreiben und die dafür entstehenden Kosten sowie den geplanten Förderungsbeginn und das Förderungsende definieren müssen.

Die Anträge werden bei den zuständigen Landesbehörden eingereicht, die im Einvernehmen mit den Krankenkassen und den Landeskrankenhausgesellschaften darüber entscheiden, welche Vorhaben im jeweiligen Land gefördert werden. Für das Jahr 2026 ist eine Antragstellung seitens der Länder erstmalig zum 30.9.2025 möglich, bei Anzeige des Fördervorhabens bis zum 30.9. ist auch eine Fristverlängerung bis zum 31.12. möglich. Der Auszahlungsbeginn des KHTF startet ab dem 1. Januar 2026.

Da davon auszugehen ist, dass das BAS eingehende Förderanträge anhand von Kriterien auf Plausibilität prüfen wird und dafür eine Bundesrichtlinie erstellt, ist auch davon auszugehen, dass die jeweiligen Landesbehörden ihre Prüfkriterien an diesen Vorgaben ausrichten und entsprechende Landesregularien, unter Beachtung der Vereinbarkeit des Wettbewerbs- und Beihilferechts der EU, verabschieden werden. Art und Umfang der Kriterien und des konkreten Ablaufs sind zum Zeitpunkt des Beitrags (März 2025) noch offen, auch die Zuweisung der Leistungsgruppen, die wesentlich für strategische Transformationsentscheidungen sein sollten. Basierend auf den Erfahrungswerten hinsichtlich der Strukturen zum KHTF ist davon auszugehen, dass nach erfolgreicher Prüfung der Anträge zum Fördervorhaben durch das BAS eine positive Bescheiderteilung mit entsprechenden Mitteln an die Länder weitergegeben wird. Es ist auch davon auszugehen, dass aufgrund der Kofinanzierung durch die Länder dann eine Abstimmung mit den jeweiligen Landesregierungen oder dem Senat erforderlich sein wird, bevor ein Zuwendungsbescheid erstellt und an die Krankenhäuser weitergeleitet werden kann. Die Landesbehörden müssen zusätzlich das BAS über die geförderten Vorhaben informieren. Das BAS schafft über die geförderten Vorhaben Transparenz, indem die Förderbereiche und deren Umfang in regelmäßigen Abständen veröffentlicht werden.

Sowohl der Krankenhausstrukturfonds als auch der Krankenhauszukunftsfonds haben eine wesentliche finanzielle Grundlage für eine strukturelle und digitale Transformation der Krankenhauslandschaft geschaffen. Mit dem im März 2025 vom Bundesrat nach Maßgaben verabschiedeten KHTF haben Krankenhäuser nicht nur die Möglichkeit, eine Finanzierung für anstehende strukturelle Transformationsmaßnahmen zu erhalten, sondern auch für eine damit einhergehende interoperable informationstechnische Infrastruktur.

Gerade diese Investitionen sind notwendig, um Effekte der strukturellen Transformation mithilfe einer datensouveränen Basis zu realisieren und nachhaltig zu sichern. Die Transformationsstrategie unter Einbezug der Leistungsgruppen sollte daher auch immer mit einer Digitalstrategie und Datenstrategie verknüpft werden. So wird sichergestellt, dass auch der notwendige Compliance-konforme Rahmen den gesetzlichen Vorgaben ent-spricht, digitale Prozesse integriert werden und eine datensouveräne Basis sowohl für Patienten als auch für Leistungserbringer geschaffen wird. Auch wenn zum Zeitpunkt des Beitrags nicht alle Details zur Förderung geregelt sind, werden diejenigen Kranken-häuser im Vorteil sein, die sich bereits frühzeitig mit möglichen förderfähigen Vorhaben beschäftigen.

4 Zusammenfassung und Ausblick

Die Digitalisierung stellt einen zentralen Hebel für die Zukunftsfähigkeit von Krankenhäu-sern dar, wobei das Management von Gesundheitsdaten eine essenzielle Rolle spielt. Eine strukturierte Erfassung, Verarbeitung und Nutzung dieser Daten ermöglicht nicht nur eine effizientere Patientenversorgung, sondern bildet auch die Grundlage für eine souveräne Gesundheitsversorgung, für innovative Versorgungsmodelle sowie für eine nachhaltige Transformation des Gesundheitssystems.

Eine Digitalstrategie und eine Datenstrategie müssen dabei eng miteinander verknüpft werden, da eine effektive Digitalisierung nur auf der Grundlage einer fundierten und souveränen Datenbasis erfolgen kann. Die darin enthaltenen Handlungsfelder – darunter Interoperabilität, Datenqualität, IT-Infrastruktur, Datenschutz und Informationssicherheit – müssen konsequent berücksichtigt und strategisch adressiert werden. Nur durch eine ganzheitliche Betrachtung dieser Aspekte können eine nachhaltige digitale Transformation realisiert und der Mehrwert von Gesundheitsdaten optimal genutzt werden. Die Einhaltung von Compliance-Vorgaben, insbesondere in Bezug auf Datenschutz und Informationssi-cherheit, ist eine grundlegende Voraussetzung für eine vertrauenswürdige und nachhaltige Digitalisierung im Gesundheitswesen.

Gleichzeitig bietet der aktuelle gesundheitspolitische Rahmen bedeutende Anreize für die Digitalisierung, insbesondere durch gezielte Fördermaßnahmen und Investitions-programme. Krankenhäuser sollten diese Entwicklungen systematisch analysieren und die vorhandenen Möglichkeiten konsequent nutzen, um sowohl technologische als auch wirtschaftliche Potenziale optimal auszuschöpfen.

Literatur

Amelung DV, Geissler DA, Thun DS, Haring DM, Brauer R, Rohwer S (10 Januar 2025) Digitalra-dar Krankenhaus Webinar: Erste Ergebnisse der zweiten Datenerhebung & Ergebnis-Dashboards
Antwort der Bundesregierung auf die Kleine Anfrage der Fraktion der CDU/CSU – Drucksache 20/10657 – Cyberattacken auf Krankenhäuser – Sachstand und Handlungsbedarf (2024) https://dserver.bundestag.de/btd/20/109/2010907.pdf
Argote L (2024) Knowledge transfer within organizations: mechanisms, motivation, and considera-tion. Annu Rev Psychol 75(1):405–431. https://doi.org/10.1146/annurev-psych-022123-105424

Bundesamt für Sicherheit in der Informationstechnik (BSI) (Hrsg) (2023) IT-Grundschutz-Kompendium (6. Aufl). Reguvis

Bundesamt für Soziale Sicherung (2025) Der Krankenhausstrukturfonds. https://www.bundesamt sozialesicherung.de/de/themen/innovationsfonds-und-krankenhausstrukturfonds/krankenhauss trukturfonds/

Bundesrat (2025) Drucksache 64/25 Beschluss des Bundesrates: Verordnung zur Verwaltung des Transformationsfonds im Krankenhausbereich (KrankenhaustransformationsfondsVerordnung—KHTFV). https://www.bundesrat.de/SharedDocs/drucksachen/2025/0001-0100/64-25(B).pdf?__blob=publicationFile&v=1

Bygrave, Lee A., Cyber Resilience versus Cybersecurity as Legal Aspiration (October 10, 2022). Published in T. Jančárková, G. Visky and I. Winther (eds.), 14th International Conference on Cyber Conflict: Keep Moving (CCDCOE / IEEE, 2022) 27–44, University of Oslo Faculty of Law Research Paper No. 2022-49, Available at SSRN: https://ssrn.com/abstract=4243195

Ethikrat D (2017) Big Data und Gesundheit: Datensouveränität als informationelle Freiheitsgestaltung—Stellungnahme. Springer Fachmedien Wiesbaden. https://doi.org/10.1007/978-3-658-337 55-1_1

Digitalradar (2022) Digitalradar—Zwischenbericht: Ergebnisse der ersten nationalen Reifegradmessung deutscher Krankenhäuser. https://www.digitalradar-krankenhaus.de/download/220914_Zwi schenbericht_DigitalRadar_Krankenhaus.pdf

Eisinger-Mathason TSK, Leshin J, Lahoti V, Fridsma DB, Mucaj V, Kho AN (2025) Data linkage multiplies research insights across diverse healthcare sectors. Com Med 5(1):1–9. https://doi.org/10.1038/s43856-025-00769-y

EU-DSG- VO Nr. 2016I679 (2016) https://eur-lex.europa.eu/legal-content/DE/TXT/?uri=oj:JOL_2016_119_R_TOC

Europäische Kommission. (2025, März 23) Europäischer Raum für Gesundheitsdaten (EHDS). https://health.ec.europa.eu/ehealth-digital-health-and-care/european-health-data-space-regula tion-ehds_de#:~:text=Am%205.,Beginn%20der%20%C3%9Cbergangsphase%20zur%20Anwe ndung

Farke F, Rensinghoff J, Dürmuth M, Gostomzyk T (2019) Recht auf Vergessen: Chancen und Grenzen der technischen Umsetzung. Datenschutz und Datensicherheit - DuD 43(11):681–685. https://doi.org/10.1007/s11623-019-1189-0

Gangl C, Krychtiuk K (2023) Digital health—high tech or high touch? Wien Med Wochenschr 173(5–6):115–124. https://doi.org/10.1007/s10354-022-00991-6

Gesetz für ein Zukunftsprogramm Krankenhäuser (Krankenhauszukunftsgesetz – KHZG), Pub. L. No. Bundesgesetzblatt Jahrgang 2020 Teil I Nr. 48 (2020). https://www.bundesgesundheitsm inisterium.de/fileadmin/Dateien/3_Downloads/Gesetze_und_Verordnungen/GuV/K/bgbl1_S. 2208_KHZG_28.10.20.pdf

Ghirana A-M, Bresfelean VP (2012) Compliance requirements for dealing with risks and governance. Proc Econ Fin 3:752–756. https://doi.org/10.1016/S2212-5671(12)00225-0

Henke V, Hülsken G, Beß A, Henkel A (2022) Digitalstrategie und Strategieentwicklung im Krankenhaus. In: Henke V, Hülsken G, Meier P-M, Beß A (Hrsg) Digitalstrategie und Strategieentwicklung im Krankenhaus: Einführung und Umsetzung von Datenkompetenz und Compliance. Springer Gabler, S 37–57

Henke V, Hülsken G, Schneider H, Varghese J (2024) Digitalstrategie und Health Data Management im Krankenhaus. In Henke V, Hülsken G, Schneider H, Varghese J (Hrsg) Health data management. Springer Fachmedien Wiesbaden, S 193–205. https://doi.org/10.1007/978-3-658-43236-2_21

Henke V, Schneider H (2024) Der European Health Data Space und das Gesundheitsdatennutzungs-gesetz. In: Henke V, Hülsken G, Schneider H, Varghese J (Hrsg) Health data management. Springer Fachmedien Wiesbaden, S 207–224. https://doi.org/10.1007/978-3-658-43236-2_22

Ippolito A, Sorrentino M, Capalbo F, Di Pietro A (2023) How technological innovations in performance measurement systems overcome management challenges in healthcare. Int J Product Perform Manag 72(9):2584–2604. https://doi.org/10.1108/IJPPM-11-2021-0664

Johanning V (2019) IT-Strategie: Die IT für die digitale Transformation in der Industrie fit machen (2. Springer-Verlag, Auflage)

Jungkunz M, Köngeter A, Winkler EC, Mehlis K, Schickhardt C (2022) Sekundärnutzung klinischer Daten in datensammelnden, nichtinterventionellen Forschungs- oder Lernaktivitäten – Begriff, Studientypen und ethische Herausforderungen. In: Richter G, Loh W, Buyx A, Graf Von Kielmansegg S (Hrsg) Datenreiche Medizin und das Problem der Einwilligung: Ethische, rechtliche und sozialwissenschaftliche Perspektiven. Springer Berlin Heidelberg, (S 71–97). https://doi.org/10.1007/978-3-662-62987-1

Krankenhausversorgungsverbesserungsgesetz – KHVVG

Kumar Sarella PN, Mangam VT (2024) AI-driven natural language processing in healthcare: transforming patient-provider communication. Ind J Pharm Pract 17(1):21–26. https://doi.org/10.5530/ijopp.17.1.4

Nagel L, Lycklama D (2021) Design principles for data spaces| Position Paper. https://doi.org/10.5281/zenodo.5105744

Petzold T, Böhland B (2022) MD-Sicht: Digitale Informationsübermittlung zwischen Krankenhäusern und Medizinischen Diensten. In Henke V, Hülsken G, Meier P.-M, Beß P-M (Hrsg) Digitalstrategie im Krankenhaus. Springer Fachmedien Wiesbaden, S 367–378. https://doi.org/10.1007/978-3-658-36226-3_26

Raghupathi W, Raghupathi V (2014) Big data analytics in healthcare: promise and potential. Health Inform Sci Syst 2(1):3. https://doi.org/10.1186/2047-2501-2-3

Tan X, Suo X, Li W, Bi L, Yao F (2025) Data visualization in healthcare and medicine: a survey. Vis Comput 41(5):3037–3058. https://doi.org/10.1007/s00371-024-03586-x

Torab-Miandoab A, Samad-Soltani T, Jodati A, Rezaei-Hachesu P (2023) Interoperability of heterogeneous health information systems: a systematic literature review. BMC Med Inform Decis Mak 23(1):18. https://doi.org/10.1186/s12911-023-02115-5

Wang, R. Y., & Strong, D. M. (1996). Beyond Accuracy: What Data Quality Means to Data Consumers. Journal of Management Information Systems, 12(4), 5–33. https://doi.org/10.1080/07421222.1996.11518099

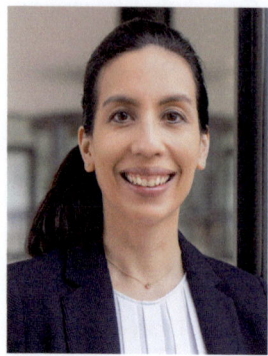

Dr. Viola Henke promovierte nach ihren Studien mit Abschlüssen in Business Economics (BA Hons) und als Diplom-Volkswirtin berufsbegleitend an der Westfälischen Wilhelms-Universität Münster (Lehrstuhl für Krankenhausmanagement) und erweiterte ihre Expertise im Bereich Public Health durch ein Studium mit dem Abschluss zum Master of Public Health (M.P.H.).

Ihre beruflichen Stationen umfassen u.a. Tätigkeiten als Projektmanagerin und Beraterin für Krankenhäuser und Unternehmen im Gesundheitswesen (Schwerpunkte: Krankenhausmanagement, Prozessmanagement und Gesundheitsökonomie) am Centrum für Krankenhausmanagement, Referentin im Bundesministerium für Gesundheit in der Geschäftsstelle des Sachverständigenrates zur Begutachtung der Entwicklung im Gesundheitswesen und Tätigkeiten bei der Pan American Health Organization (PAHO) und der World Health Organization (WHO). Seit 2014 begleitet sie bei der DMI GmbH & Co. KG die strategische Entwicklung auf Geschäfts-, Produkt- und Kundenebene. In diese bringt sie ihre Expertise aus den Bereichen Krankenhausmanagement, Prozessanalyse und Prozessorganisation sowie der elektronischen Archivierung medizinischer Dokumentation ein. Seit 2020 ist sie Mitglied der Geschäftsleitung in der DMI Unternehmensgruppe.

Dr. Viola Henke ist stellvertretende Vorstandsvorsitzende beim Bundesverband Gesundheits-IT (bvitg e. V.), Caretakerin für die Domäne Quality, Research & Public Health bei IHE Deutschland e.V. sowie Co-Lead für den Ausschuss Strategische Planung bei Sphinx e. V. – One Data Space for Health.

Zudem engagiert sie sich im Expertenkreis der gematik und ist Herausgeberin, Autorin und Dozentin zu Themen der digitalen Transformation im Gesundheitswesen.

Kontakt: viola.henke@dmi.de

Kliniken, Medizintechnik und Fachkräfte digital vernetzen

Wie moderne Plattformtechnologie das Gesundheitswesen effizienter und sicherer machen kann

Thomas Merz

Als Mitbegründer eines Tech-Startups im Medizinbereich erlebe ich tagtäglich, wo die größten Transformationshemmnisse liegen. Es gibt grundsätzliche Infrastrukturprobleme, die behoben werden müssen, damit eine wirksame Digitalisierung überhaupt greifen kann. Etwas vermeintlich Einfaches wie WLAN gibt es in vielen Krankenhäusern schlichtweg nicht, und wenn, dann oft nicht flächendeckend. Das heißt, es ist oftmals noch üblich, dass medizinisches Fachpersonal Klemmbretter mit ausgedruckten Befunden in der Interaktion mit den Patienten nutzt und dabei auf die Informationen der Papierdokumente beschränkt ist und wiederum Notizen nicht direkt digital erfasst werden.

Digitale Services haben es somit schwer, sich durchzusetzen. Dabei existieren bereits viele gute Lösungen, um den Klinikbetrieb moderner, sicherer und effizienter zu machen – nur sind die einzelnen Organisationen oft noch nicht so weit, diese bei sich umsetzen zu können. Ich habe Kliniken gesehen, die pro Station nur einen PC im Einsatz hatten. Gleichzeitig dürfen Mitarbeitende nicht ihr eigenes Handy oder ihren Tablet-PC mitbringen und dienstlich nutzen, das heißt, pragmatische Lösungen scheitern an den internen Regularien.

Angesichts der raschen technologischen Entwicklungen ist es aber unerlässlich, die Fachkräfte mit modernen digitalen Tools zu unterstützen, um den Patientensicherheitsstandard aufrechtzuerhalten und die Qualität der Versorgung sicherzustellen. Das zentrale

T. Merz (✉)
Geschäftsführer der Samedis.care GmbH, Ismaning, Deutschland
E-Mail: thomas@samedis.care

T. Petzold und B. Böhland (Hrsg.), *Adaptive Transformation des Gesundheitswesens*, https://doi.org/10.1007/978-3-662-71628-1_18

Anliegen dieses Kapitels ist es, zu zeigen, wie digitale Plattformtechnologie dazu beitragen kann, Fachkräfte und Kliniken nachhaltig zu entlasten. Eine zentrale Frage dabei lautet: Wie lassen sich Mensch und Maschine so miteinander vernetzen, dass sie sich gegenseitig ergänzen und bereichern? Technologien wie künstliche Intelligenz (KI), Robotik und vernetzte Medizingeräte eröffnen neue Möglichkeiten, die Versorgung zu verbessern und das Patientenwohl in den Mittelpunkt zu stellen. Gleichzeitig steigt der Bedarf, diese Technologien sicher, nachhaltig und nutzerzentriert zu gestalten. Es reicht nicht aus, Innovationen zu entwickeln – sie müssen Akzeptanz bei den Anwendern finden und Vertrauen schaffen.

1   Komplexe Administration

Ich möchte einen besonderen Fokus auf die in Kliniken eingesetzte Medizintechnik legen. Denn hierin liegt viel Potenzial in Bezug auf mehr Effizienz und Sicherheit – und damit meine ich sowohl Rechtssicherheit als auch Sicherheit für Patientinnen und Patienten. Bei den Sana Kliniken habe ich über 20 Jahre das Instandhaltungsmanagement in der Medizintechnik mitverantwortet. Davor war ich als Ingenieur bei MedTech-Herstellern beschäftigt.

In meiner beruflichen Laufbahn sind mir also aus unterschiedlichen Blickwinkeln Defizite aufgefallen. Eine Klinik hat es heutzutage mit einer starken Fragmentierung zu tun. Sie muss eine Vielzahl von Geräten managen – wir reden hier manchmal von mehreren tausend medizinischen Geräten, die von mehreren hundert Herstellern stammen können. Eine Teamleiterin muss nun dafür Sorge tragen, dass alle ihre Mitarbeitenden auf sämtlichen für sie relevanten Geräten geschult sind. Allein das zu organisieren, ist eine enorme Herausforderung. Sie muss die Schulungen planen, die Übersicht behalten – und das bei einer gewissen Personalfluktuation und dem Umstand, dass es Festangestellte gibt und Freiberufler beziehungsweise Belegärzte, die nur zum Operieren ins Krankenhaus kommen. Das Wissen muss dann auch so verinnerlicht werden, dass es immer abrufbar ist. Denn der Zugang dazu ist außerhalb der Schulungen oft schwierig, da sich die wenigen PCs als Quelle aktueller Informationen oft nicht direkt neben der Medizintechnik befinden.

Auf der anderen Seite enthalten viele Medizintechnikprodukte eine Software, die sich während des Lifecycles der Maschine verändert. Das heißt, hier müssen immer wieder neue Informationen an die Menschen kommen, die die Technik tagtäglich anwenden – dabei dürfen keine Fehler passieren. Zudem stehen regelmäßig Audits und Strukturprüfungen an, in denen alle regulatorischen Anforderungen nachgewiesen werden müssen.

2 Zusammenspiel von Mensch und Maschine

Unzureichend getestete oder fehleranfällige Geräte können die Patientensicherheit gefährden. Ein schlecht programmiertes System, das falsche Dosierungsempfehlungen ausgibt, kann fatale Folgen haben. Zudem können menschliche Fehler, etwa durch falsche Bedienung von Medizingeräten, schwerwiegende Konsequenzen haben. Auch das medizinische Fachpersonal möchte sich sicher fühlen. Wenn jemand das Ultraschallgerät nicht richtig bedienen kann, aber schnell feststellen muss, ob der Patient innere Blutungen hat oder nicht, dann ist das nicht nur für den Patienten ein Risiko, sondern auch eine wahnsinnige emotionale Belastung für den Behandler. Dann kommt noch der Aspekt hinzu, dass viele medizinische Geräte eine Software enthalten. Es kann schon mal vorkommen, dass eine Ärztin ganz eilig ein Beatmungsgerät benötigt. Sie schaltet es ein und muss feststellen, dass ein Software-Update geladen wurde. Das verunsichert, kostet wertvolle Zeit, und es kann sein, dass sich die Bedienung verändert hat. So etwas ist Stress pur, wenn es um Leben und Tod geht.

3 Plattformlösung für Medizintechnik

Die technische Infrastruktur in Kliniken und Gesundheitseinrichtungen ist oft fragmentiert. Unterschiedliche Systeme kommunizieren nicht miteinander, und es fehlen einheitliche Standards für den Datenaustausch. Dies behindert nicht nur die effiziente Versorgung, sondern auch die Einführung innovativer Technologien. Außerdem ist die IT-Landschaft im Gesundheitswesen oft geprägt von Insellösungen. Krankenhäuser, Arztpraxen und andere Akteure nutzen verschiedene Systeme, die oft nicht miteinander kompatibel sind. Diese fehlende Interoperabilität behindert den Datenaustausch, verlangsamt Prozesse und erhöht die Fehleranfälligkeit. Viele Ärztinnen und Ärzte stehen neuen Technologien zudem skeptisch gegenüber – sei es aus Angst vor Kontrollverlust oder wegen schlechter Erfahrungen mit unzuverlässigen Systemen. Die bisher genutzten Softwarelösungen sind häufig aus einem organisationszentrierten Ansatz entstanden. So wurden Datenbanken und Systeme geschaffen, die betriebswirtschaftliche und regulatorische Vorgaben erfüllen, aber nicht die Personen in den Mittelpunkt stellen, die im Arbeitsalltag die notwendigen Daten erfassen müssen.

Browser-gestützte Plattformlösungen können hier schnell Abhilfe schaffen und die Einführung digitaler Service vereinfachen.

Zusammen mit meinem Co-Founder Yves Rausch habe ich Samedis.care entwickelt – eine Plattform, die den Anwendern und Verantwortlichen für Medizintechnik aktuelle und verlässliche Informationen bereitstellt und ihnen das Leben erleichtert, indem sie eine bessere Übersicht verschafft. Unsere Plattform hätte beispielsweise schon im Vorfeld gewusst, dass beim Beatmungsgerät ein Update ansteht und die Betreffenden rechtzeitig darüber informiert. Das schützt die Anwenderinnen und Anwender vor bösen Überraschungen.

Eine Plattform wie Samedis.care unterstützt das medizinische Fachpersonal im ersten Schritt bei der Organisation und Dokumentation von Geräteeinweisungen und bietet zudem die Möglichkeit zur Hinterlegung interaktiver Schulungen. Mit einer entsprechend KI-gestützten Anfragenfunktion lässt sich in Verbindung mit den Gebrauchsinformationen der Hersteller ein digitaler Medizintechnikassistent realisieren. Dadurch lassen sich Wissensdefizite minimieren und sicherstellen, dass alle Mitarbeitenden stets aktuelle und relevante Informationen zur sicheren Anwendung von Medizintechnik erhalten. Kliniken können so ihre gesamte Medizintechnik digital managen und die Behandlungsqualität optimieren.

Digitale Services für Fachkräfte im Gesundheitswesen

* Ökosystem für Interoperabilität und prozessoptimierte Service-Experience

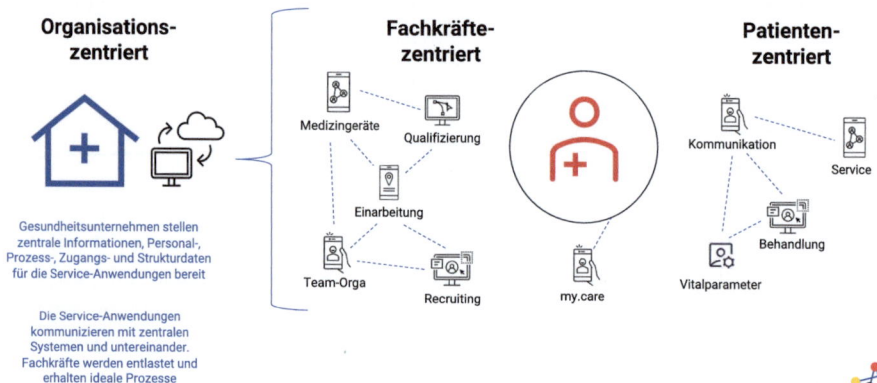

Ziel ist die Schaffung eines kompletten Ökosystems im Gesundheitswesen. Mit einer Plattform wie Samedis.care lassen sich sämtliche medizintechnischen Geräte einer Klinik via QR-Code digital erfassen und inventarisieren – und zwar ohne dass besondere IT-Kenntnisse nötig sind. Daraus ergeben sich folgende Vorteile:

- Die Verantwortlichen für Medizintechnik haben jederzeit Zugriff auf alle relevanten Informationen, die Hersteller sind von vornherein involviert und teilen ihre Daten mit der Plattform und damit auch mit der jeweiligen Klinik.
- Geräteeinweisungen des medizinischen Personals lassen sich digital planen, durchführen und dokumentieren. Vorgeschriebene Nachweise lassen sich bei Audits einfach per Mausklick anzeigen.
- Die Klinikleitung behält den wirtschaftlichen und organisatorischen Überblick, denn die Plattform kann Informationen zur Nutzung erfassen und mit weiteren Daten der Klinik in Verbindung bringen. So zeigt sich, ob Geräte adäquat eingesetzt werden. Schließlich kann es sein, dass mehrere Geräte für denselben Zweck vorhanden sind, aber einige unproduktiv und damit überflüssig sind.

- Die Plattformlösung bietet die Möglichkeit, papierlos Statusmeldungen weiterzuleiten, um alle Personen innerhalb der Klinik über den Gerätestatus oder auch -standort zu informieren, der es betrifft.
- Auch in Sachen Maintenance kann eine Plattformlösung nützlich sein, denn in einer solchen Plattform sind auch sämtliche Service-Infos hinterlegt. Wiederkehrende Schäden, die eventuell durch falsche Bedienung auftreten, lassen sich leicht ermitteln. Hierüber können die Verantwortlichen auch immer wieder die Schulungen optimieren.
- Selbst für die MedTech-Hersteller ergeben sich Vorteile, denn sie können – sofern es die Anwender unterstützen – Informationen zur Anwendbarkeit ihrer Geräte gewinnen, aus denen sie wichtige Rückschlüsse für die Weiterentwicklung der Produkte oder die Notwendigkeit besserer Schulungsmaterialen ziehen können.
- Sollte es zu Rückrufen seitens der Industrie kommen, könnte dies über eine Plattformlösung viel zielgerichteter erfolgen. Die Hersteller wissen in der Regel nicht genau, wo welche Geräte im Einsatz sind, und den verantwortlichen Medizinprodukte-Sicherheitsbeauftragten in den Kliniken fällt es oft schwer, zu ermitteln, welche Personen die betroffenen Geräte anwenden.

Der große Gewinn einer umfassenden Vernetzung liegt also auch in einem großen Effizienz- und Sicherheitsgewinn. Die Technikverantwortlichen sparen Verwaltungsaufwand und gewinnen damit Zeit für wichtigere Aufgaben. Zudem bekommen sie ein praktisch unbegrenzt nutzbares Datengeschenk, denn durch eine Cloud-basierte Lösung, in der alles zusammenläuft, ergeben sich viele Auswertungsmöglichkeiten, die auch dem Qualitätsmanagement zugutekommen: Wie alt ist mein Gerätepool, was tue ich damit? Wann sollte ich in neue Geräte investieren? Welche Wartungszyklen muss ich beachten? Wo bestehen noch Defizite bei Schulungen?

4   Schneller Zugriff auf technisches Wissen

MedTech Service Experience

* Digitale Geräte-Trainings: situativer Schulungs-Assistent

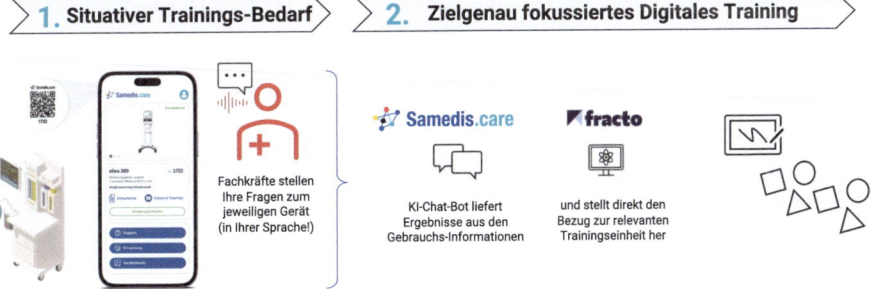

Mit dem Ansatz digitaler Service-Apps werden die Fachkräfte und deren Alltagsprozesse in den Mittelpunkt gestellt. Ziel ist es, die Fachkräfte in ihren Tätigkeiten zu unterstützen und zu entlasten und genau die Informationen zu dem Zeitpunkt bereitzustellen, wann und wo sie gebraucht werden. Die neue Generation von Fachkräften ist häufig technologieaffin und daran gewöhnt, digitale Tools in der Arbeit zu nutzen. Sie erwartet eine kontinuierliche Verfügbarkeit von Informationen, ist aber oftmals nicht ausreichend auf die eigenständige Anwendung und das Management komplexer Medizintechnikprodukte vorbereitet. Dies kann zu Unsicherheiten und Fehlern bei der Nutzung führen, wenn das notwendige Wissen nicht systematisch und kontinuierlich vermittelt wird. Das ist enorm wichtig, wenn man bedenkt, dass nach statistischen Auswertungen der Versicherungen insbesondere in den chirurgischen Fächern mit über 50 % ein Großteil der Fehlbehandlungen auftritt und davon auszugehen ist, dass davon wiederum ein erheblicher Anteil auf Bedienfehler oder technologische Risiken zurückzuführen ist.

Genau hier setzt unsere Plattformlösung an. Mit my.samedis.care haben wir eine Portallösung geschaffen, die weltweit für Fachkräfte kostenfrei zur Verfügung steht und auch auf dem privaten Handy der Mitarbeitenden laufen kann. Dies ermöglicht eine persönliche Übersicht aller Schulungen, die schon absolviert worden sind oder noch anstehen. Gleichzeitig leistet das Portal gewissermaßen „Erste Hilfe" bei einem spontanen Informationsbedarf. Da der Stations-PC nicht immer verfügbar ist, ergibt es Sinn, den Wissenszugang für medizinische Geräte immer dabei zu haben, denn irgendwann tritt in der Praxis ein Anwendungsfall auf, der selten ist und der vielleicht in der Basisschulung nur am Rande erwähnt worden ist. Folgende Vorteile bietet eine solche Fachkräfte-App im Medizinbereich:

- Kliniken in Deutschland beschäftigen Ärztinnen und Ärzte sowie Pflegekräfte aus dem Ausland. Eine Lösung wie my.samedis.care hilft dabei, sprachliche Hürden zu überwinden, denn die Geräte- und Schulungsinfos können in allen wichtigen Landessprachen zur Verfügung gestellt werden.
- User können sich ganz leicht ein Profil anlegen und alle Geräte registrieren, für die sie verantwortlich sind. Dann bekommen sie automatisch anlassbezogene Meldungen, die sich personalisieren lassen – das können auch neue rechtliche Anforderungen sein.
- Wissen ist immer und überall zugänglich, denn über die App können die Fachkräfte auch von unterwegs auf ihre Schulungs- und Geräteinfos zugreifen. Sich jederzeit über alle Features von Geräten informieren zu können, hilft dabei, sich sicher zu fühlen.
- Über eine Funktion zum Teilen der vorhandenen Geräteeinweisungen mit einer oder mehreren Kliniken lassen sich schnell Lücken feststellen und entsprechende Geräteeinweisungen und Schulungen organisieren.

Eine digitale Plattformlösung hilft also nicht nur den Kliniken beim effizienten und rechtssicheren Management, sondern sie hilft auch den Fachkräften im sicheren Umgang mit medizinischen Geräten. Außerdem sparen sie wertvolle Zeit, wenn es darum geht, schnell an wichtige Infos über neue oder veränderte Funktionen zu kommen.

5 Ausblick auf die digitale Zukunft

Was Samedis.care jetzt schon für das Zusammenspiel aus Klinik, MedTech-Herstellern und medizinischen Fachkräften bewirkt, lässt sich im Prinzip beliebig weiterdenken. Schließlich ist die Unmittelbarkeit in Bezug auf den Informationsaustausch auch in anderen Healthcare-Bereichen sinnvoll.

So würde eine Plattformlösung beispielsweise auch bei Implantaten hilfreich sein. Wenn etwa der Hersteller eines Herzschrittmachers einen grundlegenden Fehler entdeckt hat, müssen die betroffenen Patientinnen und Patienten selbstverständlich darüber informiert werden. Gesetzlich vorgeschrieben ist momentan, dass der Hersteller eine solche Risikomeldung per Einschreiben an den Leistungserbringer verschickt – also klassisch per Post. Die Behörden können bei schwerwiegenden Vorkommnissen auch eine öffentliche Kommunikation anordnen, aber der Weg zum betroffenen Menschen kann momentan mühsam sein. Denn der Leistungserbringer muss diesen erst ausfindig machen und kontaktieren. Falls keine aktuelle Anschrift vorliegt, könnte diese eventuell lebenswichtige Information auf der Strecke bleiben.

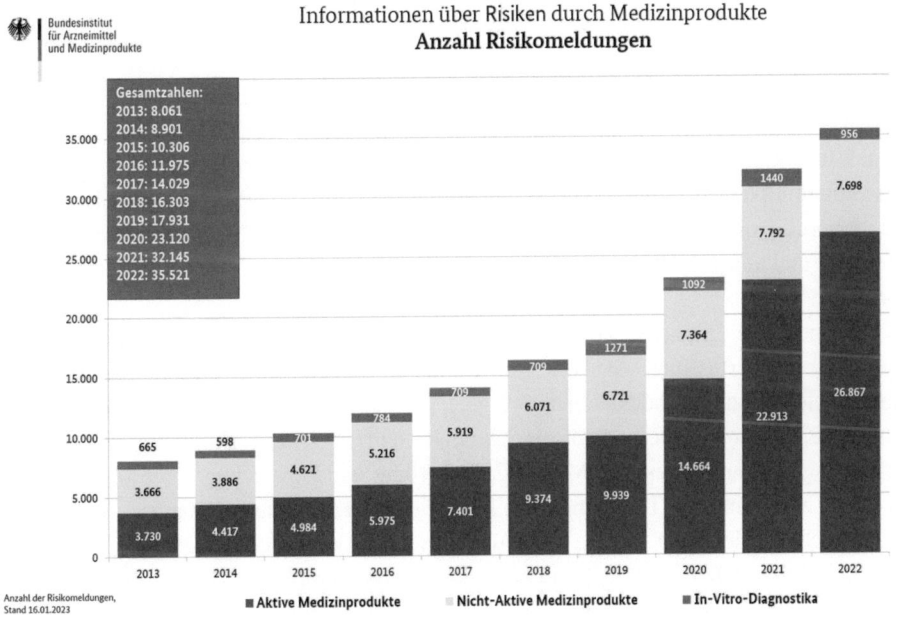

Warum also nicht alles digital aufsetzen? Die Medizintechnikhersteller könnten solche Informationen über eine universelle Medizinplattform bereitstellen, und die Patienten oder deren Angehörige registrieren das Implantat in einer Smartphone-App von ihrer Krankenkasse, die wiederum an die Medizinplattform angedockt ist. Auf diese Weise würden Risikomeldungen unmittelbar auf dem Handy der Betroffenen auftauchen – diese digitale Übermittlung wäre deutlich schneller und verlässlicher. Hersteller wiederum könnten ihre Prozesse verschlanken und würden im Zweifel auch ihr Haftungsrisiko entscheidend senken.

Das funktioniert natürlich auch in die andere Richtung. Allein in Deutschland haben wir es laut dem Bundesinstitut für Arzneimittel und Medizinprodukte (BfArM) mit über 46.000 Risikomeldungen pro Jahr im Bereich Medizintechnik zu tun – Tendenz steigend. Bestimmte Störungen bzw. Fehlfunktionen davon sind beim BfArM meldepflichtig. Solche Vorkommnisse lassen sich zwar über ein Onlineportal bei der Behörde melden (siehe bfarm.de), allerdings läuft der anschließende Informationsfluss hier nicht optimal oder nicht so effizient, wie er sein könnte. Schließlich erfolgen momentan auch parallele Meldungen an die Hersteller, die sich wiederum schwer den behördlichen Vorgängen und Bewertungen zuordnen lassen. Alle weiteren Schritte sind nicht für alle Beteiligten transparent.

Wichtig und sinnvoll wäre meiner Meinung nach eine durchgehende digitale Prozesskette, die alle beteiligten Player gleichwertig involviert. Dann wären Hersteller, Kliniken und das Fachpersonal immer auf dem neuesten Stand und könnten schneller auf Vorkommnisse reagieren – dieses Vorgehen könnte eventuelle Schäden rechtzeitig begrenzen.

6   Neue Transformationsstufe mit „Smart Regulation"

Tatsächlich gibt es einen vielversprechenden Ansatz, der diese Vision Wirklichkeit werden lassen könnte. Noch in diesem Jahr (2025) will eine Initiative von MedTech-Herstellern und Klinikbetreibern die Machbarkeit eines gezielten Digitalisierungsprojekts im Bereich „Vorkommnisse und Wissen bei Medizinprodukten" prüfen. Die Automatisierung und Optimierung dieser Prozesse würde Unternehmen entlasten, Sicherheitsstandards verbessern und dazu führen, dass sich regulatorische Anforderungen effizienter erfüllen lassen.

Die geplante „Smart Regulation"-Plattform soll eine intelligente, digitale Unterstützung für die Erfassung, Analyse und Weiterverarbeitung von Vorkommnismeldungen im Bereich Medizinprodukte bieten. Dabei soll sie als zentrale Schnittstelle zwischen Industrie, Behörden, Gesundheitseinrichtungen und Forschungseinrichtungen fungieren, um den gesamten Prozess der Meldung, Bewertung und Umsetzung von Sicherheitsmaßnahmen zu optimieren. Diese Initiative könnte dazu führen, dass regulatorische Vorgaben einen echten Mehrwert bieten, weil alle Player davon profitieren würden: Auf Seiten der Industrie, Behörden und Einrichtungen können somit neue Datenströme entstehen, die auch an Patientenplattformen angedockt werden können und zu einer durchgängigen digitalen Prozesskommunikation führen. Zu den Unterstützern dieses Projekts zählen Firmen wie Dräger, dkhealth, Schmitz Medical und die Sana Kliniken AG. Folgende Vorteile würde eine solche Plattform liefern:

- **Regulatorische Prozesse optimieren**, ohne deren Sicherheit und Effektivität zu gefährden: Die Plattform würde die digitale Erfassung und Analyse von Vorkommnissen unterstützen, sodass regulatorische Vorgaben effizient umgesetzt werden können.

Zudem könnte sie Prozesse zur Validierung, Bewertung und Nachverfolgung von Vorkommnissen beschleunigen und vereinheitlichen.

- **Verwaltungsanforderungen effizienter gestalten**, um die Innovationsfähigkeit der Industrie zu stärken: Die Plattform reduziert die Last von Verwaltungsanforderungen durch strukturierte, digitale und standardisierte Meldeprozesse, wodurch Unternehmen schneller auf regulatorische Anforderungen reagieren können. Hersteller erhalten gezielte Rückmeldungen aus der Datenanalyse, um potenzielle Risiken frühzeitig zu identifizieren und Produktinnovationen zu fördern.
- **Sicherheitsmaßnahmen verbessern**, indem relevante Daten schneller und strukturierter verarbeitet werden: Die Plattform unterstützt die Analyse von Vorkommnismeldungen in Echtzeit und kann diese zum Beispiel mit internationalen Sicherheitsdatenbanken abgleichen. Behörden und Hersteller erhalten frühzeitig Warnungen, falls sich sicherheitskritische Häufungen oder Probleme mit bestimmten Medizinprodukten abzeichnen. Ein intelligentes Frühwarnsystem unterstützt die schnelle Umsetzung von Sicherheitsmaßnahmen, bevor schwerwiegende Zwischenfälle auftreten.
- **Den Austausch zwischen Industrie, Behörden und Gesundheitsdienstleistern vereinfachen**, um eine kontinuierliche Verbesserung der Medizinprodukte zu ermöglichen: Die Plattform ermöglicht eine direkte und sichere Kommunikation zwischen Herstellern, Regulierungsbehörden, Krankenhäusern, Ärztinnen und Ärzten sowie Forschungseinrichtungen.

Durch die intelligente Vernetzung aller relevanten Akteure trägt die Plattform dazu bei, die Patientensicherheit zu erhöhen, regulatorische Prozesse zu verbessern und den Innovationsstandort Deutschland im Bereich der Medizintechnik zu stärken. Die Plattform basiert auf einer digitalen Infrastruktur mit der Option zur Echtzeit-Datenverarbeitung, offenem Austausch und direkter Kommunikation zwischen den Akteuren und Schnittstellen zur KI-gestützten Analyse. Zudem könnte eine solche Plattform eingehende Meldungen mit den regulatorischen Vorgaben der MDR (Medical Device Regulation) und EUDAMED abgleichen. Verdächtige Häufungen oder Muster würden automatisch an Hersteller und Behörden weitergeleitet, sodass Sicherheitsmaßnahmen schneller eingeleitet werden können. Auch ein Abgleich mit EUDAMED (European Database on Medical Devices) und globalen Meldesystemen wäre denkbar, um Trends international zu verfolgen. In jedem Fall liegen in dieser Initiative großartige Chancen, den Healthcare-Bereich auf ein völlig neues Technologielevel zu heben und so ganz neue Potenziale zu erschließen.

7 Wissenschaftlicher Transfer

Durch wissenschaftliche Programme und die Zusammenarbeit mit kollaborierenden MedTech-Herstellern entstehen erste Standards, wie z. B. die IEEE 11.073 Service-oriented Device Connectivity (SDC), die ein Kommunikationsprotokoll für die herstellerübergreifende Geräte-zu-Geräte-Kommunikation definiert. Das Innovationszentrum für Computerassistierte Chirurgie (ICCAS) entwickelt als interdisziplinäres Institut und Forschungszentrum an der Medizinischen Fakultät der Universität Leipzig digitale Technologien für zukünftige klinische Anwendungen. Mit einem internationalen Team aus Wissenschaftlern wird an der Schnittstelle zwischen Innovation und Anwendung gearbeitet. Ziel ist es, Diagnosen, Therapieentscheidungen und operative Eingriffe zu verbessern und damit die Versorgung und die Arbeitsabläufe im Gesundheitswesen zu optimieren.

Weitere „Medical Technology"-Institute, wie die TUDelft in den Niederlanden, beschäftigen sich mit nachhaltigen Schulungskonzepten zur Verbesserung der Gesundheitsversorgung und Anwendung moderner Technologien in Schwellen- und Entwicklungsländern. Die Bandbreite der wissenschaftlichen Arbeiten im Bereich technologieassistierter Systeme reicht demnach von der Vermittlung der Basiskenntnisse bis hin zu hybriden Welten, in denen die Maschinen-zu-Maschinen- wie auch die Mensch-zu-Maschinen-Kommunikation erforscht und erprobt wird.

Es entstehen zudem viele innovative Projekte, die mit unterschiedlichen Zielsetzungen einen Beitrag zur sicheren Vernetzung und zum Informationsaustausch unter Fachkräften, Gesundheitseinrichtungen und Patienten leisten. Das Health-X dataLOFT ist ein so genannter „Datenraum", also eine digitale Plattform, auf der in diesem Fall Gesundheitsdaten sicher aufbewahrt werden. An dieser Digitalisierungsinitiative war zum Beispiel die Bundesdruckerei mit ihrem breiten IT-Security-Know-how maßgeblich beteiligt. Hier können Bürgerinnen und Bürger aus Deutschland ihre Gesundheitsdaten mit medizinischen Einrichtungen oder auch Forschungsinstituten teilen. Eine ausgeklügelte Identitätslösung sichert die Daten ab – das heißt, es lässt sich regeln, wer welche Daten einsehen darf. Health-X könnte die rechtssichere Vernetzung im Gesundheitswesen beschleunigen und auch das Vertrauen darin stärken. Plattformen wie Samedis.care, aber auch andere Digitalisierungsprojekte, könnten hier andocken. Letztlich dürften alle Initiativen, die das Gesundheitssystem transformieren wollen, von diesen staatlich geförderten Projekten profitieren.

8   Fazit

Digitalisierung wird kommen – schon allein aus Effizienz- und Kostengründen. Jetzt geht es darum, die Prozesse zu gestalten und eine möglichst gute Digitalisierung zu schaffen, damit Fachkräfte und Patienten einen echten Nutzen und Mehrwert erfahren.

Der große Vorteil für die Zukunft liegt darin, dass ein standardisierter Datenaustausch und die Kommunikation mit anderen Plattformen und spezialisierten Lösungen möglich sind und jetzt schon Mehrwerte liefern. Dieser Effekt wird zunehmen, wenn nur genug Healthcare-Player mitmachen und sich dabei absprechen. Ein gemeinsames Vorgehen hilft dem Gesundheitswesen und allen Dienstleistern, die die nötigen Services erbringen.

Auch der Blick über Staatsgrenzen ist hierbei ganz wichtig. Samedis.care ist bereits in mehreren Ländern aktiv, denn das Gesundheitswesen ist weltweit vernetzt, somit sind international einheitliche Standards und Lösungen entscheidend, um die Chancen der Digitalisierung im Gesundheitswesen richtig zu nutzen.

Um schnell voranzukommen, ist ein Umdenken bei der Softwareauswahl nötig. Statt der herkömmlichen monolithischen Architektur brauchen wir Software, die aus kleinen unabhängigen Komponenten oder Services besteht – und damit agiler und flexibler wird. In einem Ökosystem von Microservices entsteht ein Wettbewerb der Best-of-Breed-Lösungen, die unabhängig von einem Softwareanbieter herstellerübergreifend genutzt werden können. Dadurch ändert sich auch der Prozess zur Einführung von Software. Was bisher eine reine Domäne der IT-Fachkräfte bei Auswahl, Bewertung, Installation, Betreuung war, wird zunehmend eine Teamleistung von Personen, die in den medizinischen Einrichtungen tatsächlich für die Alltagsprozesse zuständig sind.

Die Einführung und Nutzung von Plattformen gewinnt zunehmend an Bedeutung, und das Management – in Bezug auf Qualitätsmanagement, Prozesse, Digitalisierung und Change – ist primär gefordert, die neuen Funktionalitäten zu konfigurieren und alle beteiligten User in die Systeme einzuführen.

Wichtig ist ebenso, Daten, Technik und Menschen sinnvoll miteinander zu vernetzen. Dies erfordert nicht nur die Bereitstellung von Technologien, sondern auch die Integration dieser Technologien in den Arbeitsalltag der Fachkräfte. Nur durch die richtige Kombination aus menschlichem Fachwissen und technischer Unterstützung lässt sich eine sichere, effiziente und zukunftsfähige Patientenversorgung gewährleisten. Über eine verantwortungsvolle Gestaltung der Mensch-Maschine-Interaktion kann das Gesundheitswesen adaptiv, resilient und zukunftsfähig werden. Dafür lohnt es sich, weiter einzustehen.

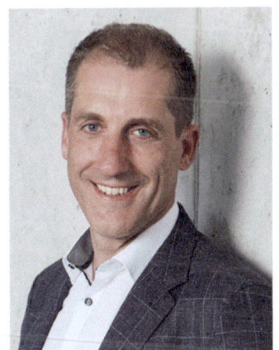

Thomas Merz Der Diplom-Ingenieur für Medizintechnik ist Co-Founder und Geschäftsführer der Samedis.care GmbH, die eine innovative Plattform für das digitale Management von medizinischen Geräten und zugehörigen Schulungen betreibt. Davor hat Thomas Merz mehr als 20 Jahre in der Unternehmensentwicklung der Sana Kliniken sowie als Entwicklungsingenieur bei der B. Braun Gruppe gearbeitet.

https://www.samedis.care

Digitale Identität im Gesundheitswesen

Fundament für ein sicheres, vernetztes und nutzerzentriertes Gesundheitssystem

Eberhard Scheuer

Zusammenfassung

Digitale Identitäten sind im Gesundheitswesen unverzichtbar, um Personen und Organisationen zuverlässig zuzuordnen und Zugriffsrechte zu steuern. Moderne Konzepte wie Decentralized Identifiers (DIDs) und Verifiable Credentials (VCs) stärken dabei die Datenhoheit, indem Nutzerinnen und Nutzer selbst entscheiden, welche persönlichen Informationen sie weitergeben. KI-gestützte Verfahren, etwa für die Anomalieerkennung und biometrische Authentifizierung, steigern zusätzlich die Sicherheit. Staatlich anerkannte digitale Identitätsnachweise, beispielsweise als Digital Wallets, fördern Interoperabilität und beschleunigen Prozesse. Anwendungen wie das EU Digital Identity Wallet oder Estlands E-Government zeigen bereits, wie effiziente, sichere Anwendungen aussehen können. Trotz rechtlicher und organisatorischer Hürden bieten dezentrale, interoperable und KI-unterstützte Lösungen ein großes Potenzial, um Qualität, Sicherheit und Zugänglichkeit im Gesundheitswesen zu verbessern und neue, innovative Dienste zu ermöglichen.

1 Einleitung

Die fortschreitende Digitalisierung beeinflusst nahezu alle Bereiche des modernen Lebens, und das Gesundheitswesen bildet hier keine Ausnahme. Von elektronischen Patientenakten über Gesundheits-Apps bis hin zu telemedizinischen Dienstleistungen hat sich die Art und Weise, wie medizinische Versorgung bereitgestellt und in Anspruch genommen wird,

E. Scheuer (✉)
dHealth Network, Zürich, Schweiz
E-Mail: es@dhealth.com

T. Petzold und B. Böhland (Hrsg.), *Adaptive Transformation des Gesundheitswesens*,
https://doi.org/10.1007/978-3-662-71628-1_19

in den letzten Jahren rasant weiterentwickelt. Eine zentrale Herausforderung in diesem digitalen Umfeld ist die eindeutige und verlässliche Identifikation von Individuen und Organisationen. Anders gesagt: Wie können wir sicherstellen, dass die richtige Person auf die richtigen Daten oder medizinischen Dienstleistungen zugreift?

Digitale Identitäten bieten Antworten auf diese Fragen. Eine digitale Identität ist eine Abbildung der Merkmale oder Attribute einer Person oder Organisation in elektronischer Form, mit deren Hilfe eine eindeutige Zuordnung und Authentifizierung erfolgen kann. Im Gesundheitswesen spielen digitale Identitäten eine Schlüsselrolle, um beispielsweise elektronische Gesundheitsdaten sicher zu verwalten, Behandlungsprozesse zu optimieren und Datenschutzvorgaben einzuhalten. Zudem bilden sie die Grundlage für neue, innovative Lösungen, wie etwa Decentralized Identifiers (DIDs) und Verifiable Credentials (VCs), die eine dezentralisierte und damit noch sicherere Identitätsverwaltung ermöglichen.

2 Grundlagen digitaler Identitäten

2.1 Was ist eine digitale Identität?

Eine digitale Identität besteht aus einer Sammlung von Attributen, die genutzt werden, um eine Person, eine Organisation oder ein Gerät in digitalen Systemen eindeutig zu identifizieren. Im Kontext des Gesundheitswesens können diese Attribute zum Beispiel der Name, das Geburtsdatum oder eine eindeutige Patienten-ID sein. Wichtig ist, dass diese Identitätsattribute eindeutig, zuverlässig und möglichst fälschungssicher sind.

2.2 Rolle digitaler Identitäten im Gesundheitswesen

Digitale Identitäten sind in nahezu allen Bereichen des Gesundheitswesens relevant:

- **Authentifizierung (Identitätsprüfung)**
  Bevor medizinisches Personal oder Patienten auf sensible Daten zugreifen, müssen sie sich als berechtigte Personen authentifizieren. Digitale Identitäten ermöglichen hier eine schnelle und sichere Überprüfung.
- **Autorisierung (Zugriffsrechte)**
  Auf Basis der digitalen Identität werden Zugriffsrechte definiert. So kann beispielsweise eine Ärztin bestimmte medizinische Dokumente einsehen, während eine medizinische Assistentin nur eingeschränkte Leserechte besitzt.

- **Datensicherheit und Datenschutz**
  Durch geeignete Authentifizierungs- und Autorisierungsmechanismen wird sichergestellt, dass nur befugte Personen oder Systeme Zugang zu sensiblen Gesundheitsdaten
  erhalten. Somit tragen digitale Identitäten erheblich zur Umsetzung von Datenschutz-
  anforderungen bei.

2.3   Identitätsattribute und Identitätslebenszyklus

Ein Identitätsattribut kann sowohl statisch (z. B. Geburtsdatum) als auch dynamisch
(z. B. Aufenthaltsort) sein. Je nach Anwendungsfall variieren die Anforderungen an
die Aktualität, Genauigkeit und Vertraulichkeit dieser Attribute. Auch der Lebenszyklus
einer digitalen Identität – von der Erstellung über die Verwaltung bis hin zur eventuellen
Deaktivierung – sollte klar definiert und gesteuert sein. Dieser Prozess beinhaltet unter
anderem:

1. **Registrierung** (Identität anlegen)
2. **Aktualisierung** (Änderung von Attributen)
3. **Nutzung** (Authentisierung, Autorisierung)
4. **Entzug** (Deaktivierung bzw. Löschung)

Durch einen strukturierten Lebenszyklus können Missbrauch und Sicherheitslücken
minimiert werden.

3   Sicherheit und Datenschutz

Die Themen Sicherheit und Datenschutz sind im Gesundheitsbereich von herausragender
Bedeutung. Gesundheitsdaten zählen zu den sensibelsten personenbezogenen Informationen und genießen daher in vielen Ländern besonderen gesetzlichen Schutz. Digitale
Identitäten sollen gewährleisten, dass nur berechtigte Personen oder Organisationen auf
diese Daten zugreifen können.

3.1   Vertraulichkeit und Integrität

Vertraulichkeit bedeutet, dass unbefugte Dritte keinen Zugriff auf sensible Daten haben
dürfen. **Integrität** wiederum bezeichnet die Korrektheit und Vollständigkeit der Daten.
Um Vertraulichkeit und Integrität zu gewährleisten, kommen verschiedene technische und
organisatorische Maßnahmen zum Einsatz:

- **Verschlüsselungstechnologien**
  Daten werden während der Übertragung (z. B. durch TLS) und in Ruhe (z. B. durch Festplattenverschlüsselung) verschlüsselt. So bleibt der Inhalt selbst dann geschützt, wenn es zu einem unbefugten Zugriff kommt.
- **Sichere Kommunikationsprotokolle**
  Protokolle wie HTTPS bzw. TLS stellen sicher, dass Daten auf dem Transportweg nicht von Unbefugten eingesehen oder manipuliert werden können.
- **Mehrstufige Authentifizierungsverfahren (MFA)**
  Neben Passwörtern können zusätzliche Faktoren (z. B. Einmal-Codes, Biometrie) gefordert werden, um die Sicherheit zu erhöhen. Dies reduziert das Risiko von Identitätsdiebstahl erheblich.

3.2 Gesetzliche Anforderungen

Gesetzliche Anforderungen variieren je nach Land, jedoch existieren internationale Regelwerke, die teils global gelten oder als Best Practice herangezogen werden. In Europa spielt die Datenschutz-Grundverordnung (DSGVO) eine übergeordnete Rolle (Europäische Union 2016). Sie definiert Grundsätze zur Verarbeitung personenbezogener Daten und räumt den betroffenen Personen weitreichende Rechte ein.

Im deutschen Kontext sind zusätzlich das Bundesdatenschutzgesetz (BDSG) sowie verschiedene landes- und sektorspezifische Regelungen zu beachten, z. B. Landesdatenschutzgesetze oder die Krankenhausgesetze der Bundesländer (Bundesrepublik Deutschland 2017).

Standards wie ISO/IEC 27001 geben Organisationen Leitlinien für ein Informationssicherheits-Managementsystem (ISMS) vor, das auch den Umgang mit digitalen Identitäten umfasst (International Organization for Standardization 2013). Die Einhaltung solcher Standards ist oft Voraussetzung für Zertifizierungen und wird insbesondere im Gesundheitssektor als Qualitätsmerkmal betrachtet.

4   Technologien und Standards

4.1   Identitätsmanagement-Systeme

Ein Identitätsmanagement-System (Identity and Access Management, IAM) koordiniert die Vergabe und Verwaltung digitaler Identitäten innerhalb einer Organisation oder eines Netzwerks. Im Gesundheitswesen können zentrale oder föderierte Modelle zum Einsatz kommen. Wichtige Konzepte umfassen:

- **Single Sign-On (SSO)**

Einmalige Authentifizierung ermöglicht den Zugriff auf mehrere Dienste. Nutzerfreundlichkeit und Effizienz steigen, da sich Nutzer nicht mehrfach anmelden müssen.

- **Public Key Infrastructure (PKI)**
  PKI basiert auf digitalen Zertifikaten und Schlüsselpaaren (privat und öffentlich). Sie ermöglicht eine manipulationssichere Verifizierung der Identität, insbesondere im elektronischen Datenaustausch.
- **OAuth 2.0 und OpenID Connect**
  Diese Protokolle ermöglichen eine standardisierte Autorisierung und Authentisierung für Webanwendungen. Sie sind in zahlreichen Gesundheits-Apps und Portalen im Einsatz.

4.2   Standardisierte Schnittstellen

Im Gesundheitswesen existiert eine Vielzahl standardisierter Schnittstellen, die den Austausch von Informationen ermöglichen. Digitale Identitäten müssen in diese Standards integriert werden, um eine reibungslose Interoperabilität sicherzustellen:

- **Health Level Seven (HL7) – FHIR**
  Ein weit verbreiteter Standard für den Austausch klinischer Daten. In der HL7 FHIR-Spezifikation (Fast Healthcare Interoperability Resources) spielen Sicherheits- und Identitätsaspekte eine zentrale Rolle (HL7 International 2021). FHIR ermöglicht die modularisierte und vergleichsweise einfache Entwicklung interoperabler Gesundheitsanwendungen.
- **Integrating the Healthcare Enterprise (IHE)**
  IHE definiert Profile und Integrationsszenarien, um Interoperabilität im Gesundheitswesen zu fördern. Einige dieser Profile befassen sich explizit mit Authentifizierung und Autorisierung (z. B. IHE-Profil „XUA").

4.3   Blockchain-Technologien

Die Blockchain-Technologie bietet durch ihre dezentrale Struktur und die inhärente Manipulationssicherheit interessante Einsatzmöglichkeiten im Identitätsmanagement. Daten werden in Blöcken gespeichert, die kryptografisch miteinander verkettet sind. Dadurch wird eine nachträgliche Änderung nahezu unmöglich, ohne die gesamte Kette zu beeinflussen. Auch wenn die Blockchain-Technologie im Gesundheitswesen noch in den Anfängen steckt, zeigen erste Projekte und Studien, dass sie sich eignet für:

- **Verifizierte, unveränderbare Transaktionshistorien**

- **Dezentrale Identitätsverwaltung**
- **Robuste Sicherheitsmechanismen**

Ein Beispiel hierfür sind die in Kap. 5 vorgestellten Decentralized Identifiers (DID) und Verifiable Credentials (VC), die auf einer dezentralen Infrastruktur aufbauen können.

5 Decentralized Identifiers (DID) und Verifiable Credentials (VC)

Decentralized Identifiers (DID) und Verifiable Credentials (VC) sind Konzepte, die die traditionelle, zentral verwaltete Identitätsinfrastruktur um eine dezentrale, nutzerzentrierte Komponente erweitern (W3C 2022, 2025). Diese Ideen sind eng mit dem sogenannten Self-Sovereign-Identity-(SSI-)Ansatz verbunden, bei dem Individuen oder Organisationen die volle Kontrolle über ihre Identitätsattribute behalten.

5.1 Decentralized Identifiers (DID)

Ein DID ist ein eindeutiger Identifikator, der keiner zentralen Vergabestelle bedarf. Traditionell werden Identifikatoren (z. B. E-Mail-Adressen, Personalausweisnummern) von zentralen Behörden oder Organisationen ausgestellt. DIDs hingegen können von jedem selbst erzeugt werden, wobei die Gültigkeit auf einer Blockchain oder einem ähnlichen Distributed-Ledger-System verankert wird.

Wichtige Merkmale von DIDs:

- **Dezentralität:** Keine einzelne, zentrale Stelle kontrolliert die Identifikator-Vergabe.
- **Vertrauenswürdigkeit:** Die kryptografischen Verfahren stellen sicher, dass ein DID nur vom rechtmäßigen Inhaber kontrolliert wird.
- **Portabilität:** DIDs sind interoperabel und können in verschiedenen Netzwerken verwendet werden.

Die dazugehörigen DID-Dokumente enthalten Metadaten wie öffentliche Schlüssel und Endpunkte für den Datenaustausch. Diese Dokumente werden typischerweise in einem dezentralen Netzwerk gespeichert, sodass Änderungen transparent und nachvollziehbar sind.

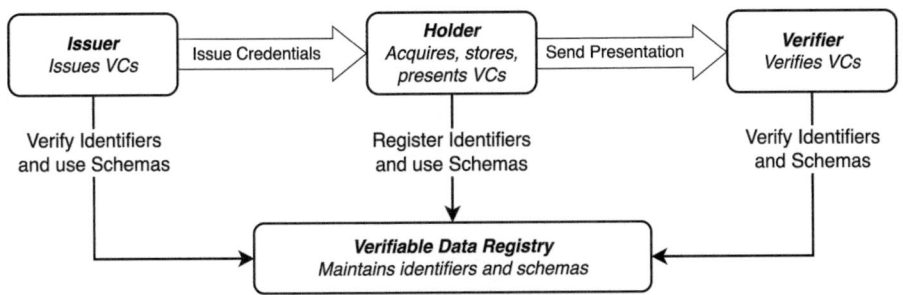

Abb. 1 Rollen und Informationsfluss gemäß Verifiable Credentials Data Model von W3C, 2025a, b

5.2 Verifiable Credentials (VC)

Ein VC ist ein digitales Dokument, das bestimmte Informationen enthält und kryptografisch gesichert ist, sodass seine Authentizität und Integrität überprüfbar sind. Beispiele für VCs im Gesundheitswesen:

- **Impfzertifikat** (Bestätigung einer Impfung),
- **Labornachweis** (z. B. Blutgruppennachweis),
- **Arztausweis** (Bestätigung der Berufszulassung).

Der wesentliche Unterschied zu bisherigen Zertifikaten, beispielsweise in Form eines PDF-Dokuments, liegt in der dezentralen Überprüfbarkeit. Mithilfe kryptografischer Signaturen kann ein Dritter, wie eine Apotheke oder ein Krankenhaus, jederzeit überprüfen, ob das VC von einer vertrauenswürdigen Stelle ausgestellt und unverändert ist, ohne dass eine zentrale Datenbank abgefragt werden muss (Abb. 1).

5.3 Vorteile und Funktionsweise

Nutzende verwalten ihre Identitätsinformationen selbst und erlangen somit Datensouveränität. Dadurch entfällt die Abhängigkeit von zentralen Datenbanken, die potenzielle Angriffsziele darstellen. Durch die Nutzung einer Blockchain kann jeder Ausstellungs- und Validierungsprozess transparent nachvollzogen werden, was das Vertrauen in die Daten steigert. Die Interoperabilität wird gesteigert, denn der W3C-Standard für DIDs und VCs ist so ausgelegt, dass er in verschiedensten Kontexten und Branchen eingesetzt werden kann, d. h. auch über das Gesundheitswesen hinaus. VCs ermöglichen die selektive Weitergabe von Informationen. So kann beispielsweise nur bestätigt werden, dass ein Patient geimpft ist, ohne das genaue Impfdatum oder die Impfstoffmarke preiszugeben (sog. Zero-Knowledge-Proofs).

5.4   Einsatzmöglichkeiten im Gesundheitswesen

Ein wichtiger Einsatzbereich sind digitale Gesundheitszertifikate. Impfungen, Testergebnisse und andere medizinische Nachweise können als Verifiable Credentials ausgestellt
werden. Dies steigert die Fälschungssicherheit und erleichtert den grenzüberschreitenden
Datenaustausch.

Im Rahmen einer sicheren Patientenidentifikation verwalten Patienten ihre Identität
selbst und legen nur jene Informationen offen, die für eine Behandlung notwendig sind.
Missbrauch und Identitätsdiebstahl werden erheblich erschwert.

Da keine zentrale Datenbank alle Identitätsattribute speichert, bleiben sensible Informationen dezentral verteilt. Patienten können beispielsweise einer Klinik temporären
Zugriff auf bestimmte Daten gewähren und diesen Zugriff später widerrufen.

5.5   Proof-of-Personhood (PoP)

Ein weiteres Schlüsselelement in dezentralen Identitätskonzepten kann Proof-of-
Personhood (PoP) sein. In Blockchain-Netzwerken konzentriert sich PoP darauf, sicherzustellen, dass jeder Teilnehmende tatsächlich ein einzigartiger Mensch ist. Dies ist
insbesondere dann relevant, wenn digitale Identitäten nicht nur die Echtheit von Dokumenten, sondern auch die **Einmaligkeit** einer Person belegen sollen; beispielsweise um
Mehrfachanmeldungen oder automatisierte Bots zu unterbinden.

Die Grundidee des PoP-Verfahrens besteht darin, dass eine Nutzerin oder ein Nutzer
physisch existiert und nur einen einzigen gültigen Identitätsnachweis in einem Netzwerk
besitzt. Manche Implementierungen nutzen biometrische Verfahren wie Iris-Scans, dezentrale Vouching- oder Social-Graph-Mechanismen wie gegenseitiges Beglaubigen durch
vertrauenswürdige Kontakte. Der Nutzen im Gesundheitswesen besteht in:

- Verhinderung von Mehrfachregistrierungen für dieselbe Person in E-Health-
  Plattformen,
- Sicherstellung, dass telemedizinische Angebote von realen Personen wahrgenommen
  werden,
- Vermeidung von Identitätsbetrug bei der Inanspruchnahme von Leistungen.

PoP-Verfahren können somit die Vertrauensbasis in digitalen Gesundheitssystemen weiter stärken, indem sie garantieren, dass hinter einer digitalen Identität tatsächlich eine
existierende, eindeutige Person steht.

6   Künstliche Intelligenz (KI) in digitalen Identitäten

KI-Methoden sind im Gesundheitswesen längst angekommen – sei es in Form von Diagnoseunterstützung durch Machine Learning bis hin zur automatischen Auswertung medizinischer Bilddaten. Auch im Bereich digitaler Identitäten kann KI einen bedeutenden Mehrwert liefern.

6.1   KI-gestützte Authentifizierung

Traditionelle Authentifizierungsverfahren basieren häufig auf Passwörtern. Passwörter sind allerdings anfällig für diverse Angriffsarten wie Phishing oder Brute-Force-Angriffe, und können außerdem von den Nutzern vergessen oder unsicher gewählt werden. KI-gestützte Ansätze setzen hier an.

Bei biometrischen Verfahren kann KI genutzt werden, um Bilder zur Gesichtserkennung, Sprachmuster zur Stimmerkennung oder andere biometrische Marker wie den bereits genannte Iris-Scan auszuwerten. Moderne KI-Modelle können diese Merkmale mit hoher Genauigkeit identifizieren.

Eine weitere Anwendung besteht in der Verhaltensbiometrie. Die Art und Weise, wie jemand tippt, eine Maus bewegt oder ein Smartphone hält, kann charakteristisch sein. KI-Modelle lernen diese Muster und können Anomalien erkennen.

6.2   Anomalieerkennung

Gerade in großen Krankenhausinformationssystemen (KIS) und E-Health-Plattformen fallen enorme Datenmengen an. KI-Algorithmen helfen, aus diesen Daten Sicherheitsrisiken herauszufiltern:

- **Ungewöhnliche Zugriffe:** Beispielsweise Zugriffe zur späten Nachtzeit aus einem ungewöhnlichen Land.
- **Verändertes Nutzerverhalten:** Ein Mitarbeitender, der plötzlich auf hochsensible Patientendaten zugreift, obwohl das nicht zu seinem/ihrem Tätigkeitsbereich gehört.

Durch solche KI-gestützten Anomalieerkennungen lassen sich Sicherheitsvorfälle frühzeitig erkennen und Gegenmaßnahmen ergreifen.

6.3 Datenschutz durch KI

Paradoxerweise kann KI nicht nur eine zusätzliche Gefahr für den Datenschutz bedeuten – etwa durch die Erfassung und Analyse großer Datenmengen –, sondern auch zur Stärkung des Datenschutzes beitragen:

- **Automatisierte Anonymisierung und Pseudonymisierung:** KI-Verfahren können personenbezogene Daten in Dokumenten, Bildern oder Videos erkennen und diese gezielt unkenntlich machen.
- **Differential Privacy:** Statistikmethoden, bei denen KI-Algorithmen ein sogenanntes Rauschen hinzufügen, um Rückschlüsse auf einzelne Personen zu erschweren.

So kann KI in Zukunft ein wichtiger Baustein sein, um Sicherheits- und Datenschutzstandards im Gesundheitswesen weiter zu erhöhen.

7 Government ID und Digital Wallets

Digitale Wallets sind elektronische Systeme zur sicheren Verwaltung von Dokumenten, Zahlungsinformationen und anderen digitalen Nachweisen. Derzeit werden sie vor allem als digitale Geldbörsen genutzt, um Kryptowährungen wie Bitcoin, Ethereum und andere digitale Assets zu speichern, zu verwalten und zu übertragen.

Technisch gesehen speichern Blockchain-Wallets keine Coins selbst, sondern verwalten kryptografische Schlüssel – den *Private Key*, der den Zugriff auf das Wallet ermöglicht, und den *Public Key*, der als Empfangsadresse dient. Auf Basis dieser Schlüssel können eindeutige Adressen generiert werden, die als digitale Identitäten genutzt werden können.

Neben der Verwaltung digitaler Vermögenswerte ermöglichen Wallets auch die Steuerung des Datenzugriffs sowie den Nachweis von Urheberschaft und Besitz digitaler Informationen. Sie spielen damit eine zentrale Rolle in der sicheren und dezentralen Verwaltung digitaler Identitäten und Rechte.

Immer stärker rückt dabei die Verknüpfung staatlicher Identitätsdokumente mit digitalen Wallets in den Vordergrund, was gerade im Gesundheitswesen und im Bereich behördlicher Dienstleistungen enormes Potenzial birgt.

7.1 Verknüpfung staatlicher ID-Systeme mit Digital Wallets

Staatliche ID-Systeme, wie etwa Personalausweise oder Sozialversicherungsausweise, bilden oft die Basis für die sichere Identifikation von Bürgerinnen und Bürgern. Digitale Wallets können diese Dokumente speichern und in digitale Nachweise umwandeln, was folgende Vorteile bringt:

- **Einfache Handhabung:** Physische Dokumente müssen nicht mehr mitgeführt werden.
- **Zentrale Verwaltung:** Mehrere Dokumente, wie Führerschein, Versicherungskarten oder Impfbescheinigungen, lassen sich übersichtlich in einer App organisieren.
- **Sicherheit:** Moderne Wallets setzen auf starke Verschlüsselung, Biometrie und Multifaktor-Authentifizierung.

7.2   Fallbeispiel EU Digital Identity Wallet

Die Europäische Union arbeitet an einer EU-weiten Lösung, der sogenannten EU Digital Identity Wallet (Europäische Kommission 2021). Diese Wallet soll die Funktionen 1) digitale Signaturen und Verschlüsselung, 2) Speicherung von Dokumenten (z. B. Führerschein, Impfausweis, akademische Nachweise) und 3) föderierte Authentifizierung bei Online-Diensten in allen Mitgliedsländern beinhalten.

Dabei geht es vor allem um die Interoperabilität und die Akzeptanz in allen Mitgliedstaaten. Im Gesundheitswesen könnte dies bedeuten, dass eine Person ihr EU-weit gültiges Impfzertifikat und ihre digitale Krankenversichertenkarte in einer einzigen App verwaltet.

7.3   Fallbeispiel Japanische Government-ID als Krypto-Wallet

Ein aktuelles Beispiel für die innovative Verbindung staatlicher Identitäten mit Blockchain-Technologien ist die MynaWallet (a42x 2023). MynaWallet nutzt die auf der japanischen ID-Karte gespeicherten Zertifikate, um daraus direkt ein digitales Wallet auf einer Blockchain zu erzeugen. Der private Schlüssel bleibt sicher im Chip, während Transaktionen und Identitätsnachweise vom Karteninhaber signiert und mit dem zugehörigen öffentlichen Schlüssel validiert werden.

Dank dieser staatlich verifizierten Zertifikate können Bürgerinnen und Bürger Identitätsverwaltung, Dokumentenzugriff und Zahlungsprozesse, z. B. für Behandlungskosten oder Rückerstattungen effizient abwickeln. Ein ähnliches Vorgehen ist auch mit dem deutschen Personalausweis möglich, da dieser über vergleichbare Sicherheitsmechanismen verfügt. Besonders im Gesundheitswesen eröffnen sich dadurch fälschungssichere und automatisierte Abläufe – etwa bei der Freigabe medizinischer Dokumente, der Abrechnung von Leistungen oder einer direkten Verknüpfung mit medizinischen Verifizierungen wie Arztausweisen oder Impfbescheinigungen.

8　Anwendungen und Fallstudien

8.1　Elektronische Patientenakte (ePA)

Die elektronische Patientenakte ist ein zentrales Element der Digitalisierung des Gesundheitswesens in Deutschland (Bundesministerium für Gesundheit 2025). Ziel der ePA ist es, alle relevanten Gesundheitsdaten einer Patientin bzw. eines Patienten sicher und leicht zugänglich zu speichern. Eine sichere und eindeutige digitale Identität ist hierfür grundlegend:

- **Authentifizierung:** Nur der berechtigte Patient soll Zugriff auf seine Daten haben.
- **Arztzugriff:** Die behandelnden Ärztinnen und Ärzte erhalten (mit Einwilligung) Einblick in die Akte.
- **Interoperabilität:** Die ePA muss mit bestehenden IT-Systemen, Apotheken und Labordiensten kompatibel sein.

Die ePA zeigt bereits heute, wie wichtig standardisierte Schnittstellen wie FHIR und sichere Identitätsmechanismen sind.

8.2　COVID-19-Impfpass

Die COVID-19-Pandemie hat die Bedeutung digitaler Impfzertifikate deutlich gemacht. In Europa kam mit dem digitalen COVID-Zertifikat eine Lösung zum Einsatz, die Impfnachweise, Testergebnisse und Genesungsbescheinigungen erfasste. Verifiable Credentials bieten dabei folgende Vorteile:

- **Fälschungssicherheit:** Durch kryptografische Signaturen wird die Echtheit des Zertifikats gewährleistet.
- **Datenschutz:** Nur die notwendigen Informationen werden offengelegt, beispielsweise der Impfstatus.
- **Grenzüberschreitende Gültigkeit:** Dank interoperabler QR-Codes wurden Zertifikate in allen EU-Ländern und teils auch darüber hinaus anerkannt.

8.3　Estland: Vorreiter digitaler Identitäten

Estland gilt als Vorreiter in der digitalen Verwaltung. Bereits seit den frühen 2000er-Jahren setzt das Land auf digitale ID-Karten und Online-Dienste für Behörden (E-Estonia 2023). Im Gesundheitssektor können estnische Bürgerinnen und Bürger Gesundheitsdaten online einsehen, Rezepte digital verwalten und Arzttermine vereinbaren.

Die durchgängige Nutzung digitaler Identitäten schafft Transparenz und Effizienz. Bürgerinnen und Bürger können jederzeit nachvollziehen, wer auf ihre Daten zugegriffen hat. Estland zeigt damit, wie digitale Identitätssysteme die Qualität und Zugänglichkeit der Gesundheitsversorgung verbessern können, wenn sie konsequent und landesweit implementiert werden.

8.4   Telemedizinische Sprechstunden

Ein weiteres Fallbeispiel sind telemedizinische Sprechstunden, die insbesondere in ländlichen Regionen oder während Pandemien eine essenzielle Rolle spielen. Digitale Identitäten sind hier besonders wichtig:

1. **Verbindliche Authentifizierung:**
   Ärztinnen und Ärzte müssen sicher sein, dass sie mit dem richtigen Patienten sprechen – und umgekehrt. Gerade bei Remote-Diagnosen sind eindeutige Identitätsnachweise entscheidend, um Fehldiagnosen und betrügerische Inanspruchnahmen zu vermeiden.
2. **Datenschutz und Vertraulichkeit:**
   Die Kommunikation erfolgt häufig über Videochat-Systeme, die eine verschlüsselte Verbindung erfordern. Digitale Identitätsnachweise können sicherstellen, dass nur autorisierte Parteien teilnehmen.
3. **Integration von Proof-of-Personhood:**
   Durch PoP-Techniken kann sichergestellt werden, dass nur reale Personen telemedizinische Angebote nutzen und beispielsweise keine Bots oder Identitätsdiebe die Dienstleistungen beanspruchen.

So können Telemedizin-Angebote skalieren, ohne Sicherheits- und Datenschutzprobleme zu riskieren.

9   Herausforderungen und Lösungsansätze

9.1   Technologische und organisatorische Herausforderungen

Die Integration neuer Technologien wie die Einführung von Blockchain, DIDs und VCs erfordert oftmals eine Anpassung bestehender IT-Infrastrukturen. Viele Kliniken nutzen jedoch noch veraltete Systeme, in denen eine Integration nur mit großem Aufwand möglich ist.

Die Vielfalt an Standards (FHIR, HL7, IHE) und regionalen Vorschriften kann die Einführung neuer Identitätslösungen erschweren. Eine enge Zusammenarbeit zwischen Industrie, Standardisierungsorganisationen und Regierungen ist notwendig.

Digitale Identitäten und Blockchain-Lösungen können für viele Menschen abstrakt klingen und Skepsis wecken, etwa im Hinblick auf Datenschutz. Aufklärung und benutzerfreundliche Anwendungen sind entscheidend für eine breite Akzeptanz.

9.2   Rechtliche Herausforderungen

Patientendaten sind hochsensibel. Jede neue Technologie muss sicherstellen, dass die DSGVO, das BDSG und andere einschlägige Gesetze eingehalten werden. Einwilligungsprozesse müssen klar und verständlich gestaltet sein. Das Gesundheitswesen ist stark reguliert. Werden Patienten in unterschiedlichen Ländern behandelt, muss sichergestellt werden, dass die jeweiligen Datenschutz- und Sicherheitsvorschriften beachtet werden: Haftungsfragen müssen geklärt werden. Wer haftet, wenn ein Identitätsdiebstahl aufgrund technischer Mängel oder Anwenderfehler auftritt? Werden medizinische Entscheidungen auf Basis digitaler Identitäten getroffen, sind klare Haftungsregelungen unabdingbar.

9.3   Lösungsansätze

Statt einer zentralen Datenspeicherung können föderierte Identitätsmodelle genutzt werden, bei denen verschiedene Organisationen Identitäten gemeinsam verwalten. DIDs und VCs sind ein Beispiel für eine solche Dezentralisierung. Gesetzliche Regelungen sollten klare Vorgaben machen, welche Rolle ein Identitätsanbieter (Identity Provider) übernimmt, welche Pflichten ein Verifizierer hat und wie die Haftung verteilt wird. Pilotprojekte, etwa in einzelnen Krankenhäusern oder Regionen, ermöglichen es, neue Technologien im kleinen Rahmen zu testen und Erkenntnisse in die Standardisierung einzubringen.

10   Zukunftsperspektiven

Die Zukunft digitaler Identitäten im Gesundheitswesen wird geprägt sein von:

1. **Interoperablen, dezentralen Systemen**
   DIDs und VCs weisen den Weg hin zu einer Welt, in der Individuen die Kontrolle über ihre eigenen Daten besitzen. Diese „Self-Sovereign-Identity-Lösungen" können mittelfristig zentrale Identitätsdatenbanken überflüssig machen.
2. **Zunahme KI-gestützter Funktionen**

KI kann zur kontinuierlichen Identitätsüberprüfung und Risikoanalyse beitragen. Gleichzeitig werden Mechanismen notwendig, um die KI-Entscheidungen transparent und nachvollziehbar zu machen.

3. **Stärkere Verknüpfung mit staatlichen Identitäten**

   Projekte wie die EU Digital Identity Wallet oder MynaWallet in Japan zeigen, dass staatliche Identifikationssysteme und digitale Wallets zusammenwachsen. Hier kann das Gesundheitswesen profitieren, indem behördliche ID-Daten direkt in medizinische Anwendungen integriert werden.

4. **Globale Zusammenarbeit und Standardisierung**

   Da Pandemien und grenzüberschreitende Gesundheitsversorgung nicht an Landesgrenzen haltmachen, wird eine stärkere internationale Koordination hinsichtlich digitaler Identitätsstandards immer wichtiger.

Insgesamt deutet alles darauf hin, dass sich digitale Identitäten zu einem unverzichtbaren Fundament der Gesundheitsversorgung entwickeln werden. Sie erhöhen Sicherheit und Effizienz, stärken die Rechte der Patienten und ermöglichen neue, innovative Dienste. Die voranschreitende Digitalisierung im Gesundheitswesen wird sich daher maßgeblich auf Grundlage robuster, vertrauenswürdiger und zugleich nutzerfreundlicher Identitätslösungen vollziehen.

Literatur

a42x (2023) MynaWallet. https://a42x.co.jp/news/2023/09/08/mynawallet-aa-ef-grant-en/. Zugegriffen: 9. März. 2025

Bundesministerium für Gesundheit (2025) Elektronische Patientenakte (ePA) – Informationen zur digitalen Gesundheitsversorgung in Deutschland. https://www.bundesgesundheitsministerium. de/themen/digitalisierung/elektronische-patientenakte/epa-fuer-alle.html. Zugegriffen: 14. März. 2025

Bundesrepublik Deutschland (2017) Gesetz zur Anpassung des Datenschutzrechts an die Verordnung (EU) 2016/679 und zur Umsetzung der Richtlinie (EU) 2016/680 (Neues Bundesdatenschutzgesetz – BDSG) vom 30. Juni 2017, BGBl. I S. 2097, zuletzt geändert durch Artikel 5 des Gesetzes vom 23. Juni 2021, BGBl. I S. 1858

Europäische Union (2016) Verordnung (EU) 2016/679 des Europäischen Parlaments und des Rates vom 27. April 2016 zum Schutz natürlicher Personen bei der Verarbeitung personenbezogener Daten und zum freien Datenverkehr (Datenschutz-Grundverordnung), ABl. L 119 vom 4.5.2016, S. 1–88

Europäische Kommission (2021) Proposal for a Regulation of the European Parliament and of the Council amending Regulation (EU) No 910/2014 as regards establishing a framework for a European Digital Identity, COM(2021) 281 final, 2021/0136(COD), 3. Juni 2021. https://eur-lex.eur opa.eu/legal-content/EN/TXT/?uri=celex:52021PC0281. Zugegriffen: 10. März. 2025

E-Estonia (2023) E-Health – How Estonia Digitally Empowers Patients. https://e-estonia.com/soluti ons/e-health/e-health-records/. Zugegriffen: 14. März. 2025

HL7 International (2021) FHIR – Fast Healthcare Interoperability Resources, Version R4. https://www.hl7.org/fhir/R4. Zugegriffen: 10. März. 2025

International Organization for Standardization (2013) ISO/IEC 27001:2013 – Information technology – Security techniques – Information security management systems – Requirements. Geneva, Schweiz: ISO

W3C (2025) Decentralized Identifiers (DIDs) v1.1. https://www.w3.org/TR/did-1.1/. Zugegriffen: 14. März. 2025

W3C (2025) Verifiable Credentials Data Modelv 2.0. https://www.w3.org/TR/vc-data-model-2.0/. Zugegriffen: 14. März. 2025

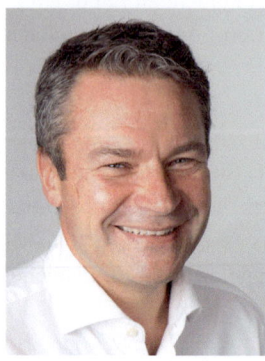

Eberhard Scheuer ist für seine wegweisende Arbeit im Bereich der Gesundheitstechnologie anerkannt. Er promovierte in Psychologie und leitete bis 2005 die Abteilung für eHealth am Universitätsspital Zürich. Im Verlauf seiner Karriere verband er seine Expertise in Psychologie und Gesundheitsinformatik, um die Grenzen des Machbaren in der digitalen Gesundheitsversorgung kontinuierlich zu erweitern. Er gründete die öffentliche *dHealth*-Blockchain und etablierte deren eigene Kryptowährung für das Gesundheitswesen. Mit *dHealth* verfolgt er das Ziel, künstliche Intelligenz und Blockchain-Technologie zu vereinen, um Individuen die Kontrolle über ihre Gesundheitsdaten zu ermöglichen und zugleich neue Perspektiven für dezentralisierte Forschung und die Finanzierung des Gesundheitswesens zu eröffnen.

Die Rechte der Patientinnen und Patienten und deren Auswirkungen

Erika Ziltener

„Die Würde des Menschen ist zu achten und zu schützen." Der erste Artikel der Menschenrechte ist auch das wichtigste Recht der Patientinnen und Patienten. Er gewährleistet die Unantastbarkeit der Würde sowie der physischen und psychischen Integrität des Menschen. Die Rechte der Patientinnen und Patienten sind nicht verhandelbar; sie gelten für jede Lebenslage und kennen keine Staatsgrenzen. Sie sind in den Gesetzen unterschiedlich verankert und werden in der Rechtsprechung zwischen den verschiedenen Rechtsinstanzen innerhalb eines Landes und von Land zu Land unterschiedlich ausgelegt.

1 Die Rechte der Patientinnen und Patienten

In vielen Staaten unterstand medizinisches Handeln lange den allgemeinen Rechtsgrundsätzen. Diese führten zum Schutz der Patientinnen und Patienten aufgrund der Herausforderungen durch die moderne Medizin mit ihrem Wissen über die biologischen Zusammenhänge und ihre technischen Möglichkeiten spezielle Rechtsnormen ein. Die nationalen Gesetzgeber haben jedoch in der Medizin, bedingt durch die Globalisierung und die Mobilität der Menschen, nur beschränkten Einfluss. Leicht kann eine Regulierung im eigenen Staat durch eine Reise in ein anderes Land umgangen werden. Das Europäische Übereinkommen über Menschenrechte und Biomedizin konkretisiert die Grundrechte im Bereich der Humanmedizin und statuiert erstmals auf internationaler

E. Ziltener (✉)
Thurwiesenstraße, Zürich, Schweiz
E-Mail: erika.ziltener@bluewin.ch

T. Petzold und B. Böhland (Hrsg.), *Adaptive Transformation des Gesundheitswesens*, https://doi.org/10.1007/978-3-662-71628-1_20

Ebene verbindliche Rechtsregeln für die Medizin. Das Ministerkomitee des Europarats hat vier Zusatzprotokolle mit Rechtsverbindlichkeit zum Klonverbot, zur Transplantation, zur Forschung am Menschen sowie zu Gentests verabschiedet.[1]

Die Rechte der Patientinnen und Patienten sind in den meisten Ländern in einer Vielzahl von Spezialgesetzen, Verordnungen und Vorschriften in verschiedenen Rechtsbereichen und unterschiedlich auf Bundes-, Kantons- oder Länderebene geregelt. Sie sind teilweise lückenhaft, werden jedoch im Zuge von Reformen weiterentwickelt.

In Deutschland setzte der Gesetzgeber verdienstvoll das Patientenrechtegesetz vom 20.2.2013 in Kraft und baute den Patientenschutz weiter aus. Es verpflichtet beispielsweise die zugelassenen Leistungserbringer wie Spitäler oder Arztpraxen, ein Qualitätsmanagement inklusive Fehlermeldesystem zu führen.[2] 2023 feierte Deutschland das Jahr der Patientenrechte. Der Wille, die Rechte nachhaltig zu stärken, wird mit der Revision des Gesetzes in der laufenden Legislaturperiode weiter angestrebt.

In der Schweiz läuft die Entwicklung in die gegenteilige Richtung. Der Anwalt Hardy Landolt hat in einem Streifzug „einschlägige" Bundesgerichtsurteile zum Arzthaftungsrecht der letzten Jahre analysiert: „Es vermittelt den Eindruck, dass es zunehmend schwieriger wird, Haftungsansprüche geltend zu machen."[3] Der fehlende politische Wille der Mehrheit im nationalen Parlament bestätigt seinen Eindruck. Vorstöße wie die Beweislastumkehr bei Spitalinfektionen, die Vereinheitlichung der Fristen oder die Einführung einer Gefährdungshaftung wurden abgelehnt.[4]

Zusätzlich erschwert der wissenschaftliche Fortschritt es den Patientinnen, die medizinischen Behandlungen der Ärztinnen zu validieren und nachzuvollziehen. Dieses Wissens- und Machtgefälle müsste auch mit verbesserten Patientenrechten, etwa durch höhere Anforderungen an eine rechtsgenügende Aufklärung, mindestens aufgefangen werden.

1.1 Die rechtsgenügende Aufklärung

Die Patientin oder der Patient muss urteilsfähig sein, um die selbstbestimmte Einwilligung für einen Eingriff erteilen zu können. Die Ärztin hat die Pflicht, die Patientin klar, verständlich und so vollständig wie möglich über die Diagnose, die Behandlungsmethode und

---

[1] Eidgenössisches Departement des Innern (EDI), Menschenrechte, https://www.edi.admin.ch/edi/de/home/fachstellen/ebgb/recht/international0/menschenrechte.html (19.01.2025).

[2] Bundesamt für Gesundheit (BAG), Übereinkommen über Menschenrechte und Biomedizin (Biomedizin-Konvention) und Zusatzprotokolle, https://www.bag.admin.ch/bag/de/home/strategie-und-politik/internationale-beziehungen/multilaterale-zusammenarbeit/conseil-europe/biomedizin-konvention.html (07.01.2025).

[3] Sozialgesetzbuch (SBG V) Fünftes Buch, § 135, § 136 https://www.sozialgesetzbuch-sgb.de/sgbv/1.html (19.01.2025).

[4] Landolt, H.: „Arzthaftung: Plädoyer für die Einführung einer Gefährdungshaftung", in: Plädoyer, 01/2024, https://www.schadenanwaelte.ch/wp-content/uploads/2024/09/2024_Plaedoyer-01-2024-1.pdf (19.01.2025).

-alternativen, die Prognose, die wirtschaftlichen Folgen und die Risiken eines Eingriffs aufzuklären. Wenn ein Chirurg, eine Anästhesistin oder ein Strahlentherapeut gleichzeitig an der Behandlung beteiligt sind, sind sie für ihren Fachbereich aufklärungspflichtig.

Die Aufklärung muss den Patientinnen und Patienten eine überzeugende Nutzenabwägung der Behandlung präsentieren und individuelle, illusorische Erwartungen auffangen. Sie muss mündlich und persönlich erfolgen und kann mit Zeichnungen der Operation und Merkblättern unterstützt werden. Die Sprache muss den Patienten angepasst sein; bei Fremdsprachigkeit ist gegebenenfalls eine sprachkundige Person beizuziehen. Die Ärztin muss sich mit offenen Rückfragen versichern, dass ihre Ausführungen verstanden wurden. Bei risikoreichen Eingriffen ist ausreichend Zeit für die Entscheidung einzuräumen. Eine betroffene Personen muss das „Für und Wider" des Eingriffs sorgfältig abwägen und bei Unsicherheit eine Zweitmeinung einholen können. Der vollständige Inhalt der Aufklärung inklusive Datum und Dauer des Gesprächs sind im Patientendossier zu dokumentieren. Das Aufklärungsprotokoll kann von der aufgeklärten Patientin oder dem Patienten unterschrieben werden; die Unterschrift gewinnt bei Rechtsverfahren zunehmend an Bedeutung.

Die Aufklärung befähigt die Patientinnen und Patienten, den individuellen Nutzen und die Risiken einer Behandlung für sich einzuschätzen und mündig zu entscheiden.

1.1.1 Die verschiedenen Aufklärungsformen

Die Eingriffsaufklärung (Deutschland: Selbstbestimmungsaufklärung) zur Diagnostik und Therapie ist für die Patientinnen und Patienten sehr wichtig. Die Diagnoseaufklärung bezieht sich auf den Befund einer Krankheit; unterschieden wird zwischen einer vorläufigen Diagnose, einer endgültigen Diagnose und Differenzialdiagnosen. Dabei werden der Befund und dessen Bedeutung für den Gesundheitszustand des Patienten erklärt; dazu gehört auch der zu erwartende Krankheitsverlauf ohne ärztliche Behandlung. Wenn ein vom Befund geschockter Patient einen medizinisch indizierten Eingriff deshalb ablehnt, hat der Arzt eine Einwirkungspflicht. Mit der eindringlichen Verdeutlichung der Notwendigkeit des Eingriffs und der Konsequenzen bei Nichtbehandlung soll ein Sinneswandel bewirkt werden. Die Einwirkung darf die betroffene Person weder als Druck oder als Täuschung noch als Nötigung empfinden. Die Diagnoseaufklärung muss der psychischen Gesundheit des Patienten angepasst sein. Wenn die Diagnose einer schweren, tödlichen Krankheit den Patienten psychisch gefährden könnte, darf auf das sogenannte Therapeutische Privileg („Barmherzige Lüge") zurückgegriffen werden. Das Privileg ist nicht unumstritten, denn in dieser Situation hat der Patient eine passive Rolle, während der Arzt autoritär entscheidet, welche Therapie die richtige ist; es wirkt sich zudem verstärkend auf das paternalistische Verhältnis zum Patienten aus, das sich teilweise bis heute gehalten hat. Der Vorwurf der paternalistischen Bevormundung durch den Arzt und die Streitfrage „salus aut voluntas" (Wohl oder Wille des Patienten?) sind deshalb ernst zu nehmen; der

Rückgriff auf das Privileg muss eine Ausnahme bleiben.[5] Auch der Bundesgerichtshof bestätigt das Privileg und betont die Eingrenzung auf wirkliche Ausnahmefälle: „… die Aufklärung dürfe nicht dem freien Ermessen des Arztes überlassen werden."[6]

Wenn ein Arzt vom Therapeutischen Privileg Gebrauch macht, muss er die vollständige Aufklärung möglichst rasch nachholen und den Patienten, allenfalls in Begleitung einer Bezugsperson, zu einem Gespräch einladen. Die körperliche und psychische Verfassung des Patienten richtig einzuschätzen, um Zeitpunkt, Art und Umfang der Diagnoseaufklärung bei tödlich verlaufenden Krankheiten festzulegen, bleibt eine der größten Herausforderungen.

Zur Diagnoseaufklärung gehört die Sicherungsaufklärung (D: therapeutische Aufklärung). Sie soll über Präventionsmaßnahmen informieren und vor Spätfolgen einer Krankheit schützen. Eine an Diabetes leidende, übergewichtige Patientin muss kontinuierlich über die Spätfolgen der Krankheit informiert werden. Sie soll das medizinisch Notwendige, wie die medikamentöse Behandlung, erkennen und von der Ärztin zur Mitwirkung bei der Lebensführung befähigt werden, sei dies beim Abnehmen, bei einer Diabetesdiät und bei der täglichen Bewegung. Bei der Sicherheitsaufklärung steht die Lebensführung der Patientin unter Einbezug ihrer individuellen Möglichkeiten und ihres Umfelds im Vordergrund. Sie verlangt von der Ärztin ein hohes Maß an Empathie, um zu entscheiden, wann und wie tief sie in die Lebensumstände eines Menschen eingreifen darf. Grundsätzlich ist es ihre Pflicht, unter Wahrung der Autonomie des Menschen, sowohl über gesundheitlich schädliche Lebensgewohnheiten wie über von außen schädigend einwirkende Umstände hinzuweisen, unabhängig davon, ob sich die Patientin den äußeren Umständen entziehen oder ihre Lebensgewohnheiten ändern kann. Die Sicherungsaufklärung gilt als Pflicht der Ärztin zur „Gesundheitserziehung" mit der Absicht, bei der betroffenen Person ein Umdenken anzuregen.

Ein ideales Aufklärungsmodell ist die partizipative Entscheidungsfindung (Shared Decision Making). Die Aufklärung basiert auf empirisch nachgewiesener Wirksamkeit und findet zwischen der Ärztin und der Patientin auf Augenhöhe statt. Fragen zur Prävention einer Krankheit, welche Behandlung geeignet ist oder wie der Heilungsprozess gestärkt werden kann, werden erörtert und idealerweise eine gemeinsame Entscheidung getroffen.[7]

Die Risikoaufklärung ist für die Patientinnen und Patienten entscheidend. Denn die Verwirklichung eines Risikos wirkt sich unmittelbar auf die individuelle Lebensqualität aus; die Risikobereitschaft hängt unmittelbar mit der eigenen Existenz zusammen.

---

[5] Hardegger, Th.: 14.3611 – Interpellation, Verjährungswirrwarr für Patienten mit Behandlungsfehlern endgültig beheben, 20.06.2014. (21.01.2025) Graf-Litscher, E.: 12.3103 Motion „Spitalinfektionen. Umkehr der Beweislast", 8.3.2012, https://www.parlament.ch/de/ratsbetrieb/suche-curia-vista/geschaeft?AffairId=20123103.

[6] Roggo, A.; „Aspekte aus dem Medizinrecht zur Arzt-Patient-Beziehung", Bern 2010. S. 23 ff. https://www.irm.unibe.ch/e40047/e131910/e363385/e363387/SkriptumMedizinrecht_ger.pdf.

[7] Vgl.: Ziltener, E.: „Zwischen Sorge, Hoffnung und Vertrauen, Patienten, Patientinnen, Personal – mehr Sicherheit für alle", Zürich 2023. S. 239 f.

Ein Pianist beurteilt die Risiken einer Handoperation wahrscheinlich weit höher als eine Opernsängerin; er wird den Zeitpunkt für die Operation erst ansetzen, wenn der Leidensdruck sehr hoch ist.

Aufgeklärt werden muss auch über spezifische, seltene Risiken, wenn sie bei Verwirklichung für die Patientin überraschend und sehr belastend sind.[8] Eine Patientin zum Beispiel musste sich die linke Brust wegen Brustkrebs operieren lassen und sich anschließend einer Bestrahlung unterziehen. Sie erlitt die seltene Komplikation einer lebensbedrohenden Bestrahlungspneumonie. Die Patientin war nicht über das Risiko aufgeklärt worden; ohne eine informierte Entscheidung getroffen zu haben, wurde sie mit unerwarteter Wucht von der Krankheit getroffen.

Behandlungsalternativen und ein Misserfolgsrisiko gehören zur Aufklärung, wenn eine Operation indiziert, aber nicht dringlich ist und statt einer Zustandsverbesserung eine erhebliche Verschlechterung eintreten könnte. Die vordere Kreuzbandruptur kann sowohl operativ als auch konservativ mit Physiotherapie behandelt werden. Der Patient muss zwischen dem Operationsrisiko und der konservativen, aber aufwendigeren Heilungszeit wählen können.

Die Aufklärungspflicht wiegt bei irreversiblen Eingriffen besonders schwer, weil sie mit endgültigen Konsequenzen verbunden ist, beispielsweise bei einem Schwangerschaftsabbruch oder bei einer Organtransplantation. Das gilt auch für besondere Umstände, wie bei einer Fremdbluttransfusion, die mit dem Risiko einer Infektion (z. B. HIV) behaftet ist. Zur Verhinderung dessen muss ein Patient vor einer geplanten Operation mit hoher Blutungsgefahr die Möglichkeit einer Eigenblutspende erhalten.

1.2   Das Recht auf Nichtwissen

Patientinnen und Patienten haben grundsätzlich das Recht auf Nichtwissen. Das Übereinkommen über Menschenrechte und Biomedizin des Europarats postuliert: „... der Wunsch auf Nichtwissen [ist] zu respektieren."[9] Die Schweiz hat das Übereinkommen unterzeichnet und ratifiziert, Deutschland, Österreich und Liechtenstein hingegen nicht.

In den schweizerischen Gesetzen zu genetischen Untersuchungen und zur Humanforschung sind die Vorgaben für die rechtsgenügende Aufklärung geregelt. Die Probanden oder die Patientinnen müssen für die Teilnahme an einer Forschungsstudie oder eine experimentelle Behandlung über deren zusätzliche Risiken und den möglichen Nutzen aufgeklärt werden.

Bei beiden Gesetzen spielt das Recht auf Nichtwissen eine wichtige Rolle. Bei genetischen Untersuchungen sind oft Familienangehörige mitbetroffen. Angelina Jolie hat sich bekanntlich aufgrund eines genetisch bedingt erhöhten Brustkrebsrisikos beide Brüste

---

[8] [Anm. 6].
[9] [Anm. 2].

amputieren lassen. Im Kontext des Rechts auf Nichtwissen stellt sich die Frage, ob ihre weiblichen Familienangehörigen das erhöhte Risiko kennen wollten.

Bei der Forschungsteilnahme kann ein Zufallsbefund festgestellt werden. Wenn eine Teilnehmende einen Zufallsbefund nicht wissen will, dieser aber auf eine Krankheit verweist, die dringend behandelt werden müsste oder könnte, muss vor Studienbeginn geklärt werden, wie damit umzugehen ist – etwa, indem die Teilnehmende für den Bedarfsfall eine Bezugsperson, wie die Hausärztin, bestimmt.

Der Patient kann auf die Grundaufklärung für einen Eingriff nur wirksam verzichten, wenn es sich um die Begrenzung oder den Abbruch einer Therapie infolge Aussichtslosigkeit bei infauster Prognose handelt. Wenn ein Patient das Recht auf Nichtwissen geltend macht, muss das im Patientendossier einschließlich Begründung dokumentiert werden.

In Deutschland gilt das Recht auf Nichtwissen als besondere Ausprägung des Persönlichkeitsrechts und wird dem Recht auf informationelle Selbstbestimmung auch als „negative Variante des Rechts auf informationelle Selbstbestimmung" zugeordnet.[10] Gemäß Bundesverfassungsgericht folgt daraus „die Befugnis des Einzelnen, grundsätzlich selbst zu entscheiden, wann und innerhalb welcher Grenzen persönliche Lebenssachverhalte offenbart werden."[11]

1.3 Die Aufklärung bei Urteilsunfähigkeit

Patientinnen und Patienten mit einer psychischen Erkrankung, einer geistigen Behinderung sowie Minderjährige gelten als unmündig und urteilsunfähig. Der achtsame Umgang mit ihnen ist im Kindes- und Erwachsenenschutzrecht verankert und definiert: „Urteilsfähig im Sinne dieses Gesetzes ist jede Person, der nicht wegen ihres Kindesalters, infolge geistiger Behinderung, psychischer Störung, Rausch oder ähnlicher Zustände die Fähigkeit mangelt, vernunftgemäss zu handeln".[12] Urteilsunfähige Menschen müssen in Anwesenheit ihrer Rechtsvertretung aufgeklärt werden.

Bei einer vorübergehend Handlungsunfähigkeit kann eine von der Patientin vorgängig eingesetzte Bezugsperson das Stellvertretungsrecht wahrnehmen, und es gilt die Patientenverfügung. Die Verfügung hält den individuellen Willen zur medizinischen Behandlung fest. Die Ärztinnen müssen den Willen zum erlaubten Tun oder notwendigen Unterlassen, wie keine lebenserhaltende oder lebensverlängernde Maßnahmen bei infauster Prognose, befolgen. Der Verfügung braucht nicht entsprochen zu werden, wenn sie gegen gesetzliche Vorschriften verstößt oder wenn begründete Zweifel bestehen, dass sie nicht oder nicht

---

[10] Oberlandesgericht Celle; 29.10.2003–15 UF 84/03 (28.12.2024).

[11] Bundesverfassungsgericht: Urteil vom 15.12.1983–1 BvR 209/83; https://www.bundesverfassungsgericht.de/SharedDocs/Entscheidungen/DE/1983/12/rs19831215_1bvr020983.html (09.02.2025

[12] Schweizerisches Zivilgesetzbuch (sZGB), Art. 16. https://www.bj.admin.ch/bj/de/home/gesellschaft/gesetzgebung/kesr.html.

mehr dem freien, mutmaßlichen Willen der Patientin entspricht.[13] Wenn der Verfügung nicht entsprochen werden kann, muss die medizinische Begründung im Patientendossier dokumentiert werden. Ohne Verfügung kann der Wille auch aus früheren Lebensentscheidungen, den Wertvorstellungen und unter Einbezug der näheren Angehörigen als Informationspersonen ermittelt werden.

Wenn die Einwilligung der Patientin nicht rechtzeitig eingeholt werden kann, gilt der mutmaßliche Wille. Das kann auf der Notfallstation, bei Bewusstlosigkeit der Patientin oder bei einem unerwarteten Befund während einer Operation der Fall sein. Wenn die Ärztin und die Patientin vor einer Operation, je nach gut- oder bösartigem Befund, vereinbaren, diese auszuweiten, ist das zulässig; über die Ausweitung muss möglichst bald informiert werden. Ohne lebensbedrohlichen Befund darf die Operation nicht ausgeweitet, sondern muss notfalls abgebrochen werden. Die Ärztin ist verpflichtet, in erster Linie das Leben der Patientin zu retten. Wenn eine bewusstlose, lebensbedrohte Patientin eine Bluttransfusion benötigt, die sie per Patientenverfügung ablehnt, darf ihr Blut transfundiert werden.

Die Rechte von Kindern und Jugendlichen sind in den Patientenrechten sowie im Kindes- und Erwachsenenschutzrecht geregelt.[14] Eltern sind bis zur Volljährigkeit mit der Vollendung des 18. Lebensjahres grundsätzlich vollumfänglich erziehungsberechtigt. Der Arzt benötigt die Einwilligung der Eltern, um den Jugendlichen zu behandeln. Die Eltern können bei der medizinischen Behandlung mitbestimmen; sie haben das Recht, bei einer Untersuchung dabei zu sein und über den Gesundheitszustand informiert zu werden. Bei sogenannt „einsichtsfähigen" Jugendlichen – in der Regel im Alter von 14–16 Jahren – kann theoretisch ein starkes Persönlichkeitsrecht bestehen, aufgrund dessen ein Mitspracherecht eingeräumt werden kann. Daraus kann beispielsweise der Anspruch abgeleitet werden, dass die Eltern bei der Untersuchung ihres Kindes das Behandlungszimmer zu verlassen haben. Weil die rechtliche Grundlage fehlt, muss in der konkreten Situation an die Einsichtsfähigkeit der Eltern appelliert werden. Bei Uneinsichtigkeit kann, gestützt auf das Persönlichkeitsrecht des Jugendlichen, verlangt werden, dass sie den Behandlungsraum wenigstens vorübergehend verlassen.

Gemäß den Richtlinien der Schweizerischen Akademie der Medizinischen Wissenschaften (SAMW) ist bei jedem Jugendlichen grundsätzlich von Urteilsfähigkeit auszugehen.[15] Ein unmündiger Jugendlicher gilt bei voller Urteilsfähigkeit als sogenannt beschränkt handlungsunfähig und muss vom Arzt direkt aufgeklärt werden. Wenn sich

---

[13] sZGB, Die Patientenverfügung, Art. 370, https://www.swissrights.ch/gesetze/Artikel-370-ZGB-2025-DE.php (19.01.2025

[14] Kindes- und Erwachsenenschutzrecht, https://www.bj.admin.ch/bj/de/home/gesellschaft/gesetzgebung/kesr.html, (10.01.2025).

[15] Schweizerische Akademie Medizinischer Wissenschaften (SAMW), Leitlinien zur Urteilsfähigkeit in der medizinischen Praxis, Bern 2024. https://www.samw.ch/de/Ethik/Themen-A-bis-Z/Beurteilung-der-Urteilsfaehigkeit.html (19.01.2025).

ein uneingeschränkt urteilsfähiger Minderjähriger ohne Wissen der Eltern in eine medizinische Behandlung begibt und gegenüber diesen unmissverständlich auf der ärztlichen Schweigepflicht besteht, sollte der Arzt versuchen herauszufinden, wie weit der Jugendliche einsichtsfähig ist und ob er die ausreichende Einsichtsfähigkeit hat, um den relevanten medizinischen Sachverhalt zu überblicken. Das Aufklärungsgespräch über Diagnose und Therapie gibt häufig Aufschluss darüber, inwieweit die Einsicht des Jugendlichen konkret reicht und gibt wertvolle Anhaltspunkte über mögliche Vorbehalte gegenüber den Eltern.

In der Schweiz dürfen Frauen unter 18 Jahren ohne Zustimmung des gesetzlichen Vertreters einen Schwangerschaftsabbruch vornehmen lassen, wenn die Ärztin die Urteilsfähigkeit der Frau festgestellt hat. Eine Jugendliche unter 16 Jahren muss vorgängig eine spezialisierte Beratungsstelle aufsuchen; erst danach kann sie durch die Ärztin die Einwilligungsfähigkeit bestätigen lassen. Wenn sie die Reife und die notwendige Einsichtsfähigkeit besitzt, die körperliche und mögliche psychische Tragweite eines Schwangerschaftsabbruchs zu erfassen, kann sie alleinverantwortlich über den Schwangerschaftsabbruch ohne Erlaubnis der Eltern bzw. der gesetzlichen Vertretung entscheiden.[16]

1.4   Die Aufklärungspflicht in der Rechtsprechung

Die Patientin oder der Patient trägt die volle Beweislast für einen Behandlungsfehler und den kausalen Gesundheitsschaden. Als Laie müssen sie erkennen und beweisen, dass die monierte medizinische Maßnahme nicht nach dem Stand der medizinischen Wissenschaft durchgeführt wurde. Die Beweisführung ist beim komplexen, rasanten medizinischen Fortschritt ausgesprochen schwierig. Einen Ausweg bietet die Behauptung einer Aufklärungspflichtverletzung. Diese muss die Patientin „nur" behaupten und nicht beweisen („negativa non sunt probanda"), was um vieles einfacher ist, denn jetzt muss die Ärztin die Vollständigkeit der Aufklärung belegen.[17]

Das Bundesgericht urteilt zwiespältig: Es betont die Notwendigkeit und Pflicht der Fachpersonen, die Autonomie der Patienten zu wahren, gleichzeitig werden die Anforderungen an eine hinreichende Aufklärung in der Rechtsprechung relativiert. Patient C. musste sich einer Nasenoperation unterziehen. Vor der Operation wurde ihm ein Merkblatt ausgehändigt, das Hinweise auf verschiedene mögliche Nebenwirkungen und Komplikationen enthielt, darunter solche zur Verletzung der Schädelbasis. Bei der Operation verwirklichte sich das seltene Risiko eines Pneumozephalus (Vorhandensein von Gasen innerhalb der Schädelhöhle). Der Patient klagte wegen einer Aufklärungspflichtverletzung. Die Gerichte stellten Mängel bei der Aufklärung fest, etwa ein nicht unterzeichnetes Merkblatt und „Aussage gegen Aussage", wiesen die Klage aber trotzdem ab. Sie erachteten es als ausreichend, dass dem Patienten vor der Operation „lediglich allgemeine

---

[16] sZGB, Art. 120c //www.fedlex.admin.ch/eli/cc/54/757_781_799/de#a120.

[17] [Anm. 4] S. 41.

Informationen gegeben wurden, er aber ersatzweise schriftliche Unterlagen erhielt, aus denen (auch) die seltenen Risiken hervorgehen". Dadurch lässt das Bundesgericht einen stillschweigenden Verzicht auf Aufklärung zu und betont sogar, ein Übermaß an Informationen könnte dem Patienten die Entscheidungsfindung, dem eigentlichen Zweck der ärztlichen Aufklärung, verunmöglichen.[18] Ein deutsches Gerichtsurteil fällt gegenteilig aus: Weil ein Merkblatt allein in der Regel nicht selbsterklärend sei, müsse es der Arzt mündlich erörtern und sich versichern, dass der Patient die Ausführungen verstanden habe. Weil der Arzt das unterlassen hatte, verurteilte ihn das Gericht aufgrund nicht rechtsgenügender Aufklärung.[19]

Im schweizerischen Recht fallen die Urteile zur Aufklärungspflichtverletzung gemäß Hardy Landolt zunehmend zu Ungunsten der Patientinnen und Patienten aus. Er verweist auf verschiedene Urteile und hält fest: „... wenn sich ein Arzt zumindest einigermassen patientenfreundlich zeige", drohe keine relevante Gefahr. Gemäß Landolt „ist vor diesem Hintergrund die bisher als gefestigt zu betrachtende Praxis, ein persönliches Aufklärungsgespräch vor dem medizinischen Eingriff unter Wahrung einer angemessenen Bedenkzeit durchzuführen, infrage gestellt.[20]"

Die Urteile aus der Schweiz und aus Deutschland zur Aufklärungspflicht verdeutlichen die Rechtsunsicherheit zwischen den verschiedenen Gerichten. Nach einem Urteil des Oberlandesgerichts (OLG) Dresden muss sich der Arzt für den Beweis der rechtsgenügenden Aufklärung nicht an das konkrete Gespräch erinnern, sondern nur den Nachweis einer „ständigen Übung" erbringen, die schlüssig ist und durch die Dokumentation im Patientendossier bestätigt wird.[21] Die Beweislastumkehr erfolgt nur, wenn der Patient glaubhaft machen kann, inwiefern der Arzt von der üblichen, geschilderten Praxis abgewichen ist. Wie er das beweisen soll, erfährt er vom Gericht nicht – und ist wohl kaum machbar. Patientin M. litt an einem Tumor im Kopf. Der Arzt klärte sie über die Operation auf und unterstrich im Aufklärungsbogen die aus seiner Sicht relevanten Risiken. Sie erhielt den Aufklärungsbogen inklusive schriftlichem Hinweis, sie solle sich durch die Komplikationsmöglichkeiten nicht beunruhigen lassen, nur selten komme es zu „schweren bleibenden Störungen."[22] Weil sich ein Operationsrisiko verwirklichte, erlitt die Patientin einen Infarkt mit einer dauerhaften Halbseitenlähmung (Hemiparese). Sie verklagte den Operateur wegen ungenügender Risikoaufklärung. Das Landgericht (LG) und das Oberlandgericht (OLG) stellten kein Aufklärungsversäumnis fest. Der Bundesgerichtshof hob das angefochtene Urteil mit der Begründung auf, die Patientin sei nicht über die individuellen Risiken aufgeklärt worden, diese seien mit dem Wort „selten" sogar

---

[18] BGE: 4A_315/2022, 13. Dezember 2022.

[19] Ebd

[20] [Anm. 4] S. 41.

[21] [Anm. 4] S. 41.

[22] OLG Dresden, Urteil vom 29.06.2021, Az.: 4 U1388/20.

verharmlost worden. Das Gericht betonte: „Ein Aufklärungsbogen ersetzt das mündliche Aufklärungsgespräch nicht, zumal die Bewertung der Risiken eine individuelle Frage ist."[23]

Im Rechtsstreit kann der Arzt beim Vorwurf der Aufklärungspflichtverletzung mit der hypothetischen (mutmaßlichen) Einwilligung argumentieren: Der Patient hätte sich auch bei einer korrekten Aufklärung behandeln lassen. Zwar liegt die Beweislast beim Arzt, jedoch muss die Patientin mitwirken. Sie muss glaubhaft darlegen oder wenigstens persönliche Gründe anführen, weshalb sie in Kenntnis der Risiken nicht in die Operation eingewilligt hätte. Wenn sie das nicht kann, stellt sich die Frage, ob sie nach objektivem Maßstab aus der Sicht einer vernünftigen Patientin verständlich gehandelt hätte. Allerdings gilt für die Bewertung der Vernunft die persönliche Situation der Patientin. Eine Patientin könnte ihre Nichteinwilligung mit vorhandenen Behandlungsalternativen oder mit erheblichen Behandlungsrisiken begründen. Eine Patientin hatte im rechten Auge ein stark reduzierte Sehkraft. Sie musste das linke Auge operieren lassen. Sie fürchtete bei der Verwirklichung eines Operationsrisikos den Verlust des Auges, was für sie nahezu Blindheit bedeutet hätte. Aufgrund von Komplikationen bei der Operation verlor sie tatsächlich die Sehkraft auch beim linken Auge. Sie konnte glaubhaft nachweisen, dass sie im Wissen um das Risiko nicht in die Operation eingewilligt hätte.[24]

Die Patientinnen und Patienten tragen beim Verfahren wegen einer Aufklärungspflichtverletzung, bedingt durch die Rechtsunsicherheit, ein erhebliches Risiko. Eine Fachperson sollte deshalb das Patientendossier diesbezüglich vorgängig beurteilen.

1.5   Das Auftragsverhältnis

Zwei ungleiche Parteien schließen ein einfaches Vertragsverhältnis ab: Die Ärztin und die Patientin. Die Ärztin-Patientin-Beziehung ist geprägt von der Machbarkeit der Medizin; jede Krankheit scheint heilbar. Im komplexen Gesundheitswesen wecken Werbung für innovative Produkte, Therapieformen und Arzneimittel bei den Patientinnen und Patienten hohe, oft irrationale Erwartungen an eine perfekte Heilbehandlung mit Erfolgsgarantie. Gleichzeitig verbessern sich ihre Kenntnisse über medizinisches Fachwissen – trotz und wegen des Internets – kaum.

Die Patientinnen und Patienten müssen sich darauf verlassen, dass das kostbare Gut – das Leben – stets nach bestem Können und Wissen „behandelt" wird, und sie müssen auf die Sorgfalt der behandelnden Ärztinnen, Ärzte und des Gesundheitspersonals vertrauen. Die Ärztin muss das Vertrauen verdienen, die Patientin muss befähigt werden, ihr zu vertrauen. Sowohl die Ärztin als auch der Arzt setzen auf Vertrauen als Bedingung

---

[23] Bundesgerichtshof, Beschluss VI ZR 342/21, August 2022 BDC|Online https://juris.bundesgerichtshof.de/cgi-bin/rechtsprechung/document.py?Gericht=bgh&Art=en&Datum=Aktuell&nr=131495&pos=13&anz=832 (24.12.2024).

[24] Ebd,

für eine erfolgversprechende Behandlung. Bei einer medizinischen Behandlung ist Verlässlichkeit in allen Belangen unabdingbar, gerade in Situationen, in denen kontrolliertes, rationales Abwägen nicht weiterhilft und intuitive Entscheidungsfähigkeit gefragt ist. Die Patientin begibt sich in die Abhängigkeit eines fremden Menschen. Sie trifft in einem geschlossenen Raum auf eine ihr oft nicht persönlich bekannte Person. Sie muss Fragen zu intimen und privaten Angelegenheiten beantworten, und sie muss ihren Körper vor jemandem entblößen – in einer Situation, in der sie angeschlagen ist. Die Ärztin befindet sich in ihrem Alltag, während die Patientin eine Ausnahmesituation erlebt, einen Wissensnachteil hat und das Sprachverständnis fehlt. In diesem asymmetrischen und ungleichen Vertragsverhältnis zwischen der Ärztin und der Patientin treffen beidseitig unterschiedliche, individuelle Erwartungen, Bedürfnisse und Risikobereitschaften aufeinander.

Unter Patientenrechte werden die Rechte von Personen verstanden, die ihnen im Arzt-Patienten-Vertragsverhältnis zustehen. Neben den Ärztinnen und Ärzten gelten sie auch für Pflegefachpersonen, Heilpraktikerinnen und Heilpraktiker, Hebammen, Psychotherapeutinnen und -therapeuten oder Physiotherapeutinnen und -therapeuten. Patientinnen und Patienten haben ein Recht auf eine sorgfältige, dem medizinischen Wissensstand entsprechende Behandlung, können jedoch keinen Behandlungserfolg beanspruchen.

Im Zivilrecht wie im Strafrecht erfüllt grundsätzlich jede Heilbehandlung, die die körperliche Integrität beeinträchtigt, primär die Tatbestandsmerkmale einer Körperverletzung; dies gilt so lange, bis mit der rechtsgenügenden Einwilligung ein Rechtfertigungsgrund vorliegt.[25]

1.6   Das Auftragsverhältnis in der Rechtsprechung

Das schweizerische Haftpflichtrecht ist kein einheitliches Rechtsgebiet. Ein Großteil der Haftungsgrundlagen lässt sich nicht in den grundlegenden Kodifikationen des Zivilrechts, sondern in zahlreichen Spezialgesetzen auffinden. Die Arzthaftung ist im Obligationenrecht verankert: Dieses regelt, dass Ärztinnen und Ärzte für Schäden haften, wenn sie ihre vertraglichen Pflichten gegenüber der Patientin oder dem Patienten verletzen. Ebenso gilt im Deliktsrecht (unerlaubte Handlung): „Ärztinnen haften auch, wenn sie durch eine unerlaubte Handlung einen Schaden verursachen."[26] Damit sichert das geltende Recht den Patientinnen und Patienten eine sorgfältige, dem anerkannten medizinischen Wissensstand entsprechende Behandlung zu. Ein Behandlungsfehler liegt vor, wenn die medizinische Behandlung nicht den fachlichen Standards entspricht; am häufigsten passieren Diagnose- und Operationsfehler oder fehlerhafte Arzneimittelverordnungen. Wenn ein Behandlungsfehler und die Kausalität für einem schweren, bleibenden Gesundheitsschaden bewiesen

---

[25] Fall an der Patientenstelle Zürich.

[26] Obligationenrecht (OR), Art. 97, https://www.swissrights.ch/gesetze/Artikel-97-OR-2024-DE.php.

werden können, hat die geschädigte Person ein Anrecht auf Schadenersatz- und Genug-
tuung. Ob es sich um eine Komplikation oder um eine Sorgfaltspflichtverletzung handelt,
ist für Laien schwer zu beurteilen.

Bei einem medizinischen Zwischenfall laufen Schadenersatz- und Genugtuungsforde-
rungen in der Regel über das Zivilrecht ab; nur in seltenen Fällen wird eine Strafanzeige
eingereicht. Für die Schweiz liegen zwar keine verlässlichen Zahlen vor, aber es kann
davon ausgegangen werden, dass nur in etwa 5 % der angenommenen Behandlungsfehler eine Strafanzeige erfolgt. Wie hoch der Anteil ist, bei denen in der Folge eine
Untersuchung durchgeführt wird, ist ebenfalls nicht bekannt. Der Anwalt Hardy Landolt,
hält in seiner Analyse der Urteile zum Arzthaftpflichtrecht fest: „Eine absolute Selten-
heit sind insbesondere strafrechtliche Verurteilungen wegen fahrlässiger Körperverletzung
oder Tötung."[27] Seine Erfahrungen teilen Rechtsvertreterinnen; selbst grobe Arztfehler
bleiben heute regelmäßig folgenlos. Gemäß Hardy Landolt werden Strafanzeigen regelmäßig nicht an die Hand genommen oder eingestellt, enden mit einem Freispruch oder
werden ausnahmsweise wegen Verfahrensfehlern zurückgewiesen.[28] Das bestätigt die
Strafanzeige gegen den ehemaligen Chefarzt und Herzchirurgen Francesco Maisano und
sein Team am Universitätsspital Zürich. Obwohl ein Rechtsgutachten deutlich auf mutmaßliche Behandlungsfehler hinwies, wurde sie – aus in der Öffentlichkeit unbekannten
Gründen – nicht an die Hand genommen.[29]

Die Patientin muss einen Behandlungsfehler und den kausalen Gesundheitsschaden
mit an Sicherheit grenzender Wahrscheinlichkeit beweisen. Das Beweismaß stellt für die
Patientinnen und Patienten eine kaum zu überwindende Hürde dar. Der deutsche Anwalt
Thomas Motz schildert die Problematik: Eine Patientin erlitt während der Operation eine
Apoplexie (Schlaganfall). Weil jede Minute zählt, sollte sie möglichst rasch auf eine
Stroke Unit verlegt werden. Die Ärzte besprachen die Situation, nahmen Rücksprache
mit Experten und veranlassten eine bildgebende Untersuchung; wertvolle Zeit ging verloren. Die Verlegung der Patientin wäre spätestens nach zwei Stunden möglich gewesen,
erfolgte jedoch erst nach fünf Stunden. Der Anwalt hätte beweisen müssen, dass die Patientin den gravierenden Gesundheitsschaden nicht erlitten hätte, wenn sie zeitgerecht in
einer Stroke Unit behandelt worden wäre. Das kann er nicht; er wird mit der „Schulter
zucken" – so Thomas Motz – und den Fall verlieren.[30] Zudem verlangt der Kausalitätsbe-
weis, dass neben dem wahrscheinlichsten Verlauf, ein anderer Verlauf „vernünftigerweise
nicht in Betracht fällt". Der Kausalitätsbegriff ist im Arzthaftungsrecht von der Sache
her zu undifferenziert, weshalb auch bei unterlassenen oder verspäteten Therapien kaum

---

[27] Ebd.
[28] [Anm. 4] S. 40.
[29] Ebd.
[30] [Anm. 8] S. 102 ff.

je eine Haftung erstellt werden kann.[31] Die Medizin ist keine exakte Wissenschaft; deshalb kann eine Verbesserung des Gesundheitszustands auch bei rechtzeitiger, adäquater Versorgung nicht immer garantiert werden.

Gesundheitliche Beeinträchtigungen können oft mit verschiedenen, medizinisch gleichwertigen Methoden behandelt werden. In der Rechtsprechung wird lediglich bei offensichtlichen Fällen eine Sorgfaltspflichtverletzung bejaht. Ein Neurochirurg operierte einen Patienten an der Wirbelsäule. Er bohrte den Wirbelkörper unter der Sicht eines Röntgenbildverstärkers an und bemerkte zu spät, dass das angezeigte Röntgenbild nicht dem tatsächlichen Bohrvorgang entsprach. Der Patient erlitt eine schwere innere Blutung und verstarb trotz intensiver Reanimationsmaßnahmen auf dem Operationstisch. Das Bundesgericht beurteilte die Verwechslung des Standbildes mit dem realen Sachverhalt als Sorgfaltspflichtverletzung.[32]

In konstanter Rechtsprechung gilt jede Abweichung vom ärztlichen Standard an sich als haftungsbegründend. Wie schwierig die Beweisführung dafür ist, zeigt Hardy Landolt anhand verschiedener Gerichtsurteile.[33] Das Bundesgerichtsurteil verneinte die Haftung für eine erlittene Hirnschädigung bei einer Bronchoskopie, bei der es zu einem beidseitigen Pneumothorax (Kollaps beider Lungenflügel) kam. „Die Anforderungen an die ärztliche Sorgfaltspflicht lassen sich nicht abschliessend festlegen; sie richten sich vielmehr nach den Umständen des Einzelfalls, namentlich nach der Art des Eingriffs oder der Behandlung, den damit verbundenen Risiken, dem Ermessensspielraum, den Mitteln und der Zeit, die dem Arzt im einzelnen Fall zur Verfügung stehen, sowie nach dessen Ausbildung und Leistungsfähigkeit."[34] Die Rechtsprechung der Gerichte ist nicht einzuschätzen; eindeutige Maßstäbe sind nicht vorhanden und die Sorgfalt lässt sich aus der rechtlichen Perspektive nicht für jeden Fall verbindlich abstrakt festlegen. Für geschädigte Personen bedeutet das ein hohes Rechtsverfahrensrisiko bei einer möglichen Sorgfaltspflichtverletzung.

Im Strafrecht kann das Gericht bei einer Strafanzeige eine Untersuchung eröffnen oder eine Nichtanhandnahme-Verfügung erlassen. Gegen Letztere kann Einspruch erhoben werden, die Erfolgsaussichten sind jedoch gering. Die Gerichte prüfen die Einhaltung der ärztlichen Standards mit gutachterlicher Expertise. Sie weichen nur in den seltensten Fällen von den Beurteilungen der von ihnen bestellten Gutachtern ab; die Gerichtsgutachten fallen zudem erfahrungsgemäß tendenziell zu Ungunsten der Patientinnen und Patienten aus.[35] Damit Gutachten anerkannt werden, muss zwingend vor jedem Rechtsverfahren die Befangenheit der Gutachter von beiden Parteien geprüft werden. Das Bundesgericht

---

[31] Motz Th.: Referat, „Mehr Patientenrechte wagen", Veranstaltung, SGM Nürnberg (Selbsthilfeorganisation Medizingeschädigter), Augsburg 07.2.2025.

[32] [Anm. 4].

[33] → [Anm. 4] Vgl. Landolt, Gerichtsurteile,] S. 40 ff.

[34] → [Anm. 4] Vgl. Landolt, Gerichtsurteile,] S. 40 ff.

[35] : BGE 4A_255/2021, 22. März 2022.

beschied einer Patientin, dass das vorgelegte und in Zustimmung der Gegenpartei erstellte Privatgutachten lediglich eine Behauptung, jedoch kein Beweismittel darstelle.[36]

Eine medizinische Behandlung wird als Eingriff in die körperliche Integrität und als Persönlichkeitsverletzung qualifiziert. In der Schweiz und in Deutschland gilt eine erfolgreiche Behandlung ohne Einwilligung als Straftatbestand. Der österreichische Gesetzgeber hat eigens dafür den Straftatbestand der eigenmächtigen Heilbehandlung, als Antragsdelikt geschaffen. Wer einen Patienten oder eine Patientin nach den Regeln der medizinischen Wissenschaft jedoch ohne Einwilligung behandelt, begeht das Delikt der eigenmächtigen Behandlung. Linda Ebert erwähnt in ihrer Diplomarbeit zur eigenmächtigen Heilbehandlung das Beispiel: „Einer 7-Jährigen wurde ein Fuss amputiert. Die Amputation war ärztlich indiziert, die Operation verlief erfolgreich und wurde seitens des Arztes kunstgerecht durchgeführt. Da der Vater der Behandlung jedoch nicht zugestimmt hatte, qualifizierte das Gericht die Operation als ‚tatbestandsmässige Körperverletzung'. Weder der verfolgte Heilzweck noch der Erfolg des Heileingriffes sollen einen Arzt nach Ansicht des Gerichts dazu legitimieren, bei der Vornahme einer Körperverletzung straflos zu bleiben. Vielmehr soll dies vom Willen des zu Behandelnden abhängen."[37] Der Operateur hat die persönliche Freiheit der Patientin verletzt, jedoch ohne ihr dabei einen Schaden zuzufügen, weshalb die Verletzung der Selbstbestimmungsfreiheit sanktioniert wird. Da es sich um ein Antragsdelikt handelt, kann der Vater des Mädchens entscheiden, ob er gegen den Arzt klagen will.[38]

Österreich geht mit diesem Gesetzesartikel als eines der wenigen Länder mit einem gesonderten Tatbestand für die fehlende Einwilligung voran. Weil sie in Deutschland und in der Schweiz nicht separat geregelt ist, bedeutet das laut Ebert eine Rechtsunsicherheit: „Die Konsequenz daraus ist ein unermüdlicher Streit über verschiedene Standpunkte zur Frage, ob jede medizinisch indizierte und ex lege durchgeführte Behandlung den Begriff der Körperverletzung erfüllt."[39]

1.6.1 Die Beweislasterleichterung

Im schweizerischen Recht[40] ist die Ausgestaltung der Beweiserleichterung für die geschädigten Patientinnen und Patienten nicht geregelt. Erst wenn eine betroffene Patientin die Haftungsvoraussetzung hinreichend substanziiert hat, stellt sich die Frage der Beweiserleichterung. Diese steht im Zusammenhang mit der Kausalität zwischen einem

---

[36] Ebd.

[37] Ebert, L.: DIE EIGENMÄCHTIGE HEILBEHANDLUNG (§ 110 STGB) ALS ÜBERKOMMENE STRAFBESTIMMUNG?, Diplomarbeit zur Erlangung des akademischen Grades Magistra der Rechtswissenschaften im Diplomstudium Rechtswissenschaften, Linz 2019. https://epub.jku.at/obvulihs/download/pdf/4487561.

[38] Ebd. S.

[39] Ebd. S.

[40] → [Anm. 4] S. 44, Vgl. BGer 4A_160/2021 vom 6.5.2022.

Behandlungsfehler und dem Schaden. Der Hausarzt injizierte Frau M. ein Kortisonpräparat. Die Injektion führte zu einer Infektion, die den Oberarmkopf und die Gelenkpfanne des rechten Schultergelenks zerstörten. Das Gericht vermutete die Sterilitätslücke als ursächlich für die fatale Infektion; weitere Gründe waren nicht vorhanden. Der Hausarzt hätte die Vermutung widerlegen müssen, indem er die Umsetzung sämtlicher Hygienemaßnahmen bewiesen hätte. Den Beweis konnte er nicht erbringen, weshalb ihn das Gericht zur Schadenszahlung verurteilte.[41]

Die Beweiserleichterung gilt in Deutschland ebenfalls. Weil ein Arzt die zwingend erforderliche Desinfektion vor einer Injektionsbehandlung unterließ, entzündete sich die Wunde. Das Gericht ging von der fehlenden Desinfektion als Ursache für die Entzündung aus, sodass der behandelnde Arzt das Gegenteil beweisen musste.[42]

Im deutschen Patientenrechtegesetz sind die Beweiserleichterungen für bestimmte Fallgruppen wie den „groben Behandlungsfehler" und das sogenannte „voll beherrschbare Risiko" und die Beweislastumkehr für den sogenannten „Anfängerfehler" explizit verankert. Als Anfängerfehler gilt, wenn der Arzt nicht über die Fähigkeiten eines durchschnittlichen Facharztes verfügt. Verwirklicht sich ein sogenannt allgemeines Behandlungsrisiko, das für den Behandelnden voll beherrschbar war, wird ein Behandlungsfehler vermutet. „Ein Patient unter Narkose fällt im Verlauf einer Operation vom Operationstisch. Hier wird im Regelfall vermutet, dass er nicht ordnungsgemäß gesichert war. Der behandelnde Arzt ist somit für diesen Fehler verantwortlich."[43] Der Gesetzgeber stärkt damit das Vertrauen der Patienten, indem er festhält, dass der Arzt alles unternehmen muss, um sie vor typischen Behandlungsrisiken zu schützen.

1.7 Der Behandlungsfehler als Unfall

Ein medizinischer Zwischenfall kann in bestimmten Situationen als Unfall taxiert werden. „Dem Operateur glitt das Biegeinstrument bei der Wirbelsäulenoperation plötzlich aus den Händen und verletzte das offen liegende Rückenmark."[44] Dieser Sachverhalt erfüllt die Unfalldefinition „eines plötzlichen, zeitlich und örtlich bestimmbaren und von außen einwirkenden Ereignisses, bei dem der Patient unfreiwillig einen Körperschaden erlitten hat".[45] Das Gutachten des Schweizer Bundesgerichts hält widersprüchlich fest: „das Ereignis [sei] nicht plötzlich und aussergewöhnlich" und „derartige Zwischenfälle

---

[41] BGE 120 II 248, 29. Juli 1994, https://bit.ly/3Im110D (20.01.2025).

[42] Gerichtsurteil noch eintragen.

[43] BMJ – Patientenrechte, hattps://www.bmj.de/DE/themen/patientenrechte/patientenrechte_node. html (01.01.2025).

[44] → [Anm. 4] S.

[45] Bundesgesetz über den Allgemeinen Teil des Sozialversicherungsrechts (ATSG), Artikel 4, https://www.lexfind.ch/tolv/234016/de (21.01.2025).

seien (sehr) selten", verneinte aber die Unfallanerkennung.[46] Das Urteil ist nicht nachvollziehbar, auch weil eine schlüssige Begründung fehlt. Die Anerkennung ist für die
geschädigten Personen entscheidend, denn bei einem Gesundheitsschaden durch einen
Unfall sind sie mit Integritätsentschädigung, besseren Sozialversicherungsleistungen und
ohne Selbstbehalt finanziell sehr viel besser gestellt als durch eine Krankheit.

2   Die Patientendokumentation

Das Dossier (Krankengeschichte, „KG") bzw. die Patientendokumentation gehört den
Patientinnen und Patienten. Sie haben das Recht auf das Dossier und auf ein vollum-
fängliches Einsichtsrecht.

Die einwandfreie Dokumentation der Behandlung muss die Sicherheit der Patientinnen
und Patienten sowie die Kontinuität über die gesamte Behandlungskette – auch bei der
Behandlung durch mehrere Personen oder bei einem Arztwechsel – gewährleisten.

Für die Beweisführung eines möglichen Behandlungsfehlers ist die Patientendokumentation unentbehrlich. Eine Nichtdokumentation oder fehlende Unterlagen, wie
bildgebendes Material, werfen Fragen auf: Wurde durchgeführt, was nicht dokumentiert
ist? Ist die Dokumentation vollständig: Wurde sie echtzeitlich erstellt oder nachträglich
unzutreffend verändert? Handelt es sich bei Lücken um mangelhafte Arbeit oder um eine
Beweisvereitelung? Betroffene Personen können die Fragen in der Regel kaum beantworten; die schweizerische Rechtsprechung beantwortet sie ebenfalls nicht. Das lückenhafte
oder Nichtdokumentieren kann ein gravierendes Hindernis auf dem Weg zur Rechts-
findung sein[47] – auch weil die Schweizer Rechtsprechung bei der Urteilsfindung keine
Konstanz aufweist und unklar ist, in welcher Form und Ausführlichkeit die Dokumentation geführt werden muss.[48] Das Leiturteil des Bundesgerichts vom 19.8.2015 „schränkt
die ärztliche Dokumentationspflicht auf einen vernünftigen Rahmen ein. Nämlich auf das,
was medizinisch üblich und erforderlich ist und auf das, was vorrangig der Behandlungs-
sicherheit dient".[49] Der Anwalt Hardy Landolt hält fest: „Es hat sich noch keine gefestigte
Praxis entwickelt, in welchen Fällen die geschädigte Patientin oder der geschädigte Patient basierend auf einer ungenügenden Dokumentation einen Haftungsanspruch für den
erlittenen Behandlungsschaden geltend machen kann."[50] Die Gerichte beurteilen im Einzelfall die Glaubwürdigkeit der Dokumentation und ob es sich um einen Mangel oder um

---

[46] → [Anm. 7] S. BGE 141 III 363.
[47] → [Anm. 7] S. BGE 141 III 363.
[48] BGE 141 III 363.
[49] → [Anm. 4] S. 44.
[50] Ebd.

eine Beweisvereitelung handelt, und sie gewichten fehlende Unterlagen. Das Bundesgericht beanstandet lückenhafte Dokumentation nicht oder schließt sie als Beweis nicht aus; „selbst wenn Experten die Fehlerhaftigkeit derselben bejahen".[51]

Der deutsche Gesetzgeber hat die ärztliche Dokumentationspflicht im Patientenrechtegesetz vom 26.2.2013 verschärft. Gemäß diesem müssen alle Behandlungen vollständig in der Patientenakte notiert werden. Bei fehlender Dokumentation oder fehlenden Unterlagen hat der Arzt die volle Beweispflicht.[52] Die deutsche Ärzteschaft kritisierte damals die Verschärfung, weil die Ausweitung der Dokumentationsverpflichtung auch keine Ausnahmen für Routineuntersuchungen oder für Maßnahmen zulässt, die im Rahmen des Qualitätsmanagements ohnehin dokumentiert werden müssten.[53] Hier gilt es zu betonen: Die Dokumentation dient in erster Linie der Behandlung der Patientin oder des Patienten und kann erst nachrangig einem weiteren Verwendungszweck zugeführt werden.

3   Das Patientengeheimnis

Der Arzt ist Hüter des Patientengeheimnisses – weshalb es sich eigentlich um das Patientengeheimnis handelt. Unter das Arztgeheimnis fallen alle Informationen, die ein Arzt im Rahmen einer Behandlung in persönlicher sowie sachlicher Hinsicht von seinem Patienten erfährt. Ohne Einwilligung des Patienten darf grundsätzlich keine Auskunft zur Person und zur Behandlung gegeben werden. Die Schweigepflicht gilt auch zwischen Kolleginnen und Kollegen, Ausnahmen bestehen im Interesse der Patientensicherheit, beispielsweise bei Überweisungen an eine Spezialistin oder an die Spitex.[54]

Die Schweigepflicht kollidiert bei nicht volljährigen Jugendlichen mit dem Sorge- und Erziehungsrecht der Eltern. Bis zur Volljährigkeit hat der Arzt in der Regel keine Möglichkeit, den Eltern die Auskunft über die Behandlung seines jugendlichen Patienten zu verweigern. Wenn eine Jugendliche beispielsweise an einer Infektion im Intimbereich aufgrund eines Piercings oder an einer Geschlechtskrankheit leidet und von der Ärztin Geheimhaltung fordert, sollte sie versuchen, den Grund für den Widerstand zu erfahren.

Die Patientendokumentation unterliegt dem höchstpersönlichen Recht, das über den Tod hinaus gilt. Wenn Angehörige die Herausgabe der Patientendokumentation nach dem Tod der Patientin wünschen, müssen sie die Ärztin, das Spital oder die Institution auffordern, sich von den Behörden vom Arztgeheimnis entbinden zu lassen.[55]

---

[51] Ebd.

[52] Bundesärztekammer, Gesetz zur Verbesserung der Rechte von Patientinnen und Patienten, 20. Februar 2013, bgbl113009 265.328.

[53] Ebd.

[54] → [Anm. 7] S. 26.

[55] sStGB, Verletzung des Amtsgeheimnis (Offizialdelikt), Art. 320 / Verletzung des Berufsgeheimnisses (Antragsdelikt) Art. 321.

Der Vollzug des Gesetzes obliegt jedoch vollumfänglich der Ärztin, dem Arzt und dem Gesundheitspersonal.

4   Die Zwangsbehandlungen

Wenn eine Patientin oder ein Patient die Notwendigkeit einer Behandlung nicht mehr erkennen kann, müssen freiheitseinschränkende Maßnahmen oder Zwangsmaßnahmen angewandt werden. Sie müssen vor einer aus psychischen oder physischen Gründen drohenden Selbst- oder Fremdgefährdung geschützt werden. Zwangsmaßnahmen werden sowohl in der stationären als auch in der ambulanten Gesundheitsversorgung durchgeführt und sind im Gesetz geregelt.

Zwangsmaßnahmen sind medizinische Eingriffe, die gegen den Willen einer Patientin oder eines Patienten durchgeführt werden. Sie müssen gesetzlich vorgesehen, durch ein öffentliches Interesse gerechtfertigt und verhältnismäßig sein. Aus ethischer und menschenrechtlicher Sicht ist das Recht auf Selbstbestimmung zwingend einzuhalten.

4.1   Der Umgang mit freiheitseinschränkenden und Zwangsmaßnahmen

Die Behandlungen ohne Zustimmung bzw. ohne den Willen der betroffenen Person beinhalten in der Regel die Verabreichung von Medikamenten. In Abgrenzung zu Zwangsmaßnahmen gelten bewegungseinschränkende Maßnahmen wie Isolation (Einzelzimmer), manuelles und mechanisches Festhalten (Fixierung) oder elektronische Maßnahmen (z. B. elektronische Armbänder).

Grundsätzlich dürfen freiheitseinschränkende und Zwangsmaßnahmen erst eingesetzt werden, wenn alle anderen Möglichkeiten ausgeschöpft sind. Jede Maßnahme muss im besten Interesse der Patientin erfolgen und sich an den hohen Standards ärztlicher Berufsethik orientieren. Begonnen werden soll mit der Maßnahme, die am wenigsten einschränkt und nur so lange eingesetzt werden, wie es nötig ist. Freiheitsentziehende Maßnahmen und Zwangsmaßnahmen müssen regelmäßig überprüft werden – etwa in der Psychiatrie oder in Akutspitälern, auf der Intensivstation oder nach Operationen, wenn zum Wohle der Patientin zur Abwehr einer akuten Eigengefährdung Maßnahmen wie Fixierungen der Hände eingesetzt werden müssen.

Die SAMW stellt umfassende Informationen zum Umgang mit und zur Definition von freiheitseinschränkenden Maßnahmen und Zwangsmaßnahmen in der stationären sowie ambulanten Gesundheitsversorgung zur Verfügung.[56]

---

[56] SAMW, „Richtlinien, Zwangsmassnahmen in der Medizin", https://www.samw.ch/de/Ethik/Themen-A-bis-Z/Zwangsmassnahmen-in-der-Medizin.html (15.01.2025).

4.2   Die ambulanten Zwangsbehandlungen

Ambulante Zwangsbehandlungen sind in der Schweiz grundsätzlich möglich und in unterschiedlichen kantonalen Gesetzen und Verordnungen geregelt.[57]

In Deutschland galt für ambulante Zwangsbehandlungen die ausnahmslose Klinikpflicht. Diese war bei Ärztinnen, Ärzten, Betreuenden und betroffenen Personen umstritten; zwei Karlsruher Ärzte klagten dagegen. Der Bundesgerichtshof (BGH), das oberste deutsche Gericht in Betreuungsfragen, hielt die Gesetzesvorschrift ebenfalls für zu eng und legte den Fall dem Bundesverfassungsgericht (BVerfG) vor. Dieses fällte am 26.11.2024 zum Krankenhausvorbehalt bei ambulanten Zwangsbehandlungen ein wegweisendes Urteil. Das Gericht beurteilte den Vorbehalt als „teilweise verfassungswidrig, in bestimmten Fällen als unverhältnismäßig und verstoße sogar gegen das Grundrecht auf körperliche Unversehrtheit".[58] Das Urteil ermöglicht es, ärztlich verordnete Zwangsmaßnahmen außerhalb von Krankenhäusern rechtlich zulässig durchzuführen. Auf Antrag bewilligt das Gericht Zwangsmaßnahmen, beispielsweise wenn eine Patientin mit einer Demenzerkrankung die Dialyse ablehnt und ein Umgebungswechsel zu riskant wäre, sodass sie zu Hause durchgeführt werden kann oder für einen Menschen mit einer geistigen Behinderung oder psychischen Erkrankung, der die Einnahme von notwendigen Medikamenten ablehnt. Das Gericht betont: „Zwangsbehandlungen werden weiterhin nur im absoluten Ausnahmefall und nur unter strengsten Voraussetzungen in Betracht kommen."[59]

4.3   Die fürsorgerische Unterbringung

Frau M. ist alleinstehend; sie verwahrlost zunehmend und ist psychisch auffällig. Trotz Selbstgefährdung ist sie nicht einsichtig und wehrt Unterstützung ab. Aufgrund einer Gefährdungsmeldung bei der Kindes- und Erwachsenenschutzbehörde wird sie per fürsorgerische Unterbringung (FU) in die Psychiatrie eingewiesen. Frau M. hat nicht eingewilligt; die Einweisung erfolgte ohne frei zustande gekommenen Behandlungsvertrag. Die Einweisung wurde von einer Psychiaterin oder einem Psychiater als hoheitliches staatliches Handeln angeordnet. Ob sie korrekt abgelaufen und zu Recht erfolgt ist, wird wiederum von Ärztinnen und Ärzten überprüft. Diese entscheiden auch über den Grad der Zwangsmaßnahme und können eine Behandlung gegen den Willen ärztlich anordnen.

Die betroffene Person oder deren Angehörige müssen die Initiative zur Überprüfung des FU ergreifen; möglich ist das jedoch erst nach der Klinikeinweisung – zum Zeitpunkt der Einweisung ist sie wehrlos. Liegt ein Delikt vor, gilt ein völlig anderes Verfahren. Die verdächtige Person wird verhaftet, und innerhalb weniger Tage entscheidet das

---

[57] sZGB: Art. 437 ZGB · SR 210 · ZGB · 1. Januar 2022 · Lawbrary (20.02.2025).

[58] BVG:, 1 BvL 1/24, - Entscheidung finden -, Urteil vom 26. November 2024.

[59] Ebd.

Zwangsmaßnahmengericht über die Freilassung oder eine Untersuchungshaft. Die Staatsanwaltschaft ermittelt, anschließend fällt eine Richterin oder ein Richter ein Urteil. Zu diesem standardisierten Verfahren gibt es in der Psychiatrie keine vergleichbare Form der Gewaltentrennung.

4.4   Die Zwangsbehandlung in der Rechtsprechung

Zwangsmaßnahmen bedürfen einer ärztlichen Verordnung; in stationären Einrichtungen dürfen sie im Notfall von einer Pflegefachperson durchgeführt werden, die Maßnahmen müssen jedoch nachträglich von der Ärztin verifizieren werden. Sie müssen umfassend dokumentiert werden, und die Betreuenden sowie die Angehörigen müssen informiert werden. Die widerrechtliche Durchführung einer Zwangsbehandlung gilt als strafrechtlich relevante Freiheitsberaubung. Bei einer Gesetzesübertretung droht in der Schweiz und in Deutschland eine Strafverurteilung.[60]

5   Die Stellung der Patientinnen und Patienten in der Rechtsprechung

In Sachen Qualität und Sicherheit der Patientinnen und Patienten ist in der Medizin einiges passiert – ausreichend ist das jedoch längst nicht.

Patientinnen und Patienten können einen Behandlungsfehler in der Regel nicht erkennen; sie sind oft gesundheitlich geschwächt, dazu mangels Fachwissen und finanziellen Risiken nicht in der Lage, ihre Rechte einzufordern. Zudem werden sie bei Behandlungsfehlern häufig sich selbst überlassen.

Der deutsche Gesetzgeber stärkt die Rechte mit dem Patientenrechtegesetz, unter anderem indem er die Beweiserleichterungen und die Beweislastumkehr verankert hat. Die Schweiz verfügt nicht über ein Patientenrechtegesetz; es fehlt der politische Wille der parlamentarischen Mehrheit, die Rechte zu stärken.

Besonders schwer wiegt das Beweismaß „mit an Sicherheit grenzender Wahrscheinlichkeit" für die Kausalität. Der Anwalt Thomas Hotz fordert, den Beweismaßstab der Wahrscheinlichkeit auf 50 % aufwärts zu senken.[61]

Die geschädigte Person ist zur Erkennung eines möglichen Behandlungsfehlers und für die Beweisführung auf eine vollständige und korrekt geführte Dokumentation angewiesen. Das Schweizer Bundesgericht verlangt vertragsrechtlich keine speziell für den

---

[60] § 70 I StGB / Antrag gemäß § 1906 II BGB / § 239 StGB OLG Nürnberg NStZ-RR 2011, 42.
[61] Motz Th.:Positionspapier „Mehr Patientenrechte wagen", Lübeck 2023.

Behandlungsauftrag des Arztes geltende Beweissicherungspflicht durch die Dokumentation oder die Aufklärungspflicht. Es erkennt diesen offensichtlich notwendigen Ausgleich der Interessenlagen zwischen Ärztin und Patientin nicht an.[62]

Der Anwalt Hardy Landolt stellt bei seiner Analyse einschlägiger Haftpflichturteile des Bundesgerichts sogar eine Verwässerung der Rechte – namentlich bei der Aufklärungs- und der Dokumentationspflicht – fest.[63]

De lege ferenda wäre eine einheitliche Gefährdungshaftung für Schäden, die durch medizinische Dienstleistungen verursacht werden, einzuführen. Gemäß dem Bundesrat wäre das Haftpflichtrecht in verschiedener Hinsicht revisionsbedürftig: Bestrebungen, die Gefährdungshaftung anzuerkennen, erfolgten jedoch nicht. Die beiden Experten Pierre Widmer und Pierre Wessner schlugen bei der Diskussion der Revision des Haftpflichtrechts eine allgemeine Gefährdungshaftung vor, vertraten jedoch die Meinung, die Arzttätigkeit sei keine genuin „besonders gefährliche Tätigkeit".[64] Hardy Landolt vertritt dezidiert die Ansicht, dass von den Ärztinnen und Ärzten die Erfüllung der in „statuierten und üblichen Rechenschaftsablage-, Treue- und Sorgfaltspflichten konsequent verlangt werden" müsste, statt ihnen wie keiner anderen Berufsgruppe Privilegien zu gewähren.[65]

Ein subsidiäres Entschädigungssystem für spezifische, nicht fehlerbedingte Schäden aus medizinischen Behandlungen wird seit Jahren in verschiedenen Ländern – auch in der Schweiz – lediglich diskutiert.[66] Ein solcher Fonds – insbesondere für vermeidbare unerwünschte Ereignisse und die sogenannten „Never Events" – wäre angezeigt.[67]

Wenn ein Behandlungsfehler zu einem schweren Gesundheitsschaden führt, hat das für die betroffenen Personen sehr oft auch gravierende finanzielle Folgen. Um diese aufzufangen, müsste dringend ein Härtefallfonds eingerichtet werden.

Die Interessen der Patientinnen und Patienten, ihre Ohnmacht angesichts des Wissensgefälles sowie ihrer begrenzten Möglichkeiten, müssen in der Gesetzgebung und in der Rechtsprechung dringend viel stärker berücksichtigt werden. Dazu gehören die Minimierung der Asymmetrie in der Arzt-Patienten-Beziehung und die Stärkung der Rechtsposition, insbesondere angesichts der erdrückenden Beweislast.

Der Anwalt und Vorsitzende der Medizinrechtsanwälte e. V. hat im Jahr 2023 mit dem Positionspapier „Mehr Patientenrechte wagen" die relevanten Forderungen vorgestellt.[68] Die Stärkung der Rechtspositionen und die Gewährleistung der Sicherheit der Patientinnen und Patienten zu gewährleisten obliegt in der Verantwortung der Fachpersonen und darf nicht den Patientinnen und Patienten aufgebürdet werden.

---

[62] → [Anm. 4].

[63] → [Anm. 4].

[64] → [Anm. 4].

[65] → [Anm. 4].

[66] → [Anm. 8] S. 199.

[67] → [Anm. 63].

[68] Ebd.

Gesetze

Bundesgesetz über genetische Untersuchungen beim Menschen (SR 810.12) – Gesetzgebung Genetische Untersuchungen (22.01.2025).

Humanforschungsgesetz (SR 810.30) – Gesetzgebung Forschung am Menschen (22.01.2025).

Literatur

Ebert L (2019) DIE EIGENMÄCHTIGE HEILBEHANDLUNG (§110 STGB) ALS ÜBERKOMMENE STRAFBESTIMMUNG?, Diplomarbeit zur Erlangung des akademischen Grades Magistra der Rechtswissenschaften im Diplomstudium Rechtswissenschaften, Linz 2019. https://epub.jku.at/obvulihs/download/pdf/4487561

Graf-Litscher E (2012) 12.3103 Motion „Spitalinfektionen. Umkehr der Beweislast", 8.3.2012, https://www.parlament.ch/de/ratsbetrieb/suche-curia-vista/geschaeft?AffairId=20123103

Hardegger Th (2014) 14.3611 – Interpellation, Verjährungswirrwarr für Patienten mit Behandlungsfehlern endgültig beheben, 20.06.2014. (21.01.2025)

Landolt, H.: „Arzthaftung: Plädoyer für die Einführung einer Gefährdungshaftung", in: Plädoyer, 01/2024, https://www.schadenanwaelte.ch/wp-content/uploads/2024/09/2024_Plaedoyer-01-2024-1.pdf. Zugegriffen: 19. Jan 2025

Motz Th. (2023) Positionspapier „Mehr Patientenrechte wagen", Lübeck 2023

Motz Th. (2025) Referat, „Mehr Patientenrechte wagen", Veranstaltung, SGM Nürnberg (Selbsthilfeorganisation Medizingeschädigter), Augsburg 07.2.2025

Roggo A (2010) „Aspekte aus dem Medizinrecht zur Arzt-Patient-Beziehung", Bern 2010. S. 23ff https://www.irm.unibe.ch/e40047/e131910/e363385/e363387/SkriptumMedizinrecht_ger.pdf

Schweizerische Akademie Medizinischer Wissenschaften (SAMW), Leitlinien zur Urteilsfähigkeit in der medizinischen Praxis, Bern 2024. https://www.samw.ch/de/Ethik/Themen-A-bis-Z/Beurteilung-der-Urteilsfaehigkeit.html. Zugegriffen: 19. Jan 2025

SAMW, „Richtlinien, Zwangsmassnahmen in der Medizin", https://www.samw.ch/de/Ethik/Themen-A-bis-Z/Zwangsmassnahmen-in-der-Medizin.html. Zugegriffen: 15. Jan 2025

Ziltener E (2023) „Zwischen Sorge, Hoffnung und Vertrauen, Patienten, Patientinnen, Personal – mehr Sicherheit für alle", Zürich 2023

Zürich, 10.02.2025/Erika Ziltener

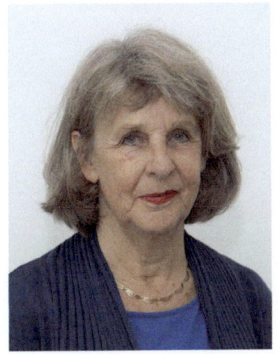

Erika Ziltener, geb. 1955, Historikerin (lic. phil.), dipl. Pflegefach-frau und Buchautorin, leitete von 2001 bis 2020 die Patientenstelle Zürich und war Präsidentin des Dachverbands Schweizerischer Pati-entenstellen. Sie gehörte von 1998 bis 2015 für die SP dem Zür-cher Kantonsrat an und unterrichtet an verschiedenen Gesundheits- und Krankenpflegeschulen. Sie präsidiert die Schweizerische Gesell-schaft für Qualitätsmanagement im Gesundheitswesen und ist Mit-glied der Ethikkommission des Kantons Zürich. Sie veröffentlichte das Buch „Zwischen Sorge, Hoffnung und Vertrauen. Patienten, Pati-entinnen, Personal – mehr Sicherheit für alle" (2023, rüffer & rub Sachbuchverlag).

Systemische Transformation

Ein Instrument in der adaptiven Transformation, das Antworten auf die Gesundheitsbedürfnisse von System, Gesellschaft und Wirtschaft liefert

Bianca Flachenecker

1 Gesundheit ist in Deutschland ungerecht verteilt

Herz-Kreislauf-Erkrankungen (HKE), aber auch Stoffwechselstörungen wie Diabetes mellitus, treten bei Personen mit niedrigem sozialem Status häufiger auf. Das gilt auch für Erkrankungen der Atemwege wie chronische Bronchitis und Erkrankungen des Haltungs- und Bewegungsapparates wie Arthrose oder Osteoporose. Lungen-, Magen- und Darmkrebs sind deutlich häufiger bei Menschen mit niedrigerem sozialem Status zu finden. Ebenso sind Menschen der schlechter gestellten sozialen gesellschaftlichen Gruppen häufiger von psychischen Erkrankungen betroffen und haben ein erhöhtes Risiko für Depressionen (Lampert 2018). Oft ist die Wahrscheinlichkeit für Beschwerden und Erkrankungen „im Vergleich zur hohen Statusgruppe um das Zwei- bis Dreifache erhöht" (Lampert 2018).

Der Gesundheitsbericht 2020 zeigt deutlich: Der soziale Status beeinflusst die Gesundheit der Deutschen (Stiftung Gesundheitswissen 2020). Menschen, die einen niedrigen sozioökonomischen Status haben, bewerten nicht nur ihren individuellen Gesundheitszustand schlechter, sie leiden auch vermehrt an chronischen Erkrankungen. Der German Index of Socioeconomic Deprivation (GISD) macht deutlich: Männer in Kreisen mit der niedrigsten Deprivation haben eine mittlere Lebenserwartung, die um sechs Jahre höher ist als die von Menschen mit dem höchsten Deprivationsgrad. Bei Frauen liegt die Differenz bei drei Jahren (Michalski et al. 2022). Je niedriger also das Einkommen, desto höher die vorzeitige Sterblichkeit (Lampert et al. 2019). Dieses Phänomen zeichnet sich auch regional ab: In Regionen Deutschlands, in denen die sozioökonomische Deprivation am größten

B. Flachenecker (✉)
Sozialwissenschaftlerin, Journalistin und Expertin für Health Equity, München, Deutschland
E-Mail: b.flachenecker@hotmail.com

T. Petzold und B. Böhland (Hrsg.), *Adaptive Transformation des Gesundheitswesens*,
https://doi.org/10.1007/978-3-662-71628-1_21

ist, ist die Lebenserwartung am geringsten. Besonders klar zeigt sich das beispielsweise in einer höheren Herz-Kreislauf-Mortalität und einer höheren Lungenkrebsinzidenz (Michalski et al. 2022). „Ein höheres Krebsrisiko in ärmeren Regionen zeigte sich insbesondere für Lungen-, Mund- und Atemwegs-, Magen-, Nieren- und Blasenkrebs bei Männern. Bei Frauen [ist] das Risiko für Nieren-, Blasen-, Magen-, Gebärmutterhals- und Leberkrebs sowie Leukämien und Lymphome in armen Regionen höher als in reichen." (Zentrum für Krebsregisterdaten 2018). „Armut ist [offensichtlich] ein Risikofaktor für Krebs. Menschen aus sozioökonomisch benachteiligten Gesellschaftsschichten erkranken häufiger und früher an Krebs, haben nach Diagnosestellung oftmals eine kürzere Lebenserwartung und profitieren hinsichtlich des Gesamtüberlebens weniger von der Therapie. Diese Beobachtung hat sich im Zuge der COVID-19-Pandemie weiter verschärft." (Berger et al. 2022). Dabei ist auffällig, dass sich „Regionen mit hoher regionaler sozioökonomischer Deprivation […] vor allem im Norden und Nordosten Deutschlands [befinden], aber auch im Saarland, Rheinland-Pfalz und Nordrhein-Westfalen." (Michalski et al. 2022). Die oben genannten Erhebungsergebnisse machen in ihrer Gesamtheit deutlich: Die Position eines Menschen in der sozialen Hierarchie gehört zu den wichtigsten Gesundheitsfaktoren (De Vogli 2004). Das hat enorme Auswirkungen auf Wirtschaft, Gesellschaft und das Gesundheitssystem – vor allem in einem Land, in dem die soziale Kluft dramatisch wächst und sich die gesundheitliche Ungleichheit weiter verschärft (Ärzteblatt 2024a).

Sir Michael Marmot verdeutlicht in „The Health Gap", warum wir in der Transformation unseres Gesundheitssystems unseren Blick weiten müssen. Es ist nicht das alternative Finanzierungsmodell, eine neue Krankenhauslandschaft oder ein anderes Versicherungskonzept, das den gewünschten und so dringend benötigten entlastenden Effekt in die Gesundheitsversorgung bringt und die Menschen nach einer Krankheit schneller wieder an den Arbeitsplatz zurückkehren lässt. Gesundheit wird nicht so sehr durch das bestimmt, was die Ärzteschaft für erkrankte Menschen tut, sondern vielmehr durch das, was in der Gesellschaft passiert (Marmot 2017). Marmot spricht von „arrangements in society" (Marmot 2017), die für den Gesundheitszustand primär verantwortlich sind. In Ergänzung zur kontinuierlichen Verbesserung der medizinischen Versorgung, die selbstredend als medizinischer Fortschritt für eine Verbesserung der Krankenversorgung sorgt, gilt es dort anzusetzen, wo Krankheiten entstehen (Marmot 2017). Es ist fatal, dass wir uns in einem überlasteten Versorgungssystem an den Symptomen einer immer kränker werdenden Gesellschaft unter enormen Ressourcenverbrauch abmühen und die maßgeblichen Ursachen dabei ausblenden. Zwangsläufig folgt daraus eine bekannte Konsequenz: die Suche nach einem maximal effizienten Versorgungssystem, das es leisten kann, die oben aufgezeigten Entwicklungen abzufangen. Doch es wird keine ausreichende Antwort auf die gesundheitlichen Herausforderungen und Bedürfnisse unserer Gesellschaft, unserer Wirtschaft oder unseres Gesundheitssystems geben können, lässt es doch den Ansatz an den Ursachen von Gesundheit und Wohlbefinden vermissen. Eine deutlich höhere Wirksamkeit ist zu erwarten, wenn es uns gelingt, das soziale Gefälle und seine Wirkung auf Gesundheit und Krankheit zu untersuchen und aus den Erkenntnissen Maßnahmen für gesundheitsförderliche Strukturen und Verhältnisprävention abzuleiten und umzusetzen. So könnte im Ergebnis nicht nur eine gesündere Gesellschaft und ein deutlich entlastetes Versorgungssystem stehen, sondern auch eine prosperierende Wirtschaft.

2   Der Einfluss sozioökonomischer Determinanten auf die Gesundheit erfordert Habitussensibilität

In Deutschland ist gut ein Fünftel der Bevölkerung von Armut oder sozialer Ausgrenzung bedroht, das sind 17,7 Mio. Menschen und 21,1 % der Bevölkerung. 14,3 % der Bevölkerung waren 2023 armutsgefährdet, 6,9 % von erheblicher materieller und sozialer Entbehrung betroffen und 9,8 % der Menschen lebten in einem Haushalt mit sehr geringer Erwerbsbeteiligung (Statistisches Bundesamt). Die hohe Armutslast in Deutschland sorgt bei immer mehr Menschen für Abstiegsängste (Ärzteblatt 2024b). Zukunftssorgen wirken sich nicht nur negativ auf das Vertrauen in Staat und Gesellschaft aus, sondern auch auf die Gesundheit. Das soll am Beispiel der somatoformen Erkrankungen gezeigt werden. Somatoforme Erkrankungen treten in sozial schwachen Schichten häufiger auf als bei Gesellschaftsgruppen mit höherem Einkommen (Sigvardsson et al. 1984): Menschen mit einer somatoformen Störung berichten häufig über körperbezogene Beschwerden, die oft nicht auf körperliche Ursachen zurückzuführen sind. Die Betroffenen zeigen eine lange Anamnese, beginnend bereits in jungem Alter. Medizinische oder chirurgische Interventionen sind oft ineffektiv, psychische Komorbiditäten treten in erhöhten Raten auf. Das belastet nicht nur die Betroffenen stark und sorgt für Frustration über eine Gesundheitsversorgung, die keine Abhilfe schafft, sondern belastet auch das Versorgungssystem. So werden in Allgemeinarztpraxen 16 bis 31 % der Konsultationen durch somatoforme Symptome verursacht (Ärzteblatt 2007). Für eine Gesellschaft mit einem kollabierenden Gesundheitssystem und einer zunehmenden sozialen Kluft sind das alarmierende Zahlen.

Bislang reagieren wir auf die Krankheitslast in unserer Gesellschaft meist mit mahnenden gesundheitlichen Aufklärungskampagnen nach dem Gießkannenprinzip, angetrieben von der unzureichenden Annahme, die Menschen müssten nur ihr Gesundheitsverhalten ändern. Allzu offensichtlich erscheinen uns die Ergebnisse aus Studien zum individuellen Gesundheitsverhalten von sozioökonomisch benachteiligten Menschen. So konsumierten diese Gesellschaftsgruppen weniger Obst und Gemüse (Mensink et al. 2013), rauchten häufiger (Ärzteblatt) und würden außerdem weniger häufig an Screening-Maßnahmen teilnehmen (Ärzteblatt).

Bereits Leibniz beklagte im 17. Jahrhundert „die geringe Sorge, die die Menschen für die Gesundheit aufbringen". Sein Vorschlag lautete damals: „Ohne Schwierigkeiten könnte in vielen Fällen unseren Leiden abgeholfen werden, wenn nur erst einmal [...] eine [...] Medizin von sozusagen vorsorgender Art begründet würde." Der Ärzteschaft käme dabei die Aufgabe zu, die Lebensführung der Menschen zu überwachen, Lebensmittel zu kontrollieren, Reihenuntersuchungen durchzuführen, Erfahrungen niederzuschreiben und Regierungen hinsichtlich ihrer Erkenntnisse zu beraten (Bergdolt 1998). Im Kern kein schlechter Ansatz, von dem wir uns auch heute noch einen positiven Effekt versprechen dürften – vorausgesetzt, die Überwachung geschähe transparent, freiwillig und in einem sicheren Datenraum. Dennoch verkannte Leibniz an diesem Punkt damals wie wir heute, dass sich die Lebensführung von Menschen weder kontrollieren noch überwachen lässt (und das auch nicht darf, selbst wenn es solidarisch dem Gemeinwohl dient) und dass diese Lebensführung nur bis zu einem geringen Grad eine freie Entscheidung ist. Es ist nicht so simpel, wie es uns die Aufklärung glauben lassen könnte, dass der aufgeklärte und sozial verantwortliche Mensch seine Gesundheit selbst in die Hand nehmen kann und dafür eine gewisse Unterstützung vom Staat bekommt. Laut Klaus Bergdolt, dem 2023 verstorbenen deutschen Medizin- und Kunsthistoriker, müssten wir es besser wissen: Wenn Rationalität überbewertet wird – zu Lasten von Emotionen und allen Ausprägungen des Menschseins –, besteht die Gefahr der Überforderung und Ablehnung. Hinzu kommen weitere Aspekte, die uns kritisch stimmen sollten: Die Freiheits- und Gleichheitsgedanken, die mit der Aufklärung aufkamen, gelten bis heute oft nicht für alle Menschengruppen. Frauen, Nichteuropäer und auch Menschen niedrigerer sozialer Gruppen kamen in den damals postulierten Menschenrechten oft nicht vor und gehören heute noch wie viele andere Menschengruppen zu den oft gesundheitlich Benachteiligten (Bergdolt 1998).

Auch die Argumentationslinie, Gesundheit sei Gegenstand des Bildungsstatus, weist wichtige Lücken auf: Denn die Bildungselite legt wie alle anderen Bildungsschichten gesundheitsschädliches Verhalten an den Tag. Alkohol beispielsweise wird in allen gesellschaftlichen Schichten getrunken. Laut dem Alkoholatlas 2022 trinken aber Erwachsene mit höherem Bildungsstand häufiger und mehr Alkohol als Personen mit geringerer Bildung. „[D]er riskante Alkoholkonsum steigt mit steigendem Bildungsniveau bei Männern in den meisten und bei Frauen in allen Altersgruppen an. Von den hochgebildeten Frauen trinken 42 % mindestens wöchentlich Alkohol, aber nur 20 % der Frauen mit niedriger Bildung. Riskante Mengen Alkohol konsumieren doppelt so viele Frauen mit hoher Bildung wie solche mit niedriger Bildung" (Schaller et al. 2022).

Bildung als zentrale Voraussetzung für gesundheitsförderliches Verhalten zu betrachten, greift zu kurz, obwohl Bildung Wissen, Fähigkeiten und Werte vermittelt, die helfen können, informierte Entscheidungen zu treffen und (gesundheitliche) Chancengleichheit zu erhöhen, indem sie Menschen aus allen sozialen Schichten befähigt, ihre Potenziale zu entfalten. Doch Bildung und Wissen allein reichen nicht aus, um die soziale und gesundheitliche Ungleichheit aufzulösen. Es sind aber Erkenntnisse aus der Bildungsforschung, die uns zeigen, wie Bildung wirksamer gemacht werden kann: Die Sozioanalyse hat gezeigt, dass es eine Habitussensibilität gegenüber den Realitäten sozial benachteiligter Menschengruppen braucht, um zu verstehen, wie Wissen vermittelt werden muss, damit es genutzt werden kann. So wirkt die Sozioanalyse dann, wenn sie ein „Verstehen" (Rutter 2021) zwischen Personen unterschiedlicher sozialer Herkunft ermöglicht. Es sind Fähigkeiten und Bereitschaft, „sich gedanklich an den Ort zu versetzen, den andere im Sozialraum einnehmen" (Rutter und Weitkämper 2022). Dieser Ansatz kann uns in der adaptiven Transformation des Gesundheitswesens helfen. Wenn wir ein langfristig nachhaltiges und widerstandsfähiges Gesundheitssystem aufbauen wollen, kann das gegenseitige Verstehen von Bedürfnissen und Anforderungen in einer Gesellschaft mit wachsenden sozialen und gesundheitlichen Ungleichheiten den Bauplan für neue Strukturen sein. Das soll kein Plädoyer gegen die Einführung des Schulfachs Gesundheit sein und auch nicht gegen Regeln für Diätetik und Bewegung – im Gegenteil. Es gilt vielmehr, diese Maßnahmen auf Erkenntnisse der Sozioanalyse zu stützen, um ihnen Effektivität zu verleihen. Wir müssen lernen, die richtigen Fragen zu stellen, und die Bereitschaft entwickeln, Verstehen und Verständnis aufzubringen, wenn wir auf der Suche nach Antworten sind (Eliasen 2023).

3 Health Inequities in einer Welt, die sich digital transformiert

Die digitale Transformation und daraus hervorgehende digitale Gesundheitstechnologien versprechen neue Chancen für das Gesundheits- und Krankheitsmanagement auf individuellem Niveau – nicht nur in der Patientenversorgung und dem Management von Krankheitsbildern, sondern auch in der Organisation von individuellem Gesundheitsverhalten (Zukunftsinstitut 2024). Das klingt vielversprechend und macht Hoffnung auf eine sich auf individueller Ebene qualitativ verbessernde Gesundheitsversorgung, gäbe es nicht den Digital Divide (Zukunftsinstitut 2025). Gemeint sind damit „Unterschiede im Zugang zu und in der Nutzung von Informations- und Kommunikationstechnologien, insbesondere dem Internet, sowie Unterschiede in den Fähigkeiten zur Nutzung dieser Technologien" (Lampert 2018). Bedingt werden solche Unterschiede durch technische und soziale Faktoren (Lampert 2018). Der D21-Digital-Index 2023/2024 der Initiative D21 zeigt: Deutschland liegt mit 58 Punkten von möglichen 100 im Mittelfeld (Initiative D21 2023). Und: Die Stimmungslage gegenüber der digitalen Transformation ist gedämpft: 52 % distanzieren sich eher gegenüber der Digitalisierung, das sind die „Genügsamen Verdränger*innen, Zufriedene Aussitzer*innen, [die] ablehnende Mitte und ambivalente Profis" (Initiative D21 2023). Nur 50 % der Bevölkerung ab 14 Jahren verfügen laut dem D21-Digital-Index über alle fünf Basiskompetenzen der Digitalisierung. Dazu gehört es z. B., Fotos/Videos auf dem Smartphone zu versenden, Informationen online zu finden und Textprogramme zu nutzen. 61 % der Deutschen sind dem Bericht zufolge für den digitalen Wandel gut gewappnet und verfügen über wichtige Resilienzfaktoren, dazu gehört z. B. eine gute Selbsteinschätzung der eigenen digitalen Kompetenzen, das Erkennen des persönlichen Nutzens von Digitalisierung, die Überzeugung, dass das Schritthalten mit der Digitalisierung Eigeninitiative erfordert, und die Überzeugung, dass technische Zusammenhänge verstanden werden müssen und sogar komplexere digitale Fähigkeiten gebraucht werden (Initiative D21 2023). Der Resilienzindikator variiert allerdings je nach Zugehörigkeit zu gesellschaftlichen Gruppen. So sinkt er z. B. bei den Babyboomern, aber auch bei den Jüngsten (Initiative D21 2023). Ebenso sinkt die digitale Resilienz mit dem Bildungsgrad und der Einkommensschicht – besonders stark betroffen ist die Mittelschicht, ihre digitale Resilienz hat sich im Verlauf sogar um 7,0 Prozentpunkte verschlechtert (Initiative D21 2023). Auch in der Gesamtbetrachtung nahezu aller Gruppen verschlechtert sich die Resilienz gegenüber dem digitalen Wandel; ein „gesamtgesellschaftliches Phänomen" also (Initiative D21 2023). Das Statistische Bundesamt veröffentlichte im April 2024 brisante Zahlen zur Internetnutzung in Deutschland: 5,0 %, das sind 3,1 Mio. Menschen zwischen 16 und 74 Jahren, waren 2023 offline (Statistisches Bundesamt). „Der Zugang zu digitaler Infrastruktur ist in Deutschland zum Teil noch rückständig, was sowohl temporär (bei stärkerer Nutzung) als auch regional (auf dem Land) deutlich wird." (Kersting 2020). Kersting nennt das den „ersten Level der digitalen Spaltung" (2020). Der zweite Level der digitalen Spaltung wird bestimmt durch die digitalen Kompetenzen, die zwischen Bevölkerungsgruppen nach Alter, Geschlecht sowie Status unterschiedlich sind (Kersting 2020). Laut The Lancet Digital Health fehlt es an Studien, die die gesellschaftlichen Effekte der digitalen Transformation in ihrer Gänze abbilden. Dennoch wissen wir spätestens seit der Corona-Pandemie, dass digitale Technologien unterschiedliche Auswirkungen auf unterschiedliche Gesellschaftsgruppen haben können (The Lancet Digital Health 2021). Auch wenn noch nicht im Detail erklärt werden kann, wie Digitalisierungsprozesse auf (gesundheits-)politische, gesellschaftliche und (gesundheits-)wirtschaftliche Prozesse wirken, zeigt der allgemeine Tenor im wissenschaftlichen Diskurs, dass der digitale Wandel das Potenzial hat, in vielen Bereichen des Gesundheitswesens langfristige Vorteile zeitgleich mit erheblichen Umwälzungen zu generieren – auch in seiner Attribution als Determinante von Gesundheit und in der Herstellung von „health data equity" (The Lancet Digital Health 2021).

Wenn die digitale Transformation laut WHO-Definition eine der sozialen Determinanten von Gesundheit (Social Determinants of Health/SDH) ist, vergleichbar mit Faktoren wie Einkommen, sozialer Absicherung, Ausbildung, Arbeitsbedingungen, Ernährungssicherheit, Wohnen, Grundversorgung, Umwelt, frühkindliche Entwicklung, sozialer Inklusion und Zugang zu erschwinglichen Gesundheitsdiensten (WHO 2025), wird deutlich, wie wichtig ihre Betrachtung im Prozess einer adaptiven Transformation des Gesundheitswesens ist. Wenn gilt, dass die „[d]igitale Spaltung […] bestehende soziale und partizipative Ungleichheiten [verstärkt]" (Kersting 2020), ist dies in der Entwicklung von digitaler Transformation im Gesundheitswesen und darüber hinaus in einer Gesellschaft mit wachsender sozialer Kluft von entscheidender Bedeutung. Auch weil das Internet soziale Ungleichheit nicht nur reproduziert, sondern diese Entwicklung zusätzlich beschleunigt (Sturm 2021). Hier setzt Armin Nassehi, Münchner Soziologe und Mitglied im Deutschen Ethikrat, an. In seiner Theorie der digitalen Gesellschaft ist die Digitalisierung ein soziales Projekt, das auf einer immer schon dagewesenen digitalen Struktur der Gesellschaft basiert: „Digitalisierung ist […] Fleisch vom Fleische der Gesellschaft."

(Nassehi 2019). Deshalb gelingt es mit digitalen Technologien, musterhafte Regelmäßigkeiten der Gesellschaft, die schon lange vor der Digitalisierung bestanden haben, sichtbar zu machen. Mit der Digitalisierung vollzieht sich im Verständnis von Nassehi eine „dritte Entdeckung der Gesellschaft" (Initiative D21 2023) nach der Französischen Revolution und den Liberalisierungsbemühungen in der zweiten Hälfte des 20. Jahrhunderts und mit ihr eine Möglichkeit, neue Erkenntnisse und neue Denkweisen sowie daraus entstehend neue Strukturen zu gewinnen (Nassehi 2019). Dies kann ein Instrument in der adaptiven Transformation des Gesundheitswesens unter Einbezug der Bedürfnisse von Gesellschaft und Wirtschaft sein. Folgt man der Denkart von Nassehi, setzt Digitalisierung „noch viel unmittelbarer an der Gesellschaftsstruktur an" (Nassehi 2019), trägt so zur Mustererkennung in der Gesellschaft bei und hält ihr gar einen Spiegel vor. „Es ist der Umgang mit der Trägheit, der Musterhaftigkeit und Widerständigkeit der Gesellschaft [...], für den die Digitalisierung eine Lösung darstellt." (Nassehi 2019). Nassehi plädiert dafür, dass sich die Soziologie dem annimmt, um die Chancen, Risiken und das Disruptionspotenzial digitaler Technologien erst richtig einschätzen zu können. So können Digitalisierung und digitale Gesundheitstechnologien zum Instrument für Health Equity und Justice in Gesundheitswesen, Gesellschaft und Wirtschaft werden, indem sie angewandt werden, um soziale Ungleichheiten zu verstehen und abzumildern.

Es erscheint kaum zu groß gedacht, wie Fahy und Sagan (2021) eine breit angelegte und langfristige Strategie zu fordern, die sowohl die nötige Infrastruktur im Gesundheitsumfeld als auch die kontinuierliche Optimierung der digitalen Technologien adressiert. Um dem Anspruch von Health Equity in der digitalen Transformation Digital Health gerecht zu werden, schlagen Fahy und Sagan et al. (2021) vor, an folgenden Dimensionen anzusetzen:

- Verfügbarkeit (availability),
- Zugang (accessibility),
- Anpassung (accommodation),
- Erschwinglichkeit (affordability) und
- Akzeptanz (acceptability).

4   Gesundheit als Basis von Resilienz in Gesundheitssystem, Gesellschaft und Wirtschaft

„Wherever we are in the hierarchy, our health is likely to be better than those below us and worse than those above us. The socially excluded are at the end of a health spectrum." (Marmot 2017). Aber nicht etwa, weil diese Menschen das meiste Unglück mit ihrer Gesundheit haben. Vielmehr ist es laut Marmot die Art, wie Menschen ihr tägliches Leben im Büro, zu Hause und im sozialen Umfeld gestalten können, die den Gesundheitszustand zentral beeinflusst. Marmot hat in seinen Studien – u. a. den bekannten Whitehall

Studies 1 und 2 – gezeigt, dass es die Kontrolle über die eigenen Lebensumstände und soziale Partizipation sind, die sich je nach Stärke der Ausprägung positiv oder negativ auf die Gesundheit auswirken. Sowohl die Verteilung der Möglichkeiten, über die eigenen Lebensumstände zu entscheiden, als auch die individuelle gesellschaftliche Teilhabe zu gestalten, ergeben sich aus dem sozioökonomischen Status von Menschen und sind deshalb, wie Gesundheit auch, ungleich verteilt. Marmot (2017) spricht vom „Status Syndrome" als Public-Health-Problem. Es zeigt, wie soziale Erfahrungen unser Leben beeinflussen. Die psychologischen Erfahrungen von Ungerechtigkeit haben tiefgreifende Auswirkungen auf unseren Körper. „[W]enn das Bedürfnis, ein blühender Mensch zu sein, der die Freiheit hat, ein erfülltes Leben zu führen, enttäuscht wird, leidet die Gesundheit." (Marmot 2017). Dieses Phänomen ereignet sich noch vor dem Gesundheitsverhalten und ist die entscheidende Variable für den Platz eines Menschen auf dem „Social Gradient in Health" (Marmot 2017). Marmot bestätigt damit das oben Gezeigte: Mahnungen verfehlen ihre Wirkung auch weiterhin, wenn an der sozialen Situation von Menschen nichts verändert wird. Soziale Bedingungen beeinflussen das Level an Autonomität und damit die Kontrolle, die Menschen über ihre Möglichkeiten im Gesellschaftsgefüge haben. Alle Menschen haben dieses Bedürfnis. Doch es ist an den sozialen Status gebunden: Nimmt der soziale Status zu, werden Autonomie und Kontrolle über die eigenen Lebensumstände besser erfüllt. In der Folge verbessert sich auch der Gesundheitszustand (Marmot 2015). So sind laut den Studien von Marmot (2017) Menschen, die die soziale Leiter nach oben klettern, gesünder als die Menschen ihrer Herkunftsklasse, aber weniger gesund als diejenigen in der neuen Klasse, in die sie aufgestiegen sind.

Untersuchungen des Sozio-oekonomischen Panels (SOEP) belegen das: „[D]as Risiko einer Erkrankung in der untersten Lage ‚Armut' [ist] doppelt so hoch wie in der obersten Lage ‚Wohlhabenheit'" (Armuts- und Reichtumsbericht 2024).

Eine prekäre Gemengelage, zumal Krankheit nicht nur volkswirtschaftliche Kosten verursacht, sondern auch (langfristig) arbeitsunfähig machen kann – ein individuelles wie gesamtwirtschaftliches Fiasko also. Im Jahr 2023 lag laut Bundesanstalt für Arbeitsschutz und Arbeitsmedizin (BAuA) die durchschnittliche Dauer der Arbeitsunfähigkeit bei 21 Tagen und damit bei einem Produktionsausfall von insgesamt 128 Mrd. € – das entspricht 3,0 % des Bruttonationaleinkommens – sowie einem Verlust in der Bruttowertschöpfung von 221 Mrd. € (5,1 % des Bruttonationaleinkommens) (Bundesanstalt für Arbeitsschutz und Arbeitsmedizin). Das Institut für Weltwirtschaft Kiel (IfW) errechnete, dass der Krankenstand 2022 rund 27 bis 42 Mrd. € gekostet hat; das sind 0,7 bis 1,1 % an Wertschöpfung (ifw Kiel Institut für Weltwirtschaft 303AD). Allein Herz-Kreislauf-Erkrankungen verursachten in Deutschland laut Destatis Kosten in Höhe von 46,4 Mrd. €. Auf Platz zwei folgt die Krankheitsgruppe der psychischen Erkrankungen sowie Verhaltensstörungen mit 44,4 Mrd. € und einem Anteil von 13,1 % (Statistisches Bundesamt 2017). Auf Platz drei folgen laut Destatis (2017) Krankheiten des Verdauungssystems mit Kosten von 41,6 Mrd. €. Zu den Kosten zählen die unmittelbar mit einer medizinischen Heilbehandlung, Präventions-, Rehabilitations- oder Pflegemaßnahmen verbundenen Ausgaben.

Im November 2023 lag der Krankenstand in Deutschland laut den Betriebskrankenkassen auf dem zweithöchsten Niveau seit Beginn der Aufzeichnung. Der durchschnittliche Wert betrug 7,06 %, übertroffen von den Wirtschaftsgruppen Heime (Pflegeheime und stationäre Einrichtungen) mit 10,24 %, dem Sozialwesen (soziale Betreuung älterer Menschen und Behinderter) mit 9,30 % sowie dem Gesundheitswesen mit 7,51 % (Ärzteblatt 2023). Besonders stark betroffen ist die Profession der Pflege in Heimen und Kliniken. Laut einer Auswertung der Techniker Krankenkasse (TK) waren Pflegekräfte 2023 rund 29,8 Tage im Durchschnitt krankgeschrieben – „länger als je zuvor" (Techniker Krankenkasse 2024). 2021 lag dieser Wert laut TK noch bei 23,3 Tagen.

Diese Zahlen liefern unter den oben aufgezeigten Bestimmungsgrößen von Gesundheit entscheidende Denkanstöße und Anregungen für die adaptive Transformation des Gesundheitswesens. Sie zeigen zum einen, wo ein wichtiger Hebel für ein belastbareres Gesundheitssystem liegt, zum anderen aber auch, wie wichtig die Auseinandersetzung mit den sozioökonomischen Determinanten von Gesundheit für das Wohlbefinden und die Produktivität einer Gesellschaft und damit der Volkswirtschaft ist.

5　Rückschritt vermeiden: Warum wir ein gerechtes Gesundheitsparadigma brauchen

Führende Expertinnen und Experten des deutschen Gesundheitswesens attestieren Health Equity einen positiven Impact auf die Gesundheits- und Volkswirtschaft (Flachenecker 2024). Effekte werden v. a. in einer gesteigerten Produktivität und auch in der Entlastung des Gesundheitssystems erwartet. Dieses könnte in Verbindung mit einem insgesamt optimierten Gesundheitszustand der Bevölkerung sowie digital unterstützter Versorgung und Prävention Entlastung erfahren. Gleichzeitig herrschen bislang ein mangelhaftes Bewusstsein und eine fehlende Auseinandersetzung mit Health-Equity-Fragen in Bezug auf die Gestaltung von Strukturen des Gesundheitswesens sowie der Gesundheitspolitik vor (Flachenecker 2024).

Lobbyarbeit für den positiven Impact von Health Equity sowie für bedarfsorientierte Digitalisierung im Gesundheitswesen kann langfristig neue Dynamiken freisetzen. Nicht nur, weil so eine große Gesellschaftsgruppe in das Feld derer geholt werden kann, die gesundheitlich am meisten von Digitalisierung und Gesundheitsgerechtigkeit profitieren, sondern auch, weil durch den zu erwartenden wirtschaftlichen Impact der Wohlstand der gesamten Bevölkerung profitieren könnte. 2018 berechnete das Wifor Institute erstmalig für Deutschland die gesamtgesellschaftlichen Auswirkungen eines Krankheitsbildes. Dafür wurde Migräne herangezogen. Das Wifor Institute schätzte auf Basis der Studie eine Gesamtbelastung durch Migräne bis 2025 im Umfang von 10,8 Mrd. migränebedingter Kopfschmerztage (Seddik et al. 2018). Bis 2025 könne sich so der volkswirtschaftliche

Verlust auf „rund 1,17 Billiarden Euro aufsummieren" (Seddik et al. 2018), das ist laut Wifor Institute mehr als ein Drittel der deutschen Wirtschafsleistung im Jahr 20.217. Hier lag das Bruttoinlandprodukt bei 3263 Billionen Euro (Seddik et al. 2018). Der deutschen Volkswirtschaft gehen laut Aussagen des Instituts im Jahresdurchschnitt etwa 37,1 Mrd. € direkte Wertschöpfung aus bezahlter Tätigkeit und 34,2 Mrd. € an direkter Wertschöpfung bei unbezahlten Tätigkeiten durch Migräne verloren (Seddik et al. 2018).

Die Frage, die wir uns in der adaptiven Transformation stellen sollten, ist: Wollen wir ein besseres Gesundheitssystem oder gesündere Menschen? (Eliasen 2023). Es ist nicht das Gesundheitssystem, das gesund macht. Es ist für die Versorgung bei Krankheiten zuständig. Eine Konzentration auf das, was Menschen von Anfang an wirklich länger gesund hält, hängt u. a. mit den Lebensbedingungen zu Hause, am Arbeitsplatz und im sozialen Umfeld zusammen. „We need to be clear about what it is we aspire to, which is a healthier population, in which a better health system is one of the parts." (Eliasen 2023). Das Ziel ist also nicht primär das Gesundheitssystem selbst, vielmehr eine gerechtere Gesellschaft als Grundlage für Gesundheit und Wohlbefinden (WHO 2025), sodass jeder Mensch sein umfängliches Potenzial an Gesundheit ausschöpfen kann. Ein im Februar 2025 veröffentlichtes Positionspapier unterschiedlicher Entscheidungstragenden der Gesundheitswirtschaft in Deutschland ist ein Beleg für einen gewissen Fortschritt in der Awareness um eine gerechte Gestaltung von Gesundheitsbedingungen. Im Handlungsaufruf „Mit Gesundheit aus der Wachstumskrise" heißt es, dass „Gesundheit [...] der Schlüssel [ist], um trotz wachsender Fachkräftelücken die Leistungsfähigkeit und den Wohlstand Deutschlands zu sichern". Durch das Vermeiden von Krankheit ergibt sich direkt eine Steigerung der Produktivität, „ein unverzichtbarer Faktor für die Zukunftsfähigkeit des Landes" (Ostwald et al. 2025).

Literatur

Armuts- und Reichtumsbericht (2024) ARB - Zweites Symposium zum Siebten Armuts- und Reichtumsbericht der Bundesregierung. https://www.armuts-und-reichtumsbericht.de/DE/Service/Meldungen/Meldungen/zweites-symposium-zum-siebten-arb.html. Zugegriffen: 23. Febr 2025

Ärzteblatt DÄG Redaktion Deutsches (2024a) Gesundheitliche Ungleichheit in Deutschland nimmt zu. In: Dtsch. Ärztebl. https://www.aerzteblatt.de/nachrichten/155514/Gesundheitliche-Ungleichheit-in-Deutschland-nimmt-zu. Zugegriffen: 4. Jan 2025

Ärzteblatt DÄG Redaktion Deutsches (2024b) Wachsende Abstiegsängste wegen steigender Armut. In: Dtsch. Ärztebl. https://www.aerzteblatt.de/nachrichten/155443/Wachsende-Abstiegsaengste-wegen-steigender-Armut. Zugegriffen: 12. Jan 2025

Ärzteblatt DÄG Redaktion Deutsches (2007) Somatoforme Störungen und Funktionsstörungen. In: Dtsch. Ärztebl. https://www.aerzteblatt.de/archiv/54039/Somatoforme-Stoerungen-und-Funktionsstoerungen. Zugegriffen: 12. Jan 2025

Ärzteblatt DÄG Redaktion Deutsches Smoking, Physical Inactivity, and Obesity (07.01.2010). In: Dtsch. Ärztebl. https://www.aerzteblatt.de/int/archive/article?id=67256. Zugegriffen: 23. Feb 2025a

Ärzteblatt DÄG Redaktion Deutsches Social Status and Participation in Health Checks in Men and Women in Germany (11.10.2013). In: Dtsch. Ärztebl. https://www.aerzteblatt.de/int/archive/art icle?id=147482. Zugegriffen: 23. Febr 2025

Ärzteblatt DÄG Redaktion Deutsches (2023) Krankenstand: Beschäftigte im Gesundheitswesen stark betroffen. In: Dtsch. Ärztebl. https://www.aerzteblatt.de/nachrichten/148261/Krankenst and-Beschaeftigte-im-Gesundheitswesen-stark-betroffen. Zugegriffen: 5. Jan 2025

Bergdolt K (1998) Leib und Seele. Eine Kulturgeschichte des gesunden Lebens. Kapitel: Schuld und Sühne? - Die Tradition der Eigenverantwortung für die Gesundheit

Berger J, Engelhardt M, Möller M-D et al (2022) Sozioökonomische Benachteiligung als Risikofaktor für Krebserkrankungen – „closing the care gap". Forum (Genova) 37:382–386. https://doi.org/10.1007/s12312-022-01113-4

Bundesanstalt für Arbeitsschutz und Arbeitsmedizin BAuA - Zahlen | Daten | Fakten - Volkswirtschaftliche Kosten durch Arbeitsunfähigkeit. https://www.baua.de/DE/Themen/Monitoring-Eva luation/Zahlen-Daten-Fakten/Kosten-der-Arbeitsunfaehigkeit. Zugegriffen: 4. Jan 2025

De Vogli R (2004) Status Syndrome: How Your Social Standing Directly Affects Your Health and Life Expectancy. BMJ 329:408

Eliasen B (2023) Rethinking the Health Paradigm. In: Robert Bosch Acad. https://www.robertbos chacademy.de/en/perspectives/rethinking-health-paradigm. Zugegriffen: 4. Jan 2025

Fahy N., Sagan A. (2021) Policy Brief 42. Use of digital health tools in Europe: before, during and after COVID-19, Copenhagen: World Health Organization

Flachenecker B (2024) Health Equity im deutschen Gesundheitssystem: Eine Studie zum ökonomischen Potenzial im Kontext der Digitalisierung. Tectum – ein Verlag in der Nomos Verlagsgesellschaft

ifw Kiel Institut für Weltwirtschaft (303AD) Krankenstand kostete 2022 bis zu 42 Mrd. Euro Wertschöpfung. In: Kiel Inst. https://www.ifw-kiel.de/de/publikationen/aktuelles/krankenstand-kostete-2022-bis-zu-42-mrd-euro-wertschoepfung/. Zugegriffen: 4. Jan 2025

Initiative D21 (2023) D21-Digital-Index 2023/2024 – Jährliches Lagebild zur Digitalen Gesellschaft. 58

Kertsting N. (2020) „Digitale Ungleichheit und digitale Spaltung." In: Klenk T, Nullmeier F, Wewer G (Hrsg) Handbuch Digitalisierung in Staat und Verwaltung. Springer Fachmedien Wiesbaden, Wiesbaden

Lampert T (2018) Soziale Ungleichheit der Gesundheitschancen und Krankheitsrisiken. In: bpb.de. https://www.bpb.de/shop/zeitschriften/apuz/270308/soziale-ungleichheit-der-gesundheitschan cen-und-krankheitsrisiken/. Zugegriffen: 4. Jan 2025

Lampert T, Hoebel J, Kroll LE (2019) Soziale Unterschiede in der Mortalität und Lebenserwartung in Deutschland. Aktuelle Situation und Trends

Marmot M (2017) The health gap: Doctors and the social determinants of health. Scand J Public Health 45:686–693. https://doi.org/10.1177/1403494817717448

Michael M (2015) Status Syndrome How your place on the social gradient dorectly affects your health. Bloomsbury, London

Mensink GBM, Truthmann J, Rabenberg M et al (2013) Obst- und Gemüsekonsum in Deutschland. Bundesgesundheitsblatt - Gesundheitsforschung – Gesundheitsschutz 56:779–785. https://doi.org/10.1007/s00103-012-1651-8

Michalski N, Reis M, Tetzlaff F, et al (2022) German Index of Socioeconomic Deprivation (GISD): Revision, Aktualisierung und Anwendungsbeispiele. https://doi.org/10.25646/10640

Nassehi, A. (2019) Muster: Theorie der digitalen Gesellschaft. C. H. Beck, München

Ostwald D, Hilbert J, Hecker R, et al. (2025) Mit Gesundheit aus der Wachstumskrise. Ein Handlungsaufruf

Rutter S (2021) Sozioanalyse in der pädagogischen Arbeit: Ansätze und Möglichkeiten zur Bearbeitung von Bildungsungleichheit. Springer Fachmedien Wiesbaden, Wiesbaden

Rutter S, Weitkämper F (2022) Die (Re-)Produktion sozialer Ungleichheit in der Schule. Bertelsmann Stiftung

Schaller K, Kahnert S, Garcia-Verdugo R et al (2022) Alkoholatlas Deutschland 2022. Pabst Science Publishers, Lengerich

Seddik A, Branner J, Ostwald D (2018) Krankheitslast und sozioökonomische Auswirkungen von Migräne in Deutschland

Sigvardsson S, von Knorring AL, Bohman M, Cloninger CR (1984) An adoption study of somatoform disorders. I. The relationship of somatization to psychiatric disability. Arch Gen Psychiatry 41:853–859. https://doi.org/10.1001/archpsyc.1984.01790200035005

Statistisches Bundesamt Weiterhin gut ein Fünftel der Bevölkerung von Armut oder sozialer Ausgrenzung bedroht. In: Stat. Bundesamt. https://www.destatis.de/DE/Presse/Pressemitteilungen/2024/04/PD24_147_63.html. Zugegriffen: 12. Jan 2025a

Statistisches Bundesamt Gut 5 % der Bevölkerung im Alter von 16 bis 74 Jahren in Deutschland sind offline. In: Stat. Bundesamt. https://www.destatis.de/DE/Presse/Pressemitteilungen/Zahl-der-Woche/2024/PD24_15_p002.html. Zugegriffen: 12. Jan 2025b

Statistisches Bundesamt (2017) Herz-Kreislauf-Erkrankungen verursachen die höchsten Kosten. In: Stat. Bundesamt. https://www.destatis.de/DE/Presse/Pressemitteilungen/2017/09/PD17_347_236.html. Zugegriffen: 5. Jan 2025

Stiftung Gesundheitswissen Statussymbol Gesundheit - Studienergebnisse im Überblick. https://www.stiftung-gesundheitswissen.de/projekte/statussymbol-gesundheit-studienergebnisse-im-ueberblick. Zugegriffen: 12. Jan 2025

Sturm, M. (2021) Digitalität als Ort der Ausgrenzung und sozialer Gerechtigkeit, in: Hessischer Hochschulverband e.V. (hvv) (Hrsg.) Hessische Bltter für Volksbildung, Erwachsenenbildung und Umgang mit (Corona-) Krisen 2021, S. 85–96

Techniker Krankenkasse (2024) Zum Internationalen Tag der Pflegenden: Krankenstand bei Pflegekräften erneut auf Rekordhoch | Die Techniker - Presse & Politik. In: Tech. https://www.tk.de/presse/themen/pflege/pflegepolitik/krankenstand-bei-pflegekraeften-auf-rekordhoch-2149302. Zugegriffen: 5. Jan 2025

The Lancet and Financial Times Commission (2021) Digital Technologies: a new determinant of health. https://doi.org/10.1016/S0140-6736(21)01824-9

WHO (2025) Health equity. In: Health Equity. https://www.who.int/health-topics/health-equity. Zugegriffen: 22. Feb 2025

Zentrum für Krebsregisterdaten (2018) Krebs - Kurzbeiträge - Sozioökonomische Muster von Krebserkrankungen in Deutschland. In: Publikationen. https://www.krebsdaten.de/Krebs/DE/Content/Publikationen/Kurzbeitraege/Archiv2018/2018_5_Thema_des_Monats_deprivation.html. Zugegriffen: 12. Jan 2025

Zukunftsinstitut (2024) Digital Health. In: Zukunftsinstitut Gloss. https://www.zukunftsinstitut.de/knowledge/digital-health. Zugegriffen: 12. Jan 2025

Zukunftsinstitut (2025) Digital Divide. In: Zukunftsinstitut Gloss. https://www.zukunftsinstitut.de/knowledge/digital-divide. Zugegriffen: 12. Jan 2025

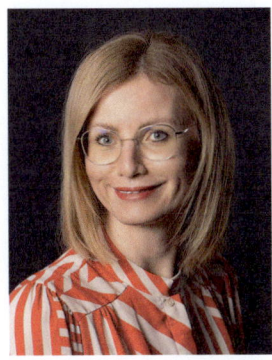

Bianca Flachenecker, M.Sc. Medizinmanagement, Sozialwissenschaftlerin, Journalistin und Expertin für Health Equity in der digitalen Transformation. Bis 2024 war sie Chefredakteurin des Fachmagazins Health&Care Management. Im Sommer 2024 erschien ihr Buch „Health Equity im deutschen Gesundheitssystem". Eine Studie zum ökonomischen Potenzial im Kontext von Digitalisierung. Als Speakerin spricht sie regelmäßig über den Einfluss sozioökonomischer Determinanten auf Gesundheit, Versorgung, Wirtschaft und Gesellschaft in Deutschland. Ihr Fokus liegt auf der Entwicklung konkreter Health-Equity-Strategien für Gesundheits-, Wirtschafts- und Sozialpolitik, Unternehmensausrichtung sowie individuelle Handlungsfelder. Beruflich war/ist sie u. a. im Krankenhausmanagement und Public-Sector-Consulting tätig. Flachenecker leitet zudem als Supervisorin den „Werktisch Health Equity" im Digitalwerk der AOK Baden-Württemberg – ein offenes Netzwerk, das sie seit der Gründung als Kuratorin begleitet und das den Diskurs zur digitalen Transformation im Gesundheitswesen fördert.

Selbstbewusste Rollenveränderung – wie es gelingen kann, Pflegeforschung wirksam in das Setting Akutkrankenhaus zu integrieren

Martin Müller, Sascha Köpke und Gabriele Meyer

1 Einleitung

Die Pflegewissenschaft als akademisches Fach ist in Deutschland erst seit den späten 1980er-Jahren im Aufbau. Für die jährlich über 17 Mio. akutstationären Patient*innen und die ca. zwei Millionen Pflegefachpersonen sind sowohl Wissen für klinische und organisatorisch-strukturelle Entscheidungen bereitzustellen als auch akademische Qualifikationen für die klinische Praxis, Forschung und Lehre zu verantworten. Aktuell gibt es etwa 170 Professuren an mehr als 60 Hochschulstandorten, die meisten davon an

Dieser Aufsatz ist in weitgehend identer Fassung bereits publiziert: Müller M, Köpke S, Meyer G. Voraussetzungen und Lösungsansätze für eine praxisrelevante Pflegeforschung in der Akutversorgung in Deutschland: Ergebnisse eines Scoping- Workshops. Z Evid Fortbild Qual Gesundhwes. 2025 Apr; 193: 104–111. doi: 10.1016/j.zefq.2025.02.004.

M. Müller
Abteilung Allgemeinmedizin und Versorgungsforschung, Pflegewissenschaft und Interprofessionelle Versorgung, Medizinische Fakultät Heidelberg, Ruprecht-Karls-Universität Heidelberg, Heidelberg, Deutschland
E-Mail: m.mueller@med.uni-heidelberg.de

S. Köpke
Institut für Pflegewissenschaft, Universität zu Köln, Medizinische Fakultät und Universitätsklinik Köln, Köln, Deutschland
E-Mail: sascha.koepke@uk-koeln.de

G. Meyer (✉)
Institut für Gesundheits-, Hebammen- und Pflegewissenschaft, Medizinische Fakultät, Martin-Luther-Universität Halle-Wittenberg, Halle (Saale), Deutschland
E-Mail: gabriele.meyer@uk-halle.de

T. Petzold und B. Böhland (Hrsg.), *Adaptive Transformation des Gesundheitswesens*,
https://doi.org/10.1007/978-3-662-71628-1_22

Fachhochschulen bzw. Hochschulen für angewandte Wissenschaften (HAW). Das offensichtliche Missverhältnis zwischen Bedarf und Kapazität akademischer Ausbildung wird auch auf wissenschaftspolitischer Seite wahrgenommen. So konstatiert der Wissenschaftsrat in seiner jüngsten Stellungnahme, dass man auch zehn Jahre nach der Empfehlung, die Disziplinentwicklung in der Pflegewissenschaft voranzutreiben und eine Akademisierungsrate von 10 bis 20 % eines Ausbildungsjahrgangs zu erreichen, von deren Erreichung noch weit entfernt sei. Darüber hinaus seien das Forschungsaufkommen und die Nachwuchsförderung im Sinne von Promotionen und Habilitationen in der Summe sehr gering und über die Standorte und Hochschularten ungleich verteilt (Wissenschaftsrat 2023).

Für die mangelnde akademische Leistungsfähigkeit der deutschen Pflegewissenschaft ist u. a. das relativ geringe quantitative Potenzial verantwortlich; so sind die Professuren mehrheitlich an HAW verortet, die mit ihrem umfangreichen Lehrdeputat kaum kontinuierliche Forschung erlauben. Vor allem aber fehlt es an Forschungsförderung. Diese ist notwendig, um einen disziplinspezifischen Wissensbestand aufzubauen und systematisch die Beantwortung relevanter Fragen mit robusten Studien voranzutreiben. Entsprechend nachhaltige, langfristige Strukturentwicklungsmaßnahmen, wie sie beispielsweise für die Allgemeinmedizin initiiert wurden, sind bisher nicht angestoßen worden. Die laufende Forschungsförderung der Bundesministerien adressiert immer wieder Themen im Zusammenhang mit Pflege, jedoch folgen diese in den letzten Jahren in hohem Maße den Trendthemen Robotik oder Digitalisierung. Was auf den ersten Blick Innovation verspricht, fokussiert bei näherer Betrachtung kaum die klinisch relevanten Fragen, sondern ist technikgetrieben, mit repetitiver Potenzialerhebung befasst and praxisfern. Die Forschungsförderung der Kranken- und Pflegekassen, an denen Pflegewissenschaftler*innen regelmäßig partizipieren, adressiert naturgemäß eigene Agenden und ist damit keine zuverlässige Säule der Disziplinentwicklung. In hochkompetitiven Vergabeverfahren wie der Deutschen Forschungsgemeinschaft (DFG) oder der EU sind pflegewissenschaftliche Anträge unterrepräsentiert. Gründe sind vermutlich sowohl auf der Seite der Antragstellenden (fehlende Erfahrung und fehlender Mut) als auch auf der Seite der Forschungsförderer (fehlende Erfahrung im Umgang mit und bei der Einordnung von Themen und Methoden der Pflegeforschung) zu finden.

Die Pflegewissenschaft in Deutschland ist nicht ausreichend in ihrem originären Feld der Pflegepraxis verankert. Das gilt insbesondere für die stationäre Akutpflege. Professuren werden als theoretisches Fach mit zweifachem Auftrag – Forschung und Lehre – ausgeschrieben; die Einbindung in die Versorgung ist weder mitgedacht noch finanziert. Dies führt dazu, dass Pflegewissenschaftler*innen, anders als Mediziner*innen, nur „Gäste" in der Versorgungspraxis sind und keinen direkten Zugang zu den Problemstellungen der Praxis und zum Feld haben. Zwar haben Universitätskliniken und Häuser der Maximalversorgung häufig Stabsstellen für Pflegeforschung und Praxisentwicklung eingerichtet, doch die Stelleninhaber*innen sind jedoch oft allein in dieser Position, selten institutionell mit der universitären Pflegewissenschaft verbunden, mehrheitlich nicht promoviert und oft kaum forschungserfahren (Seidlein et al. 2024). Es gibt keine Struktur, die klinische Pflegeforschung als regelhaften Bestandteil der Aufgaben der Universitätskliniken und Lehrkrankenhäuser umsetzt.

Der Wissenschaftsrat hat im Jahr 2023 empfohlen, die Gesundheitsfachberufe und ihre akademischen Disziplinen eigenständig in der Universitätsmedizin zu verankern (Wissenschaftsrat 2023). Mit der vor einigen Jahren publizierten „Agenda Pflegeforschung" (Behrens et al. 2012) oder der aktuellen fachspezifischen Agenda für onkologische Pflege (Zilezinski et al. 2024) liegen zwar konsentierte Forschungskataloge vor, die jedoch aus den genannten Gründen (mangelnder Zugang zur Pflegepraxis, mangelnde Forschungskapazität, fehlende Forschungsförderung) nicht umgesetzt werden.

Es fehlt in besonderem Maße an hochschulisch ausgebildeten Pflegefachpersonen in der klinischen Praxis, die ein wichtiges Bindeglied zwischen Praxis und Forschung sein können. Das Bachelorstudium als eine – inzwischen regelhafte – Option der Pflegeausbildung ist bisher zu wenig frequentiert, um in der Praxis eine Veränderung zu bewirken; weniger als 2 % der Auszubildenden eines Jahrgangs studieren Pflege (Bergjan et al. 2021). Auch wenn die neuere Gesetzgebung und hier insbesondere die Ausbildungsvergütung auf Besserung hoffen lässt, ist dieser Status bislang weit entfernt von der Empfehlung des Wissenschaftsrates, einen 20-%igen Anteil hochschulisch ausgebildeter Pflegefachpersonen in der klinischen Versorgung zu beschäftigen (Wissenschaftsrat 2023). Klinisch ausgerichtete Masterstudiengänge sind bislang kaum eingerichtet, entsprechend spielen Masterabsolvent*innen in der Pflegepraxis nahezu keine Rolle. Allerdings werden vor allem an Universitätskliniken (z. B. Köln 2025) zunehmend „Shared Governance-Modelle" bzw. „Laufbahnmodelle" für Pflegende propagiert. Hier werden Einsatzgebiete und Vergütungsmodelle formuliert, die eine Durchlässigkeit vom Bachelorabschluss bis zur Promotion und Habilitation erlauben. Die Bedingungen sind jedoch oft unklar, es gibt kaum Vorbilder, und geeignete Bewerber*innen fehlen.

Deutschland nutzt sein Potenzial nicht, indem es die wissenschaftliche Bezugsdisziplin der größten Berufsgruppe im Gesundheitswesen nicht gemäß internationaler Standards (Catton und Iro 2021) weiterentwickelt. Dies ist nicht nur zum Schaden der Pflegepraktiker*innen, deren Techniken und Interventionen mehrheitlich nicht durch Evidenz unterlegt sind (Zwakhalen et al. 2018), sondern vor allem auch zum Schaden der Patient*innen und Pflegebedürftigen, die ein Recht auf eine wissenschaftlich belegte Pflegepraxis haben. Evidenzbasierte Pflegepraxis führt zu besseren Pflegeergebnissen, wie internationale Forschungsergebnisse zeigen (Twigg et al. 2019). Die Pflegeprofession ist ein Mangelberuf, und eine Attraktivitätssteigerung durch akademische Ausbildungs- und Karriereoptionen wird zur Zunahme von Aspirant*innen für den Beruf führen; vertikale Durchlässigkeit in der klinischen Praxis steigert den Verbleib im Beruf (Avery et al. 2022).

Die skizzierte Ausgangslage war der Anlass für einen dreitägigen, von der VW-Stiftung geförderten Scoping-Workshop im Juli 2024 mit 33 Teilnehmer*innen aus der Pflegewissenschaft aus Deutschland, den Niederlanden, Großbritannien und der Schweiz sowie Wissenschaftler*innen aus der Medizin in Deutschland. Jeweils ein Tag wurde der

Bestandsaufnahme, der Identifikation spezifischer Herausforderungen und der Ableitung von Lösungsansätzen gewidmet.

1.1   Sechs Ansätze, die Problemlösung versprechen

Mittels einer SWOT-Analyse[1] in einem World-Café und aus Plenardiskussionen wurden sechs Bereiche für Lösungsansätze herausgearbeitet.

1. *Qualifizierungs- und Karriereprogramme entwickeln und implementieren*

In Deutschland sind verlässliche, vergleichbare und qualitätsgesicherte Strukturen zur wissenschaftlichen Qualifizierung im Bereich der klinischen Pflegewissenschaft notwendig, wie sie z. B. für Großbritannien etabliert sind (Henshall et al. 2021). Die derzeitige Abkopplung der Pflegewissenschaft an Universitäten und Fachhochschulen ist hinlänglich beschrieben (Meyer 2017). Wie in der Medizin, müssen anschlussfähige Qualifizierungs- und Karriereprogramme nach Abschluss eines pflegewissenschaftlichen Bachelorstudiums, eines Masterstudiums oder einer Promotion vorhanden sein. Im Rahmen des Workshops wurde z. B. das „Training and Career Development"-Programm des britischen „National Institute for Health and Care Research" (NIHR) vorgestellt (England 2025). In diesem Rahmen werden jährlich mehr als 130 Mio. GBP zur Verfügung gestellt, u. a. für Pflegewissenschaftler*innen, mit dem erklärten prioritären Ziel, wissenschaftliche Karrieren im Bereich der (pflegerischen) Versorgung zu fördern. In diesem Kontext formuliert der „Chief Nursing Officer's Strategic Plan for Research" (NHS 2021) folgendes Ziel: „... create a people-centred research environment that empowers nurses to lead, participate in and deliver research, where research is fully embedded in practice and professional decision-making, for public benefit". Im Workshop wurde die nachhaltige Implementierung von pflegewissenschaftlichen Qualifizierungs- und Karriereprogrammen vor allem an Universitäten und Universitätskliniken als zentraler Aspekt identifiziert. Hierzu wurden verschiedene kurz- und mittelfristige Schritte diskutiert:

- Promotionsprogramme und Graduiertenkollegs: Derzeit gibt es in Deutschland lediglich zwei Promotionsprogramme an den Universitäten Halle-Wittenberg und Witten/Herdecke, die zumindest mehrheitlich pflegewissenschaftliche Promotionen standortübergreifend betreuen. DFG-geförderte pflegewissenschaftliche Graduiertenprogramme sind angesichts des derzeitigen Entwicklungsstands der Pflegewissenschaft in Deutschland absehbar nicht zu erwarten, weshalb es hier dringend kreativer Lösungen

[1] Eine SWOT-Analyse ist ein Instrument zur Erfassung, Strukturierung und Aufdeckung von Stärken (**S**trengths) und Schwächen (**W**eaknesses) sowie Chancen (**O**pportunities) und Risiken (**R**isks). Ableitend davon können Strategien, Handlungsempfehlungen und Ziele für das zukünftige Vorgehen generiert werden.

und Fördermöglichkeiten bedarf. Empfohlen wurde die Einrichtung von kooperativen, standortübergreifenden Graduiertenprogrammen sowie die Förderung pflegewissenschaftlicher Doktorand*innengruppen und -kolloquien an den Universitäten, einschließlich individueller Stipendien.

- Etablierung von klinischen Professuren oder Professuren mit klinischem Schwerpunkt: Die Förderung von Promotionsprogrammen mit klinischem Fokus kann nur durch im klinischen Setting verortete Hochschullehrende erfolgen. Diese fehlen bislang in Deutschland aufgrund der bisherigen klaren Trennung zwischen Forschung und Lehre auf der einen und Praxis auf der anderen Seite – auch dies ist ein deutlicher Unterschied zu akademischen Karrieren in der Medizin (Meyer 2017). Mit dem kürzlich von der Deutschen Krebshilfe aufgelegten Programm zur Förderung von „Stiftungsprofessuren Onkologische Pflege" (Stiftung Deutsche Krebshilfe und Stiftungsprofessur „Onkologische Pflege" (W2, W3). Ausschreibung der Deutschen Krebshilfe) könnten die ersten Professuren mit einer klinischen Anbindung in der onkologischen Pflege im Laufe der Jahre 2025 oder 2026 ausgeschrieben werden.

- Strukturelle Schritte an den Universitätskliniken und Medizinischen Fakultäten: Hierzu gehören zwingend der bereits dargestellte Aufbau von Rollenmodellen und Karrieremöglichkeiten für Pflegewissenschaftler*innen in der klinischen Praxis, z. B. im Rahmen eines „Shared-Governance-Ansatzes", sowie kleinschrittige Maßnahmen, wie die Entwicklung von Positionspapieren zur innovativen Rollen- und Aufgabenentwicklung in der Pflege. Weitere diskutierte Schritte waren die Einrichtung von Praxis- und Forschungssemestern für Pflegewissenschaftler*innen an Universitätskliniken sowie die Schaffung von Theorie-Praxis-Koordinationsstellen und ein geregelter Zugang zur Forschungsinfrastruktur der Fakultäten.

2. Clinician Scientists fördern

In der Medizin sind Clinician Scientists promovierte Ärzt*innen, die in ihre facharztliche Ausbildung integriert und mit festgelegter Zeit für Forschung während der Arbeitszeit ausgestattet sind, um translationale oder klinische Forschung zu betreiben und sich so zu „forschungsorientierten Praktiker*innen" zu entwickeln (Forschungsgemeinschaft und Etablierung 2015). Diese Stellen, die seit 2011 etabliert sind, gelten als wichtiger Bestandteil der (Universitäts-)Medizin, um Innovationen für die Gesundheitsversorgung zu liefern, und sollen den häufig sehr belastenden Spagat zwischen klinischer Tätigkeit und dem für die Karriere an der Universitätsmedizin unbedingt notwendigen Engagement in der Forschung auflösen (Forschungsgemeinschaft und Etablierung 2015). Gefördert werden diese Programme häufig durch die DFG, aber auch intramural durch Kliniken bzw. Fakultäten oder durch private Stiftungen. Aktuell bestehen an 34 deutschen Universitätskliniken bis zu fünf interdisziplinäre oder fachspezifische Clinician-Scientist-Programme pro Standort. Neben regulären Clinician-Scientist-Ansätzen für Ärzt*innen in der facharztlichen

Ausbildung werden auch Junior- (für Personen zu Beginn der Facharztausbildung) und Advanced-Varianten (nach der Habilitation) beschrieben.

Auch wenn die Etablierung von Clinician-Scientist-Programmen für Pflegende international bisher wenig rezipiert ist, erscheint das Konzept vor dem Hintergrund des großen Erfolgs der forschenden Ärzt*innen in Deutschland als ein erfolgversprechendes Modell für die Pflege.

Clinician-Scientist-Programme, die eine verbindliche Integration von klinischer Praxis und Forschung in der Pflege vorsehen, können ein wichtiges Element zur Verbesserung der klinischen Relevanz der Pflegeforschung darstellen.

Aufgrund der spezifischen Situation in Bezug auf Art und Umfang der Akademisierung von Pflegepersonen und des gleichzeitig hohen Handlungsdrucks, die Anzahl akademischer Pflegepersonen auf allen Qualifikationsniveaus zu erhöhen, müssen Clinician-Scientist-Programme für Pflegende angepasst werden:

- Entwicklung von Junior-Clinician-Scientist-(JCS-)Programmen nach einem (im Idealfall klinischen) Masterabschluss in Verbindung mit klinischen Promotionsstellen: Pflegefachpersonen mit Masterabschlüssen haben in der Regel – anders als Ärzt*innen nach dem Studium – eine ausgewiesene Kompetenz in klinischer und versorgungsnaher Forschung. Verbunden mit einem strukturiertem Mentoring-Programm durch etablierte Wissenschaftler*innen können sie klinische Expertise aufbauen und – integriert in die vorhandenen Strukturen der universitären Pflegewissenschaft – klinische Forschungsprojekte durchführen. Diese Forschungsprojekte stellen die Grundlage für die Promotionsleistung dar.
- Öffnung und explizite Ansprache von Pflegefachpersonen für (Advanced) Clinician-Scientist-Programme: Promovierte Pflegefachpersonen, ggf. auch nach erfolgreicher Habilitation, sollen durch vorhandene Programme explizit angesprochen werden. Lokale organisatorische Fragen der institutionellen Anbindung (am Klinikum oder an der universitären Pflegewissenschaft) müssen vorab ebenso geklärt sein wie die Einbindung in die akademische Lehre, einschließlich der Möglichkeit, klinische Lehrtätigkeiten für eine Habilitation anzurechnen.
- Entwicklung von Mentoring-Programmen für Clinician Scientists: Aufgrund der auch mittelfristig weitgehend fehlenden Rollenvorbilder in der klinischen Praxis müssen spezifische Mentoring-Programme entwickelt werden, in denen Clinician Scientists Möglichkeiten zur Reflexion und Beratung erhalten. Diese Programme müssen bedarfsgerecht konzipiert werden und sowohl die klinische als auch die akademische Perspektive abbilden.
- Kooperation von HAW und Medizinischen Fakultäten: Da der überwiegende Anteil der hochschulischen Qualifikation in der Pflege an HAW stattfindet, die in der Regel keine enge organisatorische Bindung zu Gesundheitseinrichtungen mit klinischem Forschungsauftrag haben, sollten Kooperationen zwischen HAW und Universitätskliniken etabliert werden, um vor allem einen strukturierten Zugang zum Forschungsfeld zu

gewährleisten und klare Rahmenbedingungen für Clinician-Scientist-Positionen sowie deren institutionelle Anbindung zu schaffen.

3. Sichtbarkeit und Kommunikation stärken

Angesichts der wenig entwickelten klinisch relevanten Pflegeforschung in der Akutversorgung wird deren Bedeutung kaum erkannt. Dies gilt für politische Entscheidungsträgerinnen ebenso wie für die Öffentlichkeit, aber auch für die Vertreterinnen der anderen Gesundheitsfachberufe, für Patientinnen und ihre Angehörigen und nicht zuletzt für die Pflegefachpersonen selbst. Eine wichtige Voraussetzung für die Etablierung praxisrelevanter Pflegeforschung ist daher die deutliche Stärkung ihrer Sichtbarkeit. Am Beispiel der Entwicklung der Allgemeinmedizin wurde in dem Workshop verdeutlicht, wie die Wahrnehmung eines Fachs als anerkannte Forschungsdisziplin gestärkt werden kann. Es gilt, Ansätze für strategische Kommunikation zu entwickeln und diese auf politischer Ebene, aber auch gegenüber den genannten Zielgruppen, zu realisieren. Die gewählten Strategien sollten dabei sowohl übergreifend als auch zielgruppenspezifisch gedacht sein. Eine Möglichkeit wäre die Etablierung einer Kommission „Pflegepolitik und Public Relations" in der Deutschen Gesellschaft für Pflegewissenschaft (DGP). Weiterhin sinnvoll erscheinen Kampagnen, z. B. unter Nutzung von etablierten „Pflegeinfluencer*innen" oder auch Strategien zur Förderung des „Storytellings", um die Bedeutung von Pflegeforschung zu vermitteln.

4. Effektive politische Mitwirkung stärken

Die Teilhabemöglichkeiten der Pflege bzw. Pflegewissenschaft in Deutschland an politischen Entscheidungen sind weit entfernt von den einschlägigen internationalen Forderungen. Die Einrichtung einer Chief-Nursing-Officer-Position, wie sie in vielen Ländern bereits etabliert ist, sollte dringend vorangetrieben werden. Diese Funktion sollte im Bundesministerium für Gesundheit verortet sein und ein eigenes Referat mit einem Kreis von Mitarbeiter*innen verantworten bzw. leiten.

Pflegewissenschaftler*innen sind in den letzten Jahren vermehrt in nationalen und teilweise auch in europäischen Politikberatungsgremien tätig gewesen, z. B. im Sachverständigenrat Gesundheit und Pflege, im Deutschen Ethikrat, im Wissenschaftsrat und in verschiedenen Regierungskommissionen. Die Beteiligung an politischen Verfahren wird von Pflegewissenschaftlerinnen als Chance zur Mitgestaltung erachtet, um Inhalte und Themen der Pflege zu platzieren, sich zu vernetzen und als „Botschafter*innen" für die Pflege zu wirken (Höhmann et al. 2024). Auch die Herausforderungen und die Lernbedarfe sind beschrieben, denn Teilhabe in gesundheitspolitischen Gremien ist für Pflegewissenschaftler*innen in Deutschland häufig ein neues Betätigungsfeld.

Für die Übernahme einer Rolle in der Politikberatung müssen Pflegewissenschaftler*innen vorbereitet sein: Sie sollten wissen, wie sie sich nicht vereinnahmen lassen, wie sie Wissenschaft und Politik trennen, wie sie evidenzbasiert argumentieren, wie sie methodisches Vorgehen einfordern und wie sie sich nicht von der Ehre, als politische Berater*innen berufen worden zu sein, umschmeicheln lassen. Die DGP könnte ihre Mitglieder auf die Aufgabe der wissenschaftlichen Politikberatung mit einem Weiterbildungsmodul vorbereiten.

5. Forschungsförderung ausbauen

Um Themen für die Pflegepraxis fundiert aufarbeiten zu können, muss es verlässlichere und umfangreichere Forschungsförderung geben als in der Vergangenheit. Das BMBF hat vor mehr als 20 Jahren mit den Pflegeforschungsverbünden und dann nochmals 2019 mit der Ausschreibung zur Stärkung der Pflegeforschung Förderimpulse gesetzt. Im Förderzeitraum 2021 bis 2024 wurden etwa 5,6 Mio. € für acht Projekte vergeben. Im Vergleich zu den Fördervolumina, die an anderer Stelle eingesetzt werden – wie den bisher 390 Mio. € im Netzwerk Universitätsmedizin oder den jährlich 200 Mio. € im Innovationsfonds – nehmen sich die Summen dieser Ausschreibungen angesichts der Bedeutung der pflegerischen Versorgung als gering aus. Zwar werden sowohl im Innovationsfonds als auch in der Forschungsförderung des Spitzenverbandes der Gesetzlichen Krankenversicherung pflegewissenschaftliche Projekte gefördert, diese sind jedoch eng an den Rahmen der jeweiligen Sozialgesetzbücher V und XI gebunden und verfolgen andere Ziele, als zur Disziplinentwicklung beizutragen.

Pflegeforschung benötigt große, verlässliche Forschungslinien. Soll die Disziplin jedoch wirklich die Möglichkeit erhalten, sich zu etablieren und nachhaltige Strukturen aufzubauen, braucht es nicht nur eine gezieltere und solide Forschungsförderung, sondern auch eine ausreichende Infrastruktur, etwa Programme für Doktorandinnen, Habilitandinnen und Professuren sowie eigenständige Institute für Pflegewissenschaft.

6. Netzwerke und Kooperationen erweitern

Eine Grundvoraussetzung für die nachhaltige Weiterentwicklung der klinischen Pflegeforschung in der Akutversorgung ist die enge organisatorische Verzahnung zwischen akademischer Lehre und Forschung sowie der klinischen Pflegepraxis. Dies wird am besten durch klinische Professuren gelingen, die an stationäre Einrichtungen angegliedert sind und als „wissenschaftliche Heimat" für Clinician Scientists dienen können. Da akademische Pflegewissenschaft und Pflegepraxis bislang organisatorisch kaum integriert sind und klinische Professuren – auch wegen der geringen Anzahl an Kandidat*innen mit klinischer Expertise – kurzfristig nicht zu erwarten sind, müssen Modelle für den Übergang entwickelt werden. Aktuell verfügen nicht alle Standorte der Universitätsmedizin über pflegewissenschaftliche Professuren. Um die Potenziale der deutschen Universitäts-kliniken als Standorte für Pflegeforschung zu nutzen, sind Partnerschaften zwischen den häufig vorhandenen Abteilungen für Pflegeentwicklung der Universitätskliniken und der Scientific Community notwendig.

Auch auf Ebene der klinischen Forscher*innen im Setting Akutversorgung sind regelmäßiger Austausch und strategische Zusammenarbeit notwendig.

1.1.1 Schlussfolgerungen

Der systematische und nachhaltige Ausbau von Kapazitäten für praxisrelevante Pflege-forschung in der Akutversorgung in Deutschland ist angesichts der gesellschaftlichen Herausforderungen und des steigenden Bedarfs an evidenzbasierter Pflege dringlicher denn je.

Die beschriebenen Maßnahmen müssen unter aktiver Einbindung aller relevanten Akteure – aus Politik, Wissenschaft, Hochschulen und klinischer Praxis – vorangetrieben werden. Eine langfristige strukturelle und finanzielle Ausstattung ist unabdingbar.

Nur durch eine enge Verzahnung von Forschung und klinischer Praxis sowie eine gezielte Nachwuchsförderung kann es gelingen, die dringend notwendige pflegewissen-schaftliche Kapazität aufzubauen. Dies wird nicht nur die pflegerische Versorgung und Versorgungsqualität durch evidenzbasierte, patientenzentrierte Pflege entscheidend ver-bessern, sondern auch die Attraktivität des Berufsbildes steigern und den Verbleib von Fachpersonen sichern.

Literatur

Avery M, Westwood G, Richardson A (2022) Enablers and barriers to progressing a clinical acade-mic career in nursing, midwifery and allied health professions: A cross-sectional survey. J Clin Nurs 31(3–4):406–416

Behrens J, Görres S, Schaeffer D, Bartholomeyczik S, Stemmer R. Agenda Pflegeforschung für Deutschland. Halle (Saale), 2012. https://www.umh.de/fileadmin/Dokumente/Dokumente/Ins titut_GPW/Sonstige_Downloads/AgendaPflegeforschung2012.pdf Zugegriffen: 1 .Juni 2025

Bergjan M, Tannen A, Mai T, Feuchtinger J, Luboeinski J, Bauer J, Fischer U, Kocks A (2021) Ein-bindung von Pflegefachpersonen mit Hochschulabschlüssen an deutschen Universitätskliniken: ein Follow-up-Survey Z Evid Fortbild Qual Gesundhwes 163:47–56

Catton H, Iro E (2021) How to reposition the nursing profession for a post-covid age. Br Med J 373:n1105

Deutsche Forschungsgemeinschaft. Etablierung eines integrierten Forschungs- und Weiterbildungs-Programms für ‚Clinician Scientists' parallel zur Facharztweiterbildung Empfehlungen der Ständigen Senatskommission für Grundsatzfragen in der Klinischen Forschung der Deut-schen Forschungsgemeinschaft". Bonn, 2015. https://www.dfg.de/resource/blob/171670/2bb 0d87b5a7ad90839fa5ae3fa8ce9b5/empfehlungen-clinician-scientists-0415-data.pdf (Zugriff am 01.06.2025)

Henshall C, Kozlowska O, Walthall H, Heinen A, Smith R, Carding P (2021) Interventions and strategies aimed at clinical academic pathway development for nurses in the United Kingdom: A systematised review of the literature. J Clin Nurs 30:1502–1518

Höhmann U, Büscher A, Horbach A (2024) Pflegewissenschaftliche Politikberatung – Konzepte. Erfahrungen und Perspektiven. Pflege & Gesellschaft 29(2):175–189

Meyer G (2017) Akademisch ausgebildete Pflegende in der Pflegepraxis - Eine rare Spezies mit nicht geregelter Entgeltstufe. Z Evid Fortbild Qual Gesundhwes 120:1–2

NHS England. Workforce, training and education. Integrated clinical academic (ICA) programme. https://www.hee.nhs.uk/our-work/clinical-academic-careers/integrated-clinical-academic-ica-programme. Zugegriffen: 1 .Juni 2025

NHS. Making research matter. Chief Nursing Officer for England's strategic plan for research. Version 2, November 2021. https://www.england.nhs.uk/wp-content/uploads/2021/11/B0880-cno-for-englands-strategic-plan-fo-research.pdf. Zugegriffen: 1 .Juni 2025

Seidlein A-H, Breimaier HE, Wefer F, Luboeinski J, Stephan A, Kocks A, Nydahl P (2024) Nursing research at German university hospitals: a descriptive, cross-sectional study on the current status of nursing research activities and challenges for ethical approval. Z Evid Fortbild Qual Gesundhwes 190–191:5–12

Stiftung Deutsche Krebshilfe. Stiftungsprofessur „Onkologische Pflege" (W2/W3). Ausschreibung der Deutschen Krebshilfe. https://www.krebshilfe.de/fileadmin/Downloads/PDFs/Foerderung/Ausschreibungen/Ausschreibung_Pflegeprofessur.pdf. Zugegriffen: 01 .Juni 2025

Twigg DE, Kutzer Y, Jacob E, Seaman K (2019) A quantitative systematic review of the association between nurse skill mix and nursing-sensitive patient outcomes in the acute care setting. J Adv Nurs 75(12):3404–3423

Uniklinik Köln. Karriere im Pflegedienst. https://www.uk-koeln.de/patienten-besucher/pflege/karriere-im-pflegedienst. Zugegriffen: 01 .Juni 2025

Wissenschaftsrat. Perspektiven für die Weiterentwicklung der Gesundheitsfachberufe I Wissenschaftliche Potenziale für die Gesundheitsversorgung erkennen und nutzen. Köln, 2023. https://doi.org/10.57674/6exf-am35. Zugegriffen: 01 .Juni 2025

Zilezinski M, Ritter-Herschbach M, Jahn P (2024) GRAN-ONCO: „German research agenda for nursing oncology". Pflege 37(1):37–47

Zwakhalen SMG, Hamers JPH, Metzelthin SF, Ettema R, Heinen M, de Man-Van Ginkel JM, Vermeulen H, Huisman-de Waal G, Schuurmans MJ (2018) Basic nursing care: The most provided, the least evidence based – A discussion paper. J Clin Nurs 27(11–12):2496–2505

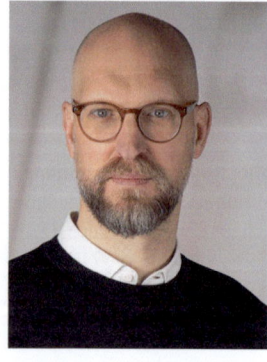

Univ.-Prof. Dr. rer. medic. Martin Müller ist Gesundheits- und Krankenpfleger, hat Pflegemanagement und Public Health in München studiert und wurde in Pflegewissenschaft an der Universität Witten/Herdecke promoviert. Seit 2022 ist er W3-Professor für Pflegewissenschaft und Interprofessionelle Versorgung an der Medizinischen Fakultät der Universität Heidelberg, wo er den Bachelorstudiengang „Interprofessionelle Gesundheitsversorgung" leitet. Seine Forschung zielt darauf ab, komplexe pflegerische und interprofessionelle Interventionen zu entwickeln und zu evaluieren, um die soziale Teilhabe älterer Menschen sowie die Qualität von Übergängen im Kontext von Pflegebedürftigkeit zu verbessern. Am Universitätsklinikum Heidelberg initiierte er ein Pilotprojekt zur besseren Verknüpfung zwischen Pflegewissenschaft und Pflegepraxis durch eine strukturierte und partizipative Kooperation. Er ist u.a. Fellow der European Academy of Nursing Science, Sprecher der Sektion „Forschungsmethoden" und Mitglied des Ethikkomitees der Deutschen Gesellschaft für Pflegewissenschaft und Mitglied des Vorstands sowie Mitglied des EBM-Netzwerks.

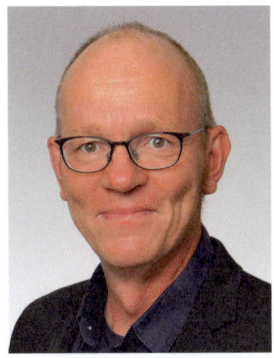

Univ.-Prof. Dr. phil. Sascha Köpke Krankenpfleger und Pflegewissenschaftler, ist seit 2020 Leiter des Instituts für Pflegewissenschaft und hat die W3-Professur für klinische Pflegewissenschaft inne an der Universität zu Köln, Medizinische Fakultät. Er leitet dort den BSc-Studiengang „Klinische Pflege" und den zum Wintersemester 2025/26 neu eingerichteten MSc-Studiengang „Advanced Nursing Practice". Seine Forschungsschwerpunkte liegen u.a. in der klinischen Pflegeforschung, also der Entwicklung, Evaluation und Implementierung von Interventionen zur Optimierung der Versorgung Pflegebedürftiger, in der Entwicklung und Evaluation von Modellen zur interprofessionellen Zusammenarbeit sowie zu „Evidenz-basierter Patient*inneninformation" und „Shared Decision Making. Ein weiterer Schwerpunkt liegt in der Evidenzsynthese z. B. in Form von Cochrane Reviews, HTA-Berichten und Praxisleitlinien.

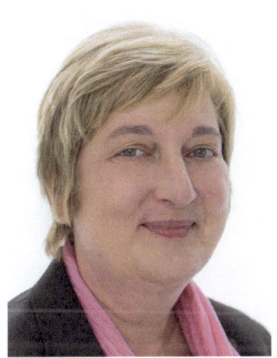

Univ.-Prof. Dr. phil. Dr. h.c. Gabriele Meyer, Krankenschwester und Gesundheits- und Pflegewissenschaftlerin, leitet das Institut für Gesundheits-, Hebammen und Pflegewissenschaft (IGHPW) der Medizinischen Fakultät der Martin-Luther-Universität Halle-Wittenberg. Zuvor hatte sie Professuren für Pflegewissenschaft an den Universitäten Witten/Herdecke und Bremen (W1) inne. Ihre wissenschaftliche Ausbildung erfolgte an der Universität Hamburg, Gesundheitswissenschaften, wo sie 2004 promoviert wurde. Das IGHPW bietet einen Bachelorstudiengang Evidenzbasierte Pflege, einen Masterstudiengang Gesundheits- und Pflegewissenschaft und ein Promotionskolleg an. Gabriele Meyer wurde in angesehene Politikbratungsgremien berufen, wie in den Sachverständigenrat Gesundheit und Pflege und den Deutschen Ethikrat. Ihre Forschungsschwerpunkte sind klinische und epidemiologische Forschung zu Gesundheits- und Pflegefragestellungen des höheren Lebensalters; Entwicklung und Evaluation komplexer Interventionen; Methoden und Vermittlungsprozesse der Evidenz-basierten Pflege/Medizin/Gesundheitsversorgung.

Wie viel „weiter so" kann noch helfen?

Jochen Pimpertz

Zusammenfassung

Ein Wettbewerb zwischen unterschiedlichen Versorgungsmodellen kann Effizienzpotenziale in der ambulanten medizinischen Versorgung mobilisieren. Voraussetzung ist, dass sich Preise in Grenzen frei bilden – zwischen Krankenkassen und Versicherten, Patienten und Leistungsanbietern sowie zwischen Leistungsanbietern und Krankenkassen. Singuläre Eingriffe zulasten der einen oder anderen Gruppe drohen dagegen zu scheitern, wenn nicht das Zusammenspiel aller Beteiligten nach ökonomischen Anreizgesichtspunkten orchestriert wird. Versteht man den Wettbewerb als Entdeckungsverfahren, dann sind vielfältige Versorgungslösungen zu erwarten. Damit droht aber ein Konflikt mit dem Solidaritätsprinzip. Jedoch lässt sich daraus kein universeller Gestaltungsanspruch ableiten, insbesondere nicht für die Regulierung des Versorgungsgeschehens. Zum einen werden regional unterschiedliche Entwicklungen der Versorgungsbedarfe und -potenziale die Vorstellung zunehmend ad absurdum führen, die Versorgung an jedem Standort zu gleichen Standards gewährleisten zu können. Zum anderen kann in einer umlagefinanzierten Krankenversicherung der intergenerative Solidarausgleich zwischen „Jung" und „Alt" bei einem alternden Kollektiv nur zulasten der „Jüngeren" realisiert werden. Eine konsistente Umsetzung des Solidaritätsgedankens braucht deshalb eine Begrenzung der Beitragsfinanzierung und einen ergänzenden, einkommensunabhängigen Finanzierungsbetrag. Dieser kann je nach Kosten konkurrierender Versorgungsmodelle unterschiedlich hoch ausfallen. Im Ergebnis reizt das Preissignal die Krankenkassen an, mit ausgewählten Leistungsanbietern

J. Pimpertz (✉)
Leiter des Themencluster Staat, Steuern und Soziale Sicherung, Institut der deutschen Wirtschaft, Köln, Deutschland
E-Mail: pimpertz@iwkoeln.de

T. Petzold und B. Böhland (Hrsg.), *Adaptive Transformation des Gesundheitswesens*,
https://doi.org/10.1007/978-3-662-71628-1_23

effiziente Lösungen zu entwickeln, während die Versicherten eine kostenbewusste Wahl zwischen Versicherungtarifen und Versorgungsmodellen treffen können.

1 Weiter so? – Ausgabenorientierte Einnahmenpolitik stößt an Grenzen

Die gesetzliche Krankenversicherung (GKV) leidet unter einem überproportional starken Ausgabenwachstum. Seit über zwei Jahrzehnten steigen die Ausgaben nicht nur stärker als die Wirtschaftsleistung (Pimpertz 2023, S. 68). Sondern die Pro-Kopf-Ausgaben der GKV haben auch jährlich um durchschnittlich mehr als einen Prozentpunkt stärker zugelegt als die beitragspflichtigen Einkommen - unabhängig davon, ob man je anspruchsberechtigten Versicherten oder je beitragszahlendes Mitglied rechnet (Pimpertz 2023, S. 67).

In den öffentlichen Debatten werden die Hintergründe dieser Ausgabenentwicklung kaum diskutiert. Das einmal gegebene Versorgungsversprechen wurde von politisch verantwortlichen Akteuren meist für sakrosankt erklärt (*„Mit mir wird es keine Leistungskürzungen geben"*). Stattdessen werden unter dem Primat des Solidaritätsprinzips unterschiedliche Optionen diskutiert, wie zusätzliche Einnahmequellen erschlossen werden können. Diese ausgabenorientierte Einnahmenpolitik stößt jedoch zunehmend an Grenzen. Denn ob steigende Beitragssätze oder erweiterte Beitragspflicht: Eine makroökonomische Simulation steigender Abgabenbelastungen zeigt, dass dadurch die private Investitionstätigkeit am Standort gehemmt, der private Konsum latent reduziert und die wirtschaftliche Entwicklung geschwächt werden (Hüther et al. 2025, S. 9 ff.). Das bremst auch die Entwicklung der Finanzierungsgrundlagen für die umlagefinanzierte Sozialversicherung.

Dabei sind die beitragspflichtigen Einkommen je GKV-Mitglied bislang keineswegs erodiert. Vielmehr haben sie sich – nicht zuletzt aufgrund der Beschäftigungsentwicklung über die vergangenen beiden Dekaden – nahezu im Gleichschritt mit den Bruttolöhnen und -gehältern je Arbeitnehmer entwickelt (Pimpertz 2023, S. 70). Dazu zählen nach den Volkswirtschaftlichen Gesamtrechnungen sowohl die Besoldung der Beamten als auch bislang beitragsfreie Entgeltbestandteile der abhängig Beschäftigten. Bereits dieser Befund lässt daran zweifeln, dass es mit einer Ausweitung der Beitragspflicht auf weitere Einkommensbestandteile oder auf beihilfeberechtigte und privat versicherte Personen gelingen kann, steigende Ausgaben zu einem konstanten Beitragssatz zu finanzieren.

Denn erstens steigt die Abgabenlast auch dann, wenn zum Beispiel die Bemessungsgrenze angehoben würde, um zusätzliche Einnahmen zu generieren. Zwar wäre davon nur ein Teil der sozialversicherungspflichtig Beschäftigten betroffen. Dennoch stiegen für sie und ihre Arbeitgeber die Arbeitskosten (Beznoska et al. 2024). Das mag je nach Gerechtigkeitserwägung unterschiedlich bewertet werden; es ändert aber nichts an den problematischen Auswirkungen auf die wirtschaftlichen und beschäftigungspolitischen

Perspektiven (Hüther et al. 2025). Zweitens gilt: Sofern sich die beitragspflichtigen Einkommen je Mitglied auch künftig mit der gleichen Wachstumsrate entwickeln wie die durchschnittlichen Bruttolöhne und -gehälter, muss der Beitragssatz auch bei erweiterter Beitragspflicht angehoben werden, sollten die Ausgaben – zum Beispiel aufgrund der demografischen Entwicklung (Beznoska et al. 2023, S. 513) – weiterhin überproportional stark wachsen. Und drittens ist eine Reform des Beitragsrechts keine Voraussetzung dafür, die medizinische Versorgung effizient zu organisieren.

2 Vielfältige Ursachen der Ausgabenentwicklung

Vor diesem Hintergrund gilt es, die Gründe für das dynamische Ausgabenwachstum in den Blick zu nehmen. Jenseits politisch veranlasster Maßnahmen, die das finanzielle Gleichgewicht der GKV belasten, werden dazu im wissenschaftlichen Diskurs verschiedene Einflussfaktoren diskutiert:

In der personalintensiven medizinischen Versorgung lassen sich Produktivitätsfortschritte weniger leicht erzielen als in kapitalintensiv produzierenden Branchen. Folgen die Lohnabschlüsse im Gesundheitswesen aber der gesamtwirtschaftlichen Produktivitätsentwicklung, steigen die Personalkosten dort stärker als die Produktivität (Baumolsche „Kostenkrankheit"). Demografische Entwicklungen können das Ausgabenwachstum zusätzlich treiben. Denn im Durchschnitt verursachen GKV-Versicherte mit zunehmendem Alter höhere Leistungsausgaben (Bundesamt für Soziale Sicherung 2025). Erreichen künftig mehr Menschen das betagte Lebensalter, erhöhen sich damit die Aufwendungen insgesamt (Beznoska et al. 2023, S. 513). Dieses Szenario wird mit der Alterung der geburtenstarken Jahrgänge an Relevanz gewinnen. Bislang haben die Boomer aber noch nicht die Lebensphase mit deutlich höheren Durchschnittsausgaben erreicht. Zudem verspricht die GKV eine Versorgung auf dem jeweils aktuellen Stand der medizinischen Forschung. Führen medizinische Innovationen zu einem erweiterten Leistungsspektrum, kommt das nicht nur den Patienten und Versicherten zugute; der Fortschritt führt auch zu zusätzlichen Ausgaben.

Schließlich steht im Raum, dass das deutsche Gesundheitssystem zwar eine gute Versorgung gewährleistet, diese aber nur unter einem vergleichsweise hohen Ressourcenaufwand gelingt. Ein möglicher Grund: Preissignale und Wettbewerb wirken sowohl bei der Versorgung der GKV-Versicherten als auch auf dem Krankenversicherungsmarkt nicht in gleicher Weise wie auf weniger stark regulierten Märkten, denen eine effiziente Lenkung knapper Ressourcen nachgesagt wird.

Angesichts der Komplexität und Interdependenz der Faktoren wäre es vermessen, Effizienzpotenziale für das gesamte Gesundheitssystem in einem kurzen Impuls benennen zu wollen. Stattdessen konzentrieren sich die folgenden Überlegungen auf das Beispiel der ambulanten medizinischen Versorgung. Dazu wird diskutiert, unter welchen Voraussetzungen marktwirtschaftliche Steuerungselemente genutzt werden können, um

Effizienzpotenziale in der GKV zu mobilisieren. Angesichts der Kürze dieses Beitrags erheben die Überlegungen nicht den Anspruch auf eine in allen Facetten ausbuchstabierte Reformskizze. Vielmehr sollen die Überlegungen dazu anregen, eingeübte Diskurspfade zu hinterfragen und die Reformdebatte zu öffnen.

3   Einfache ökonomische Vorstellungen und deren Grenzen

Freie Preisbildung, ein offener Marktzugang und Wettbewerb sind von zentraler Bedeutung, wenn in mikroökonomischen Modellen aufgezeigt wird, dass eine dezentrale Koordination individueller Interessen auf Märkten zu effizienten Lösungen führt. Dem Staat kommt dabei die Aufgabe zu, Spielregeln für die Akteure so zu definieren, dass eigennutzorientiert handelnde Individuen zur Mehrung des gesellschaftlichen Wohlstands beitragen. Das lässt sich am Beispiel der Lebensmittelversorgung anschaulich nachvollziehen:

Wer in Deutschland Nahrungsmittel anbieten möchte, muss unter anderem lebensmittelrechtliche Auflagen erfüllen. Deren Kontrolle und Einhaltung gewährleistet, dass vom Verzehr der Waren keine gesundheitlichen Gefahren für die Verbraucher ausgehen. Für den Rechtsrahmen und die notwendigen Kontrollen sorgt der Staat. Neben der Qualitätssicherung ist aber auch eine hinreichende Versorgung von essenzieller Bedeutung. Doch stellt nicht etwa der Staat die Lebensmittel im Rahmen der Daseinsvorsorge bereit; vielmehr überlässt er diese Aufgabe den Marktkräften, welche die Interessen von Verbrauchern, Erzeugern und Handel koordinieren.

Ein freier Marktzugang und der daraus resultierende Wettbewerb sorgen dafür, dass den Wirtschaftssubjekten ein vielfältiges Angebot zur Auswahl steht. Dabei werden gleichartige Lebensmittel zu unterschiedlichen Preisen angeboten, im Sortiment eines Supermarkts sogar unmittelbar nebeneinander. Das ergibt nur dann Sinn, wenn diese Vielfalt auf unterschiedliche Wünsche und Bedürfnisse der Konsumenten trifft – anderenfalls würden die Erzeuger oder der Handel auf den Waren sitzen bleiben, und die dafür aufgewendeten Ressourcen wären verschwendet. Der Wettbewerb übernimmt dabei zwei Funktionen: Er zwingt sowohl die Lebensmittelproduzenten als auch den Handel, Produkte und Dienstleistungen zu geringstmöglichen Preisen anzubieten. Anderenfalls drohen sie Marktanteile an Mitbewerber zu verlieren, die gleiche Qualitäten günstiger anbieten können. Gleichzeitig fordert der Konkurrenzdruck die Anbieter heraus, immer wieder aufs Neue auszuloten, welche Produktdifferenzierungen den Bedürfnissen der Nachfrager entsprechen. Zeigen diese eine hinreichende Zahlungsbereitschaft, haben Produzenten und Handel einen Anreiz, ihr Angebot aufrechtzuerhalten oder auszuweiten.

Während in diesem essenziellen Lebensbereich der Staat auf die Marktkräfte vertraut, erhebt er in der ambulanten medizinischen Versorgung den Anspruch, die Interessen der Versicherten und Patienten, der Krankenkassen sowie der Leistungsanbieter nach abweichenden Regeln zu koordinieren. Einerseits könnten dafür Marktversagensargumente sprechen, etwa weil aufgrund asymmetrisch verteilter Informationen zwischen Arzt und Patient eine angebotsinduzierte Nachfrage droht, die zu erhöhten Ausgaben führt. Andererseits werden sozialpolitische Gründe angeführt, allen voran das für die GKV maßgebliche Solidaritätsprinzip, dessen Umsetzung eine andere Steuerungslogik erfordert. Weil das Leistungsversprechen der GKV über zwangsweise umverteiltes Markteinkommen finanziert wird, leiten politische Akteure daraus einen Regulierungsanspruch ab, um eine für alle Versicherten einheitliche Versorgung unter dem Dach der solidarisch finanzierten GKV zu gewährleisten.

4 Wahlfreiheiten im Konflikt mit dem Solidaritätsprinzip

Wenn in den gesundheitspolitischen Debatten dennoch Ansätze diskutiert werden, die die finanzielle Eigenverantwortung der Versicherten und Patienten „stärken" sollen, dann drohen diese regelmäßig an dem Konflikt mit dem Solidaritätsgedanken zu scheitern (Pimpertz 2024, S. 27). Nach dem Solidaritätsprinzip sollen Versicherte unabhängig von ihren gesundheitlichen Voraussetzungen abgesichert werden und unabhängig von ihren finanziellen Möglichkeiten Zugang zur medizinischen Versorgung erhalten. Vergleicht man den Beitrag mit einer Prämie, die auf einem Versicherungsmarkt nach der Höhe des individuellen Erkrankungsrisikos bemessen würde, dann tragen GKV-Mitglieder zum solidarischen Ausgleich bei, sobald ihr Beitrag den Gegenwert ihres aktuellen Versicherungsrisikos übertrifft. Die Differenz zur erforderlichen Prämie ist der Solidarbeitrag, mit dem anderen Versicherten der Zugang zur medizinischen Versorgung ermöglicht wird, deren Beitrag nicht ausreicht, um das eigene Versicherungsrisiko zu decken (Beznoska et al. 2021, S. 9 ff.).

Wollte man nun den GKV-Versicherten die Möglichkeit eröffnen, einzelne Leistungen abzuwählen oder die Höhe eines Selbstbehalts frei zu verhandeln, dann würden Mitglieder eine höhere Kostenbeteiligung nur dann akzeptieren, wenn sie im Gegenzug einen geringeren Beitrag entrichten würden. Dann stünde aber zu befürchten, dass sich gesundheitlich privilegierte und/oder materiell begüterte Versicherte für Optionen entscheiden, die sich für Menschen mit höheren Gesundheitsrisiken oder mit niedrigerem Einkommen nicht lohnen. Im Ergebnis käme es zu einer Selektion der Risikogruppen (Pimpertz 2001, S. 126 ff.), und der angestrebte solidarische Ausgleich würde verhindert.

Das ist jedoch kein Argument gegen Kostenbeteiligungen der Patienten. Denn um dem Solidaritätsgedanken zu genügen, reicht es aus, einen einheitlichen Eigenanteil für alle Versicherten festzulegen, damit adverse Selektionsprozesse in der Versichertengemeinschaft verhindert werden können (Pimpertz 2001, S. 98 ff.). Von dem medizinischen Nutzen einmal abgesehen, ist dann aber kaum ein Lenkungseffekt zu erwarten, solange sich die Versicherten in den Gesundheitsrisiken, ihrer Zahlungsbereitschaft und Zahlungsfähigkeit unterscheiden. De facto würden stattdessen die Wirkungen des Solidaritätsprinzips begrenzt, weil Patienten je nach Leistungsinanspruchnahme niedrigere oder höhere Kostenanteile privat zu schultern hätten, die nicht länger über solidarische Beiträge finanziert werden. Deshalb besteht eine erste Herausforderung darin, den Anspruch einer möglichst umfassenden solidarischen Finanzierung gegen Wahlmöglichkeiten abzuwägen, die nur dann einen ökonomischen Lenkungseffekt entfalten, wenn sie zu unterschiedlich hohen Preisen angeboten werden (Pimpertz 2024, S. 27 f.).

5   Zur Illusion einheitlicher Versorgungsstandards

Spiegelbildlich wird mit dem Solidaritätsprinzip auch der Anspruch auf einheitliche Versorgungsstandards bei freier Arztwahl verbunden. Ökonomisch besteht das grundlegende Problem aber in der asymmetrischen Informationsverteilung in der Arzt-Patient-Beziehung: Zum einen kann es zu einer angebotsinduzierten Nachfrage kommen, weil die Patienten weder die Diagnose noch die daraus abgeleitete Therapieempfehlung ihres Behandlers beurteilen können. Deshalb steht die Befürchtung im Raum, dass eigennutzorientiert handelnde Anbieter das Leistungsvolumen über das ökonomisch effiziente Maß hinaus ausdehnen (angebotsinduzierte Nachfrage). In einem zwangsfinanzierten Solidarsystem besteht deshalb ein regulatorisches Interesse darin, eine ökonomisch ungerechtfertigte Leistungsausweitung zu verhindern. Dazu werden in der ambulanten Versorgung die Zulassung zur kassenärztlichen Versorgung je nach regionalen Gegebenheiten beschränkt und das abrechenbare Leistungsvolumen (bei einheitlichen Entgelten für gleichartige Leistungen) über praxisindividuelle Budgets gedeckelt. Das Problem der asymmetrisch verteilten Information reicht darüber hinaus, weil sich auch die Qualität der Diagnose und Therapie kaum kontrollieren lassen. Die Sorge besteht in diesem Fall darin, dass eigennutzorientiert handelnde Leistungsanbieter ihr Betriebsergebnis auch auf Kosten der Behandlungsqualität verbessern könnten. Wenn zum Beispiel evidenzbasierte Behandlungsleitlinien für Abhilfe sorgen sollen, bleibt die Informationsasymmetrie dennoch ein wesentliches Kennzeichen der Arzt-Patient-Beziehung.

Deshalb ist nicht nur fraglich, ob eine wirksame Qualitätskontrolle durch hoheitliche Regulierung gelingen kann. Fragwürdig sind auch die Wirkungen mit Blick auf die erhoffte Begrenzung der Ausgabenentwicklung. Denn würde man bei einer höheren Anbieterdichte auf dem Lebensmittelmarkt erwarten, dass die Preise bei zusätzlichen Markteintritten so lange sinken, bis nur noch effizient wirtschaftende Anbieter zum Zuge kommen, so behindert der regional beschränkte Marktzugang den Wettbewerb, und einheitliche Entgelte verhindern, dass Effizienzvorteile, die einzelne Anbieter realisieren, in Form niedrigerer Entgelte mit den Krankenkassen und deren Mitgliedern geteilt werden.

Folglich besteht eine weitere Herausforderung darin, den Anspruch auf eine medizinische Versorgung nach einheitlichen Standards gegen die Steuerungswirkung von marktwirtschaftlichen Anreizen abzuwägen, die erforderlich sind, um Effizienzreserven zu mobilisieren.

6 Ohne Preissignal kein Wettbewerb zwischen alternativen Versorgungsformen

Den bisherigen Überlegungen könnte man entgegenhalten, dass der Gesetzgeber mit dem Modell der hausarztzentrierten Versorgung (§ 73b SGB V) sehr wohl dem Gedanken eines Wettbewerbs auf dem Versorgungsmarkt Rechnung getragen hat. Die Hoffnung bestand darin, dass mit einem alternativen Versorgungsmodell effizientere Lösungen erprobt werden können. Allerdings sind die bisherigen Erfahrungen ernüchternd: Das Modell kommt nur in sehr eingeschränktem Umfang zur Anwendung. Eine Analyse dieses Beispiels kann zweierlei leisten: Einerseits lassen sich Konstruktionsfehler aufzeigen, die erklären können, warum das Modell bislang nicht zu dem erhofften Erfolg geführt hat. Andererseits liefert diese Fehleridentifikation Hinweise, unter welchen Bedingungen stattdessen effizientere Lösungen denkbar sind. Im Fokus steht zunächst, welche Regeln den Wettbewerb zwischen einer Versorgung bei freier Arztwahl und einer hausarztzentrierten Versorgung verhindern.

GKV-Mitglieder zahlen einen Beitrag, der von der Höhe ihres beitragspflichtigen Einkommens abhängt, wodurch weder die Höhe des versicherten Risikos reflektiert wird (was aufgrund des Solidaritätsprinzips beabsichtigt ist) noch das Nachfrageverhalten der Patienten berücksichtigt wird. Die Versorgung erfolgt nach dem Sachleistungsprinzip, das heißt ohne Zahlung eines weiteren Geldbetrags. Dabei können Versicherte frei, das heißt für sie kostenlos, zwischen den zur Versorgung zugelassenen Anbietern wählen. Ein finanzieller Anreiz für die Auswahl unter konkurrierenden Versorgungsangeboten besteht nicht. Selbst wenn sich Versicherte für das Modell einer hausarztzentrierten Versorgung entscheiden, in dem der Hausarzt den Zugang zur fachärztlichen Versorgung lenken soll, hängt die Höhe des Beitrags nicht von den Kosten oder Vorzügen dieses Modells ab. Sollte die hausarztzentrierte Versorgung bei gleicher Versorgungsqualität zu geringeren Kosten möglich sein, werden Einsparpotenziale im GKV-Kollektiv sozialisiert.

Spiegelbildlich mangelt es den Krankenkassen an Möglichkeiten, Tarifangebote mit freier Arztwahl oder hausarztzentrierter Versorgung unterschiedlich zu bepreisen. Wenn aber das Interesse der Versicherten an einem alternativen Versorgungsmodell nicht gefördert werden kann, bestehen auch auf Seiten der Krankenkassen kaum Anreize, den ohnehin begrenzten Spielraum der Vertragsgestaltung mit Versorgungsanbietern zu nutzen.

Ebenso wenig kann das Modell auf Seiten der Leistungsanbieter eine Steuerungswirkung entfalten. Denn in der ambulanten Versorgung erhalten frei praktizierende Ärztinnen und Ärzte einheitliche Entgelte für gleichartige Kassenleistungen (im Rahmen ihrer Budgetrestriktion). Das gilt auch dann, wenn es in einer Praxis gelingen sollte, die gleiche Versorgungsqualität zu geringeren Betriebskosten bereitzustellen als in anderen Praxen. Mit der Budgetierung wird zudem die abrechenbare Summe der Leistungsentgelte je Praxis gedeckelt, und einer Anpassung des Budgets an veränderte Bedarfe oder Belastungsspitzen sind enge Grenzen gesetzt. Zwar können im Rahmen der hausarztzentrierten Versorgung separat Verträge mit den Krankenkassen ausgehandelt werden. Theoretisch ist also denkbar, dass in solchen Netzwerken Budgetvorschriften zugunsten geringerer Einzelleistungsentgelte aufgeweicht werden. Das könnte sich für teilnehmende Praxen auch lohnen, sofern sie mit einem höheren Patientenaufkommen rechnen dürfen als bei freier Arztwahl. Denn dann ließe sich die Praxisinfrastruktur besser auslasten, und die Betriebskosten könnten je Behandlungsfall reduziert werden. Doch solange Versicherte keinen Anreiz verspüren, sich freiwillig in ihrer Wahl des Leistungsanbieters einzuschränken, ist die Wahrscheinlichkeit gering, dass sich eine hinreichend hohe Anzahl an Versicherten auf die hausarztzentrierte Versorgung verpflichtet. Damit sinkt aber der Anreiz für Anbieter medizinischer Leistungen (und für die Krankenkassen), Konditionen für die Versorgung auszuhandeln, die von den einheitlich verhandelten Entgelten abweichen. Stattdessen bleibt eine Abrechnung zu einheitlichen Entgelten für Leistungserbringer vorteilhaft, weil mögliche Effizienzgewinne allein das individuelle Betriebsergebnis erhöhen.

7   Vielfalt statt Einheitlichkeit – Leitbild für eine wettbewerbliche Lösung

Während in den gesundheitspolitischen Debatten weitgehend Einigkeit darüber herrscht, dass im Gesundheitswesen Effizienzreserven schlummern, scheiden sich die Geister, an welche Akteursgruppen Reformen adressiert werden sollen. Die Analyse zeigt jedoch, dass Potenziale nicht bei der einen oder anderen Gruppe zu erschließen sind, wenn das Zusammenspiel der unterschiedlichen Interessen von Versicherten/Patienten, Krankenkassen und Anbietern ambulanter Versorgungsleistungen nicht entsprechend orchestriert wird. Auch deshalb hat die Einführung der Praxisgebühr nicht zu den erhofften Effizienzgewinnen geführt. Aus dem gleichen Grund werden Einsparpotenziale durch ein verpflichtendes „Primärarztsystems" als überschaubar eingeschätzt. Stattdessen braucht es Anreize, die simultan auf die Beziehungen zwischen Versicherten und Krankenkassen, Patienten und Leistungsanbietern sowie deren Vertretungen und den Kassen wirken. Möglich wird das, wenn den GKV-Versicherten die Option eröffnet wird, bei einem für alle gleichen Leistungsumfang zwischen Tarifen mit unterschiedlichen Versorgungsmodellen zu wählen (Pimpertz 2022, S. 20 ff.). Die Idee dahinter: Das Versicherungsversprechen lässt sich im Rahmen der wohnortnahen Versorgung in unterschiedlicher Form erfüllen.

Bei der Wahl eines Versorgungsmodells, das von der freien Arztwahl abweicht, verpflichten sich die Versicherten, medizinische Leistungen bei den für diesen Tarif zugelassenen (Fach-)Ärztinnen und (Fach-)Ärzten in Anspruch zu nehmen. Nach Ablauf einer Bindungsfrist können sie in einen Tarif mit freier Arztwahl zurückkehren oder in einen Tarif mit einer anderen Versorgungsform wechseln.

Der Gesetzgeber hat die hausarztzentrierte Versorgung bereits als Alternative zur freien Arztwahl vorgesehen (SGB V § 73b). Vorstellbar sind aber auch andere Versorgungsformen, die es zu erproben gilt. Die Konzepte sollen für die wohnortnahe

Versorgung, aber nicht zwingend für den temporären Aufenthalt an anderem Ort entwickelt werden. Ein Tarif mit freier Arztwahl bleibt auch das Referenzmodell für den Fall, dass eine wohnortnahe Versorgung bei eingeschränkter Arztwahl je nach regionalen Gegebenheiten nicht gewährleistet werden kann. Während in dicht versorgten, überwiegend städtischen Gebieten unterschiedliche Lösungen denkbar sind, werden in ländlichen Regionen mit drohender Mangelversorgung andere Versorgungskonzepte notwendig sein. Welche Modelle unter den jeweiligen regionalen Gegebenheiten möglich sind und den Wünschen der Versicherten entsprechen, gilt es im Wettbewerb zu entwickeln.

Dafür braucht es Gestaltungsfreiheit für die Akteure. Statt einen Katalog möglicher Varianten per Gesetz zu definieren, gilt es, einen Rahmen abzustecken, der es den Leistungsanbietern und Krankenkassen ermöglicht, unterschiedliche Lösungen für die wohnortnahe Versorgung zu entwickeln. Differenzierungen ergeben sich abhängig von den Kosten, die die Versorgung in unterschiedlichen Modellen verursacht.

8   Vielfalt statt Einheitlichkeit – notwendige Weichenstellungen

Damit Wahlmöglichkeiten zwischen unterschiedlichen Versorgungsmodellen zu den erwünschten Lenkungseffekten führen, braucht es zum einen eine Differenzierung in den Entgelten der Anbieter, sofern die medizinische Versorgung zu unterschiedlich hohen Kosten gelingt. Zum anderen braucht es ein spürbares Preissignal, damit die Versicherten ihre Wahl kostenbewusst treffen können. Voraussetzung dafür ist, dass ein Teil des bisherigen Beitragssatzes in einen fixen, monatlich zu zahlenden Betrag umgewandelt wird. Die Höhe dieses Betrags kann je nach Versorgungsmodell variieren und signalisiert den Versicherten, welche Option in der Abwägung zwischen Kosten und Leistungsmerkmalen präferenzgerecht erscheint. Der bisherige Arbeitgeberanteil ließe sich dazu in einen steuer- und abgabenfreien Bruttolohnbestandteil umwandeln, den die Versicherten zur Finanzierung eines Tarifs mit dem gewünschten Versorgungsmodell einsetzen können.

Exkurs: Bewusst ist hierbei die Rede von Versicherten. Denn während sich die solidarische Beitragsfinanzierung auf die GKV-Mitglieder erstreckt, sollte die kostenbewusste Auswahl eines Versorgungsmodells grundsätzlich jedem Versicherten offenstehen. Denkbar ist zum Beispiel, dass in einem Alleinverdienerhaushalt eine Beschränkung der Arztwahl für den nicht erwerbstätigen Partner günstiger erscheint, weil die Leistungsinanspruchnahme überwiegend wohnortnah erfolgt. Dagegen kann zum Beispiel für einen im Außendienst erwerbstätigen Ehepartner das Modell mit freier Arztwahl sinnvoller erscheinen. Weil der soziale Ausgleich im Rahmen der solidarischen GKV für diesen zusätzlichen, tarifabhängigen Betrag nicht mehr greift, braucht es einen ergänzenden sozialen Ausgleich, um eine finanzielle Überforderung auszuschließen. Diese kann zum Beispiel auftreten, weil im Mehrpersonenhaushalt für jede Person ein separater Zusatzbetrag zu zahlen ist. Dieser Ausgleich sollte aber nicht über die tarifbezogenen Beträge erfolgen, damit die Preissignale im Wettbewerb der unterschiedlichen Versorgungsmodelle wirken können.

Steht den Versicherten bislang nur die Wahl der Krankenkasse offen, sollte die Möglichkeit auf alternative Versicherungstarife erweitert werden, die von derselben Krankenkasse oder deren Mitbewerbern angeboten werden. Dazu benötigen die Kassen erweiterte Möglichkeiten der Vertragsgestaltung, die es erlauben, zum einen die Leistungszusage gegenüber den Versicherten eines Tarifs auf die zur Versorgung zugelassenen Leistungsanbieter zu beschränken. Zum anderen müssen sie mit diesen Leistungsanbietern auch exklusive Vertragskonditionen aushandeln dürfen, die von den einheitlichen Bedingungen bei freier Arztwahl abweichen können, damit die Versorgungskosten gestaltbar sind und wirtschaftlich relevante Unterschiede in den Preisen der angebotenen Tarife abgebildet werden können.

Den Krankenkassen kommt dabei die unternehmerische Aufgabe zu, jenseits eines Tarifs mit freier Arztwahl alternative Modelle für die Versorgung der Versicherten zu entwickeln und entsprechende Tarife zu kalkulieren und zu bewerben. Das wird die Verwaltungskosten jener Kassen erhöhen, die sich in neuen Modellen erproben. Das ist aber ökonomisch gerechtfertigt, weil sich Tarifangebote nur dann dauerhaft im Wettbewerb behaupten werden, wenn es gelingt, die erforderlichen Managementkosten durch die erwarteten Einsparungen zu kompensieren.

Damit gewährleistet wird, dass unterschiedliche Versorgungsformen den Umfang der allgemeinen Versicherungspflicht erfüllen, müssen diese Tarife durch die Versicherungsaufsicht zugelassen und überprüft werden. Um zu verhindern, dass Versicherte von einzelnen Kassen abgelehnt werden (Rosinenpicken), können die Krankenkassen verpflichtet werden, ihren Versicherten auf Wunsch einen Tarif mit freier Arztwahl anzubieten. Um sicherzustellen, dass die für ein bestimmtes Versorgungsmodell zugelassenen Vertragsärzte ihre Leistungen dauerhaft in der erforderlichen Qualität und zu geringstmöglichen Kosten anbieten, können Krankenkassen die Versorgung für eine bestimmte Dauer vereinbaren, um sie danach erneut auszuschreiben. Damit bleibt der Wettbewerbsdruck für die vertraglich gebundenen Leistungsanbieter bestehen. In diesem Wettbewerb lassen sich auch alternative Konzepte der Qualitätssicherung erproben, die sich gegenüber zentral gesteuerten Instrumenten als überlegen erweisen können.

Schließlich setzt ein funktionierender Wettbewerb in der ambulanten Versorgung voraus, dass einzelne Leistungsanbieter oder Netzwerke wählen können, ob sie zur Versorgung aller GKV-Versicherten (bei freier Arztwahl) zugelassen werden wollen oder ob sie sich exklusiv auf die Versorgung der Versicherten eines bestimmten Tarifs verpflichten wollen. Dafür muss ihnen die Möglichkeit eingeräumt werden, Konditionen zu verabreden, die von den einheitlichen Entgeltvereinbarungen bei freier Arztwahl und allgemeiner Kassenzulassung abweichen. Diese Konditionen gelten exklusiv für die Versorgung jener Versicherten, die sich für Tarife mit beschränkter Anbieterauswahl entscheiden, und können sich in unterschiedlichen Merkmalen von der ansonsten üblichen Steuerungslogik abheben – angefangen von der Höhe des Einzelleistungsentgelts über die Rechtsform und Organisation des Praxisbetriebs bis hin zur Handhabung von Budgetvorschriften.

Mit der allgemeinen Kassenzulassung bleiben Leistungsanbieter wie bisher an die von der vertragsärztlichen Interessenvertretung verhandelten Konditionen sowie an praxisindividuelle Budgetgrenzen gebunden. Der Sicherstellungsauftrag erstreckt sich auf alle GKV-Versicherten. Entscheiden sie sich dagegen für eine Zulassung, die den Sicherstellungsauftrag auf den Versichertenkreis eines Tarifs beschränkt, können sie ihre Interessen unabhängig von der kassenärztlichen Vertretung wahrnehmen.

9 Solidarität paradox – nur in Grenzen lässt sich das Prinzip wahren

Die Überlegungen zeigen, dass marktwirtschaftliche Steuerungselemente möglich und notwendig sind, um Effizienzpotenziale auf den Versicherungs- und Versorgungsmärkten zu mobilisieren und Versicherte zu kostenbewussten Wahlentscheidungen anzureizen. Damit der Wettbewerb im Sinne eines Entdeckungsverfahrens (Hayek 1968) effiziente Lösungen hervorbringen kann, müssen sich Preise frei bilden können, um ihre Lenkungswirkung zu entfalten. Zu erwarten ist dann, dass am Markt unterschiedliche, verschieden bepreiste Lösungen angeboten werden.

Das mag aus ökonomischer Sicht sinnvoll erscheinen, ist damit aber dem Einwand ausgesetzt, Konflikte mit dem Solidaritätsgedanken zu provozieren. Dem ließe sich zunächst entgegnen, dass das Solidaritätsprinzip grundsätzlich erhalten bleibt, lediglich ein kleinerer Beitragssatzanteil würde in einen fixen Betrag umgewandelt. Es geht also nicht um die Abschaffung des Solidaritätsprinzips, sondern um eine Begrenzung seines Geltungsanspruchs. Dazu ist festzuhalten, dass sich bereits im Status quo der solidarische Risikoausgleich sowie der soziale Ausgleich nur in dem Umfang auf die Gesamtheit aller GKV-Versicherten erstreckt, in dem die durch den allgemeinen Beitragssatz erzielten Einnahmen über den Gesundheitsfonds gesammelt und über den morbiditätsorientierten Risikostrukturausgleich umverteilt werden. Für den Teil der Leistungsausgaben, der über die Einnahmen aus dem kassenindividuellen Zusatzbeitragssatz finanziert wird, erfolgt der solidarische Ausgleich nicht in dem gesamten GKV-Versichertenkollektiv, sondern zwischen den Versicherten und Mitgliedern einer Krankenkasse.

Grundsätzlicher kann jedoch hinterfragt werden, ob sich das Solidaritätsprinzip unter veränderten Rahmenbedingungen konsistent umsetzen lässt. Angestrebt ist sowohl ein Ausgleich zwischen unterschiedlichen Risikogruppen als auch ein sozialer Ausgleich zwischen Versicherten mit unterschiedlich hohen, beitragspflichtigen Einkommen. Die individuellen Merkmalsausprägungen streuen dabei über beide Dimensionen (Beznoska et al. 2021, S. 19 ff.). Weil aber sowohl die beitragspflichtigen Einkommen als auch die Leistungsausgaben altersabhängig verteilt sind, führen die intendierten Wirkungen mittelbar auch zu einem intergenerativen Solidarausgleich zwischen Versicherten jüngerer und älterer Kohorten (Pimpertz 2022, S. 8 f.). Unterstellt man nun in einem Gedankenspiel, dass sowohl das altersabhängige Ausgabenprofil als auch die altersabhängige Einkommensverteilung unverändert bleiben, höhere Altersklassen künftig jedoch stärker besetzt sein werden, dann führt allein die demografische Entwicklung dazu, dass in der umlagefinanzierten GKV die Ausgaben steigen und deshalb höhere Beitragssätze erforderlich werden (Beznoska et al. 2023, S. 513). Das bedeutet für Mitglieder jüngerer Kohorten, dass sie lebenslang höhere Beitragslasten schultern müssen und einen höheren Beitragsanteil zum Solidarausgleich beisteuern als Mitglieder älterer Kohorten im jeweils gleichen Lebensalter. Das Solidaritätsprinzip mündet in einem Paradoxon (Beznoska et al. 2021, S. 53; Pimpertz 2022, S. 10):

In einer umlagefinanzierten Krankenversicherung kann der solidarische Ausgleich zwischen „jungen" und „alten" Versicherten zu jedem Zeitpunkt im Querschnitt der Versichertengemeinschaft realisiert werden. In einem alternden Kollektiv gelingt dieser Solidarausgleich aber auf Dauer nur zu Lasten der „jüngeren" Kohorten.

Damit gerät der universelle Geltungsanspruch des Solidaritätsprinzips unter Rechtfertigungsdruck – sowohl mit Blick auf die Finanzierung der GKV als auch mit Blick auf den daraus abgeleiteten Anspruch, das Versorgungsgeschehen nach marktfernen Regeln zu steuern. Denn eine konsistente Umsetzung des intergenerativen Solidarausgleichs würde in einem alternden Kollektiv eine Begrenzung der Beitragsfinanzierung erfordern, damit nachfolgende Kohorten nicht systematisch höhere Solidarbeiträge schultern müssen. Der dann nicht mehr beitragsfinanzierte Ausgabenanteil müsste deshalb alternativ – zum Beispiel über eine ergänzende, kapitalgedeckte Säule – finanziert werden. Ohne an dieser Stelle in Details einer möglichen Umsetzung einzusteigen, bleibt festzustellen, dass diese zweite Säule einkommensunabhängig, idealerweise über altersabhängig kalkulierte Prämien, zu finanzieren wäre. Es bedarf nur wenig Fantasie, um sich vorzustellen, dass dabei auch unterschiedlich hohe Kosten verschiedener, frei wählbarer Versorgungsmodelle eingepreist werden können (Pimpertz 2022, S. 17 ff.).

Dieser Zusammenhang ließe sich jedoch auch anführen, um zum Beispiel einen einheitlichen Selbstbehalt für alle GKV-Versicherten zu begründen. Allerdings müsste dieser latent angehoben werden, damit die intergenerative Verschiebung steigender Solidarbeiträge unterbunden wird. Der entscheidende Unterschied zu dem hier vorgestellten Gedanken ist aber, dass erst in der Kombination mit einem Wettbewerb zwischen unterschiedlichen Versorgungsmodellen das Preissignal auch auf den Versicherungs- und Versorgungsmärkten wirken kann.

10 Erwartbare Reformwiderstände – Demografie als „game changer"?

Der bis hierhin entwickelte Gedanke wird im wissenschaftlichen Diskursraum Kontroversen auslösen, weil mit der Medizin, der Sozialpolitik und der Ökonomie mindestens drei Disziplinen eingebunden sind, die sich aufgrund ihrer axiomatischen Voreinstellungen aus verschiedenen normativen Perspektiven den Herausforderungen annähern. Es ist aber nicht Aufgabe der Wissenschaft, mögliche Wertekonflikte aufzulösen, sondern diese offenzulegen, um demokratisch legitimierten Entscheidungsträgern eine rationale Abwägung verschiedener Handlungsoptionen zu ermöglichen.

Dennoch lässt sich hinterfragen, welche Aussichten die hier entwickelten Überlegungen auf politische Umsetzung haben. Die abschließenden Gedanken dazu sind kommentierender Natur und münden in einer Suggestivfrage. Sie sind deshalb explizit von den vorherigen Überlegungen abgesetzt:

Reformwiderstände sind zum einen bei den Leistungsanbietern und Krankenkassen zu erwarten, die qua Gesetz körperschaftlich organisiert sind. Soll deren institutionell verankerte Rollendefinition aufgebrochen werden, braucht es zunächst einen entsprechenden Gestaltungswillen der Politik. Doch setzen vierjährige Legislaturperioden einen Anreiz für politische Akteure, auf Herausforderungen kurzfristig zu reagieren, statt langfristig wirksame Reformen zu verfolgen. Hinzu kommt, dass die Berücksichtigung der Versorgungsinteressen einer zunehmend größeren, älteren Wahlbevölkerung höhere Wiederwahlchancen verspricht, als die Wahrung langfristiger Interessen jüngerer Gruppen. Was liegt also näher, als nach zusätzlichen Finanzierungsquellen zu suchen, statt sich dem erwartbaren Widerstand der verfassten Gesundheitswirtschaft oder dem Unmut einer größer werdenden Wählergruppe auszusetzen?

Ausgerechnet die Bevölkerungsalterung könnte aber dazu beitragen, Einsicht und Gestaltungswillen politischer Entscheidungsträger zu befördern. Wenn die demografische Entwicklung zunehmend im Mittelpunkt der gesellschaftspolitischen Debatten steht, richtet sich der Blick bislang auf die Finanzierung der umlagefinanzierten GKV, weniger auf die Implikationen für das praktische Versorgungsgeschehen. Während aber die Demografie ihre Wirkung auf der Ausgabenseite der GKV längerfristig entfaltet, wirkt sich die Alterung der geburtenstarken Jahrgänge unmittelbar auf den Arbeitsmarkt aus: Allein in der 21. Legislaturperiode werden 5,2 Mio. Einwohner in Deutschland die gesetzliche Regelaltersgrenze erreichen, denen nur noch 3,1 Mio. Menschen im Alter von 20 Jahren folgen (Hammermann et al. 2024, S. 5). Damit schrumpft das Arbeitskräftepotenzial, und diese Entwicklung wird sich bis weit in die 2030er-Jahre fortsetzen. Davon sind personalintensive Sektoren wie die medizinische Versorgung besonders betroffen.

Die Effekte werden nicht gleich verteilt auftreten. Bei regional unterschiedlichen Bevölkerungsstrukturen entwickeln sich medizinische Versorgungsbedarfe je nach regionaler Demografie unterschiedlich. Gleichzeitig treffen diese auf lokal verschieden entwickelte Arbeitsmärkte. In der Folge drohen die Entwicklungen der Versorgungsbedarfe und -potenziale in einzelnen Regionen weiter auseinanderzudriften als in anderen. Allein das wird die Vorstellung ad absurdum führen, die Versorgung der GKV-Versicherten nach einheitlichen Standards gewährleisten und steuern zu können. Ist es dann nicht eher eine Frage, wann ein Umdenken in der Gesundheitspolitik erfolgt, als eine Frage, ob?

Literatur

Beznoska M, Pimpertz J, Stockhausen M (2021) Führt eine Bürgerversicherung zu mehr Solidarität, IW-Analysen, Nr. 143, https://www.iwkoeln.de/studien/martin-beznoska-jochen-pimpertz-max imilian-stockhausen-eine-vermessung-des-solidaritaetsprinzips-in-der-gesetzlichen-krankenve rsicherung.html. Zugegriffen: 24. März 2025

Beznoska M, Pimpertz J, Stockhausen M (2023) Wie beeinflusst die Demografie das Solidaritäts- prinzip in der GKV? Sozialer Fortschritt, 72. Jg. Heft 6:499–517. https://doi.org/10.3790/sfo.72. 6.499[24.2.2025]

Beznoska M, Pimpertz J, Stockhausen M (2024) Regionale Belastungseffekte einer Variation der Beitragsbemessungsgrenze, Gutachten im Auftrag des Verbands der Privaten Krankenversiche- rung e. V., Berlin/Köln, https://www.iwkoeln.de/studien/martin-beznoska-jochen-pimpertz-max imilian-stockhausen-regionale-belastungseffekte-einer-variation-der-beitragsbemessungsgrenze. html. Zugegriffen: 24. Febr 2025

Bundesamt für Soziale Sicherung (2025) GKV-Ausgabenprofile nach Alter, Geschlecht und Hauptleistungsbereichen, 1996–2023 (Stand: 13.01.2025), https://www.bundesamtsozialesi cherung.de/de/themen/risikostrukturausgleich/datenzusammenstellungen-und-auswertungen/. Zugegriffen: 26. Febr 2025

Hayek FA von (1968) Wettbewerb als Entdeckungsverfahren, Kieler Vorträge, Institut für Weltwirt- schaft (Hrsg.), Bd. N. F. 56, Kiel

Hammermann A et al. (2024) Agenda 2023. Arbeitsmarktpolitische Weichenstellungen für die Jahre 2025–2029, IW-Policy Paper, Nr. 12, Köln/Berlin, https://www.iwkoeln.de/studien/and rea-hammermann-jochen-pimpertz-holger-schaefer-christoph-schroeder-stefanie-seele-oliver- stettes-sandra-vogel-arbeitsmarktpolitische-weichenstellungen-fuer-die-jahre-2025-2029.html. Zugegriffen: 6. März 2025

Hüther M, Obst T, Pimpertz J (2025) Steigende Sozialversicherungsbeiträge belasten die Wettbe- werbsfähigkeit, IW-Policy Paper, Nr. 3, Köln/Berlin, https://www.iwkoeln.de/studien/michael- huether-thomas-obst-jochen-pimpertz-steigende-sozialversicherungsbeitraege-belasten-die-wet tbewerbsfaehigkeit.html. Zugegriffen: 24. Febr 2025

Pimpertz J (2001) Marktwirtschaftliche Ordnung der sozialen Krankenversicherung, Untersuchun- gen zur Wirtschaftspolitik, Nr. 121, Köln, 2021

Pimpertz J (2022) Das Solidaritätsprinzip im Fokus einer GKV-Reform, Zeitschrift für Wirtschafts- politik, 71. Jg. Heft 1:1–26. https://doi.org/10.1515/zfwp-2022-2068

Pimpertz J (2023) Entwicklung der Ausgaben und Einnahmen in der Gesetzlichen Krankenver- sicherung, IW-Trends, 50. Jg., Nr. 4, S. 61–77, https://www.iwkoeln.de/studien/jochen-pim pertz-entwicklung-der-ausgaben-und-einnahmen-in-der-gesetzlichen-krankenversicherung.html. Zugegriffen: 24. Febr 2025

Pimpertz J (2024) Effiziente Versorgung braucht Wettbewerb und knappheitsgerechte Preise – Ein Therapieplan für die ambulante Versorgung, Mut zu neuen Ideen. Für eine dauerhafte Verläss- lichkeit unseres Gesundheitswesens, Konrad-Adenauer-Stiftung (Hrsg.), S. 24–33, https://www. kas.de/de/einzeltitel/-/content/mut-zu-neuen-ideen-wie-laesst-sich-die-effizienz-unseres-gesund heitssystems-steigern. Zugegriffen: 3. März 2025

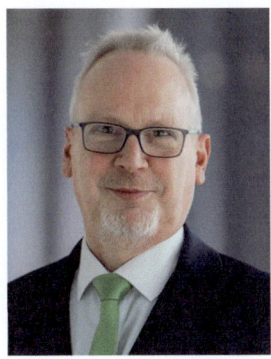

Dr. rer. pol. Jochen Pimpertz geboren 1965 in Krefeld, Studium der Betriebswirtschaftslehre (Dipl.-Kfm.) und der Wirtschafts- und Sozialpädagogik (Dipl.-Hdl.). Promotion im Fach Volkswirtschaftslehre an der Universität zu Köln, Dissertationsschrift über die „marktwirtschaftliche Ordnung der sozialen Krankenversicherung"; seit 2001 im Institut der deutschen Wirtschaft, seit 2011 Leiter des Themenclusters „Staat, Steuern und Soziale Sicherung"; Forschungsschwerpunkte: Alterssicherung, Kranken- und Pflegeversicherung sowie Gesundheitssystem im demografischen Wandel; seit 2015 Lehrbeauftragter für „volkswirtschaftliche Grundlagen der Gesundheitsökonomie" an der Wirtschafts- und Sozialwissenschaftlichen Fakultät der Universität zu Köln.

Der Nutzennachweis von verordnungsfähigen digitalen Gesundheitsanwendungen (DiGA) aus Perspektive von Patient:innen

Madlen Scheibe

Zusammenfassung

Seit September 2020 sind DiGA Bestandteil der Regelversorgung für gesetzlich krankenversicherte Patient:innen. Für einen ganzheitlichen und aussagekräftigen Nutzennachweis von DiGA aus Patientenperspektive gilt es, verschiedene Aspekte bei der Generierung belastbarer Evidenz zu berücksichtigen: 1. Es sollten sowohl objektiv messbare als auch patientenberichtete Endpunkte (PROMs und PREMs) erhoben werden. 2. Es braucht sowohl Evidenz aus Studien unter kontrollierten Bedingungen als auch unter Alltagsbedingungen. 3. Es sollten verschiedene Datenquellen einbezogen werden, d. h. Es braucht sowohl Primärdaten aus quantitativen Erhebungen (z. B. Fragebogenerhebungen) und qualitativen Erhebungen (z. B. Interviews) als auch Sekundärdaten (z. B. Abrechnungsdaten der gesetzlichen Krankenversicherungen oder Register). 4. Neben den Patient:innen selbst können weitere Akteure des Gesundheitswesens eine wertvolle, ergänzende Perspektive auf den Nutzen von DiGA für Patient:innen haben, wie z. B. Leistungserbringer oder Angehörige. Vor diesem Hintergrund gibt der Artikel einen Überblick über die verschiedenen Möglichkeiten des DiGA-Nutzennachweises aus Patientenperspektive sowie die jeweils vorhandene Evidenz bzw. Evidenzlücken.

M. Scheibe (✉)
Leiterin Forschungsbereich Digital Health, Zentrum für Evidenzbasierte Gesundheitsversorgung (ZEGV), Medizinische Fakultät und Universitätsklinikum Carl Gustav Carus Dresden, Technische Universität Dresden, Dresden, Deutschland
E-Mail: madlen.scheibe@ukdd.de

T. Petzold und B. Böhland (Hrsg.), *Adaptive Transformation des Gesundheitswesens*,
https://doi.org/10.1007/978-3-662-71628-1_24

1 Warum braucht es die Patientenperspektive bei (digitalen) Versorgungsangeboten?

Die Patient:innenperspektive ist ein zentraler Faktor bei der Entwicklung und Implementierung aller Versorgungsangebote – unabhängig davon, ob diese digital oder analog angeboten werden. Denn diese sollen insbesondere für die Patient:innen einen Nutzen generieren. Konkret sollen sie dazu beitragen, „die Versorgungsqualität und Versorgungseffizienz zu verbessern, Versorgungsdefizite zu beheben und die Patientenorientierung in der Versorgung zu stärken" (§ 68a Digitale-Versorgung-Gesetz (DVG)). Nur durch den Einbezug der Patient:innenperspektive können Versorgungsangebote geschaffen werden, die an den individuellen Bedarfen und Wünschen der Patient:innen ausgerichtet sind, ein hohes Maß an Benutzerfreundlichkeit aufweisen und am Ende tatsächlich einen Nutzen generieren. Zugleich wirkt sich ein patientenzentrierter Ansatz positiv auf das Vertrauen in sowie die Akzeptanz und Inanspruchnahme von Versorgungsangeboten aus. Er fördert die Effektivität von Versorgungsansätzen und vermeidet Fehlentwicklungen, indem Barrieren wie mangelnde Verständlichkeit minimiert werden.

2 Was sind DiGA und wie können Sie zur Patientenzentrierung von (digitalen) Versorgungsangeboten beitragen?

Mit dem Digitale-Versorgung-Gesetz im Jahr 2019 hat Deutschland als erstes Land weltweit digitale Gesundheitsanwendungen systematisch in sein gesetzliches Krankenversicherungssystem integriert. Seit September 2020 können zugelassene digitale Gesundheitsanwendungen (DiGA) von Ärzt:innen und Psychotherapeut:innen verordnet werden, und die Kosten für deren Nutzung werden vollständig durch die gesetzlichen Krankenversicherungen übernommen. Versicherte, die ihrer Krankenkasse einen Nachweis über eine entsprechend vorliegende Indikation vorlegen, erhalten eine gewünschte DiGA auch ohne ärztliche Verordnung. Insgesamt haben ca. 73 Mio. gesetzlich Versicherte einen Anspruch auf die Versorgung mit digitalen Gesundheitsanwendungen (DiGA) (BfArM).

Voraussetzung für die Verordnungsfähigkeit ist, dass die DiGA ein umfangreiches Prüfverfahren beim Bundesinstitut für Arzneimittel und Medizinprodukte (BfArM) erfolgreich abgeschlossen hat und in das Verzeichnis erstattungsfähiger digitaler Gesundheitsanwendungen (DiGA-Verzeichnis: https://diga.bfarm.de/de) aufgenommen wurde. DiGA sind im Unterschied zu Lifestyle- und Wellness-Apps zertifizierte Medizinprodukte der Risikoklasse I, IIa oder IIb (gemäß MDR oder MDD im Rahmen der Übergangsvorschriften bis zum Inkrafttreten der MDR am 26. Mai 2021). Sie sind speziell darauf ausgelegt, die medizinische Versorgung zu unterstützen, indem sie zur Erkennung, Überwachung, Behandlung oder Linderung von Krankheiten, Verletzungen und Behinderungen beitragen. Um diesen positiven Beitrag zur Versorgung darzulegen, müssen DiGA-Herstellende im Rahmen des Prüfverfahrens u. a. einen Nachweis für die mit der DiGA realisierbaren positiven Versorgungseffekte erbringen. Der Fokus liegt hier auf der Patientenzentrierung der nachzuweisenden Effekte.

Das Konzept der positiven Versorgungseffekte wurde durch das Digitale-Versorgung-Gesetz neu eingeführt, das diese Auswirkungen in die Kategorien „medizinischer Nutzen" (mN) und „patientenrelevante Struktur- und Verfahrensverbesserungen" (pSVV) unterteilt. Während die Kategorie des mN Outcomes beinhaltet, die aus klinischen Studien bekannt sind, wie z. B. die Verbesserung des Gesundheitszustands oder die Verkürzung der Krankheitsdauer, stellen pSVV eine in Deutschland und international innovative Outcome-Kategorie im Rahmen des Nutzennachweises und der Kostenerstattung dar. pSVV sind „… auf eine Unterstützung des Gesundheitshandelns der Patientinnen und Patienten oder eine Integration der Abläufe zwischen Patientinnen und Patienten und Leistungserbringenden ausgerichtet …" (BfArM 2023) und umfassen insgesamt neun Kategorien wie z. B. Patientenautonomie, Adhärenz, Gesundheitskompetenz, Erleichterung des Zugangs zur Versorgung oder die Reduzierung der therapiebedingten Aufwände und Belastungen der Patient:innen und ihrer Angehörigen (BfArM 2023). Mit dem Konzept der pSVV wird verdeutlicht, „… dass DiGA die notwendigen Mittel und Strukturen liefern können, um die Rolle der Patientinnen und Patienten in der Gesundheitsversorgung wesentlich zu stärken, ihre Stellung durch Information, Mitwirkung und Mitentscheidung zu verbessern und ihren Therapiebeitrag strukturiert zu unterstützen und leitliniengerecht zu gestalten" (BfArM 2023).

Die Einführung der pSVV-Kategorie repräsentiert damit ein erweitertes Verständnis von Versorgungsqualität, bei dem neben der Ergebnisqualität auch die Struktur- und Prozessqualität zu einer ganzheitlichen Beurteilung gehören (Scheibe et al. 2023). Zudem schafft das Verfahren zur Zulassung und Kostenübernahme von DiGA einen niedrigschwelligen Zugang zu qualitätsgesicherten digitalen Gesundheitsanwendungen für Patient:innen (BfArM 2023).

Im Rahmen des DiGA-Nutzennachweises sind Versorgungseffekte aus dem Bereich des mN und der pSVV gleichberechtigt. Eine Zulassung kann also ausschließlich auf Basis eines nachgewiesenen positiven Versorgungseffektes aus der Kategorie der pSVV erfolgen.

Digitale Gesundheitsanwendungen können entweder vorläufig oder dauerhaft zugelassen werden. Auch das ist ein völlig neuer Prozess, der das Ziel hat, innovative (digitale) Versorgungsangebote schneller für Patient:innen verfügbar zu machen. Eine vorläufige Zulassung wird erteilt, wenn eine plausible Begründung des postulierten positiven Versorgungseffekts vorgelegt werden kann, auf Basis einer systematischen Literaturrecherche sowie einer systematischen Auswertung von Daten, die in der Anwendung der DiGA gewonnen wurden. Während einer 12-monatigen vorläufigen Zulassung ist der Hersteller dann verpflichtet, den postulierten positiven Versorgungseffekt im Rahmen einer quantitativen kontrollierten Studie nachzuweisen (siehe 3.). Ist dieser Nachweis erbracht, erhält die DiGA eine dauerhafte Zulassung. Andernfalls wird die Zulassung entzogen und die DiGA aus dem DiGA-Verzeichnis gestrichen (BfArM 2023).

Zum 25.03.2025 waren 59 verordnungsfähige DiGA im DiGA-Verzeichnis gelistet, hiervon 19 mit vorläufiger und 40 mit dauerhafter Zulassung. Von diesen entfallen 28 DiGA – und damit der größte Anteil – auf Anwendungen zur Therapie psychischer Erkrankungen, gefolgt von 9 DiGA aus dem Bereich „Muskeln, Knochen und Gelenke" und 7 DiGA aus dem Bereich „Hormone und Stoffwechsel" (BfArM 2025) (siehe Abb. 1). Seit der ersten DiGA im September 2020 bis zum 30. September 2023 wurden insgesamt 374.377 DiGA durch gesetzlich krankenversicherte Patient:innen in Anspruch genommen (GKV-Spitzenverband 2024).

3 Wie kann ein DIGA-Nutzennachweis aus Patientenperspektive erfolgen und welcher Nutzen konnte bisher für DiGA nachgewiesen werden?

Für einen ganzheitlichen und aussagekräftigen DiGA-Nutzennachweis aus Patientenperspektive gilt es, verschiedene Aspekte bei der Generierung belastbarer Evidenz zu berücksichtigen, die in Abb. 2 zusammengefasst sind.

1. Es sollten sowohl objektiv messbare als auch patientenberichtete Endpunkte (PROMs und PREMs) erhoben werden.
2. Es bedarf Evidenz sowohl aus Studien unter kontrollierten Bedingungen als auch aus solchen unter Alltagsbedingungen.
3. Es sollten verschiedene Datenquellen einbezogen werden, d. h. es bedarf sowohl Primärdaten aus quantitativen Erhebungen (z. B. Fragebogenerhebungen) und qualitativen Erhebungen (z. B. Interviews) als auch Sekundärdaten (z. B. Abrechnungsdaten der gesetzlichen Krankenversicherungen oder Register).
4. Neben den Patient:innen selbst können weitere Akteure des Gesundheitswesens eine wertvolle ergänzende Perspektive auf den Nutzen von DiGA für Patient:innen haben, wie z. B. Leistungserbringer oder Angehörige.

Vor diesem Hintergrund wird im Folgenden auf die verschiedenen Möglichkeiten des DiGA-Nutzennachweises aus Patientenperspektive eingegangen und eine Übersicht der jeweils vorhandenen Evidenz bzw. Evidenzlücken gegeben.

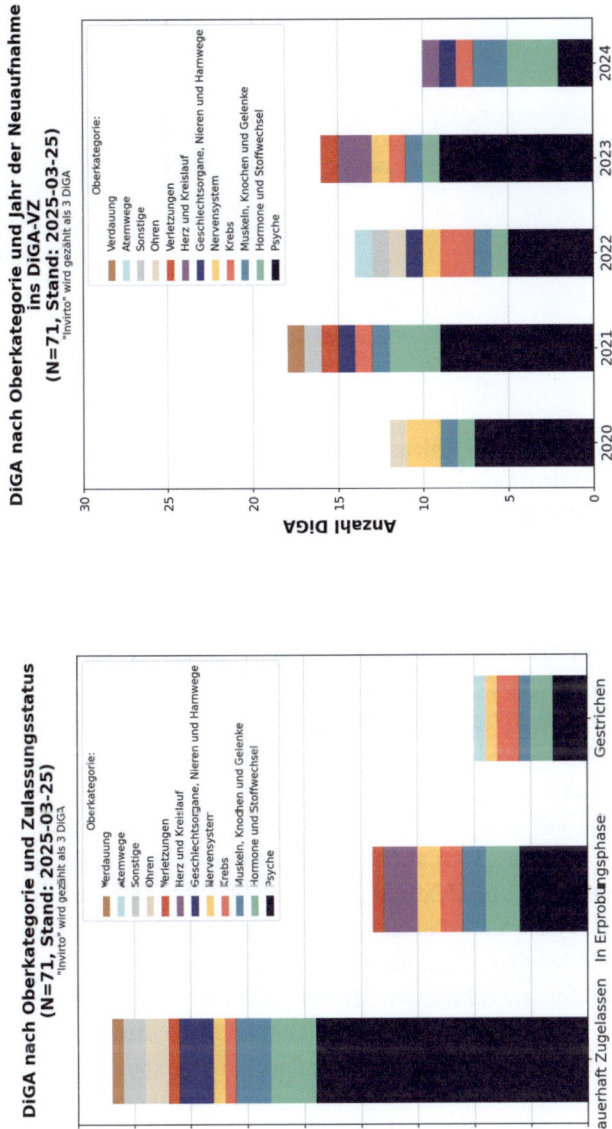

Abb. 1 DiGA nach Zulassungsstatus, Jahr der Neuaufnahmen und Oberkategorie. (Eigene Darstellung)

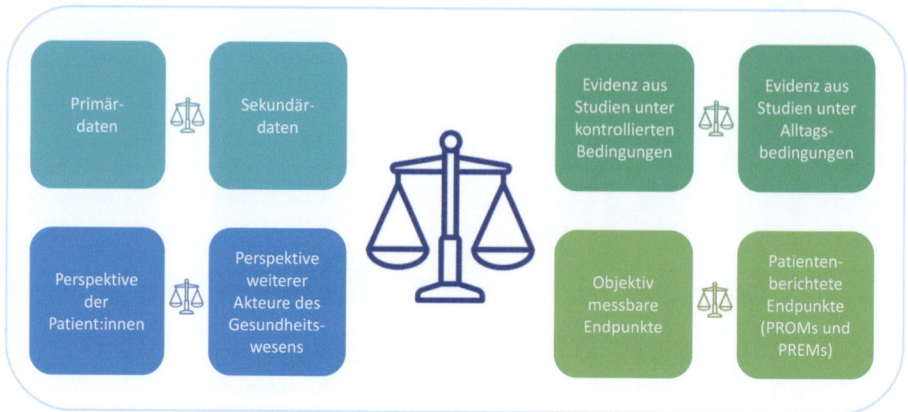

Abb. 2 Anforderungen an den DIGA-Nutzennachweis aus Patient:innenperspektive. (Eigene Darstellung)

3.1 Nutzennachweis im Rahmen des DiGA-Zulassungsverfahrens – Evidenz unter Studienbedingungen

Um dauerhaft als DiGA zugelassen zu werden, müssen Hersteller für ihre DiGA einen positiven Versorgungseffekt nachweisen (siehe 2.). Die Details hierfür sind im DiGA-Leitfaden genau geregelt (BfArM 2023). Es muss eine quantitative, vergleichende Studie vorgelegt werden, die zeigt, „… dass die Anwendung der DiGA besser ist als die Nichtanwendung" (BfArM 2023), d. h. dass durch den Einsatz der DiGA ein positiver Versorgungseffekt erzielt werden konnte. Die Auswahl der Vergleichsgruppe muss sich dabei an der Versorgungsrealität orientieren. Daher kann je nach DiGA der Standard of Care, Nichtbehandlung oder auch eine historische Kontrollgruppe die passende Kontrollgruppe darstellen. Auch ein Vergleich mit bereits gelisteten DiGA ist möglich und soll mit zunehmendem DiGA-Angebot an Relevanz gewinnen (BfArM 2023). Interventions- und Vergleichsgruppe sollen adäquat zusammengesetzt sein bezüglich zentraler Charakteristika wie z. B. Krankheitsschwere, Alter und Geschlecht. Zudem werden eine ausreichende Stichprobengröße, der Einsatz validierter Messinstrumente, die Angabe von Abbruchraten und Gründen für den Abbruch sowie die Durchführung der Zulassungsstudie in Deutschland gefordert. Hinsichtlich Beobachtungsdauer und Zeitpunkt der Nacherhebung (Follow-up) gibt es keine konkreten Vorgaben. Jedoch soll die Studiendurchführung transparent berichtet werden. Die Ergebnisse der vergleichenden Studie müssen dann in Form eines Berichts, der nach anerkannten wissenschaftlichen Standards verfasst sein muss, dem BfArM zur Prüfung vorgelegt werden (BfArM 2023).

Beim Blick auf die bisher dauerhaft zugelassenen DiGA zeigt sich, dass es sich bei allen 28 zum 24.03.2025 öffentlich zugänglichen Zulassungsstudien um randomisiert-kontrollierte Studien handelte. Alle bisherigen DiGA-Zulassungsstudien weisen somit ein hohes Evidenzlevel auf und übererfüllen die Anforderungen im Rahmen des DiGA-Nutzennachweises.

Unabhängig vom Evidenzlevel spielt aber auch die Studienqualität – und hier insbesondere das Verzerrungsrisiko – eine bedeutende Rolle. Ob und wie diese Qualitätskriterien im Rahmen des Zulassungsverfahrens durch das BfArM bewertet werden und in Entscheidungsprozesse einfließen, wird nicht transparent kommuniziert. Daher gibt es Evidenz hierzu bisher ausschließlich aus Qualitätsbewertungen, die durch unabhängige wissenschaftliche Institutionen durchgeführt wurden (Lantzsch et al. 2023; Kolominsky-Rabas et al. 2022; Sippli et al. 2025).

Für eine standardisierte und unabhängige Qualitätsbewertung von randomisiert-kontrollierten Studien wird das Risk-of-Bias-Tool 2 eingesetzt (Sterne et al. 2019). Es bewertet, wie wahrscheinlich eine systematische Abweichung der Studienergebnisse von den „wahren" Ergebnissen ist. Dieses sogenannte Bias-Risiko wird in fünf verschiedenen Bereichen bewertet: 1. Bias durch den Randomisierungsprozess, 2. Bias durch Abweichungen von den vorgesehenen Interventionen, 3. Bias durch fehlende Ergebnisdaten, 4. Bias durch die Ergebnismessung sowie 5. Bias durch Selektion der berichteten Ergebnisse. Zudem erfolgt eine Gesamtbewertung.

Bisherige unabhängige Qualitätsbewertungen der DiGA-Zulassungsstudien ergaben ein hohes Bias-Risiko für alle Zulassungsstudien (Lantzsch et al. 2023; Kolominsky-Rabas et al. 2022; Sippli et al. 2025). Das Risiko ist somit hoch, dass die wahren Ergebnisse von den dargestellten Ergebnissen in den Studien abweichen. Bedingt war dies u. a. durch die überwiegende (und zum Teil ausschließliche) Messung von Patient-Reported Outcomes und dies häufig in Verbindung mit einer fehlenden Verblindung (Bias-Risiko durch Outcome-Messung) sowie durch höhere Abbruchraten in der Kontrollgruppe, wodurch nur ein Teil der Ergebnisdaten verfügbar war (Bias-Risiko durch fehlende Ergebnisdaten). Zudem wurden Abbruchgründe zum Teil nicht systematisch erfasst wurden, Interventions- und Kontrollgruppe wiesen unterschiedliche Charakteristika auf oder Informationen zur Auswertungsmethodik wurden nicht berichtet (Lantzsch et al. 2023; Kolominsky-Rabas et al. 2022; Sippli et al. 2024). Darüber hinaus lag nur für einen Teil der DiGA-Zulassungsstudien ein prospektiv veröffentlichtes Studienprotokoll vor. Dies ist jedoch notwendig, um die geplante und tatsächliche Studiendurchführung vergleichen zu können; dieser Vergleich fließt ebenfalls in die Qualitätsbewertung ein.

Insgesamt ist die Berichtsqualität der bisher verfügbaren DiGA-Zulassungsstudien häufig mangelhaft. Daher kann es sein, dass ein Teil der Bias-Risiken in der Berichtsqualität begründet liegt. Umso wichtiger ist es, dass die eigentlich im DiGA-Leitfaden geforderte Berichterstattung und Darstellung unter Einhaltung der maßgeblichen, international anerkannten Standards, wie z. B. CONSORT-Standards, seitens des BfArM auch geprüft und eingefordert wird.

3.2   Nutzennachweis nach erfolgreicher DiGA-Zulassung – Evidenz unter Alltagsbedingungen

Der Evidenznachweis für DiGA unter kontrollierten Studienbedingungen bildet die Voraussetzung für die DiGA-Zulassung. Für ein Gesamtbild des Nutzennachweises aus Patientenperspektive muss aber auch die Frage beantwortet werden, ob sich die unter kontrollierten Studienbedingungen nachgewiesenen Versorgungseffekte (Efficacy) auch unter Alltagsbedingungen (Effectiveness) zeigen und welche weiteren Auswirkungen die DiGA-Nutzung ggf. mit sich bringt. Hierbei geht es einerseits um subjektiv wahrgenommene Versorgungseffekte aus Sicht der Patient:innen und andererseits um objektiv messbare Versorgungseffekte. Hierfür braucht es sowohl Primärdatenerhebungen – quantitativ und qualitativ – als auch Sekundärdatenanalysen, wie beispielsweise Routinedaten der gesetzlichen Krankenkassen. Diese Daten und Analysen liefern zusätzlich Informationen über Akzeptanz, Verordnungs- und Inanspruchnahmeverhalten, Veränderungen von Versorgungsprozessen sowie der assoziierten Kosten. Auf beide Datenquellen, deren Potenzial und die jeweils vorhandene Evidenz zum Thema DiGA-Nutzennachweis aus Patient:innenperspektive wird im Folgenden näher eingegangen.

3.2.1   Primärdaten

Primärdaten sind Daten, die explizit für eine Studie erhoben werden, um spezifische Forschungsfragen zu beantworten. Im Gegensatz zu Sekundärdaten sind diese Daten nicht bereits aus einem anderen Grund dokumentiert worden (van den Berg und Hoffmann 2022). Sie werden in der Regel durch Befragungen, Interviews, Experimente, Beobachtungen oder direkte Messungen gewonnen.

Hinsichtlich des DiGA-Nutzennachweises eignen sich insbesondere quantitative Erhebungsverfahren, wie z. B. Befragungen, oder qualitative Verfahren wie z. B. Interviews dazu, die Patientenperspektive zu untersuchen. Dabei besteht einerseits die Möglichkeit, mit bereits existierenden und validierten Erhebungsinstrumenten zu arbeiten. Hier eignen sich z. B. Fragebögen, die patientenberichtete Outcomes (PROs) wie Lebensqualität, Veränderungen des Gesundheitszustands oder Gesundheitskompetenz erheben. Die Nutzung dieser Messinstrumente erhöht die Vergleichbarkeit und Verlässlichkeit der Untersuchungsergebnisse (Knapp et al. 2021). Andererseits besteht die Möglichkeit, Erhebungsinstrumente selbst zu entwickeln, wenn es sich beispielsweise um innovative Versorgungsansätze oder neue Fragestellungen handelt, für die bisher keine Erhebungsinstrumente verfügbar sind.

Beim Blick auf die vorhandene Evidenz aus Primärdatenerhebungen zum Thema DiGA-Nutzennachweis aus Patientenperspektive zeigt sich, dass es hierzu bisher vor allem Studien gibt, die durch gesetzliche Krankenversicherungen durchgeführt wurden. So hat die BARMER im Jahr 2023 eine Befragung von 1700 DiGA-nutzenden Versicherten durchgeführt und u. a. bewerten lassen, inwieweit die DiGA-Nutzung Krankheitssymptome und -verlauf verbessert hat und einen wesentlichen Beitrag zum Behandlungserfolg geleistet hat. Im Ergebnis gaben 40 % an, dass sich durch die DiGA-Nutzung Symptome der Erkrankung verbessert haben, 30 % beobachteten eine Verbesserung des Krankheitsverlaufs, und circa 25 % sahen die DiGA als wesentlichen Einflussfaktor für den Behandlungserfolg an (Rumbler et al. 2024). Zu einem ähnlichen Ergebnis kommt eine Erhebung der Techniker Krankenkasse aus dem Jahr 2021 unter 244 DiGA-nutzenden Versicherten. In dieser stimmten 62,7 % der Befragten der Aussage „Die DiGA hilft mir/hat mir dabei geholfen, meine Beschwerden zu lindern" vollkommen oder eher zu (Techniker Krankenkasse 2022). Eine weitere Befragung wurde im Jahr 2022 vom AOK-Bundesverband durchgeführt, und 2624 DiGA-nutzende Versicherte nahmen daran teil. Hier stimmten 58 % respektive 40 % den Aussagen vollkommen und eher zu, dass die DiGA für sie eine sinnvolle Ergänzung zur Therapie ist/war bzw. dass die DiGA hilft, die eigene Krankheit in den Griff zu bekommen (AOK-Bundesverband 2023).

Woran es bisher mangelt, sind Befragungen zu DiGA, die unabhängig von Partikularinteressen und durch neutrale Forschungseinrichtungen durchgeführt wurden. Diese Evidenzlücke möchte das Projekt ImplementDiGA reduzieren, indem deutschlandweite Befragungen sowie Interviews mit DiGA-nutzenden Versicherten durchgeführt wurden. Erhoben wurde hier die Patient:innenperspektive, aber auch die Sicht von Leistungserbringern, gesetzlichen Krankenversicherungen und DiGA-Herstellenden (www.implement diga.de). Die Ergebnisse der Erhebungen werden im zweiten Halbjahr 2025 vorliegen.

3.2.2 Sekundärdaten

„Sekundärdaten sind abgeleitete, meist prozessproduzierte Daten, die aus Daten mit einem anderen primären Verwendungszweck durch Verarbeitungsschritte hervorgehen und die über ihre originäre, vorrangige Zweckbestimmung hinaus – z. B. im Rahmen einer wissenschaftlichen Untersuchung – einer zweiten – sekundären – Nutzung zugeführt werden, für die sie ursprünglich nicht erhoben worden sind." (Gothe et al. 2021). Quellen solcher Daten sind unter anderem Routinedaten der gesetzlichen Krankenversicherungen (GKV), elektronische Patientenakten, krankheitsbezogene Register und amtliche Statistiken (Gothe et al. 2021).

Mit Bezug auf den Nutzen von DiGA aus Patientenperspektive bieten GKV-Routinedaten großes Potenzial bezüglich des Nutzennachweises unter Alltagsbedingungen. Diese beinhalten zwar keine klinischen Informationen oder patientenberichteten Outcomes (PROs), deren Erhebung in Primärdatenerhebungen möglich ist. Dennoch können indikationsspezifische Outcomes abgeleitet und untersucht werden, wie z. B. Arbeitsunfähigkeitstage, die Anzahl an Arztkontakten, die Dauer der Therapie sowie die Verordnungshäufigkeit und verordnete Dosis von Medikamenten. Zudem ermöglichen GKV-Routinedaten eine Charakterisierung von Patientengruppen, die ein Versorgungsangebot wie z. B. DiGA in Anspruch genommen haben.

Der Nutzennachweis von DiGA auf Basis von GKV-Routinedaten ist mit einigen Herausforderungen verbunden und wurde bisher noch nicht durchgeführt. Dies liegt insbesondere an der Vielfalt der Indikationen, für die DiGA verfügbar sind. Zudem werden

DiGA häufig als Begleittherapie eingesetzt, sodass bei der Messung der Outcomes andere erkrankungsspezifische Therapieformen berücksichtigt werden müssen.

Für diese Herausforderungen wurde im Innovationsfondsprojekt ImplementDiGA ein Lösungsansatz entwickelt, der aktuell in Zusammenarbeit mit der Techniker Krankenkasse, der BARMER, der DAK-Gesundheit und der AOK Bayern umgesetzt wird. Es wurden sowohl indikationsspezifische als auch indikations- und DiGA-übergreifende Outcomes definiert. Für 19 in die Analysen einbezogene DiGA wurden 4 globale und 79 indikationsspezifische Outcomes entwickelt. Diese basieren auf ATC-Codes, Diagnosen nach ICD-10, EBM-Ziffern, Heil- und Hilfsmittelpositionsnummern, OPS-Codes, anderen Vorgängen (n = 9, z. B. Besuch einer psychiatrischen Institutsambulanz) bzw. Kombinationen aus den genannten. Um den Behandlungskontext mitzuberücksichtigen, wurden pro DiGA Vergleiche zwischen verschiedenen Interventions- und Kontrollgruppen durchgeführt. Die verschiedenen Gruppen wurden in Abhängigkeit davon gebildet, ob neben der zu messenden Intervention (DiGA) zusätzliche, für die jeweilige Erkrankung typische Therapien in Anspruch genommen wurden oder nicht. Es wurde ein Studiendesign mit i. d. R. 90 Tage Interventionsdauer und Pre-Post-Analysen gewählt. Das entwickelte Studiendesign ermöglicht die Messung von DiGA-Versorgungseffekten unter Alltagsbedingungen auf Basis von GKV-Routinedaten. Es erlaubt die Messung von Versorgungseffekten für einzelne DiGA sowie übergreifend für mehrere Anwendungen.

Zudem werden im Rahmen gesundheitsökonomischer Analysen die direkten Kosten für die GKV auf Basis gematchter Gruppen abgeleitet und sowohl DiGA-spezifische als auch DiGA-übergreifende Kostenanalysen durchzuführt. Die Ergebnisse der Analysen werden im 1. Quartal 2026 vorliegen.

3.2.3   Anwendungsbegleitende Erfolgsmessung von DiGA

Zum 1.1.2026 und auf Basis des „Gesetzes zur Beschleunigung der Digitalisierung des Gesundheitswesens" (Digital-Gesetz – DigiG) wird es für DiGA-Herstellende verpflichtend, eine sogenannte „anwendungsbegleitende Erfolgsmessung" (abEM) durchzuführen. Die hierfür erforderlichen Daten übermitteln die Hersteller in anonymisierter und aggregierter Form dem Bundesinstitut für Arzneimittel und Medizinprodukte (BfArM), das diese dann im DiGA-Verzeichnis veröffentlicht. Als relevante Indikatoren im Rahmen der Erfolgsmessung wurden im Digital-Gesetz (DigiG) definiert:

1. die Dauer und die Häufigkeit der Nutzung der digitalen Gesundheitsanwendung,
2. die Patientenzufriedenheit in Bezug auf die Qualität der digitalen Gesundheitsanwendung und
3. der patientenberichtete Gesundheitszustand während der Nutzung der digitalen Gesundheitsanwendung.

Ziele der anwendungsbegleitenden Erfolgsmessung sind, dass zusätzlich zu den DiGA-Zulassungsstudien weitere Daten Aufschluss über die Versorgungsqualität von DiGA aus Patient:innensicht geben, dass mehr Wissen zur Nutzungsdauer und -intensität von DiGA generiert wird sowie dass Patient:innen und Therapeut:innen sich noch leichter im DiGA-Angebot orientieren können. Gleichzeitig sollen die Daten auch im Rahmen der DiGA-Preisverhandlungen als vergütungsrelevanter Bestandteil berücksichtigt werden. Vorgesehen ist, dass mindestens 20 % der Vergütung erfolgsabhängig kalkuliert werden.

Die abEM stellt den Patient:innennutzen von DiGA im Rahmen einer wertebasierten Gesundheitsversorgung (Value-based Healthcare) in den Mittelpunkt. Gleichzeitig gibt es aktuell noch viele offene Fragen zur konkreten Umsetzung. Am 13.12.2024 wurde der Referentenentwurf der 2. DiGAV ÄndV vorgelegt (BMG 2024), der die geplante konkrete Umsetzung der abEM beschreibt. Vorgesehen ist, dass in Stufe 1 im Jahr 2026 zunächst nur Nutzungsumfang, Nutzungshäufigkeit und Nutzungsabbruch zu berichten sind. Ab Stufe 2 im Jahr 2027 kommen dann der allgemeine patientenberichtete Gesundheitszustand sowie die Patientenzufriedenheit bezogen auf die Qualität der DiGA hinzu. Ab Stufe 3 im Jahr 2028 soll dann ergänzend der indikationsspezifische patientenberichtete Gesundheitszustand gemessen und berichtet werden (BMG 2024). Zudem sind dort geregelt: 1. die zu übermittelnden Daten und Übermittlungsfristen, 2. die Methoden, Verfahren und Inhalte der Erfolgsmessung sowie 3. die Veröffentlichung der Daten im DiGA-Verzeichnis. Der Referentenentwurf spezifiziert damit viele der bisher offenen Fragen. Es bestehen jedoch grundsätzliche Zweifel, ob bei einer Umsetzung tatsächlich ein fairer Qualitätswettbewerb zwischen dauerhaft gelisteten DiGA erreicht werden kann und ob sich mit dem dargestellten methodischen Vorgehen eine datenbasierte, erfolgsorientierte Vergütung realisieren lässt. Die aus Sicht der Versorgungsforschung im Bereich Digital Health kritischen Punkte wurden in einer öffentlich zugänglichen Stellungnahme zusammengefasst (DNVF 2025). Es ist dringend notwendig, hier nachzuschärfen, damit die Chancen und Potenziale, die mit der abEM für die patientenzentrierte Versorgung in Deutschland verbunden sind, auch vollständig ausgeschöpft werden können. Dies ist auch relevant, damit keine Fehlanreize oder auch Risiken im Rahmen der Versorgung mit DiGA entstehen (Spitzenverband Digitale Gesundheitsversorgung e. V. 2024; GKV-Spitzenverband 2023).

Zusammenfassend ist die abEM ein relevanter Bestandteil eines ganzheitlichen DiGA-Nutzennachweises aus Patient:innenperspektive. Im Vergleich zu den anderen beschriebenen Datenquellen und Erhebungsinstrumenten bedarf es hier jedoch noch einer Reihe von Spezifikationen, um die Ergebnisse gleichberechtigt in die Bewertung mit einfließen zu lassen.

4 Fazit

Ziel des Artikels war es, einen Überblick über die verschiedenen Optionen des DiGA-Nutzennachweises aus Patientenperspektive und die jeweils vorliegende Evidenz zu geben. Es wurden die Chancen und Grenzen der einzelnen Optionen aufgezeigt und diskutiert. Zudem wurde deutlich, dass es für ein ganzheitliches Abbild des DiGA-Nutzens aus Patientensicht verschiedene Datenquellen, Analysemethoden und Perspektiven braucht. Gleichzeitig sollten die jeweiligen Datenquellen, Analysemethoden und Ergebnisse dann nicht unabhängig voneinander parallel existieren, sondern zu einem Gesamtbild zusammengeführt werden. Zudem sollte die Möglichkeit genutzt werden, auf Basis der Studienergebnisse strukturiert evidenzbasierte Empfehlungen für die Weiterentwicklung der Versorgung mit DiGA abzuleiten. Sowohl die verschiedenen dargestellten Optionen des DiGA-Nutzennachweises als auch die strukturierte Zusammenführung der Ergebnisse und Ableitung evidenzbasierter Empfehlungen sind Inhalte des Projektes ImplementDiGA.

Danksagung und Förderung Dieser Artikel ist entstanden im Rahmen des Innovationsfondsprojektes ImplementDiGA (01VSF22027), das durch eine Förderung des Innovationsausschusses beim Gemeinsamen Bundesausschuss (G-BA) ermöglicht wurde.

Interessenskonflikte Die Autorin gibt an, dass kein Interessenskonflikt vorliegt.

Literatur

AG Digital Health des Deutschen Netzwerks für Versorgungsforschung. (2025) Stellungnahme Deutsches Netzwerk Versorgungsforschung zum Referentenentwurf der 2. DiGAV ÄndV vom 13.12.2024 erarbeitet durch die DNVF AG Digital Health. https://dnvf.de/files/theme_files/pdf/PDF-Stellungnahme/25/250128_DNVF_Kommentierung_DIGAV_abEM_final.pdf. Zugegriffen: 25. März 2025

AOK-Bundesverband (2023) Nutzerbefragung DiGA. https://www.aok.de/pp/bv/pm/apps-auf-rezept/. Zugegriffen: 21. März 2025

Bundesinstitut für Arzneimittel und Medizinprodukte (BfArM) (2023) Das Fast-Track-Verfahren für digitale Gesundheitsanwendungen (DiGA) nach § 139e SGB V. Ein Leitfaden für Hersteller, Leistungserbringer und Anwender. Version 3.5 vom 28.12.2023. https://www.bfarm.de/SharedDocs/Downloads/DE/Medizinprodukte/diga_leitfaden.html. Zugegriffen: 25. März 2025

Bundesinstitut für Arzneimittel und Medizinprodukte (BfArM) (2023) Das DiGA-Verzeichnis. https://diga.bfarm.de/de. Zugegriffen: 21. März. 2025

Bundesministerium für Gesundheit (BMG) (2024) Referentenentwurf zur Zweiten Verordnung zur Änderung der Digitale Gesundheitsanwendungen-Verordnung. https://www.bundesgesundheitsministerium.de/fileadmin/Dateien/3_Downloads/Gesetze_und_Verordnungen/GuV/D/2._DiGAV_AendV_RefE.pdf. Zugegriffen: 21. März 2025

GKV-Spitzenverband (2023) Stellungnahme des GKV-Spitzenverbandes vom 31.07.2023 zum Referentenentwurf „Entwurf eines Gesetzes zur Beschleunigung der Digitalisierung des Gesundheitswesens (Digital-Gesetz – DigiG). https://www.bundesgesundheitsministerium.de/fileadmin/Dateien/3_Downloads/Gesetze_und_Verordnungen/Stellungnahmen_WP20/DigiG/stellungnahme_gkv-spitzenverband.pdf. Zugegriffen: 25. März 2025

GKV-Spitzenverband (2024) Bericht des GKV-Spitzenverbandes über die Inanspruchnahme und Entwicklung der Versorgung mit Digitalen Gesundheitsanwendungen (DiGA-Bericht) gemäß § 33a Absatz 6 SGB V. Berichtszeitraum: 01.09.2020–30.09.2023. https://www.gkv-spitzenverband.de/media/dokumente/krankenversicherung_1/telematik/digitales/2023_DiGA_Bericht_GKV-Spitzenverband.pdf. Zugegriffen: 25. März 2025

Gothe H, Ihle P, Swart E (2021) Was verstehen wir unter Sekundärdaten? – Ein Grundsatzbeitrag zur terminologischen Einordnung und Definition. Gesundheitswesen 83(Suppl. 2):S64–S68

Knapp A, Harst L, Hager S, Schmitt J, Scheibe M (2021) Use of patient-reported outcome measures and patient-reported experience measures within evaluation studies of telemedicine applications: systematic review. J Med Internet Res 23(11):e30042

Kolominsky-Rabas PL, Tauscher M, Gerlach R, Perleth M, Dietzel N (2022) Wie belastbar sind Studien der aktuell dauerhaft aufgenommenen digitalen Gesundheitsanwendungen (DiGA)? Methodische Qualität der Studien zum Nachweis positiver Versorgungseffekte von DiGA [How robust are studies of currently permanently included digital health applications (DiGA)? Methodological quality of studies demonstrating positive health care effects of DiGA]. Z Evid Fortbild Qual Gesundhwes 175:1–16. https://doi.org/10.1016/j.zefq.2022.09.008.Erratum.In:ZEvidFortbildQualGesundhwes.2023;176:97

Lantzsch H, Eckhardt H, Campione A, Busse R, Henschke C (2023) Correction: digital health applications and the fast-track pathway to public health coverage in Germany: challenges and opportunities based on first results. BMC Health Serv Res 23(1):637. https://doi.org/10.1186/s12913-023-09679-y.Erratumfor:BMCHealthServRes.2022;22(1):1182

Rumbler A, L'hoest H, Arndt KM, Janke AL, Marschall U (bifg) (2024) Digitale Gesundheitsanwendungen (DiGA). Mehr Transparenz für mehr Akzeptanz. https://www.bifg.de/publikationen/epaper/10.30433/ePMVF.2024.001. Zugegriffen: 21. März 2025

Scheibe M, Knapp A, Harst L, Schmitt J (2023) Outcome domains and measurement instruments of patient-relevant improvement of structure and processes as a new set of outcomes for evaluating and approving digital health applications: systematic review. Discov Health Syst 2:33. https://doi.org/10.1007/s44250-023-00046-6

Scheibe M (2024) Wie steht es um die Qualität des Nutzennachweises bei DiGA? Ein Blick auf aktuelle Rahmenbedingungen, Herausforderungen und Analysen. In: McKinsey & Company (Hrsg) | Pirkka Padmanabhan (Hrsg.) | Matthias Redlich (Hrsg.) | Laura Richter (Hrsg.) | Tobias Silberzahn (Hrsg.) E-Health Monitor 2023/24: Deutschlands Weg in die digitale Gesundheitsversorgung – Status quo und Perspektiven. MWV Medizinisch Wissenschaftliche Verlagsgesellschaft mbH & Co. KG, Berlin, S 103–110

Sippli K, Deckert S, Schmitt J, Scheibe M. Healthcare effects and evidence robustness of reimbursable digital health applications in Germany: a systematic review. NPJ Digit Med, 2025. 8(1): 495. https://www.ncbi.nlm.nih.gov/pubmed/40750660

Spitzenverband Digitale Gesundheitsversorgung (2024) 5 Eckpunkte für eine praxistaugliche Umsetzung der Anwendungsbegleitenden Erfolgsmessung. https://digitalversorgt.de/wp-content/uploads/2024/07/SVDGV-Positionspapier-AbEM.pdf. Zugegriffen: 25. März 2025

Sterne JAC, Savović J, Page MJ, Elbers RG, Blencowe NS, Boutron I, Cates CJ, Cheng H-Y, Corbett MS, Eldridge SM, Hernán MA, Hopewell S, Hróbjartsson A, Junqueira DR, Jüni P, Kirkham JJ, Lasserson T, Li T, McAleenan A, Reeves BC, Shepperd S, Shrier I, Stewart LA, Tilling K, White IR, Whiting PF, Higgins JPT (2019) RoB 2: a revised tool for assessing risk of bias in randomised trials. BMJ 366:l4898

Techniker Krankenkasse (2022) DiGA-Report 2022. https://www.tk.de/resource/blob/2126090/778e6135918696524cccc1b7be39fd1b/diga-report-data.pdf. Zugegriffen: 25. März 2025

van den Berg N, Hoffmann W (2022) Grundlagen der Versorgungsforschung. In: Haring, R. (Hrsg) Gesundheitswissenschaften. Springer Reference Pflege – Therapie – Gesundheit. Springer, Berlin, Heidelberg. https://doi.org/10.1007/978-3-662-54179-1_50-2

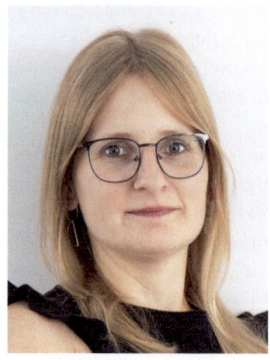

Dr. Madlen Scheibe ist eine renommierte Expertin im Bereich Digital Health und Konsortialführerin des Innovationsfondsprojekts ImplementDiGA. Seit 2012 widmet sie sich intensiv der Forschung in diesem Bereich und leitet seit 2018 den Forschungsbereich Digital Health am Zentrum für Evidenzbasierte Gesundheitsversorgung (ZEGV) des Universitätsklinikums Dresden. Ihre Forschungsschwerpunkte liegen auf der Akzeptanz, Wirksamkeit und Implementierung digitaler Versorgungsansätze. Für ihre herausragenden Leistungen wurde sie 2023 als eine der TOP 3 Digital Female Leader in der Kategorie Health beim Digital Female Leader Award ausgezeichnet. Neben ihrer Führungsrolle bei ImplementDiGA leitet Dr. Scheibe die wissenschaftliche Begleitung des Kinder-Teleintensivnetzwerks Sachsen, das 2025 den Telemedizinpreis der Deutschen Gesellschaft für Telemedizin erhielt. Darüber hinaus ist sie Teilvorhabensleiterin im BMBF-Projekt PATH, das die Rahmenbedingungen untersucht, unter denen Patient:innen bereit sind, ihre Daten mit Versorgenden, Forschenden und Unternehmen zu teilen. Seit 2024 führt sie die EKFZ-Forschungsgruppe „Evidenzbasierte Implementierung von digitalen Gesundheitslösungen". Dr. Scheibe ist zudem als Gutachterin für Fördermittelgeber und internationale Fachzeitschriften tätig und engagiert sich aktiv in der Arbeitsgemeinschaft Digital Health des Deutschen Netzwerks für Versorgungsforschung (DNVF).

Der Nutzennachweis von Transformationsprozessen

„Gute Gesundheitsinformationen in der Transformation – sicher analog und digital informiert"

Magdalena Hoffmann und Gerald Sendlhofer

1   Die Bedeutung von Gesundheitsinformationen

Gesundheitsinformationen sind die Grundlage jeder Patient*innen-Behandlung. Dabei benötigen sowohl Behandler*innen als auch Patient*innen Gesundheitsinformationen, um die richtigen Therapieempfehlungen bzw. Entscheidungen für ihre Gesundheit zu treffen. Zusammen mit Kommunikationsdefiziten gehören fehlende oder nicht verständliche Gesundheitsinformationen zu den größten Risiken im Gesundheitswesen.

Durch die demografische Entwicklung sind wir einerseits eine länger lebende Gesellschaft, andererseits bringt dies auch mehr Lebensjahre mit sich, die durch chronische Krankheiten der Patient*innen geprägt sind. Durch diesen Aspekt haben auch zunehmend Angehörige eine tragende Rolle in der Begleitung. Ganz besonders durch den technologischen Fortschritt im Allgemeinen und den rasanten Wissenszuwachs in der Medizin, ist es der alternden Bevölkerung teils nicht mehr möglich, mit den „neuen" Werkzeugen wie „digitalen" Gesundheitsanwendungen oder der Informationsflut umzugehen. Immer öfter sind Patient*innen auf die Unterstützung und Begleitung durch Angehörige angewiesen. Angehörige werden daher im besten Fall zum Copiloten und müssen ebenso in die Lage versetzt werden, Informationen zu unterschiedlichen Erkrankungen zu erhalten und zu verstehen, um unterstützend im Behandlungsprozess zu begleiten.

M. Hoffmann (✉) · G. Sendlhofer
LKH-Univ. Klinikum Graz, Graz, Österreich
E-Mail: magdalena.hoffmann@medunigraz.at

G. Sendlhofer
E-Mail: Gerald.Sendlhofer@medunigraz.at

© Der/die Autor(en), exklusiv lizenziert an Springer-Verlag GmbH, DE, ein Teil von Springer Nature 2026
T. Petzold und B. Böhland (Hrsg.), *Adaptive Transformation des Gesundheitswesens*,
https://doi.org/10.1007/978-3-662-71628-1_25

Während früher eine starke Informationsasymmetrie zugunsten der Behandler*innen bestand, hat sich das Verhältnis heute nahezu umgekehrt. Durch technologische Entwicklungen wie Large Language Model (LLM), also große Sprachmodelle, die auf Basis von neuronalen Netzen auf massiven Datenmengen trainiert wurden, können Patient*innen innerhalb kürzester Zeit Gesundheitswissen zusammentragen. Allerdings ist noch nicht hinreichend geklärt, ob dieses Wissen verlässlich und tatsächlich im Rahmen individueller Behandlungen umsetzbar ist. Zusätzlich bergen neue Technologien auch die Gefahr, dass den digitalen Medien und digitalen Informationen zu schnell vertraut wird. Dr. Google erzielt rasch eine Vielzahl von Ergebnissen, die unreflektiert auch eine große Gefahr für die Patient*innen darstellen können, wenn zum Beispiel dadurch evidenzbasierte Behandlungsempfehlungen nicht umgesetzt werden. Auch werden bei einer derartigen Suche im Internet unterschiedliche Meinungen wiedergegeben, die durch Werbetreibende zugunsten eines Produktes in der Wirkung übertrieben positiv dargestellt beziehungsweise durch Zahlungen an erste Stelle gereiht werden. Im Gegenzug dazu gibt es bei LLM eine Meinung, die auf Wahrscheinlichkeiten beruht, aber keine große Vielfalt mehr darstellt, wenn nicht explizit danach gefragt wird. Zusammengefasst lässt sich Folgendes feststellen: Suchmaschinen bieten Vielfalt ohne Einordnung, LLMs bieten Konsistenz ohne Vielfalt (außer auf Nachfrage).

Die große Herausforderung unserer Zeit besteht daher darin, dieses umfassende Gesundheitswissen, das exponentiell zunimmt, so aufzubereiten, dass es einerseits der aktuellen Evidenz entspricht, gleichzeitig an die jeweiligen Zielgruppen angepasst ist und zudem Behandlungsstrategien enthält, die mit den Expert*innen aus dem Gesundheitswesen abgestimmt sind. Ein so aufbereitetes Wissen muss dann auch noch in der richtigen Dosis, in der richtigen Atmosphäre und zum richtigen Zeitpunkt an Patient*innen kommuniziert werden. Aktuell gibt es hier noch große Lücken. Das betrifft zum einen die verlässliche Bereitstellung der aktuellen Evidenz und zum anderen deren Aufbereitung, sodass sie für die Patient*innen fassbar und umsetzbar wird.

2 Top-Risiko „mangelhafte Information und Kommunikation"

Im Gesundheitswesen gibt es zahlreiche Risiken, die potenziell gefährlich für Patient*innen sein können. Diese können verschiedene Ursachen haben und in unterschiedlichen Bereichen oder Prozessen des Gesundheitssystems auftreten. Die klassischen Top-Risiken sind medizinische Fehler, Fehldiagnosen, Medikationsfehler, Fehler bei chirurgischen Eingriffen, Über- oder Unterbehandlung, falsche Anwendung von Leitlinien oder Standards und Infektionen im Krankenhaus. Fehler bei der Aufklärung sind ebenso häufig wie klassische Verwechslungsmöglichkeiten (Patient*innen, Befunde, Blutprobenergebnisse etc.) (Sendlhofer et al. 2015).

Das Risiko einer mangelhaften Kommunikation und Information nimmt stetig zu, vor allem auch, weil das behandelnde Fachpersonal mit immer mehr Informationen und Wissen, sehr vielen Patient*innen und immer komplexer werdenden Prozessen konfrontiert ist. Weitere Ursachen sind Zeitdruck, Missverständnisse, fehlende oder falsch verstandene Informationen zwischen Gesundheitsexpert*innen. Missverständnisse zwischen Gesundheitsexpert*innen und Patient*innen bzw. falsch verstandene Informationen führen in der Regel dazu, dass die Compliance der Patient*innen schlechter wird. Der Grad der Gesundheitskompetenz hat dabei auch einen entscheidenden Einfluss auf den Therapieerfolg. Informationen über eine Krankheit oder eine Therapie müssen daher für Patient*innen und Angehörige verständlich sein.

Die Gesundheitskompetenz der deutschsprachigen Bevölkerung ist sehr unterschiedlich ausgeprägt. Die individuelle Gesundheitskompetenz ist jedoch entscheidend für eine langfristige Gesundheit und das Wohlbefinden. In Österreich bzw. Deutschland haben beispielsweise rund 56 bzw. 46 % Prozent der Bevölkerung eine „unzureichende bzw. problematische" Gesundheitskompetenz. Erste Daten dazu wurden 2017 im Rahmen des European Health Literacy Survey (HLS-EU) erhoben und zeigen, dass Österreich im Vergleich zu anderen europäischen Ländern einen Nachholbedarf hat (Pelikan 2017).

All diese Aspekte verdeutlichen, wie wichtig es ist, die Qualität der Versorgung – und dazu gehört auch die Informationsweitergabe kontinuierlich zu verbessern – um Patient*innen vor vermeidbaren Gefahren bestmöglich zu schützen. Diese Verbesserung betrifft zum einen die Gesundheitsexpert*innen, die Informationen so zur Verfügung stellen und vermitteln, dass Patient*innen oder Angehörige sie verstehen und ihnen folgen können. Zum anderen muss die Bevölkerung in die Lage versetzt werden, gute Informationen identifizieren zu können, um sich nicht im Dschungel von Dr. Google und LLMs zu verirren und fehlgeleitet zu werden.

Wie sind verlässliche, wissenschaftlich fundierte und somit evidenzbasierte Gesundheitsinformationen nun zu finden? Einige dieser Quellen sind Datenbanken wie PubMed, Cochrane Library oder auch Google Scholar. Organisationen wie die Weltgesundheitsorganisation (WHO), das Robert-Koch-Institut oder auch Fachgesellschaften und medizinische Universitäten bieten evidenzbasierte Informationen zu Gesundheitsthemen bzw. zu Diagnosen an. Das Institut für Qualität und Wirtschaftlichkeit im Gesundheitswesen (IQWiG) bietet evidenzbasierte Gesundheitsinformationen für die breite Öffentlichkeit an. Zugegebenermaßen sind diese genannten Quellen wahrscheinlich nicht die, die von den meisten Menschen als Erstes aufgerufen werden. Um mehr Menschen zu erreichen, ist es daher sinnvoll, zusätzlich niedrigschwellige, leicht auffindbare und leicht verständliche Informationsangebote anzubieten. Das ist zum Beispiel dort sinnvoll, wo die Menschen einen akuten Bedarf haben, wie im Krankenhaus oder anderen Gesundheitseinrichtungen, und zudem eine Beratung stattfinden kann.

Am LKH-Universitätsklinikum Graz und der Medizinischen Universität Graz werden seit vielen Jahren im Rahmen der Initiative „GO-SAFE" (Sichere Entlassung) Gesundheitsinformationen zu den wichtigsten Erkrankungen und Behandlungsanlässen gemeinsam mit Expert*innen und Patient*innen erstellt. Durch diese bewusste Ausrichtung der Strategie im Qualitäts- und Risikomanagement wird dem „gefährlichen Halbwissen" entgegengetreten, um Patient*innen eine Entscheidungsgrundlage beziehungsweise Therapieanleitung mit der bestmöglichen Evidenz bieten zu können.

Patient*innen oder auch deren Angehörige werden dabei unterstützt, „Gute Gesundheitsinformationen" (GGI) schnell und einfach zu finden. Wie das gelingen kann, wird mit zwei konkreten Projektbeispielen dargelegt.

3   Gute Gesundheitsinformationen

Gute Gesundheitsinformationen zeichnen sich durch eine Vielzahl von Qualitätskriterien aus. Diese sind zum Beispiel, dass gute Gesundheitsinformationen leicht verständlich sind, dass sie zielgruppenorientiert sind, dass sie umfassend informieren, dass sie unabhängig (keine offene oder verdeckte Werbung) sind, dass sie unverzerrt (nicht über- oder untertreibend) dargestellt werden, dass sie geschlechtergerecht sind, dass sie verlässlich und auf wissenschaftlicher Evidenz beruhen, also auf gesicherten Fakten (Brega et al. 2015; Griebler et al. 2021, Statistik Austria 2014).

Basierend auf diesen Qualitätskriterien erstellte gute Gesundheitsinformationen erhöhen die Chance für die Betroffenen, gute Gesundheitsentscheidungen für sich oder ihre Angehörigen zu treffen.

4   Projekt „GO-SAFE – sichere Entlassung"

Das Projekt GO-SAFE ist eine Initiative, die 2016 gestartet wurde und bis heute aufgrund der positiven Ergebnisse aktiv fortgeführt wird. Im Rahmen des Projekts wurde eine Vielzahl von Maßnahmen zur Analyse von Informations- und Kommunikationsmängeln im Krankenhaus eingesetzt (z. B. Befragungen, Erhebungen der aktuellen Qualität, Ablaufanalysen, Dokumentenanalysen etc.). Daraus wurden anschließend mehrere evidenzbasierte Maßnahmen entwickelt, die die Information und Kommunikation verbessern können. Unter anderem wurde ein evidenzbasiertes E-Learning zum ärztlichen Entlassungsbrief entwickelt, mit der Zielgruppe getestet und anschließend implementiert. Weiterhin wurden Trainings nach dem ÖPGK-tEACH-Standard (Österreichische Plattform für Gesundheitskompetenz) zum Thema „Gute Gesprächsqualität mit Patient*innen/ Angehörigen" durchgeführt sowie Workshops für Ersteller*innen von guten Gesundheitsinformationen abgehalten. Darüber hinaus sind zahlreiche gute Gesundheitsinformationen anhand internationaler Qualitätskriterien (Hoffmann et al. 2021) und unter Beteiligung der Zielgruppen erstellt worden. Damit hat das LKH-Universitätsklinikum Graz zusammen mit der Medizinischen Universität Graz Pionierarbeit geleistet und nimmt jeweils eine Vorreiterrolle ein.

Das Besondere und Wichtige in Bezug auf gute Gesundheitsinformationen ist der multidisziplinäre Erstellungsprozess sowie die Einbeziehung der Betroffenen selbst. In Abb. 1 wird der Erstellungsprozess dargestellt.

Im Rahmen des Projekts wurden nicht nur Qualitätskriterien operationalisiert, sondern auch Abläufe und Zuständigkeiten definiert, sodass gute Gesundheitsinformationen den

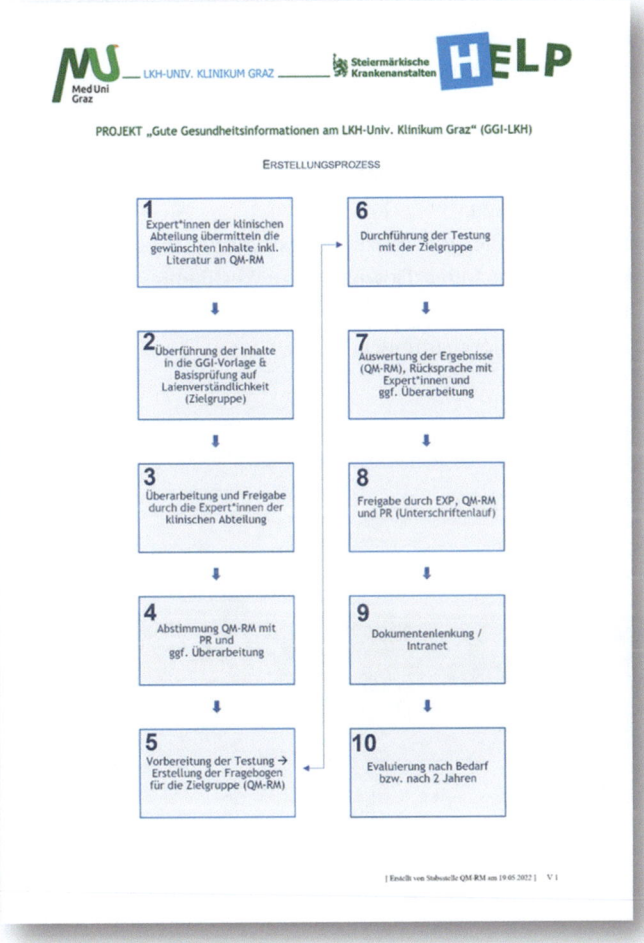

Abb. 1 Erstellungsprozess von „Guten Gesundheitsinformationen"

Mitarbeiter*innen stets aktuell zur Verfügung stehen. Zu diesem Zweck wurden Checklisten erstellt und der Prozess in Standard Operating Procedures (SOPs) sowie in einem Methodenhandbuch festgehalten (Hoffmann et al. 2021).

Die so erstellten guten Gesundheitsinformationen werden anschließend mit der Zielgruppe getestet und nach finaler Freigabe an alle relevanten Mitarbeiter*innen über ein Dokumentenmanagementsystem zur Verfügung gestellt. Nach zwei Jahren erfolgt eine automatisierte Erinnerung zur Evaluierung an die Ersteller*innen; bei Bedarf kann jedoch auch unterjährig anlassbezogen eine Bearbeitung stattfinden. Dieser Ablauf stellt sicher, dass die Informationen aktuell bleiben und die Mitarbeiter*innen in ihrer täglichen Arbeit mit den Patient*innen und deren Angehörigen unterstützt werden. In Abb. 2 ist dargestellt, was eine gute Gesundheitsinformation ausmacht: Evidenz, fachliches Wissen und die Einhaltung von Qualitätskriterien ergeben zusammen mit der Einbeziehung der Zielgruppen eine gute Gesundheitsinformation.

Auf Basis der oben erwähnten Guten Gesundheitsinformationen können Patient*innen und ihre Angehörigen, unabhängig von der Anwesenheit der Expert*innen, die Informationen erneut nachlesen, sich gegebenenfalls an Vergessenes erinnern und ihre Gesundheitskompetenz stärken.

Zudem stehen ausgewählte gute Gesundheitsinformationen auch auf den jeweiligen Webseiten der Kliniken zum freien Download zur Verfügung, sofern nicht eine zusätzliche Beratung durch Klinikmitarbeiter*innen erforderlich ist, oder sie lassen sich mittels ausgewiesener QR-Codes leicht auffinden.

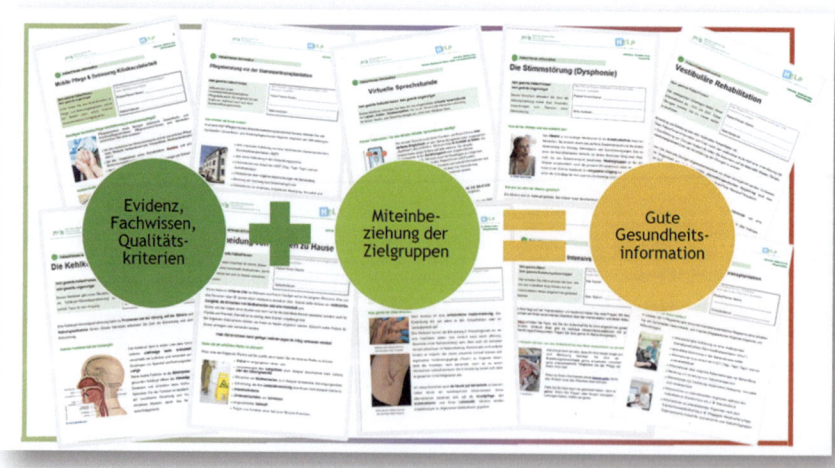

Abb. 2 Gute Gesundheitsinformationen durch Evidenz, Fachwissen und Qualitätskriterien sowie Patient*innen-Testung

5 Digitaler Wandel im Rahmen der Informationsvermittlung

Mittlerweile gibt es auch eine Vielzahl an digitalen Unterstützungsangeboten zur Informationsvermittlung. Auch hier ist es wichtig, die richtigen Angebote im Sinne einer guten und gesicherten Informationsvermittlung zu finden. Die Angebote reichen von Informationsportalen bis hin zu interaktiven, personalisierten Anwendungen.

Online-Angebote für verlässliche Gesundheitsinformationen für Patient*innen und deren Angehörige lassen sich zum Beispiel über das Deutsche Netzwerk für Gesundheitskompetenz e. V. (https://dngk.de/verlaessliches-gesundheitswissen) oder über die Österreichische Plattform für Gesundheitskompetenz finden (https://oepgk.at/schwerpun kte/gute-gesundheitsinformation-oesterreich/linkliste/).

Viele Gesundheitsdienstleister*innen bieten Patient-Journey- oder Health-Apps an. Diese beinhalten Informationen zur Behandlung, Medikamenteneinnahme oder eine Übersicht zu kommenden Terminen. Generell ist zu beobachten, dass in einigen Indikationen sogenannte „Digitale Gesundheitsanwendungen" (DiGA) entwickelt werden, die wie ein Medikament per Rezept verschrieben werden können. Videosprechstunden werden vermehrt angewendet, die insbesondere für Verlaufs- bzw. Symptomkontrollen bei chronischen Erkrankungen oder zur Vorbereitung auf eine Operation genutzt werden. Zusätzlich werden vermehrt „Gesundheitstracker" genutzt und mit diversen Apps kombiniert, um bestimmte Gesundheitsdaten zu überwachen (Glukose, Herzfrequenz, Schlafqualität etc.). Chatbots zur Beantwortung häufiger Fragen werden ebenso angeboten. KI-gestützte Analysen von Gesundheitsdaten werden erstellt, um personalisierte Behandlungsvorschläge zu machen. All diese digitalen Unterstützungsinstrumente tragen dazu bei, den Zugang zu medizinischen Informationen zu erleichtern und bieten die Chance, Patient*innen und deren Angehörige in den Behandlungsprozess besser einzubinden und somit die Betroffenen selbstständiger und gesundheitskompetenter zu machen.

Das LKH-Universitätsklinikum Graz sowie die Medizinische Universität Graz setzen vermehrt auf Patient-Journey-App-Entwicklungen, um Patient*innen und auch ihre Angehörigen bei bestimmten Indikationen mit leicht verständlichen guten Gesundheitsinformationen entlang des Behandlungswegs zu unterstützen. So werden wichtige Informationen zu weiterführenden Untersuchungen, die zu einem jeweils definierten Termin im niedergelassenen Bereich oder im Krankenhaus stattfinden können, vermittelt. Auch Angehörige, die als Unterstützer*innen im Einsatz sind, wenn die Patient*innen selbst nicht in der Lage sind, eine App zu bedienen, sollen in der Lage sein, digitale Unterstützungsangebote zu nutzen. Anhand von „CoPilot-Gesundheit" soll nun ein konkretes Vorhaben näher erläutert werden.

6   Patient Journey App „CoPilot-Gesundheit"

CoPilot-Gesundheit ist ein innovatives Digitalisierungsprojekt, das darauf abzielt, die Gesundheitskompetenz von Patient*innen vor und nach elektiven operativen Eingriffen signifikant zu verbessern. Dabei stellt die geplante Operation nur eine von vielen möglichen Anwendungen dar. Die Projektidee von CoPilot-Gesundheit entstand aus Patient*innenbefragungen und einer klinischen Pilotstudie an der Medizinischen Universität Graz.

Die Ergebnisse der Pilotstudie (elektronische Aufklärung = eAuge) zeigten, dass Patient*innen, die vorab digital Informationen erhalten, ein besseres Verständnis für den Eingriff, die möglichen Risiken und die erforderlichen Maßnahmen zur Nachsorge entwickeln. Daraus resultierte das Ziel, eine benutzerfreundliche (Web-)App zu entwickeln, die als zentrale Informationsplattform fungiert. Die (Web-)App bündelt sämtliche relevanten Aufklärungsinhalte – von operativen Risiken über den postoperativen Alltag bis hin zu Verhaltenshinweisen in der Nachsorge. Die Inhalte werden in einfacher, leicht verständlicher Sprache sowie in mehreren Sprachen und in barrierefreien Formaten als gute Gesundheitsinformationen zum richtigen Zeitpunkt den Patient*innen beziehungsweise deren Angehörigen zur Verfügung gestellt.

Die technische Umsetzung von CoPilot-Gesundheit erfolgt in zwei Hauptphasen. In der ersten Phase wurden detailliert die Anforderungen der Nutzer*innen erfasst, die Kompatibilität mit bestehenden Systemen wie der Elektronischen Gesundheitsakte (ELGA) geprüft und der ideale, integrierte Informationsfluss im perioperativen Prozess konzipiert. Auf dieser Grundlage wurde ein Mock-up entwickelt, das alle notwendigen Funktionen – etwa Videoinhalte, interaktive Elemente und digitale Signaturen – integriert. In der zweiten Phase folgt eine klinische Studie, in der der Prototyp hinsichtlich seiner Effektivität zur Förderung der Gesundheitskompetenz, zur Steigerung der Therapieadhärenz und zur Reduktion unnötiger Klinikbesuche und Aufenthaltsdauer validiert wird. Dabei wird auch der Mehrwert für Gesundheitsdienstleister*innen untersucht, insbesondere im Hinblick auf die Optimierung von Aufklärungsgesprächen und die Entlastung administrativer Prozesse. In der folgenden Abb. 3 ist ein Auszug aus dem CoPilot-Gesundheit zu sehen.

Der CoPilot-Gesundheit leistet einen wesentlichen Beitrag zur Versorgungsqualität, indem er den gesamten Informationsfluss transparent und zielgruppengerecht gestaltet. Patient*innen und deren Angehörige profitieren von einer kontinuierlichen, digitalen Begleitung, die ihnen hilft, ihre Behandlung besser zu verstehen und aktiv am Genesungsprozess mitzuwirken. Zusätzlich besteht die Möglichkeit für Patient*innen, ihr eigenes Wissen mit kleinen Wissenschecks zu prüfen und die Informationen laufend auf ihre Nützlichkeit hin zu bewerten (Abb. 4).

Gleichzeitig ermöglichen integrierte Fragebögen zur Erfassung von PROMS (Patient-Reported Outcome Measures) und PREMS (Patient-Reported Experience Measures) – zwei wichtige Konzepte im Gesundheitswesen zur Messung der Patient*innen-Sicht auf Versorgung und Behandlung – eine Evaluierung der Prozesse.

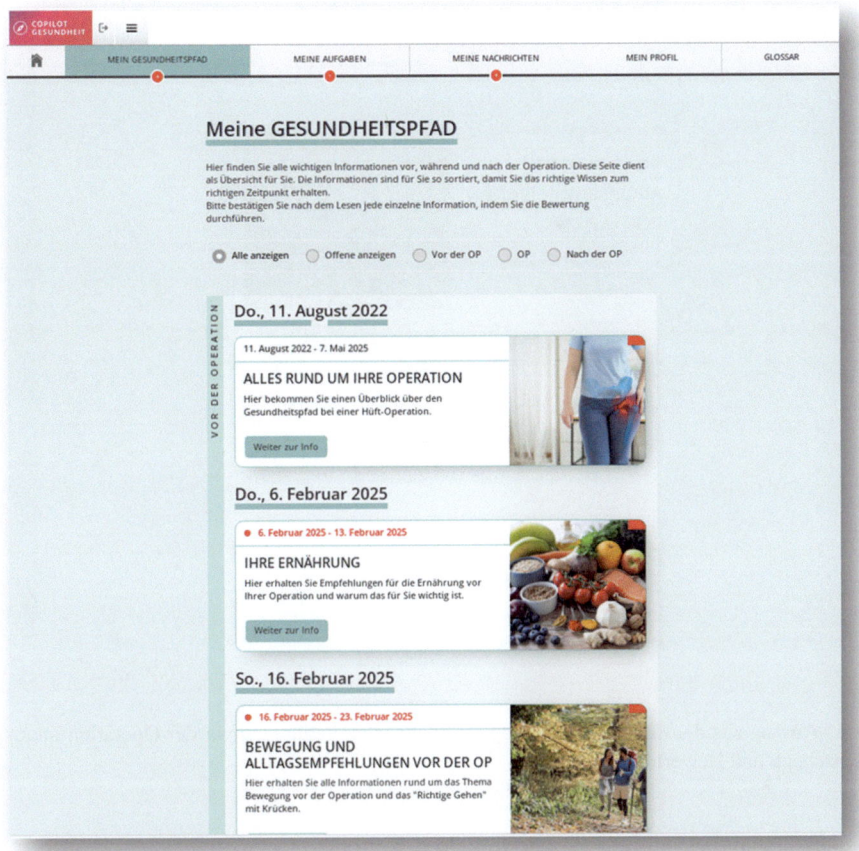

Abb. 3 CoPilot-Gesundheit-Patient*innenpfad – einzelne Informations-Events begleiten die Patient*innen

Zudem schaffen integrierte telemedizinische Elemente flexiblere Arbeitsmodelle für medizinisches Personal und tragen zur Reduktion von CO_2-Emissionen bei, indem unnötige Anfahrtswege, zum Beispiel in die Klinik, vermieden werden (Remote-Aufklärung, Remote-Konsultation). Insgesamt verbindet CoPilot-Gesundheit moderne digitale Technologien mit einem patient*innenzentrierten Ansatz, der den aktuellen Herausforderungen des Gesundheitssystems und den Zielen der Österreichischen eHealth-Strategie gerecht wird.

Durch eine Patient Journey App werden folgende Aspekte verfolgt:

- Optimal informierte Patient*innen in jeder Behandlungsphase
- Gute Gesundheitsinformationen **vor und nach** einem operativen Eingriff

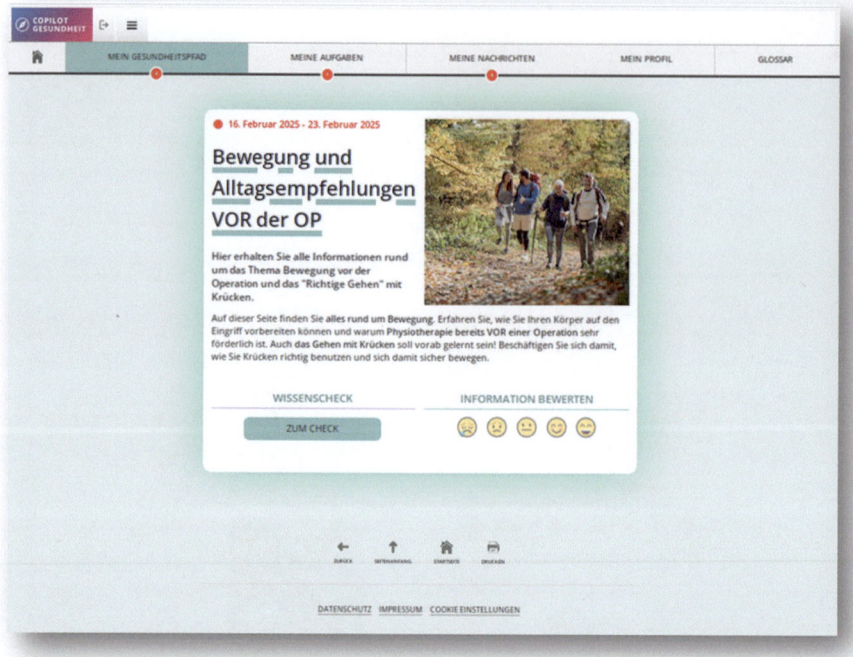

Abb. 4 Auszug aus dem Event „Bewegung und Alltagsempfehlungen vor der Operation inklusive Wissenscheck und Bewertung

- Unterstützung zusätzlich zum **persönlichen Kontakt** mit Expert*innen
- Verbesserung des **Behandlungserfolgs**
- Vorbereitung des **Patient*innen-Umfelds** auf eine mögliche neue Situation
- Förderung der individuellen **Gesundheitskompetenz**
- **Navigation** durch das Gesundheitswesen (Verknüpfung niedergelassener Bereich und Krankenhaus)
- **Information** in einfacher Sprache

7 Ausblick und Ziel

Im Kontext des Gesundheitswesens und guter Gesundheitsinformationen wird es nicht möglich sein, Gesundheitswissen ausschließlich aus einer einzigen Quelle zu beziehen. Vielmehr erfordert es den kontinuierlichen Austausch und die Berücksichtigung unterschiedlicher Perspektiven, da Gesundheitswissen stetig wächst und sich weiterentwickelt.

Unsere Vision ist es, dass Patient*innen im Zuge der digitalen Transformation sicher und umfassend informiert sind, wodurch ihre Gesundheitskompetenz und ihr Wissen nachhaltig gestärkt und verbessert wird. Gleichzeitig ist es essenziell, dass Mitarbeiter*innen in Gesundheitseinrichtungen jederzeit auf aktuelle und verlässliche gute Gesundheitsinformationen zur Patient*innen-Edukation zugreifen können.

Durch die oben beschriebenen Projekte „GO-SAFE" und „CoPilot-Gesundheit" soll das Vertrauen in qualitativ hochwertige Gesundheitsinformationen und technische Gesundheitsanwendungen gefördert werden. Alle Betroffenen sollen zur richtigen Zeit, die richtige Information in der richtigen Qualität erhalten. Dafür braucht es adaptive Transformation, die Neues mit Altem unter Einhaltung von qualitätssichernden Maßnahmen verbindet und auch so Generationen von Menschen zusammenhält.

Literatur

Brega AG, Freedman MA, LeBlanc WG, Barnard J, Mabachi NM, Cifuentes M, West DR (2015) Using the health literacy universal precautions toolkit to improve the quality of patient materials. J Health Commun 20(sup2):69–76

Griebler R, Straßmayr C, Mikšová D, Link T, Nowak P. und die Arbeitsgruppe Gesundheitskompetenz-Messung der ÖPGK (2021) Factsheet Österreichische Gesundheitskompetenz-Erhebung 2020. Bundesministerium für Soziales, Gesundheit, Pflege und Konsumentenschutz. Wien

Hoffmann M, Schwarz CM, Sendlhofer G (2021) Patienten und Angehörige richtig informieren. Wie Sie Gesundheitsinformationen professionell erstellen. 2021. Springer Gabler Wiesbaden

Pelikan G (2025) Messung der Gesundheitskompetenz. https://oepgk.at/schwerpunkte/messung-der-gesundheitskompetenz/. Zugegriffen: 18. Febr. 2025

Sendlhofer G, Brunner G, Tax C et al (2015) Systematic implementation of clinical risk management in a large university hospital: the impact of risk managers. Wien Klin Wochenschr 127:1–11

Austria S (Hrsg) (2014) Schlüsselkompetenzen von Erwachsenen –Vertiefende Analysen der PIAAC-Erhebung 2011/12. Statistik Austria, Wien

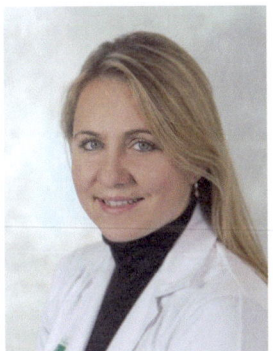

Priv.-Doz. Mag. Dr. Magdalena Hoffmann, MBA, MSc ist stellvertretende Leitung der Stabsstelle für Qualitäts- und Risikomanagement am LKH-Universitätsklinikum Graz sowie Senior Researcherin an der Klinischen Abteilung für Plastische, Ästhetische und Rekonstruktive Chirurgie der Forschungseinheit für Sicherheit und Nachhaltigkeit im Gesundheitswesen an der Medizinischen Universität Graz. Ihre wissenschaftlichen Schwerpunkte liegen im Bereich der Patient*innen-Sicherheit, insbesondere in den Themenfeldern Kommunikation, Information sowie der Einbindung von Patient*innen und Öffentlichkeit.

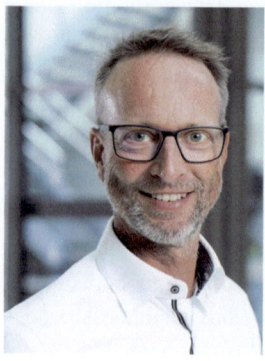

Univ. Prof. Priv.-Doz. Mag. Dr. Gerald Sendlhofer ist Leiter der Stabsstelle Qualitäts- und Risikomanagement am LKH-Universitätsklinikum Graz, Senior Researcher an der Klinischen Abteilung für Plastische, Ästhetische und Rekonstruktive Chirurgie der Research Unit for Safety and Sustainability in Health Care an der Medizinischen Universität Graz. Sein wissenschaftlicher Schwerpunkt befasst sich mit Patient*innen-Sicherheit. Er erhielt unter anderem 2016 die Auszeichnung „European Quality Leader Award" (European Organization for Quality). Er wurde 2025 als Univ. Professor für Patient*innensicherheit und Nachhaltigkeit an die Medizinische Universität Graz berufen.

Woran sollte der Nutzen für ein Gesundheitssystem gemessen werden? Was beachten wir aktuell nicht? Das unbekannte Unbekannte!

Francesco De Meo

1 Das Unbekannte

Die Frage nach dem Nutzen eines Gesundheitssystems scheint auf den ersten Blick einfach: Es geht um die Gesundheit der Menschen. Doch wie messen wir „Gesundheit"? Und wie erkennen wir den tatsächlichen Wert, den ein System für die Gesellschaft generiert? Im deutschen Gesundheitswesen dominieren strukturzentrierte und kostengetriebene Perspektiven.

Internationale Beispiele zeigen, dass es auch anders geht – dass der Patientennutzen, verstanden als Outcome für die Lebensqualität und gesunde Lebenszeit, ins Zentrum rückt. Was fehlt uns heute dafür in Deutschland? Wie können wir von anderen lernen, das in anderen Nationen schon **bekannte Unbekannte** endlich auch in Deutschland auf den Weg bringen?

Ein Gedanke aus meinem Buch **Den schlafenden Riesen wecken** gibt Orientierung: Wir betrachten das Gesundheitssystem zu sehr durch die Linse des Bestehenden. Ich fordere stattdessen, verborgene Potenziale zu heben, Innovationen zuzulassen, das **bekannte Unbekannte** für eine echte Transformation endlich anzupacken. Das wird allerdings nicht ausreichen.

Für ein Gesundheitssystem, das Demografie meistert, den gesellschaftlichen Wandel begleitet, und in disruptiven Szenarien der klimatischen Veränderungen bestehen kann, für ein derart agil resilientes Gesundheitssystem gilt es sich auch auf das **unbekannte Unbekannte** vorzubereiten – jene Faktoren, die wir noch gar nicht zu erfassen wissen, weil wir sie nie bewusst systemisch beherrschen. Dieser Beitrag befasst sich zunächst mit dem

F. De Meo (✉)
BE FASTER Consulting, Frankfurt am Main, Deutschland
E-Mail: francesco@befasterinhealth.care

T. Petzold und B. Böhland (Hrsg.), *Adaptive Transformation des Gesundheitswesens*,
https://doi.org/10.1007/978-3-662-71628-1_26

bekannten Unbekannten zur Transformation des Gesundheitssystems in Deutschland, zeigt auf was erreichbar wäre, nähert sich schließlich dem **unbekannten Unbekannten**, also den Dingen, von denen wir nicht wissen, dass wir sie nicht wissen. Als Fortsetzung meines Weckrufs zum **schlafenden Riesen** soll dieser Beitrag in Grundzügen aufzeigen, wie der Nutzen im Gesundheitswesen künftig differenziert gedacht werden kann.

2   Der schlafende Riese: Gesundheit als häufig unterschätzte gesellschaftliche Ressource

Das deutsche Gesundheitssystem ist eines der teuersten der Welt – aber gehört es auch zu den wirksamsten? Diese Frage stelle ich im Buch **Den schlafenden Riesen wecken** und gebe eine deutliche Antwort: Nein! Der wahre Nutzen unseres Systems bleibt uns offenbar verborgen, solange wir Gesundheit als Strukturaufgabe und Kostenfaktor, statt als strategische Ressource für den Einzelnen, die Population und Gesellschaft betrachten.

Wir folgen den falschen Fährten, wenn wir Gesundheit aus der Perspektive dessen determinieren, der es als Teil seiner Aufgabe sieht, das **Wesen Gesundheit** unter dem Aspekt sozialstaatlichen Nutzens zu organisieren.

Die Politiker und Verwalter sind im deutschen Kontext regelhaft bewahrende Akteure, es geht ihnen in erster Linie um die Festlegung von Rahmenbedingungen und das Setzen von Regeln. Sie verteilen Geld, das anderswo verdient wird, unter dem sozialen Nimbus des **Wesen Gesundheit**.

Selten befassen sie sich mit dem **bekannt Unbekannten,** noch weniger mit der Vorbereitung einer agilen Resilienz für das **unbekannte Unbekannte**.

Vor COVID-19 war SARS-CoV-2 ein **unbekanntes Unbekanntes**. Das Virus war nicht auf dem Radar, kein Risiko, das man hätte einplanen können. Jetzt gilt das für Long COVID. Gleiches gilt für **Wissenssprünge in der Medizin** ganz allgemein. Es entwickelt sich exponentiell. Einer der bedeutendsten Sprünge ist aktuell die Ausbreitung der **Künstlichen Intelligenz (KI)** und das Verständnis für deren möglichen Nutzen in Gesundheitsbelangen. Gleiches gilt für den heute unsortierten Blick auf den Umgang mit **Antibiotikaresistenzen**. Es gilt für Auswirkungen des **Klimawandels** auf die Gesundheit der Menschen, für Belastungen durch Mikroplastik in Nahrung, Wasser und Luft. Oder für psychische Folgen von **sozialen Medien**.

Die deutschen Verdrängungsmechanismen im Umgang mit dem **bekannten Unbekannten** habe ich im **schlafenden Riesen** aufgedeckt, dort erläutert wie der **schlafende Riese** geweckt werden, also das **bekannte Unbekannte** durch echte Transformation auf den Weg gebracht werden könnte.

Auch für den Umgang mit **unbekannten Unbekannten** gibt es Strategien. Im Bereich Gesundheit sind unsere deutschen Strategien auch hier noch geprägt durch Kontrolle, wie beispielsweise die **angstgetriebene Regulierungsdichte** zum Thema KI im Gesundheitswesen zeigt. Ähnliches gilt für die Einordnung der Folgen des Klimawandels, die bislang eher von dessen Folgen für die Natur, insbesondere etwaig drohenden Naturkatastrophen, denn für die Gesundheit der Menschen eingeordnet werden. Gleiches gilt für den Blick auf das, was soziale Medien mit jungen Menschen macht, die in digitaler Vereinsamung bei Reizüberflutung aufwachsen. Künftig braucht es deutlich mehr **gesunde Resilienz**, in Politik und Gesellschaft.

Wir müssen unsere **Gesundheitssysteme** widerstandsfähiger machen. Damit die Menschen sich künftig im **unbekannten Unbekannten** zurechtfinden. Dazu braucht es **Frühwarnsysteme**, deren **datenbasiertes Monitoring.** Ferner braucht es ein **Denken in Szenarien,** es geht künftig mehr um agiles Lernen statt bewahrend zu verteidigen. Bezogen auf das deutsche Gesundheitssystem plädiere ich im **schlafenden Riesen** deshalb für eine **Gesundheitsagenda,** die radikal neu denkt: Gesundheit ist dabei nicht mehr eine versicherte Leistung, erbracht in systemischen Strukturen, sondern ein gesamtgesellschaftlicher Wert, bei dem Eigenverantwortung des Einzelnen genauso wie der Akteure einer Gesundheitswirtschaft über die Zukunft von Wohlstand, Teilhabe und Frieden entscheiden. Wir müssen den **Menschen** erklären, sie resilient dafür ausbilden, dass wir mit Unsicherheiten leben müssen, auch gesundheitlich, aber wie das robust geht.

Für **Staaten** bedeutet das die Ausarbeitung von Notfallplänen, die Investition in gesundheitliche Frühwarnsysteme, die Förderung von Innovationsfähigkeit und neuer Resilienz Strategien. Damit verbunden ist eine Reduktion der Bürokratie und eine neue regulatorische Flexibilität. In erster Linie schon deshalb, damit das **bekannte Unbekannte** den Weg in die tägliche Realität finden kann, wie etwa der Nutzen von Digitalisierung und Datenanalysen. Darüber hinaus braucht der Umgang mit dem **unbekannt Unbekannten** deutlich erweiterte Freiräume für eine neue Eigenverantwortung, nur aus diesen heraus kann die agile Resilienz gesund entwickelt werden.

Der Nutzen eines Gesundheitssystems hängt bei dieser Betrachtung also maßgeblich ab von der **Agilität** und **Risiko Resilienz (ARR)**. Dies bezogen auf die Gesellschaft, die gesundheitlichen Akteure, die Population und den Einzelnen. Könnten wir diesen Nutzen – also die **ARR** – messen und sichtbar machen? Betrachten wir dazu den Status Quo, die möglichen weiteren Entwicklungen zur transformatorischen Umsetzung des **bekannten Unbekannten**, schließlich die Resilienz für das **unbekannte Unbekannte**.

3 Der Status quo zur Messung von Nutzen

In Deutschland wird der Nutzen eines Gesundheitssystems primär über strukturtechnische Parameter bewertet, in erster Linie die nachfolgenden.

3.1 Kostenkontrolle

Krankenkassen und die verwaltende Politik schauen aus Finanzsicht auf die Ausgaben pro Versichertem und auf die Gesamtkosten des Systems.

3.2 Leistungsmenge

Abrechnungsziffern und Fallzahlen prägen den Alltag der Akteure, insbesondere im Krankenhausbereich und in der ambulanten Versorgung.

3.3 Strukturqualität

Ein Bündel an strukturierter Messungen existiert, insbesondere zu Ressourcen oder Strukturvorgaben, doch personalisierte Outcomes wie die Lebensqualität nach einer Behandlung werden nicht systematisch erfasst.

3.4 Zugänglichkeit

Versorgung soll flächendeckend verfügbar sein, Wartezeiten sollen kurz bleiben, und das Ganze für alle überall möglichst in etwa gleichwertig.

3.5 Was dabei auffällt

Der Fokus liegt weniger auf tatsächlichen Gesundheitsnutzen der Menschen und der Gesellschaft, sondern vor allem auf der Effizienz von regelbasierten Strukturen. Ich nenne dies die **Verwaltung einer Krankheit** – statt einer **Gestaltung der Gesundheit.** In Deutschland wird also ein Nutzen impulsiv mit der Effizienz gleichgesetzt: Wie viele Behandlungen, wie viel Versorgung zu welchem Preis? Doch entscheidend ist nicht, wie viel wir leisten, sondern an wen, und was herauskommt. Das gilt nicht nur für Patienten, sondern für alle – von der Volkswirtschaft bis zum Individuum. Und es kommt nicht nur darauf an, wie wir das schon Bekannte abbilden, sondern künftig auch darauf, wie wir mit dem Unbekannten umgehen.

Der Nutzen eines Gesundheitssystems beurteilt sich mithin also zum einen daran, wie der Bedarf von heute bedient wird. Zum anderen aber auch danach, wie der künftige Bedarf bedient werden kann. Teile dieser Zukunft sind klar und berechenbar, wie etwa die demographische Entwicklung. Teile dieser Zukunft sind sprunghaft neu, unerwartet, wie COVID-19. Und Teile davon sind zwar prinzipiell erwartet, aber in ihrer Wirkung unbekannt, wie beispielsweise die Resilienz der Menschheit im Klimawandel.

4 Perspektiven des bekannten Unbekannten

Beginnen wir mit dem Bekannten, dem Be-Greifbaren, der Einordnung des Nutzens heutiger Gesundheitssysteme für die vorhandene Population. Einige Nationen sind bei der Messung des tatsächlichen Systemnutzens bereits weiter, liefern Beispiele für ein Umdenken. Hier nur ein Auszug.

4.1 Einführung von Value-Based Healthcare

Es geht um ein Nutzenkonzept, bei welchem die Vergütung an den gemessenen Patientenergebnissen orientiert ist. Outcome-Daten werden systematisch erfasst und fließen in die Finanzierung und die Budgetierung ein.

4.2 Gesundheitsresultate, Zufriedenheit, Digitale Datenerhebung

Einige Nationen messen beispielsweise versorgungsrelevante personalisierte Gesundheitsresultate, und integrieren diese in Versorgungsplanung. Zudem nutzen sie Digitalisierung als Mittel zur Erhebung relevanter Daten, und KI-Assistenz für die Skalierung künftig knapp werdender Ressourcen.

4.3 Datengetriebenes Monitoring von Outcome

Einige Institutionen zeigen schon heute, wie datengetriebenes Outcome-Monitoring funktioniert und wie beispielsweise die Umstellung auf ein präventiv orientiertes System wirkt. Manche tun das populationsbezogen.

4.4 Mindset und internationale Offenheit

Schon der rudimentäre Vergleich an dieser Stelle zeigt die Wichtigkeit internationaler Offenheit: Innovationen entstehen nicht mehr isoliert, und Deutschland könnte – so daher mein Plädoyer – viel von Modellen lernen, wenn es bereit wäre, das **bekannte Unbekannte** zu tun. Nur: Deutschland scheitert bislang am Mindset, den fünf dysfunktionalen Eitelkeiten, die ich im Buch zum **schlafenden Riesen** als Systemfehler erläutert habe: Silodenken, Grenzverhalten, Bewegungsmangel, Realitätsverlust und dissonantes Führungsverhalten. Deutschland reguliert sein System nach diesen tradiert überkommenen Regeln, Deutschland hat sich bis heute nicht wirklich aufgemacht, Gesundheit als eine gestaltende Gesellschaftsaufgabe zu verstehen. Deutschland verharrt im Wesenszug einer sozialen Teilhabe an Gesundheitsstrukturen, es fehlt der Mut für agiles Denken und Gestalten.

5   Wo genau liegen unsere blinden Flecken?

Deutschland blickt beim Thema Gesundheit nur in eine Richtung. Die blinden Flecken sind naheliegend, doch nur wenige aus dem System heraus erkennen diese Flecken. Das gilt es zu ändern. Schritt für Schritt. Allerding bitte zügig, da das **bekannte Unbekannte** als Hausaufgabe umgesetzt werden muss, wenn sich Deutschland zukunftsfähig aufstellen möchte. Die Transformation wird kommen, die einzige Frage dabei, ob gestaltend kontrolliert oder reaktiv adaptiert. Das Ganze offenbart sich schon jetzt an der Krankenhausstrukturreform, die sich in die Vielzahl deutscher **Botox Reformen** einreiht, ein weiteres Stückwerk und politische Mogelpackung.

Wie das besser geht, habe ich im **schlafenden Riesen** erläutert. Dort auch, wie wir das **bekannte Unbekannte** durch agile regional vernetzte Versorgungscluster umsetzen könnten, damit im internationalen Kontext aufschließen würden. Wir wissen, dass auch das **unbekannte Unbekannte** jederzeit zuschlagen kann, wie uns COVID-19 gezeigt hat, wie es uns die in Europa greifbare Kriegsangst aufdrängt. Sind wir im deutschen Gesundheitswesen darauf vorbereitet? Wir brauchen dafür einen Masterplan und viele Milliarden Euro Geld, lautet die aktuelle politische Antwort. Ein altbekanntes deutsches Muster, regelbasierter Aktionismus aus Hilflosigkeit und Ängstlichkeit, kaum eine Gestaltung aus Reflexion agiler Resilienz. Die deutsche Antwort lebt weiter im Silodenken. Das führt zu blinden Flecken. Und es führt dazu, dass bekannte Erkenntnisse nicht umgesetzt werden.

5.1   Das bekannte Unbekannte bleibt auf der Strecke

Gesundheit wirkt auf vielen Ebenen. Doch jede Ebene hat ihre eigenen Interessen und Nutzenvorstellungen. Um das tatsächliche Outcome eines Gesundheitssystems zu bewerten, müssen wir differenzieren: Geht es um den Nutzen des Einzelnen, der Gesellschaft, oder systemischer Akteure? Nur so finden wir Antworten, Partikularblicke produzieren blinde Flecken.

Deutlich wird: Jeder hat andere Erwartungen – und viele der tatsächlichen Nutzenkomponenten bleiben unberücksichtigt. Ich plädiere dafür, Nutzen nicht pauschal zu definieren, sondern kontextabhängig zu priorisieren. So können Gesundheitsziele formuliert werden, und dann Wirkung entfalten. Das gilt sowohl für die Differenzierung nach Krankheitsbildern, als auch für die Differenzierung nach Populationsgruppen, diese konkret räumlich.

Technisch betrachtet sind die Antworten einfach. Es gilt in Deutschland zunächst das auf den Weg zu bringen, was schon woanders gut funktioniert. Es gilt, dieses in Deutschland Unbekannte, aber woanders längst im Alltag Bekannte auf den Weg zu bringen. Nicht durch die Adaption und Übertragung eines Modells auf ganz Deutschland. Sondern durch die Adaption und Übertragung der weltweit differenziert anzutreffenden Modelle auf unsere vergleichbar räumlich regionalen Fragestellungen, differenziert nach Krankheitsbildern, Populationen, entsprechenden Messparametern.

5.2 Patientenzentrierte Outcomes fehlen

Messgrößen wie Lebensqualität nach einer Behandlung, Rückkehr zur Arbeit, oder psychisches Wohlbefinden werden kaum systematisch erhoben oder finanziell berücksichtigt. Hier liegt ein Versäumnis, da der wahre Nutzen des Systems aus dieser Retrospektive der Patienten unsichtbar bleibt.

5.3 Prävention und Innovation als Stiefkinder

Deutschland investiert nur einen Bruchteil der Ausgaben in Prävention, genauso stiefmütterlich behandelt Deutschland das Thema populationsbezogener agiler Resilienz. Das System glaubt noch immer an eine Rechenschieberlogik und folgt dem Strukturfetischismus. Viel hilft viel, das steckt in den Köpfen, als Richtschnur für das deutsche Gesundheitswesen.

Eine strategische Sackgasse. Andere setzen deutlich stärker auf eine agile und populationsbezogene Ausrichtung des Gesundheitssystems. Genau hier erkennt man den **schlafenden Riese**n in Deutschland – systemisch ungenutzte Kraft der Innovation, die in Deutschland im Tiefschlaf dämmert.

5.4 Digitalisierung wird nicht genutzt, um Nutzen zu messen

Zwar wächst die digitale Infrastruktur, doch sie dient meist der Abrechnung und Verwaltung, nicht der Messung von Outcomes, und auch nicht der agilen interoperablen Systemvernetzung. Die Potenziale von Datenanalysen, Künstlicher Intelligenz und Versorgungsdaten bleiben ungenutzt. Dies gilt sowohl systemisch, als auch im Einzelfall. Damit wird in Deutschland der Weg zu einer personalisierten Medizin weiter verzögert.

5.5   Interdisziplinäre Zusammenarbeit fehlt

Wir brauchen interdisziplinäre Verknüpfungen von Gesundheits- und Sozialwesen. Krankheiten werden zu oft noch isoliert behandelt, ohne den sozialen Kontext einzubeziehen. Das verhindert nachhaltige Ergebnisse. Gleiches gilt für die Zusammenarbeit über Fachdisziplin und Berufsgruppen hinweg. Wir leben Gesundheit in Silos, determiniert in Geldtöpfen.

5.6   Das unbekannte Unbekannte bleibt verborgen

Schließlich wird In Deutschland das **unbekannte Unbekannte** verdrängt. Deutschland gibt sich politisch und gesellschaftlich zwar als Vorreiter für den weltweiten Klimawandel, hat sich im Gesundheitssystem aber damit bislang in der Praxis kaum beschäftigt. Allenfalls im Kontext von gesundheitlichen Katastrophenszenarien, dies in der Regel dann, wenn akuter Handlungsbedarf droht, wie derzeit beim Thema Kriegsangst. Das Handeln im deutschen Gesundheitssystem wird dominiert von medizinischer Fachexpertise, die sich schlafwandelnd an akuter Intervention orientiert, ergänzt durch den Glauben an Medizintechnik und Gaben der Medikation. Immer geht es dabei um Masterpläne, Strukturen und Geldtöpfe. Dabei gibt es so viele Aspekte, die sich schon heute mit Relevanz offenbaren.

- Die langfristigen Effekte psychosozialer Faktoren auf Gesundheit
- Der Nutzen personalisierter Behandlungswege und -formen
- Die Wirksamkeit von Interventionen im Alltag außerhalb von Studien

In die Zukunft blickend gilt es, das **unbekannte Unbekannte** nicht als bloßes Gedankenspiel oder als eine Bedrohung, sondern neu als Chance zu begreifen. Gesundheitswesen muss als dynamisches Konzept verstanden werden, das sich weiterentwickelt. Es braucht ein systemisches Maß an **Agilität** und **Risiko Resilienz,** den Blick auf die **ARR** als Nutzenindikator.

6   Aus Stillstand zur Wirkung

In meinem Buch zum **schlafenden Riesen** habe ich exemplarisch fünf zentrale Handlungsfelder entwickelt, um das Gesundheitssystem auszurichten. Dies insbesondere mit Fokus auf das **bekannte Unbekannte**, also auf das was heute durch ein dysfunktionales System bislang nicht realisiert wird.

6.1   Volkskrankheiten gezielt bekämpfen

Herz-Kreislauf-Erkrankungen, Krebs, Diabetes, psychische Erkrankungen und muskuloskelettale Leiden machen den Großteil der Krankheitslast aus – und verursachen immense gesamtwirtschaftliche Folgekosten. Doch Prävention und frühzeitige Intervention werden kaum systematisch gefördert.

Ich schlage deshalb im **schlafenden Riesen** vor, bundesweite Programme mit verbindlichen Outcome Zielen zu etablieren. Deren Nutzen lässt sich für die Gesellschaft und den Einzelnen gut messen, und transparent nachverfolgen. Das Ganze führt zu einer größeren Resilienz der Population.

6.2   Vulnerable Gruppen in den Fokus rücken

Gesundheit ist ungleich verteilt. Arme, Alte, Kinder und Heranwachsende, oder auch Menschen mit Behinderungen haben schlechtere Gesundheitschancen. Ich fordere deshalb, Outcome Kennzahlen für diese Gruppen gesondert zu erfassen und gezielte Gesundheitsprogramme bereitzustellen.

Damit entsteht für die Gesellschaft ein neuer sozialer Gesundheitskompass. Dieser umfasst beispielsweise das Thema Pflege und die Förderung der Gesundheitskompetenz schon bei Kindern und Jugendlichen. Insgesamt führt dies zu einer gesamtgesellschaftlich verbesserten Resilienz in Gesundheitsthemen, und zu größerer Agilität für das heute Unbekannte.

6.3   Notfall- und Rettungswesen reformieren

Der Rettungsdienst ist das Rückgrat der Akutversorgung – in Deutschland vielfach überlastet und ineffizient. Ich plädiere für integrierte Leitstellen, datengestützte digitale Steuerung, evidente Qualitätsindikatoren jenseits der „Hilfsfrist" und eine bessere Verzahnung mit ambulanter Bereitschaft.

Ein Rettungs- und Notfallsystem, das heute von eingefahrenen Wegen, selektiv verteilten Geldtöpfen, einer Fax-Mentalität für den Datenaustausch geprägt ist, braucht einen großen Sprung in die Zukunft. Andernfalls werden wir damit, sobald das **unbekannte Unbekannte** eintritt, scheitern.

6.4   Daten für Wirkung nutzen

Daten werden derzeit eher für die Abrechnung und Administration als für Outcome Analysen genutzt. Wir müssen nun dahin kommen, die Versorgungsdaten digitale intelligent und interoperabel zu verknüpfen. Nur wer Wirkung über Sektoren hinweg misst, kann heute für die Zukunft lernen.

6.5   Finanzierung an Outcome koppeln

Ein zentrales Element bleibt die Frage nach dem Geld, verbunden mit dem Risiko von Fehlanreizen. Deutschland muss weg von Mengenanreizen, hin zu einer Qualitätsvergütung. Dazu gehört Geld für neue Versorgungsmodelle, für Prävention, Telemedizin oder sektorübergreifende Versorgung. Dieses verteilt nach evidenten Qualitätskriterien, die sich am Nutzen, also dem Ergebnis für Gesellschaft, Population und den Einzelnen orientieren.

7   Wie wir Nutzen nach Outcome differenzieren

Eine zentrale Herausforderung: Wenn jede Gruppe einen anderen Nutzen definiert, wie einigen wir uns auf gemeinsame Ziele? Wie unterscheiden wir das Thema Nutzen für die Gesellschaft, Population und den Einzelnen? Wie unterscheiden wir das was schon jetzt getan werden kann, also das **bekannte Unbekannte** von dem was kommt, auf das wir noch keine Antworten haben, der Frage nach Resilienz für das **unbekannte Unbekannte**?

Das Outcome muss meines Erachtens jeweils differenziert und multidimensional gemessen werden. Die Nutzenbewertung ist kontextabhängig.

Was für den Einzelnen zählt, kann sich stark von dem unterscheiden, was auf Bevölkerungsebene oder gesellschaftlich bedeutsam ist. Der Trend geht insgesamt zu einer stärkeren Erhebung subjektiver Daten (PROMs, PREMs), diese nach Krankheitsbildern kombiniert mit allgemeinen Gesundheitsdaten, unter Berücksichtigung sozialer Determinanten und Umweltfaktoren. Ich bin für eine Differenzierung des Nutzens bei Outcome-Messungen unter drei Aspekten: Gesellschaftlicher Nutzen (Makroebne), Populationsnutzen (Mesoebene) und Individueller Nutzen (Mikroebne).

7.1   Gesellschaftlicher Nutzen (Makroebene)

Auf der **Makroebene** geht es um die Verbesserung der gesamtgesellschaftlichen Gesundheit, Produktivität und Lebensqualität. Die hierfür relevanten und weltweit gebräuchlichen Messparameter sind folgende:

Gesundheitsbezogene Lebenserwartung, wobei es für den Nutzen auf die Anzahl gesunder Lebensjahre (Health Span) in der Lebenszeit ankommt. Entsprechend negativ konnotiert ist ein „Verlust" gesunder Lebensjahre.

Das Verhältnis der **Gesundheitskosten zum Outcome,** also beispielsweise in Kosten-Nutzen-Analysen von Interventionen (und diesbezüglicher Investitionen). Ferner berücksichtigt werden in dem Kontext die volkswirtschaftlichen Produktivitätseffekte, also beispielsweise das Outcome zur Reduktion von Arbeitsunfähigkeit und unproduktiver Krankheitskosten.

Soziale Faktoren werden einbezogen, wie die Zugangsgerechtigkeit, die Reduktion gesundheitlicher Ungleichheiten. Genauso die herkömmlichen **Public Health Indikatoren,** wie Impfquoten, Prävalenz chronischer Erkrankungen, Seuchenbekämpfung. Schließlich das **Sozialkapital** und **Resilienz,** also das Vertrauen in das Gesundheitssystem, dessen soziale Kohäsion.

7.2 Populationsnutzen (Mesoebene)

Auf der **Mesoebene** geht es um die Verbesserung der Gesundheit spezifischer Gruppen. Eine wesentliche Rolle spielt dabei die Erfassung regionaler oder demografischer Unterschiede. Im Buch zum **schlafenden Riesen** habe ich eine dementsprechend populationsbezogene Bedarfsermittlung und Qualitätsorientierung für regional vernetzte Versorgungscluster empfohlen. Diese ergänzt um die systemischen Freiräume zur Gestaltung, insbesondere ein Regionalbudget, das sektorenübergreifend und silobefreit.

Hierzu gibt es **allgemeine Messgrößen,** wie: Prävalenz/Inzidenz spezifischer Erkrankungen, Hospitalisierungsraten, Gesundheitsverhalten (z. B. Rauchen, Bewegung), Wartezeiten, Komplikationsraten, Fehlerhäufigkeit.

Darüber hinaus bieten sich **Differenzierungen** an, insbesondere räumlich, nach Alter, Geschlecht und Lebensumfeld. Beispielhaft sei hier erwähnt: Versorgungsdichte (Ärzte, Pflegende pro Einwohner), Erreichbarkeit von (digitalen, telemedizinischen, personenbesetzten) Gesundheitsdiensten, Morbiditäts-/Mortalitätsraten (z. B. kardiovaskuläre Erkrankungen in unterschiedlichen Regionen), Umweltfaktoren (Luftqualität, Lärmbelastung).

Dabei müssen die Mortalitätsraten altersspezifisch gewichtet werden, genauso wie die Prävalenz altersassoziierter Krankheiten (z. B. Demenz, Osteoporose) oder insbesondere auch praktische Funktionalitäten (z. B. ADL-Scores – Activities of Daily Living). Hierbei wissen wir, dass es im Detail oft geschlechtsspezifische Outcomes gibt (z. B. Herzinfarkt, onkologische Krankheitsbilder), was zu genderspezifischen Outcome-Parametern führt.

7.3 Individueller Nutzen (Mikroebene)

Auf der **Mikroebene** geht es um die Verbesserung von Lebensqualität, gesunder Lebenszeit und individueller Gesundheit. Hier geht es also um das Patient Reported Outcome (PROMs) und die Patient Reported Experience (PREMs). Auf dieser Mikroebene geht es konkret um eine Transparenz der Qualität einer Intervention bei Einzelnen, dies im Kontext eines Best Practice Benchmarks. Es gibt weltweit bereits zahlreiche Qualitätsparameter zur Messung der Qualität von Behandlungen, Prozeduren, oder des Managements von (chronischen) Krankheitsbildern. In Deutschland gab es viele Versuche, aber es fehlt an Mindset, es fehlen Motivation und Transparenz,

Qualität scheitert im deutschen Kontext an den Eitelkeiten maßgeblicher Akteure. Dazu zählen machtbewusste Institutionen genauso wie die Fachexperten, die sich taktisch hinter Fachgesellschaften und Berufsverbänden verstecken. Es gibt einerseits gute Beispiele weltweit, wie sich Ärzte und Pflegende transparent an Ergebnissen ihrer Tätigkeiten am Patienten messen lassen. Viele Beispiele in Deutschland andererseits, wie sich alle Akteure gegen ehrliche Transparenz standhaft wehren. Die Gründe dafür habe ich im Buch zum **schlafenden Riesen** erläutert. Ich plädiere vehement für die Offenheit und Ehrlichkeit im Umgang mit diesem Thema. Denn sie ist eine wesentliche Voraussetzung für den individuellen Nutzen.

8   Wie wir neues Outcome Mindset etablieren

Mit dem Blick auf die Zukunft gilt es, das **bekannte Unbekannte** endlich auf den Weg zu bringen, wie das andere Nationen uns vorgemacht haben.

Wir wären dann auch in der Lage, über zusätzlich heikle Fragen wie beispielsweise die sozioökonomische Disparität des Outcomes zu diskutieren.

Oder wir könnten den Menschen deutlicher machen, welche Rolle jeder Einzelne beim Outcome des Gesundheitssystems spielt, indem wir auf eine Ausweitung der Gesundheitskompetenz setzen, und die Relevanz des eigenverantwortlichen Verhaltens (z. B. Therapietreue, Prävention) und den Einfluss von Lifestyle (z. B. Adipositas, Alkohol, Rauchen) auf die Outcomes jedem Einzelnen bewusster machen, möglicherweise dies auch bei der künftigen Finanzierung von Gesundheitsdienstleistungen einpreisen.

Nur so wird sich künftig in Deutschland auch der Weg zu einer personalisierten Medizin öffnen, die den Einzelnen nicht mehr nur zum Gegenstand einer Intervention macht, sondern zur aktiven Teilhabe daran auffordert.

Eine Herkulesaufgabe vermutlich, aber die Zeit ist gerade jetzt reif dafür. Ich plädiere daher für einen offenen, ehrlichen und transparenten Umgang mit dem Thema und der Zielsetzung einer nachhaltigen Transformation des deutschen Gesundheitswesens hin zu einer modernen, gesellschafts-, populations- und bedarfsgerechten Gesundheitswirtschaft, die das **bekannte Unbekannte** endlich wagt und auf den Weg bringt. Deutschland finden nur so die **Agilität** und **Risiko Resilienz (ARR)** für das **unbekannte Unbekannte**, das wir bis 2050 mit Sicherheit sprunghaft erleben.

Als Orientierung erscheinen mir **drei Vitalparameter** geeignet für die Ehrlichkeit einer solchen Transformation der Gesundheitswirtschaft: **Versorgungsbedarf, Versorgungsqualität** und **ökonomische Exzellenz.** Drei Kriterien, die im Prinzip von allen

Akteuren in Deutschland grundsätzlich in Lippenbekenntnissen vorgetragen werden, allerdings im Detail mit unterschiedlichen Priorisierungen. Diese lassen sich jeweils konkret bei Umsetzungsfragen ausdifferenzieren. Insgesamt würden wir aber eine klare Fokussierung erhalten auf das worauf es ankommt. Wir könnten jedes Handeln der Akteure am Versorgungsbedarf orientieren und die entsprechende Versorgungsqualität transparent messen, auf der Makroebene, der Mesoebene, und der Mikroebene. Wir könnten dabei sicherstellen, dass die Akteure mit dem anvertrauten Geld ökonomisch exzellent umgehen, das Geld mithin so einsetzten, dass es das beste Outcome bringt.

Der **Nutzen eines Gesundheitssystems** darf künftig nicht mehr primär an Fallzahlen oder Budgetausgaben gemessen werden, sondern an dem, was es für Menschen real bewirkt. Deutschland steht vor der Aufgabe, Patientenzentrierung nicht nur zu predigen, sondern systematisch zu messen, offenzulegen und zu honorieren. Dafür genügt es nicht nur, das **bekannte Unbekannte** anzugehen, und in Deutschland das zu tun was woanders gut klappt. Darüber hinaus muss Deutschland sich vorbereiten auf das **unbekannte Unbekannte**. Das System braucht hierfür **Agilität** und **Risiko Resilienz (ARR)**. Am Ende braucht es den **Paradigmenwechsel** für alle Akteure.

8.1   Gesellschaftliche Realisierung für die Makroebene

Auf Basis demokratischer Prozesse (z. B. nationale Gesundheitskonvente) werden prioritäre Outcomes definiert: z. B. „Vermeidung Todesfälle", „Reduktion Volkskrankheiten", „Gesunde Lebensjahre" oder „Zugänglichkeit".

Im Hinblick auf die **Makroebene** erfolgt die Definition von Outcome Parametern durch die hierfür vorgesehenen Institutionen, nach meinen Beispielen im **schlafenden Riesen** wäre dies der **Bund** unter Beiziehung von Fachexpertisen. Der Bund muss sich für die Outcome Parameter an den internationalen Benchmarks orientieren. Im **schlafenden Riesen** habe ich beispielhaft empfohlen, den Fokus auf die fünf Volkskrankheiten, das Notfallwesen und den Rettungsdienst, sowie vulnerable Populationsgruppen (z. B. alte Menschen und Kinder) zu legen. Insgesamt geht es bei alledem darum, unsere Gesellschaft insgesamt fit für die Zukunft zu machen. Dementsprechend müssen die Parameter verbindlich nachverfolgt werden, und deren Umsetzung durch ein **Agenda Budget** abgesichert sein.

8.2   Bedarfsgerechte Realisierung für die Mesoebene

Ganz praktisch erfolgt die Definition von Zielparametern für **regionale Populationen** durch die regional verantwortlichen Akteure. In meinen Beispielen aus dem **schlafenden Riesen** sehe ich es als Aufgabe der **Bundesländer,** die entsprechenden Leitplanken und Freiräume für regionale Versorgungsnetzwerke zu schaffen. Die Bundesländer könnten sich nicht mehr auf die bloße Krankenhausplanung zurückziehen, sondern sie müssten (besser dürften) die Gesundheitsversorgung in ihren zugeordneten räumlichen Populationen insgesamt gestalten. Es gäbe damit künftig einen Wettbewerb für das beste bedarfsgerechte Outcome, statt des Wettbewerbs um Teilhabe an Geldtöpfen für bestehende Infrastrukturen. Es gäbe einen gesunden Wettbewerb für eine Steigerung der Lebensqualität. Die Umsetzung könnte bei regionalen Gesundheitsbehörden liegen, oder durch Delegation bei andere Akteuren als verwaltenden Institutionen. Entscheidend wären hierfür die Rahmenvorgaben durch die Bundesländer, sowohl hinsichtlich der räumlichen Definition der Versorgungsregion, als auch hinsichtlich der budgetären und qualitativen Gestaltungskriterien.

8.3   Agilität und Eigenverantwortung für die Mikroebene

Durch gesetzliche Anreize, Zielvereinbarungen mit Leistungserbringern und Förderprogramme erfolgt die konkrete Umsetzung der Transformation in **regionalen Versorgungsnetzwerken**. Eine am Outcome orientierte Finanzierung wird damit zur Norm für die künftigen Budgetierungen. Parteipolitik bliebe außen vor, ebenso die bisherige Klientelpolitik. Es ginge darum, den konkreten Versorgungsbedarf der regional zugeordneten Menschen populationsgerecht zu decken, mit einem regional verhandelten Budget, und dem Gestaltungsfreiraum, das ohne Geldverschwendung zu organisieren. Die ökonomische Exzellenz würde sichergestellt durch Benchmarks und Wettbewerb nach dem Maßstab: Budgets nur für Outcome. Das Outcome wäre transparent innerhalb der Versorgungsregion, und im Ranking der Versorgungsregionen als eine **Evident Best Practice.**

8.4   Mindset für Nutzenorientierung und Outcome Budgetierung

Die jeweiligen Ergebnisse würden systemisch einzahlen von der Mikro- auf die Meso- und die Makroebene. Gesundheitsversorgung wäre damit nicht mehr das Ergebnis einer versicherten Leistung, sondern das Ergebnis einer qualitativen Bedarfsanalyse, deren vernetzter Umsetzung unter Nutzung des **bekannten Unbekannten**, also neben der bekannten Fortschritte in der Medizin und Medizintechnik auch der – schon bekannten – Möglichkeiten von Datenanalyse, Interoperabilität, Interdisziplinarität, Digitalisierung und KI. Dies wäre ein notwendiger idealer Ausgangspunkt für das **unbekannte Unbekannte,** das deutsche Gesundheitssystem wäre agiler und resilienter, könnte auf das was kommt datengestützt vernetzt reagieren. Damit heute die robuste Interoperabilität in datengestützt vernetzten Versorgungsstrukturen schaffen, die es für eine ungewisse Zukunft braucht.

Wenn ich davon schreibe, den **schlafenden Riesen** zu wecken, dann ist dies ein Bild für die Potenziale, die im System schlummern. Dazu gehört es, das Unbekannte zu akzeptieren und das System endlich neu zu kalibrieren, damit das deutsche Wesen Gesundheit nicht zum Neandertaler wird. Die internationale Erfahrung zeigt: Es ist möglich, Nutzen anders zu denken – nicht nur als Kostenpunkt, sondern als Wertschöpfung für die Gesellschaft. Auch Deutschland kann diesen Weg erfolgreich gehen.

Mein Appell daher: Gesundheitspolitik darf künftig nicht lediglich ein System verwalten, sondern muss dessen Wirkung gestalten. Das bedeutet eine Radikalkur für das heutige System. Egal wie die Akteure dazu heute stehen, am Ende wird es früher oder später dazu kommen. Ich plädiere für eine aktive Transformation, weg von reaktiver Degeneration. Der **schlafende Riese** Gesundheit hat Potenziale, die über die heute praktizierte Verwaltung des Kranken hinausgehen – ich möchte ein Fit für Wohlstand, Gerechtigkeit, Lebensqualität. Doch ohne differenzierte Nutzenorientierung und Outcome Messungen bleiben diese Potenziale ungenutzt.

Literatur

De Meo F (2024) Den schlafenden Riesen wecken. Wie ein gesundes Gesundheitssystem entsteht, wenn wir es wirklich wollen. 2024. Frankfurter Allgemeine Buch

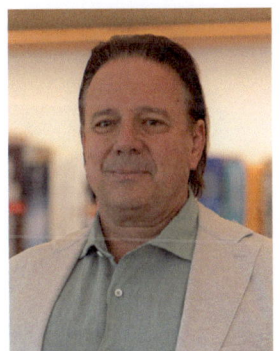

Francesco De Meo entwickelte Helios ab 2000 zu Europas größter privater Kliniken-Gruppe, 2008 bis 2023 als Helios CEO und im Vorstand des DAX Gesundheitskonzerns Fresenius. Heute begleitet er weltweit Transformationen, investiert als Unternehmer in Innovationen, und berät Startups. Im September 2024 hat er bei Frankfurter Allgemeine sein Buch zur Transformation von Gesundheitssystemen publiziert.

Konvergenz der Transformationsbemühungen

Über die Zukunft evidenzbasierter Gesundheitspolitik: Eine interdisziplinäre Perspektive zwischen Public Health und politischer Philosophie

Anne Meuche, Julian Prugger, Michael Reder
und Christian Apfelbacher

Für gesundheitspolitische Entscheidungsfindungen ist die Bezugnahme auf wissenschaftliche Evidenz unerlässlich. Was aber bedeutet Evidenz genau? Und wie lässt sich das Verhältnis von wissenschaftlicher Evidenz und Gesundheitspolitik verstehen? Solche Fragen gewinnen angesichts Krisen wie der COVID-19-Pandemie oder des Fachkräftemangels im Gesundheitswesen zunehmend an Dringlichkeit.

Die Frage nach einer evidenzbasierten Politik im Gesundheitsbereich stand auch im Zentrum eines von der DFG geförderten Projektes, in dem Public-Health-Wissenschaftler*innen und politische Philosoph*innen unter dem Titel „Politics in Search of Evidence" (PoSEvi) von 2022 bis 2025 forschten. Der folgende Beitrag fasst wichtige Ergebnisse des Projektes thesenhaft zusammen. Es geht dabei um die Frage, wie durch eine gelingende Verbindung von Wissenschaft und Politik eine nachhaltige und ethisch begründete Transformation des Gesundheitswesens aussehen kann (vgl. dazu auch Honnacker et al. 2024).

A. Meuche · C. Apfelbacher
Otto von Guericke Universität Magdeburg, Magdeburg, Deutschland
E-Mail: anne.meuche@campus.lmu.de

C. Apfelbacher
E-Mail: christian.apfelbacher@med.ovgu.de

J. Prugger (✉) · M. Reder
Hochschule für Philosophie München, München, Deutschland
E-Mail: julian.prugger@hfph.de

T. Petzold und B. Böhland (Hrsg.), *Adaptive Transformation des Gesundheitswesens*,
https://doi.org/10.1007/978-3-662-71628-1_27

1   Der theoretische Ausgangspunkt: Pragmatismus und evidenzbasierte Medizin

Welches Wissen soll in evidenzbasierte Politik (EBP) einfließen? Mit dem Stichwort der EBP wollen wir nach dem Verhältnis von Wissen(-schaft) und Politik fragen. Im Falle Deutschlands denken wir dabei an das Zusammenspiel von beispielsweise Bundesinstituten, Expert*innenräten, einzelnen Wissenschaftler*innen, der Wissenschaftskommunikation, Ministerien, NGOs usw. bei der Politikgestaltung. Für Fragen der Gesundheitspolitik wird hierbei häufig auf das Modell der evidenzbasierten Medizin (EbM) verwiesen. Wir haben die EbM hier als Ausgangspunkt gewählt, weil sich anhand der Diskussionen um sie und der Kritik an ihr gut nachvollziehen lässt, welchen Herausforderungen sich eine auf EbM aufbauende EBP für die Zukunft stellen muss.[1] Die EbM zielt auf eine „gewissenhafte, explizite und umsichtige Anwendung der aktuell besten Evidenz bei der Entscheidungsfindung hinsichtlich der individuellen Patientenversorgung" (Sackett et al. 1996, S. 71, Übersetzung durch die Autor*innen) ab. EbM kategorisiert dazu verschiedene Niveaus der Evidenz und entwickelt auf dieser Basis Leitlinien und Handlungsanweisungen. Eine zentrale Bedeutung haben dabei randomisierte kontrollierte Studien (Randomized Controlled Trials, RCTs). Das experimentelle Verfahren solcher Studien, so das Ziel der EbM, soll die vorherrschenden Expert*innenmeinungen hinsichtlich der Wirksamkeit von Therapieansätzen ersetzen. Ziel ist es, dass in der klinischen Praxis vorrangig solche Therapieansätze Anwendung finden, die sich in Experimenten bewähren – selbst dann, wenn die Wirkungsweise durch die Naturwissenschaften nicht allumfassend erklärt werden kann. So wird Paracetamol beispielsweise als anerkanntes, wirksames Schmerzmittel auch im WHO-Stufenschema zur Schmerzbehandlung als fester Bestandteil aufgeführt und in der klinischen Praxis verwendet, auch wenn der genaue Wirkungsmechanismus von Paracetamol nach wie vor unklar ist (Ayoub 2021).

Diese experimentelle Ausrichtung der EbM ist in theoretischer Hinsicht vergleichbar mit dem philosophischen Pragmatismus. Dieser ist eine philosophische Strömung, die Ende des 19. Jahrhunderts in den USA entstand und sich intensiv mit dem Verständnis von Wissenschaft und Politik auseinandergesetzt hat. Der Pragmatismus versteht sich selbst als ein praxisorientierter Ansatz zur Lösung komplexer Probleme jedweder Art. Statt, wie sonst in der Philosophie häufig üblich, nach zeitunabhängigen, allgemeingültigen Aussagen oder Prinzipien zu suchen, schlägt der Pragmatismus vielmehr vor, Theorien, Konzepte und Thesen auf verschiedene Weise auszuprobieren, um herauszufinden, welche Annahmen sich in konkreten Problemsituationen bewähren. „Bewähren" bedeutet in diesem Fall, dass sich eine Idee oder Theorie in der Praxis als nützlich, hilfreich oder funktionierend zeigt. Genau deshalb diagnostiziert beispielsweise Maya Goldenberg eine

---

[1] Auf den Zusammenhang zu verwandten Modellen wie der Evidenzbasierte Gesundheitsversorgung (Evidence-based Health Care, EbHC) oder evidenzbasierte Public Health (EbPH) konnten wir aus Platzgründen nicht eingehen.

enge Verwandtschaft zwischen einer experimentell ausgerichteten EbM und dem philosophischen Pragmatismus: „Die pragmatische Ausrichtung der evidenzbasierten Medizin
zeigt sich deutlich in ihrer klaren Fokussierung auf experimentelle Methoden, die alte
Denkmuster hinter sich lassen und sich ausschließlich auf empirische Untersuchungen
stützen." (Goldenberg 2009, S. 172, Übersetzung der Autor*innen). So setzen RCTs das
theoretische Vorwissen z. B. aus der Psychologie, Pharmakologie oder Humangenetik
zuerst einmal außer Kraft. Stattdessen ermitteln sie, ob ein Medikament funktioniert,
indem es an einer großen Zahl von Proband*innen unter kontrollierten Bedingungen
ausprobiert wird.

Ein solches experimentelles Vorgehen dient aber nicht nur der Erkenntnisgewinnung,
sondern impliziert auch eine politische Dimension. Da der Pragmatismus in einem
Bottom-up-Ansatz evaluiert, welche Annahmen und Praktiken die Probleme der Menschen tatsächlich lösen können, sollte er laut John Dewey auch die Grundlage für
demokratische Entscheidungsprozesse bilden. Denn auch die Demokratie ist keine ideale
Institution, sondern drückt sich vielmehr in einer Haltung aus, bei der experimentell
immer wieder neu nach Problemlösungen gesucht wird.

Statt jedoch immer wieder neu zu fragen, welcher Ansatz welches Problem am besten löst, wurde die Stellung von RCTs innerhalb der Medizin laut Goldenberg im Laufe
der letzten Jahrzehnte überhöht. Dies hat damit zu tun, dass in der Evidenzpyramide der
EbM RCTs – zusammen mit systematischen Reviews von RCTs (Metaanalysen) – den
Goldstandard der Evidenzgenerierung darstellen (z. B. EbM-Netzwerk 2025). Eine solche Priorisierung von RCTs ist für die Wirksamkeitsermittlung von Medikamenten sehr
sinnvoll und wichtig. Allerdings wurden im Zuge dessen RCTs teilweise auch für nichtpharmakologische Interventionen zur primären Quelle der Evidenzgewinnung. Dies zeigte
sich beispielsweise zu Beginn der COVID-19-Pandemie am Streit um Masken (s. Kap. 2).

Eine solche Engführung des Verständnisses von Evidenz entspricht allerdings nicht
den Grundanliegen der EbM, die in den experimentellen Prozess eigentlich verschiedene Formen der Evidenzgewinnung einbeziehen. Dies zeigen beispielsweise „Evidence
to Decision Frameworks" (EtD), die neben der Qualität von Evidenz in einem transparenten Prozess auch z. B. Werte, Kosten, Aspekte von Equity, Akzeptanz und Machbarkeit
für die Ableitung von Handlungsempfehlungen betrachten (DECIDE 2025). In der Öffentlichkeit und auch der Politik herrscht jedoch teilweise ein enggeführtes Verständnis von
Evidenz vor, das RCTs als priorisierte und quantitative Studien häufig als einzige Quelle
für Evidenz ansieht.

Der philosophische Pragmatismus kann noch auf einen weiteren Aspekt der Evidenzgewinnung hinweisen, der auch in den EtD häufig zu wenig thematisiert wird. Es geht
um die Kontexte der Wissensgewinnung, die beispielsweise John Dewey auch für die
naturwissenschaftliche Forschung betont. Denn welches Wissen zu welcher Fragestellung
vorhanden ist bzw. gewonnen werden soll, hängt aus dieser pragmatistischen Perspektive
auch von gesellschaftlichen Kontexten ab. Wissenschaftler*innen sind immer Teil einer
Gesellschaft und nehmen Bezug auf diese. Die Auswahl von Forschungsfeldern oder

die Priorisierung bestimmter Fragestellungen geschieht immer in sozialen, politischen oder kulturellen Kontexten, die es zu reflektieren gilt. Wenn in einer Gesellschaft beispielsweise geschlechterspezifische Diskriminierungsstrukturen vorherrschen, besteht die Gefahr, dass diese auch in die wissenschaftliche Praxis einfließen (beispielsweise wenn Krankheitsbilder vor allem an Männern und nicht an Frauen entwickelt oder beforscht werden).

Diese soziale und normative Kontextualisierung von Wissen bedeutet keineswegs, dass Wissen weniger Gültigkeit beansprucht oder gar relativ ist. Diese Annahme würde die Logik der Wissenschaft selbst aushebeln. Aber jedes Wissen entsteht vor einem gesellschaftlichen und politischen Hintergrund, der mit einbezogen werden muss, wenn man die Dynamiken und Strukturen der Gewinnung von (evidentem) Wissen verstehen will. Um komplexe Probleme zu verstehen, geht es also nicht nur um das Zusammentragen scheinbar neutraler Evidenzen. Wichtig ist beispielsweise auch, nichtempirisches Wissen (z. B. aus den Geisteswissenschaften) oder (scheinbar) nichtwissenschaftliches Wissen adäquat in die Wissensgenerierung zu integrieren, um solche sozialen Strukturen und Praktiken aufzudecken und zu diskutieren.

2   Wessen Evidenz zählt mehr? Der Maskenstreit während der COVID-19-Pandemie

Zu Beginn der COVID-19-Pandemie konnte man eine Spaltung zwischen den Befürworter*innen des Vorsorgeprinzips – und damit der schnellen Umsetzung einer Maskenpflicht in der Öffentlichkeit – sowie denjenigen beobachten, die für eine „evidenzbasierte" Maskenpolitik eintraten. Erstere argumentierten, dass Masken die Ausbreitungsgeschwindigkeit des Virus hemmen *könnten* und gleichzeitig nicht schaden würden, weshalb sie so schnell wie möglich eingeführt werden sollten. Letztere argumentierten, dass bis zum Vorliegen wissenschaftlicher Evidenz aus RCTs Masken nicht empfohlen und schon gar nicht vorgeschrieben werden sollten.

Im Hinblick auf die COVID-19-Pandemie gibt es mehrere solcher Beispiele von Konflikten um Evidenz. Die Politik war gezwungen, Entscheidungen zu treffen und Maßnahmen zu veranlassen, bevor die Wissenschaften die geeignete Evidenz mittels RCTs oder Metaanalysen liefern konnten. Als gesichertes Wissen – also als Evidenz – galt im politischen Diskurs dann vor allem standardisiert-naturwissenschaftlich gebildetes Wissen (Bschir und Lohse 2024), womit aus dem skizzierten pragmatistischen Blickwinkel wiederum die Evidenzgewinnung enggeführt wurde. Qualitative Studien zu vulnerablen Gruppen jenseits von älteren Menschen und Kindern oder ethische Reflexionen zu politischen Praktiken wurden beispielsweise zu wenig angestellt oder politisch rezipiert.

In dem skizzierten pragmatistischen Ansatz von EBP lassen sich solche Engführungen kritisch reflektieren. Innerhalb der Public-Health-Debatte fordern beispielsweise Trisha Greenhalgh und Eivind Engebretsen eine pragmatistisch geprägte und damit plurale EBP

(Greenhalgh und Engebretsen 2022). Plural meint in diesem Zusammenhang eine EBP, die ein breiteres Verständnis dessen, was als Wissen und Evidenz gilt, anerkennt und betont. Pragmatistisch meint dementsprechend auch, dass angesichts krisenhafter Ereignisse ständig neu ein Abgleich der Forschung mit der Realität vorgenommen wird, um auf Basis der vorhandenen Evidenz(en) Handlungsmöglichkeiten auszuarbeiten, anstatt in Handlungsunfähigkeit zu verharren, bis die gewünschte Evidenz (z. B. in Form von RCTs) generiert wird (Honnacker 2023).

Diese pragmatistische Position lässt sich nun am Maskenstreit sehr gut verdeutlichen: Zu Beginn der Pandemie wurde beispielsweise bereits vorhandenem Wissen aus der Aerosolforschung, das zur Evaluation der Masken hätte hilfreich sein können, politisch wenig Beachtung geschenkt. Die Methoden der Aerosolforschung wurden teilweise als schwach, ihre empirischen Ergebnisse als unzuverlässig und ihre Beiträge zur Debatte als wenig hilfreich dargestellt. Dies könnte erklären, warum die Aerosolübertragung in einigen westlichen Ländern zunächst als unbewiesen oder wenig überzeugend galt und eine Maskenpflicht entsprechend skeptisch betrachtet wurde. Die Forschungsergebnisse von Aerosol-Wissenschaftler*innen – meist Chemiker*innen und Ingenieur*innen – fanden wenig Eingang in zentrale Entscheidungsprozesse (Greenhalgh et al. 2021). Erst im Laufe des ersten Pandemiejahres setzte sich in den meisten westlichen Ländern die Perspektive der Aerosol-Wissenschaftler*innen durch. Damit einher ging in ethischer Hinsicht auch eine stärkere Betonung des Vorsorgeprinzips.

Für die Frage nach dem Umgang mit Masken zu Beginn der Pandemie hätte ein pragmatistischer Ansatz also bedeutet, RCTs zwar aufzusetzen, jedoch gleichzeitig bereits vorhandene Forschung zu Aerosolen stärker zu berücksichtigen und unter Bezugnahme auf das Vorsorgeprinzip zu implementieren (z. B. durch eine frühere Maskenpflicht).

3   Selbstbilder und Werte spielen eine Rolle! Wie Public-Health-Wissenschaftler*innen das Verhältnis zwischen Wissenschaft und Politik einschätzen

Das PoSEvi-Projekt diskutierte jedoch nicht nur das Verhältnis von Pragmatismus und EbM, sondern untersuchte in einer qualitativen Studie auch das Selbstverständnis von Wissenschaftler*innen. Dabei zeigte sich, dass Selbstbilder von Wissenschaftler*innen eine wichtige Rolle dabei spielen, wie wissenschaftliche Politikberatung praktisch umgesetzt wird. Für diese Studie wurden Interviews mit Public-Health-Wissenschaftler*innen zu ihrer Rolle in der Politikberatung während der COVID-19-Pandemie geführt und ausgewertet (Piel et al. 2024). Aus den qualitativen Daten wurden prototypische Selbstbilder von Wissenschaftler*innen rekonstruiert, die unterschiedliche (normative) Einstellungen zu Politikberatung und evidenzbasierter Politik beinhalten. Sowohl in der Wissenschaft als

auch in der Politik werden solche Selbstbilder und damit implizit verbundene Wertvorstellungen zu wenig thematisiert und reflektiert. Um vertrauenswürdige Gesundheitspolitik zu
betreiben, sollten aber genau diese Annahmen untersucht und kritisch hinterfragt werden.

Die Reflexion auf die normativen Selbstbilder ist dabei nicht das gleiche wie die Offenlegung von Interessen (*Declaration of Interests*) in Publikationen und Vorträgen oder
die Angabe der Finanzierung von Forschungen und Publikationen. Diese Offenlegung
geschieht bereits an vielen Stellen und ist ethisch wichtig und richtig. Vielmehr geht es
bei den Selbstbildern um eine grundlegendere Reflexion impliziter sozialer und politischer
Werte. Mit Blick auf die COVID-19-Pandemie sind das beispielsweise Werte wie Solidarität, Vulnerabilität oder Freiheit, die eine enorm wichtige Rolle auch bei der Ausrichtung
von Forschung spielten. Vorstellungen darüber, was es beispielsweise bedeutet, in einer
Pandemie solidarisch zu sein, beeinflussen, welche Forschungsinteressen priorisiert, welche Ergebnisse für relevant erachtet oder welche politischen Entscheidungen getroffen
werden. Forschungen zur Effektivität von Abstandsregelungen, Masken und der Vermeidung von Ansammlungen größerer Gruppen während der COVID-19-Pandemie wurden
beeinflusst von dem normativen Ziel, vulnerable Gruppen zu schützen. Hinter solchen
Forschungsentscheidungen stehen also Wertvorstellungen wie Empathie oder Solidarität.
Eine Person, die den Wert der Solidarität für wichtig erachtet, wählt möglicherweise ein
Forschungsvorhaben, das sich mit dem Schutz vulnerabler Gruppen beschäftigt, während
jemand, der Solidarität nicht als Wertvorstellung priorisiert, seine Forschung anderen
Themen widmet. Diese Werte offenzulegen, ist wichtig, um implizite Annahmen der
Wissensgenerierung zu reflektieren und zu diskutieren.

Im PoSEvi-Projekt wurde anhand von Interviews eine Typologie von Selbstbildern entworfen und diese mit Wertvorstellungen hinsichtlich des Verhältnisses von Wissenschaft
und Politik unterlegt. Abb. 1 zeigt diese Selbstbilder. Darunter stehen Werte und Normen,
die für das jeweilige Selbstbild rekonstruiert wurden. Der Prototyp des „Scientific Study
Supplier" versteht sich beispielsweise als neutrale und unabhängige Expertin, für die Spezialisierung und wissenschaftliche Integrität an oberster Stelle stehen (Piel et al. 2024).
Sie zieht eine klare Grenze zur Sphäre der Politik und der Öffentlichkeit. Im Gegensatz
dazu ist es dem „Expert Facing Political Issues" wichtig, mit der eigenen Forschung auf
politische Anliegen zu antworten und mit Akteur*innen aus der Politik zu kooperieren.

Für den „Scientific Study Supplier" haben Wissenschaftler*innen die Aufgabe, politische Fragen durch ausgefeilte methodische Ansätze zu „rationalisieren", wobei soziale
Bedürfnisse, öffentliche Meinungen oder Überlegungen zu politischen Veränderungen oft
außer Acht gelassen werden. Umgekehrt erfüllt der „Expert Facing Political Issues" die
Bedürfnisse der Politiker*innen, indem er Grundlagenwissen und strategische Instrumente
für die Entscheidungsfindung bereitstellt.

Andere Expert*innen betonten, dass Wissenschaftler*innen eine ethische Verantwortung haben, sich am öffentlichen Diskurs über die praktischen Auswirkungen ihrer
wissenschaftlichen Empfehlungen zu beteiligen. Diese Verantwortung wird durch die

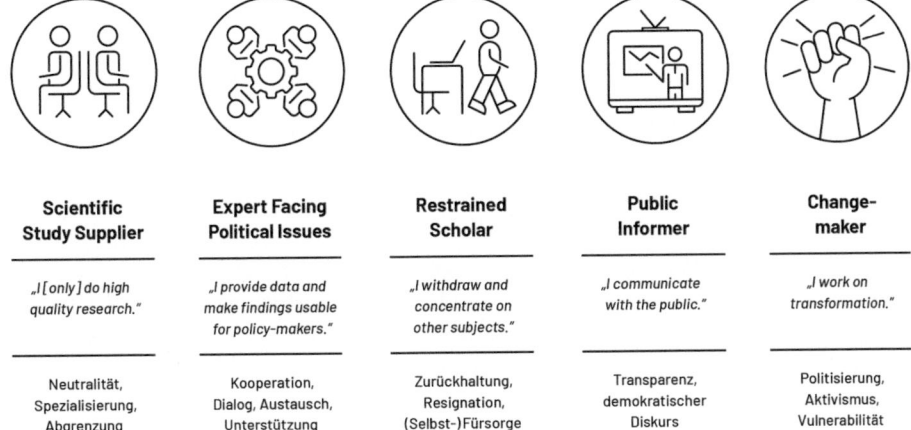

Scientific Study Supplier	Expert Facing Political Issues	Restrained Scholar	Public Informer	Change-maker
„I [only] do high quality research."	„I provide data and make findings usable for policy-makers."	„I withdraw and concentrate on other subjects."	„I communicate with the public."	„I work on transformation."
Neutralität, Spezialisierung, Abgrenzung	Kooperation, Dialog, Austausch, Unterstützung	Zurückhaltung, Resignation, (Selbst-)Fürsorge	Transparenz, demokratischer Diskurs	Politisierung, Aktivismus, Vulnerabilität

Abb. 1 Typologie von Selbstbildern von Public-Health-Wissenschaftler*innen während der COVID-19-Pandemie. Für jedes Selbstbild wurden Werte rekonstruiert, die sich darauf auswirken, wie wissenschaftliche Politikberatung verstanden und betrieben wird (Piel et al. 2024)

Rolle des „Public Informer" veranschaulicht. Eine Verantwortung gegenüber der Gesellschaft erkennt auch der „Changemaker", der versucht, ungenutztes emanzipatorisches Potenzial (z. B. Bedingungen für gesundheitliche Gleichheit) aufzudecken, indem er gesellschaftliche Strukturen und Dynamiken untersucht (und teilweise auch aktiv versucht, Strukturen zu verändern). Diese Sicht auf die Wissenschaft ist politisch und betont, dass die Wissenschaft zu einem positiven sozialen Wandel beitragen kann und sollte. Hiervon setzt sich der Idealtyp des „Restrained Scholar" deutlich ab. Dieser zieht sich aus der aktiven Forschung (z. B. während der Pandemie zu COVID-19-bezogenen Themen) zurück und ist, beispielsweise aufgrund von Ausschlusserfahrungen, resigniert. Andere Aktivitäten werden als wertvoller erachtet.

Die Studienergebnisse zeigen: Im Spannungsfeld von Wissenschaft, Politik und Öffentlichkeit nehmen Wissenschaftler*innen unterschiedliche Rollen ein, die sich in ihren Selbstbildern widerspiegeln. Mit diesen Rollen sind divergierende Vorstellungen darüber verbunden, wie und auf welche Weise sich Wissenschaftler*innen in die Politikberatung einbringen sollten. Es gibt nicht den einen „richtigen" Weg der EBP, sondern es existieren verschiedene Selbstdeutungen, die – im Sinne des philosophischen Pragmatismus – ausprobiert und anschließend bewertet werden können.

Werte spielen also nicht nur auf der Ebene der Evidenzgenerierung eine Rolle, wenn z. B. normative Annahmen über Solidarität oder Freiheit darüber mitentscheiden, wie und worüber geforscht wird. Individuelle Selbstbilder bestimmen auch darüber, wie EBP an der Schnittstelle von Wissenschaft und Politik verstanden und praktiziert wird. In beiden Fällen kann es dabei auch zu Wertekonflikten kommen, die nicht immer aufgelöst werden können. Deshalb sollte eine evidenzbasierte Gesundheitspolitik Konflikte als einen grundlegenden Modus anerkennen und Strukturen etablieren, um solche Wertkonflikte transparent zu machen und zu moderieren (Reder 2024).

4 Macht- und Diskriminierungsstrukturen in der Politikberatung entgegenzuwirken: Für vielfältigere und repräsentativere Beratungsgremien

Die Forderung nach Pluralismus von Wissensformen allein genügt jedoch meistens nicht, um Engführungen und blinde Flecken in der EBP zu vermeiden. Denn auch im Kontext von EBP gibt es Machtstrukturen, die darüber mitbestimmen, welche Forschungsfelder überhaupt in die politische Entscheidungsfindung einbezogen werden. Macht zeigt sich in der Politik nicht zuletzt darin, welche wissenschaftliche Erklärung sich in politischen Debatten durchsetzt (Bschir und Lohse 2024).

Diese Machtstrukturen lassen sich mit Blick auf verschiedene medizinische Disziplinen und ihre Bedeutung in politischen Entscheidungen illustrieren. Für Infektionskrankheiten genießen beispielsweise meist mikrobiologisch und infektionsepidemiologisch ausgebildete Ärzt*innen in Universitätskliniken den Ruf, relevante und robuste Forschungsergebnisse zu produzieren. Andere Formen der Evidenzgenerierung, beispielsweise qualitative Forschung, werden als schwächer oder begrenzter angesehen.

Die Bevorzugung bestimmter Formen der Evidenzgenerierung und damit verbundener wissenschaftlicher Fachrichtungen zeigte sich während der COVID-19-Pandemie auch in der Besetzung wissenschaftlicher Beratungsgremien. Denn diese waren in Deutschland nicht annähernd paritätisch interdisziplinär zusammengesetzt (Sell et al. 2021). Während einige biomedizinische Fachrichtungen wie die Virologie, die Krankenhaushygiene, die Medizin oder die Biologie dominierten, waren Disziplinen wie die Soziologie oder die Psychologie unterrepräsentiert. Vertreter*innen der Geistes- oder Rechtswissenschaften waren häufig gar nicht vertreten.

Im Sinne des pragmatistischen Ansatzes wäre eine repräsentativere Besetzung von Gremien aber nicht nur wichtig, um die Evidenzbasis zu verbreitern, sondern auch um die Komplexität der Probleme und Entwicklungen anzuerkennen. Die COVID-19-Pandemie könnte aus einer solchen Perspektive dann nicht nur als eine Gesundheitskrise verstanden werden, die einzelne, mit COVID-19 infizierte Individuen betrifft, sondern als eine gesamtgesellschaftliche Herausforderung, die sich auf alle sozialen Gruppen auswirkt (Rajan et al. 2020).

Machtstrukturen und Ausschlussmechanismen zeigen sich aber nicht nur in der Beachtung unterschiedlicher Fachrichtungen. Sie spielen auch auf der Ebene der konkreten wissenschaftlichen Praxis eine Rolle, vor allem weil Forschung nicht von allen Bevölkerungsgruppen gleichermaßen betrieben wird. Die Mehrheit der forschenden Menschen ist nämlich männlich, weiß, heterosexuell und lebt ohne Behinderung. Diese Verzerrung zeigte sich während der COVID-19-Pandemie ebenfalls in den Beratungsgremien, die nur mit einem Anteil von 26 % mit Frauen besetzt wurden (Sell et al. 2021). Dies lässt sich unter anderem durch den nach wie vor geringen Anteil an Frauen in der Wissenschaft erklären (DFG 2024, 6). Der Anteil von BIPoC, von Menschen mit Behinderung oder queeren Menschen in der Forschung wird in den Statistiken gar nicht erst berechnet.

Forschungen zum Gesundheitswesen zeigen heute mehr und mehr, dass die weiß geprägte Wissenschaftslandschaft auch die Wahl der Forschungsgegenstände mitbeeinflusst. Als Norm der Medizin gilt nach wie vor der weiße Mann im Alter von 18 bis 60 Jahren. Krankheitsbilder, die vor allem Frauen betreffen (wie beispielsweise Endometriose), oder Krankheiten, die sich bei Frauen anders äußern, sind nur unzureichend erforscht, auch wenn zunehmend Bemühungen dagegen unternommen werden. Ähnliches gilt für das Feld der mentalen Gesundheit, für Kinder, schwangere Frauen, BIPoC oder queere Menschen.

Auch wenn Faktoren wie Geschlecht, Sexualität oder *race* in der medizinischen Forschung und Versorgung eine größere Rolle spielen, werden die strukturellen Ursachen von Gesundheit häufig zu wenig beachtet. Ein Grund hierfür ist auch ein enggeführtes biomedizinisches Verständnis von Gesundheit. Ein solches versteht eine Pathologie „als etwas, das im oder aus dem Körper entsteht [...]. Vorgeschlagene Behandlungen betreffen nur den einzelnen Körper und umfassen Medikamente, Operationen und Verhaltensänderungen." (Tsai et al. 2021, S. 2; Übersetzung durch die Autor*innen). Dieses biomedizinische Verständnis zeigt sich im Gesundheitswesen auch darin, wie stark auf Eigenverantwortung und individuelle Kompetenz gesetzt wird, um gesundheitspolitische Maßnahmen und Prävention politisch umzusetzen. Anderen sozialen Determinanten von Gesundheit, wie beispielsweise rassistische, prekarisierende oder sexistische Gesellschaftsstrukturen, die nicht so einfach mit Medikamenten behandelt werden können, werden tendenziell weniger Beachtung geschenkt (Social Determinants of Health, für eine Liste solcher Determinanten vgl. World Health Organization 2025).

Es wäre wichtig, mit Methoden der Epidemiologie diese Faktoren stärker zu quantifizieren. Auch wäre es hilfreich, stärker auf qualitative Forschungsmethoden zurückzugreifen, wie sie beispielsweise in Disziplinen wie der medizinischen Soziologie oder der Versorgungsforschung prominenter als in der klassischen Medizin oder Epidemiologie vertreten sind. Qualitative Ansätze sind manchmal besser geeignet, die Wirkung sozialer Determinanten von Gesundheit in den Lebenswelten abzubilden, da sie tiefere Einblicke in die individuellen Erfahrungen, Wahrnehmungen und sozialen Kontexte der Menschen ermöglichen, was in quantitativen Ansätzen oft durch standardisierte Messinstrumente und statistische Modelle nicht ausreichend erfasst werden kann. Eine interdisziplinäre Zusammenarbeit zwischen bio- und sozialmedizinischen Disziplinen mit einer Verzahnung von quantitativer und qualitativer Forschung wäre somit für eine Transformation des Gesundheitssystems zielführend, besonders auch, um Machtdynamiken und Ausschlussmechanismen entgegenzuwirken.

5   „ACT UP"! Wenn die Community es besser weiß …

Politikberatung wird oft als eine Scharnierstelle zwischen der Wissenschaft und der institutionalisierten Politik verstanden. Ein solches Verständnis greift aber zu kurz, weil damit wichtige Gruppen außer Acht gelassen werden, die über Wissen zu gesundheitlichen Problemkomplexen verfügen. Ein Beispiel dafür ist die AIDS-Pandemie. Zu Beginn der Pandemie in den 1980er-Jahren spielten in westlichen Ländern diskriminierende Vorurteile gegen schwule Menschen, die fälschlicherweise als Hauptursache für die Verbreitung der Krankheit dargestellt wurden, eine zentrale Rolle in der öffentlichen und politischen Diskussion. Präventionskampagnen propagierten vor allem heteronormative Lebensweisen und stellten schwule Menschen als verantwortungslos und hypersexuell dar. Zudem wurde fälschlicherweise lange angenommen, dass nur Männer an AIDS erkranken könnten, weshalb Frauen von staatlichen und medizinischen Programmen zur AIDS-Prävention zunächst ausgeschlossen blieben (Epstein 1996).

Im Gegensatz zu diesem öffentlichen Diskurs verbreiteten sich innerhalb der schwulen Community jedoch früh Informationen darüber, wie man sich vor einer HIV-Infektion schützen kann – etwa durch die Praxis von Safer Sex. Diese Kampagnen waren effektiv, da sie auf den Erfahrungen und dem spezifischen Wissen schwuler Menschen basierten. Auch in lesbischen und queeren Gemeinschaften entwickelte sich zu einem frühen Zeitpunkt das Bewusstsein, dass sich auch weiblich gelesene Personen mit HIV infizieren und an AIDS erkranken können. Soziale Bewegungen wie „ACT UP" versuchten, dieses Wissen zu nutzen, um politischen Druck auszuüben und Studien zur Erforschung von AIDS bei Frauen zu initiieren (Shotwell 2014).

Das Beispiel zeigt, dass Community-Wissen für die wissenschaftliche Politikberatung eine wichtige Rolle spielen kann. Einerseits können sich wissenschaftliche Fragestellungen ändern, wenn betroffene Communities miteinbezogen werden. Andererseits haben betroffene Communities häufig ein ausgeprägtes Problembewusstsein bezüglich gesundheitlicher Risiken und auch ein Wissen über Lösungsansätze – teilweise lange bevor sich Wissenschaft und Politik mit den jeweiligen Gesundheitsfragen auseinandersetzen.

Den Wert und die Rolle von Communities für evidenzbasierte Politik zu betonen, bedeutet allerdings nicht, diese zu idealisieren oder gar zu romantisieren. Genauso wie wissenschaftliches Wissen muss auch Community-Wissen immer kritisch reflektiert werden. Entscheidend ist jedoch, Community-Wissen ernst zu nehmen. Zudem gilt es, kreativ nach Formen der Einbindung dieses Wissens sowohl in die Wissensproduktion als auch in seine politische Umsetzung zu suchen. Denn viele Communities sind z. B. aufgrund vergangener Diskriminierungen durch evidenzbasierte Politik (wie beispielsweise während der AIDS-Pandemie) misstrauisch gegenüber etablierten Institutionen der Politikberatung, was diese Einbindung teilweise erschwert.

Außerdem reicht es nicht aus, Community-Wissen einfach nur zu sammeln und zu kondensieren. Community-Wissen ist häufig verkörpertes Wissen, das durch eine „Verwissenschaftlichung" seinen Praxiswert verlieren kann. Für die Zukunft evidenzbasierter Politik ist es deshalb entscheidend, ein nachhaltiges – und für alle Seiten transparentes – Konzept für die Einbindung von Community-Wissen zu entwerfen. Es braucht Strukturen, die den jeweiligen Bedürfnissen – von Community-Akteur*innen, Wissenschaftler*innen und Politiker*innen – entsprechen und gleichzeitig Machtungleichgewichte zwischen den Beteiligten abbauen helfen können. Ein zentrales Ziel dieser Strukturen sollte darin bestehen, Vertrauen aufzubauen und zu fördern.

Es geht aber nicht nur um die Einbindung von Community-Wissen, sondern auch um die Integration von sozialen Bewegungen (wie „ACT UP") in Prozesse evidenzbasierter Politik. Denn soziale Bewegungen sammeln und verarbeiten Community-Wissen und sind bereits mit Wissenschaftler*innen verknüpft. Sie könnten in einer EBP, die Community-Wissen berücksichtigen will, eine wichtige Rolle spielen. Ein Beispiel aus Deutschland sind solidarische Gesundheitszentren, die in den vergangenen zehn Jahren in verschiedenen Städten entstanden sind (Poliklinik-Syndikat 2025). Unter dem Namen „Poliklinik Syndikat" treten sie als soziale Bewegung auf, die die Themen Ungleichheit und Gesundheit verknüpft und Erfahrungen der Menschen vor Ort hinsichtlich gesundheitsrelevanter Themen zusammenbringt. In verschiedenen Städten Deutschlands wurden ganzheitliche Gesundheitszentren gegründet (oder sind am Entstehen), in denen verschiedene medizinische sowie soziale Berufsgruppen eine umfassende ambulante Gesundheitsversorgung anbieten sollen (Gesundheitskollektiv München 2025). Mit dem Ansatz soll versucht werden, Krankheit als Produkt verschiedener Faktoren, wie beispielsweise Armut oder Diskriminierung, zu verstehen, und dementsprechend aus verschiedenen Perspektiven (z. B. der Medizin, der Psychologie, der Sozialen Arbeit) zu behandeln. Eine Gesundheitspolitik, die den Gesundheitszustand der Bevölkerung nachhaltig verbessern will, könnte von der Arbeit der Polikliniken lernen. Diese sammeln praxisrelevantes Wissen darüber, wie konkrete Lebensbedingungen sowie Entscheidungen in der Wohn-, Bildungs- oder Arbeitspolitik sich auf Gesundheit auswirken. Teilweise sind sie selbst akademisch vernetzt und tauschen ihr Wissen auch untereinander aus. Die einzelnen Gesundheitszentren vor Ort oder das Poliklinik-Syndikat auf Bundesebene als eigenständige Akteurin evidenzbasierter Politik anzuerkennen, würde bedeuten, ihre Erfahrung sowie ihr Praxiswissen direkt in die Politikgestaltung einfließen zu lassen.

6 Zum Schluss: Vulnerabilität als normative Orientierung für EBP

Die vorangegangenen Überlegungen haben ihren Ausgangspunkt bei einer pragmatistischen Konzeption der Produktion gesundheitsbezogenen Wissens genommen und dafür argumentiert, dass EbM – und darauf aufbauend EBP – als eine pragmatistische Form des Experimentalismus gedeutet werden kann. Dabei wurde auch aufgezeigt, dass in öffentlichen und politischen Diskursen dieser experimentelle Zugang teilweise auf bestimmte Formen der Evidenzgenerierung enggeführt wird (z. B. RCTs oder quantifizierbare Daten), obwohl dies eigentlich dem Verständnis von EbM entgegensteht. Am Beispiel des Maskenstreits wurde für eine experimentelle Offenheit gegenüber verschiedenen Disziplinen und deren Wissen plädiert. Damit kann die Pluralität von Wissensformen bei der Gewinnung von Evidenz ernst genommen und auch für eine evidenzbasierte Politik produktiv genutzt werden.

Dabei spielt auch eine Selbstreflexion der normativen Vorannahmen eine wichtige Rolle, wie beispielsweise die Studie zu den Selbstbildern zeigte. Diese Debatte sollte offen geführt werden – nicht nur, um implizite Vorannahmen aufzudecken und kritisch zu diskutieren, sondern auch, um Machtungleichgewichten entgegenzuwirken. Für eine zukünftige Gestaltung der EBP wären hierfür eine plurale Besetzung wissenschaftlicher Beratungsgremien sowie die Einbindung von sozialen Bewegungen und marginalisierten Communities in evidenzbasierte Politikgestaltung wichtige Schritte.

In ethischer Hinsicht spielte während der COVID-19-Pandemie in diesem Zusammenhang die Diskussion über Vulnerabilität eine zentrale Rolle. Wer ist besonders vulnerabel, und was bedeutet dies sowohl für die Wissenschaft als auch die Politik (Reder 2025)? Genau dieses Nachdenken über Vulnerabilität erscheint uns als ein geeigneter Anknüpfungspunkt für eine ethisch begründete Orientierung bei der Transformation des Gesundheitswesens. Denn die Reflexion über vulnerable Gruppen und gesellschaftliche Prozesse der Vulnerabilisierung hilft, implizite blinde Flecken des Systems aufzuspüren und gemeinsam zu diskutieren. Es geht dann für die Wissenschaft und die EBP nicht nur um ein neutrales Zusammentragen von Fakten, sondern auch um eine ständige kritische Selbstreflexion darüber, wohin sich Gesellschaften mit ihrem Gesundheitssystem entwickeln wollen und sollen – besonders auch, um auf zukünftige Pandemien vorbereitet zu sein. Die Diskussion über Vulnerabilität kann hierzu wichtige Argumente beitragen.

Literatur

Bschir K, Lohse S (2024) Taking pluralism seriously: a new perspective on evidence-based policy. Sci Public Policy 51(3):553–556. https://doi.org/10.1093/scipol/scad074
Ayoub SS (2021) Paracetamol (acetaminophen): A familiar drug with an unexplained mechanism of action. Temperature 8(4):351–371. https://doi.org/10.1080/23328940.2021.1886392

DECIDE (2025) Evidence to Desicions (EtD) Frameworks. Guidance. https://s3.amazonaws.com/ietd_pdf/EtD+guidance+updated+2015+05+19.pdf. Zugegriffen: 9. Apr 2025

Deutsche Forschungsgemeinschaft (2024) Chancengleichheits-Monitoring 2024. Antragstellung, Begutachtung und Gremienaktivität von Wissenschaftler*innen. Deutsche Forschungsgemeinschaft. https://www.dfg.de/resource/blob/176148/c0c77e0d7d8d2d1b92b1dd25e79aeebb/chancengleichheits-monitoring-data.pdf. Zugegriffen: 9. Apr 2025

EbM-Netzwerk (2025) *Klassifikation von Studiendesigns.* EbM-Neztwerk. https://www.ebm-netzwerk.de/de/service-ressourcen/ebm-basics/arbeitsmaterialien. Zugegriffen: 10. Apr 2025

Epstein, S. 1996. *Impure Science. AIDS, Activism, and the Politics of Knowledge.* University of California Press

Gesundheitskollektiv München (2025) Gesundheitsversorgung, für alle zugänglich. Ein Stadtteilgesundheitszentrum für München. Gesundheitskollektiv München. https://geko-muc.de/wp-content/uploads/2023/12/Konzeptpapier_GeKoMuc_digital.pdf. Zugegriffen: 10. Apr 2025

Goldenberg MJ (2009) Iconoclast or creed?: objectivism, pragmatism, and the hierarchy of evidence. Perspect Biol Med 52(2):168–187. https://doi.org/10.1353/pbm.0.0080

Greenhalgh T, Engebretsen E (2022) The science-policy relationship in times of crisis: an urgent call for a pragmatist turn. Soc Sci Med 306:Artikel 115140. https://doi.org/10.1016/j.socscimed.2022.115140

Greenhalgh T, Ozbilgin M, Contandriopoulos D (2021) Orthodoxy, illusion, and playing the scientific game: a Bourdieusian analysis of infection control science in the COVID-19 pandemic. Wellcome Open Res 6. https://doi.org/10.12688/wellcomeopenres.16855.3

Howick J (2011) The philosophy of evidence-based medicine. Wiley

Honnacker A (2023) Beyond evidence: experimental policy-making in uncertain times. Inquiry 1-19. https://doi.org/10.1080/0020174X.2023.2203162

Honnacker A, Prugger J, Reder M (Hrsg) (2024) Welches Wissen (und welche Wissenschaft) braucht die Politik? Herausforderungen wissensbasierter Demokratie. DeGruyter

Piel J, Prugger J, Meuche A, von Köppen M, Rosendorfer T, Apfelbacher C (2024) "Well, what we can do is […] to organize data, to evaluate studies"—Self-images of public health academics in Germany during the COVID-19 pandemic: a qualitative study. BMC Public Health, 24: Artikel 1678. https://doi.org/10.1186/s12889-024-19167-5

Poliklinik-Syndikat (2025) Über uns. Poliklinik-Syndikat. https://www.poliklinik-syndikat.org/ueber-uns/. Zugegriffen: 10. Apr 2025

Reder M (2024) Jenseits der Deliberation. Eine differenztheoretische Konzeption evidenzbasierter Politik. In: Honnacker A, Prugger J, Reder M (Hrsg) Welches Wissen (und welche Wissenschaft) braucht die Politik? Herausforderungen wissensbasierter Demokratie. DeGruyter, S 107–128

Reder M (2025) Gesellschaft von Verletzbarkeit aus denken. Moral- und sozialphilosophische Impulse. WestEnd. Neue Zeitschrift für Sozialforschung 22(2):87–98

Rajan D, Koch K, Rohrer K, Bajnoczki C, Socha A, Voss M, Nicod M, Ridde V, Koonin J (2020) Governance of the Covid-19 response: a call for more inclusive and transparent decision-making. BMJ Global Health 5: Artikel e002655. https://doi.org/10.1136/bmjgh-2020-002655

Sackett DL, Rosenberg W, Gray JA, Haynes RB, Richardson WS (1996) Evidence based medicine: what it is and what it isn't. BMJ 312(7023):71–72. https://doi.org/10.1136/bmj.312.7023.71

Sell K, Saringer-Hamiti L, Geffert K, Strahwald B, Stratil JM, Pfadenhauer LM (2021) Politikberatung durch Expert*innenräte in der SARS-CoV-2-Pandemie in Deutschland: Eine Dokumentenanalyse aus Public-Health-Perspektive. Z Evid Fortbild Qual Gesundhwes 165:1–12. https://doi.org/10.1016/j.zefq.2021.06.002

Shotwell A (2014) „Women don't get AIDS, they just die from it": memory, classification, and the campaign to change the definition of AIDS. Hypatia 29:509–525. https://doi.org/10.1111/hypa.12081

Tsai J, Lindo E, Bridges K (2021) Seeing the window, finding the spider: applying critical race theory to medical education to make up where biomedical models and social determinants of health curricula fall short. Front Public Health 9: Artikel 653643. https://doi.org/10.3389/fpubh.2021. 653643

World Health Organization (2025) Social determinants of health. World Health Organization. https://www.who.int/health-topics/social-determinants-of-health#tab=tab_1. Zugegriffen: 9. Apr 2025

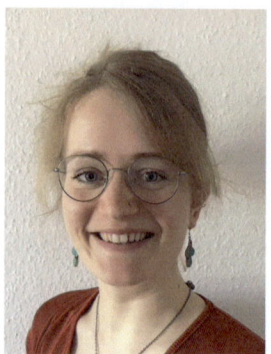

Anne Meuche Ärztin in Weiterbildung, studierte in München Medizin und Philosophie und forschte an der Schnittstelle zwischen Philosophie und Public Health, bevor sie in die klinische Praxis eintrat. Weitere Interessenschwerpunkte sind Gesundheitssystemforschung, Macht- und Diskriminierungsstrukturen im Gesundheitswesen, politische und Sozialphilosophie sowie mentale Gesundheit.

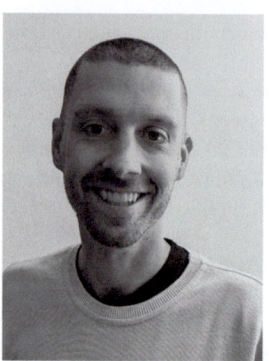

Julian Prugger wissenschaftlicher Mitarbeiter an der Hochschule für Philosophie, arbeitet an der Schnittstelle von Philosophie und Public Health. Er studierte TUM-BWL und Philosophie in München und Jerusalem. In seiner Promotion untersucht er u.a. das Verhältnis von eurozentrischen Wissenschaften und postkolonialen Machtstrukturen. Weitere Forschungsschwerpunkte sind feministische Philosophie, kritische Theorien, Philosophie der Public Health.

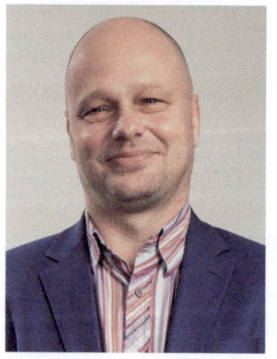

Michael Reder Professor für Praktische Philosophie und Vizepräsident für Forschung an der Hochschule für Philosophie in München. Studium in München, Tübingen und Fribourg/CH. Schwerpunkte seiner Arbeit liegen in der Ethik, der Sozial- und politischen Philosophie, u.a. in der Demokratietheorie angesichts globaler Krisen, in (transnationalen) Praktiken der Solidarität sowie im Verhältnis von Politik und Wissenschaft.

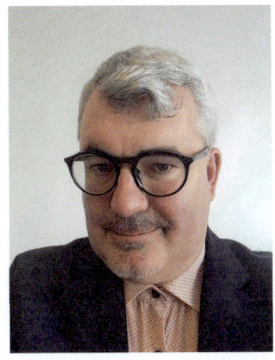

Christian Apfelbacher Professor für Epidemiologie und Gesundheitssystemforschung an der Otto-von-Guericke Universität Magdeburg. Studium in München und London. Forschungsschwerpunkte liegen in der Epidemiologie chronischer Erkrankungen, der Synthese von Evidenz aus Beobachtungs- und Interventionsstudien, der Entwicklung komplexer Interventionen im Versorgungssystem, der Gesundheitskompetenz, der Validierung von patientenrelevanten Messinstrumenten und dem Verhältnis von Public-Health-Wissenschaften und Politik.

Adaptive Transformation: Ein Gesundheitswesen voller Veränderungen

Benjamin Böhland und Thomas Petzold

Mit den vorgestellten Beiträgen dieses Buches haben die Autorinnen und Autoren einen Einblick in Gegenwart und Zukunft gegeben. Sie haben aufgezeigt, wo Veränderung unter den aktuellen oder zu erwartenden Gegebenheiten notwendig, wo förderlich und wo sogar hinderlich sein kann, wenn bewährte Ansätze zukunftstauglich sind. Die Beiträge zeigen plastisch Möglichkeiten auf, wie Transformation initiiert, begleitet, inhaltlich ausgestaltet und evaluiert werden kann. Zeitgleich verdeutlichen sie aber auch das Nichtwissen und den Enthusiasmus zu einer ganzheitlichen Transformation. Die Größe und der Umfang sind dabei variabel; vor allem muss sie angestoßen werden. Dieser Anstoß zur Transformation kann durch einzelne Personen oder Organisationen erfolgen, durch kleine Struktureinheiten und Prozesse oder auch zeitgleich systemisch.

Der Blick in die Zukunft eröffnet zahlreiche Chancen – doch ihnen wohnt der Sache nach stets auch ein gewisses Maß an Risiko inne. Darüber hinaus sind es nicht nur abstrakte Unsicherheiten, sondern ganz reale Gefahren, die mit Veränderung verbunden sein können. Risiken lassen sich kalkulieren, Gefahren oft nur vermuten – und genau darin liegt das eigentliche Wagnis: dass wir Entwicklungen überschätzen, Herausforderungen

B. Böhland
Blommorlund Rechtsanwaltskanzlei, Leipzig, Deutschland
E-Mail: info@blommorlund.de

T. Petzold (✉)
Fakultät für Humanwissenschaften, Institut für Gesundheit, Brandenburgische Technische Universität Cottbus – Senftenberg, Senftenberg, Deutschland
E-Mail: thomas.petzold@b-tu.de

unterschätzen oder sie gar nicht erst als solche erkennen. Und dass wir dabei manchmal vergessen, dass selbst der Status quo Risiken birgt – nämlich dann, wenn er zur unbeweglichen Konstante wird.

Die unbewegliche Konstante ist in Gänze ein umfangreiches und komplexes Konstrukt. Das hat zur Folge, dass nur wenige Personen Strukturen oder Prozesse, die durch annähernd das gesamte System verlaufen, nachvollziehen können. Es wird oft versucht, Komplexität mit komplexen Mechanismen zu begegnen, um sie verständlich aufzubereiten. Das zeigt sich eindrücklich in umfangreichen und sehr detaillierten Gesetzesinhalten. Zeitweise resultiert daraus ein Verschieben anstelle des Lösens tatsächlicher Probleme. Der Umgang mit Komplexität und der darin innewohnenden Unsicherheit sollte mit einfachen Annahmen und der Fokussierung auf sichere Inhalte beginnen. Das erfordert Mut, und es wird in den Beiträgen dargestellt, welche wirkungsvollen Veränderungen durch bekanntes Wissen, basierend auf Transparenz und Verständlichkeit, begonnen werden können.

Transformation bedeutet eben immer auch, sich diesem Wagnis zu stellen – nicht als Ausnahme, sondern als Normalfall gelingender Entwicklung. Es mag sein, dass man sich oder das Vorhaben dabei falsch einschätzt. Doch der Versuch, Dinge zu verändern, ist wertvoller als das bloße Verharren in Strukturen, die längst keine tragfähige Lösung mehr bieten. Der Mut, Bestehendes zu hinterfragen, wächst mit dem Wissen, das wir in uns tragen – und mit dem Vertrauen darauf, dass auch andere beitragen können. Allein oder gemeinsam: Wer beginnt, gestaltet.

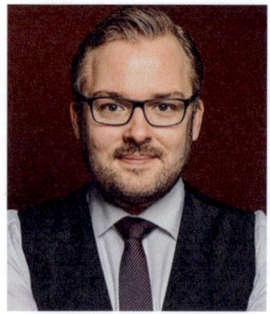

Benjamin Böhland studierte Rechtswissenschaft mit dem Schwerpunkt Gesellschaftsrecht an der Universität Leipzig. Neben dem Studium war er in einem Zentrum für klinische Studien und in einer Kanzlei mit Schwerpunkt im Arzthaftungsrecht tätig. Nach dem zweiten Staatsexamen (Freistaat Sachsen) nahm er bei der Krankenhausgesellschaft Sachsen e. V. als Rechtsanwalt (Syndikusrechtsanwalt) seine Tätigkeit auf und ist seit 2023 stellvertretender Geschäftsführer. 2020 gründete er seine eigene Kanzlei mit Sitz in Leipzig.

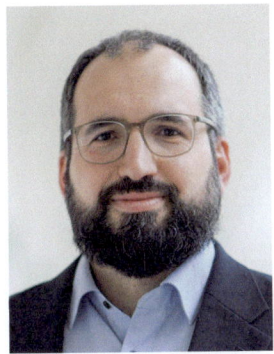

Dr. Thomas Petzold, ist seit Oktober 2025 Gastwissenschaftler an der Brandenburgische Technische Universität Cottbus – Senftenberg am Institut für Gesundheit am Fachgebiet Physiotherapie. Er studierte Gesundheitsmanagement sowie Gesundheitswissenschaften und promovierte im Fach Sozialmedizin und Versorgungsforschung an der Medizinischen Fakultät der Technischen Universität Dresden. Er engagiert sich in der Gesellschaft für Qualitätsmanagement in der Gesundheitsversorgung (GQMG) und ist dort Co-Leitung der Arbeitsgruppe Digitalisierung und Qualitätsmanagement sowie des Podcasts „Puls der Transformation".

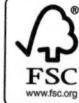

MIX
Papier aus verantwortungsvollen Quellen
Paper from responsible sources
FSC® C105338

If you have any concerns about our products,
you can contact us on
ProductSafety@springernature.com

In case Publisher is established outside the EU,
the EU authorized representative is:
Springer Nature Customer Service Center GmbH
Europaplatz 3, 69115 Heidelberg, Germany

Printed by Libri Plureos GmbH
in Hamburg, Germany